Kalashatra Govinda | Fei Long | Armin Riegg

Das große Buch der Energieheilung

Den Energiekörper verstehen und behandeln

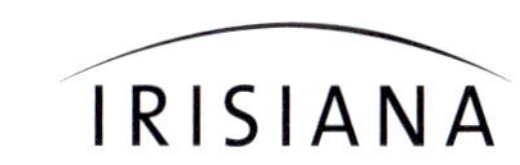

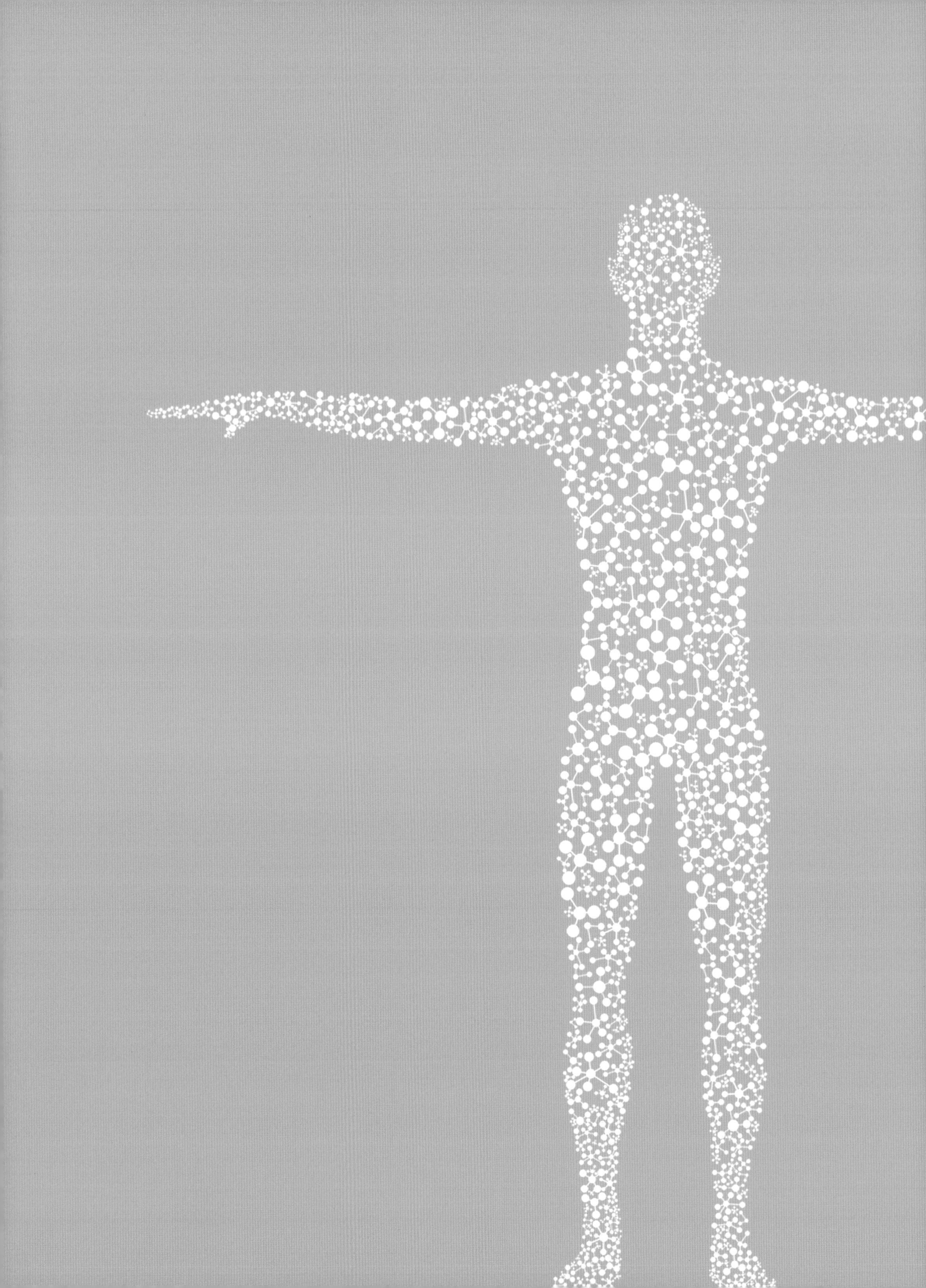

Materieller Körper und Energiekörper

Die »Wirklichkeit« ist sehr viel mehr als nur das, was wir mit unseren äußeren Sinnen wahrnehmen können. Viele Erfahrungen unseres Lebens zeigen, dass es mehr als nur die »äußere Welt« gibt. Schon unsere Träume werfen eine interessante Frage auf: Wo war ›ich‹ im Schlaf? Lag ich im Bett oder lief ich durch die Traumwelt? Welcher Teil von meinem Ich lag reglos und welcher sprach, sah, fühlte, lachte und bewegte sich im Traum?

Die Wirklichkeit unseres alltäglichen Bewusstseins ist eine andere, als die, die wir in Träumen erleben. Weitere Wirklichkeitsebenen drücken sich in Visionen, Vorahnungen, Meditations- und Trancezuständen aus. Diese höhere Wirklichkeit können wir jedoch nicht mit den äußeren, sondern nur mit den inneren Sinnen wahrnehmen – und das Gleiche gilt für unseren Energiekörper.

Dieses Buch handelt davon, wie Sie Ihre Wahrnehmung erweitern und Ihre inneren Sinne schärfen können – doch es wird nicht nur um die Wahrnehmung gehen, sondern auch darum, ein tieferes Verständnis für die Geheimnisse der Heilung zu gewinnen.

Obwohl es viele verschiedene Wirklichkeitsebenen gibt, können wir grundsätzlich zwischen zwei Realitäten unterscheiden – der äußerlich sichtbaren Welt und der (normalerweise) unsichtbaren Welt. Und so wie es eine sichtbare und eine *unsichtbare* Welt gibt, gibt es auch einen sichtbaren und einen »unsichtbaren« Körper – unseren Energiekörper.

Solange es uns gut geht, denken wir gar nicht daran, dass es eine der größten Leistungen des Körpers ist, gesund zu bleiben. Die Zusammenhänge und das Zusammenspiel von Organen, Hormonen, Immunsystem und Energie sind so komplex, dass wir uns das kaum vorstellen können. Das führt dazu, dass wir die Dinge allzu schnell vereinfachen. In der westlichen Welt, die Maschinen geschaffen hat, die ebenfalls sehr komplex sind und die mit den Methoden der Wissenschaft das Allerkleinste und Allergrößte erforscht hat, äußert sich diese Vereinfachung in dem Glauben daran, dass alles physikalisch, chemisch und mechanisch zu erklären sei. Der Körper wird als eine, wenn auch sehr komplizierte Maschine betrachtet – und wenn man krank wird, muss die Maschine eben repariert werden. Das Herz ist eine Pumpe, die Leber eine Entgiftungsfabrik, das Gehirn ein Computer. Leider lässt diese mechanistische Sichtweise das, was den Menschen wirklich ausmacht, völlig außer Acht – das Geistige.

Auf der anderen Seite gibt es aber auch die Sichtweise, nach der der Mensch ein geistiges Wesen ist und wonach die Vorgänge in Körper und Geist als Schwingungen oder Energie betrachtet werden. Diese Sichtweise ersetzt die wissenschaftliche Methode nicht, sondern ergänzt sie. Es ist wie ein Haus, das man sowohl von außen als auch von innen betrachten kann. Natürlich ist keine dieser Sichtweisen »falsch«. Beide haben ihre Berechtigung: Der Innenarchitekt ersetzt nicht den Architekten – und umgekehrt. Im Idealfall arbeiten beide zusammen und bauen ein Haus, das schön, stabil und funktional ist und in dem man sich wohl fühlt.

Ähnlich verhält es sich mit dem stofflichen und dem feinstofflichen Körper oder eben auch mit der Schulmedizin und der alternativen Heilkunst. Wie beim Architekten und Innenarchitekten wäre es ideal, wenn sich die Beiden harmonisch ergänzen würden.

In diesem Buch wollen wir uns gezielt mit den vielen Facetten des Energiekörpers befassen, der von der wissenschaftlichen Medizin leider ganz außer

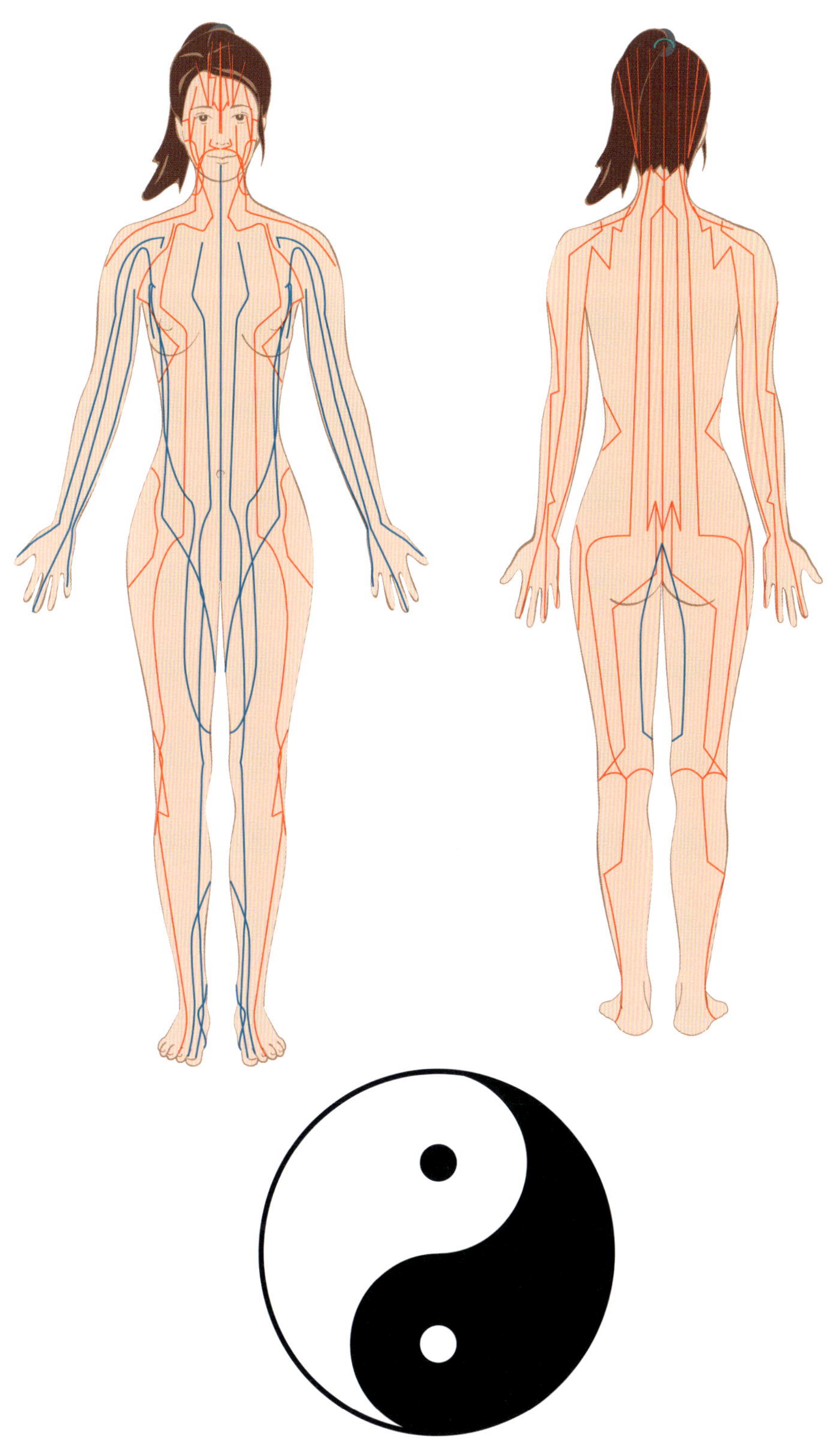

Das Konzept der Energieleitbahnen (Meridiane) stammt aus der Traditionellen Chinesischen Medizin und basiert auf dem Prinzip von Yin und Yang. Mehr darüber erfahren Sie im Kapitel »Die Bahnen der Energie – Meridiane«.

Acht gelassen wird. Manchmal werden wir krank, sind erschöpft oder fühlen uns in unserem Körper nicht zu Hause und das, obwohl die moderne Medizin mit all ihren diagnostischen Methoden keinen »Konstruktionsfehler« finden kann. Alles »Reparieren« am stofflichen Körper hilft eben nichts, wenn das Problem seine Ursache im tiefsten Inneren – dem Energiekörper – hat.

Letztlich ist jedes Gesundheitsproblem immer auch ein »Energieproblem«. Daher kommt jede wirkliche Heilung des Menschen von innen. Ohne unsere Selbstheilungskräfte könnte kein Medikament der Welt uns helfen. Damit unsere Selbstheilungskräfte aber überhaupt aktiv werden können, muss unser Energiehaushalt in Harmonie sein. Auf den folgenden Seiten wollen wir Ihnen helfen, diese nicht so leicht fassbare Wirklichkeit zu erkennen und zu verstehen; darüber hinaus werden wir Ihnen einfache, bewährte Wege zeigen, die zur Heilung von innen heraus führen.

Drei Traditionen – eine Wahrheit

Wir, die Autoren dieses Buches, kommen aus den drei großen Heiltraditionen. Armin Riegg ist ein in der Schulmedizin ausgebildeter Arzt, der sich schon während seines Studiums für die Alternativmedizin interessiert hat. Kalashatra Govinda ist ein international bekannter Vertreter der yogischen Tradition, der die Geheimnisse der indischen Feinstofflehre in zahlreichen Büchern erklärt hat, und Fei Long ist Autorin von Büchern zur chinesischen Medizin und zur Quantenheilung, Heilpraktikerin und eine ausgewiesene Expertin für Traditionelle Chinesische Medizin.

Die drei Traditionen scheinen auf den ersten Blick sehr unterschiedlich zu sein. Doch wenn wir genauer hinsehen, treten viele Gemeinsamkeiten hervor; alle drei Traditionen sind lediglich verschiedene Sichtweisen auf ein und dieselbe zugrunde liegende Wahrheit, die unabhängig von Kultur, Religion und Tradition ist.

Wir haben beim Schreiben dieses Buches viel voneinander gelernt – und jeder von uns hat neue Einsichten über das Wesen der Energie und der energetischen Heilung gewonnen. Wir hoffen, dass Sie, wenn Sie im Folgenden die verschiedenen Möglichkeiten der Energieheilung kennenlernen, ebenfalls Einsichten gewinnen, die Sie auf Ihrem Weg weiterbringen – und das nicht nur, was die Gesundheit und die Heilkunst betrifft: Die Beschäftigung mit den feinstofflichen Energien bringt nämlich immer auch spirituelles Wachstum mit sich – der Geist und das Bewusstsein erweitern sich in dem Maße, in dem Sie sich für feinstoffliche Phänomene öffnen und bereit sind, mit Ihrem Energiekörper zu arbeiten.

Berührung heilt

Was tun Sie, wenn Sie sich Ihren Ellbogen soeben kräftig am Kleiderschrank angestoßen haben? Was, wenn Sie von bohrenden Kopfschmerzen geplagt werden? Vermutlich werden Sie Ihren Ellbogen unwillkürlich mit der Hand reiben beziehungsweise Ihre Finger gegen Ihre Schläfen pressen und dadurch instinktiv versuchen, den Schmerzen einen Heilimpuls entgegenzusetzen. Der Ursprung jeder Heilmassage liegt in diesem natürlichen Impuls zur Selbstberührung.

Berühren heilt. Und das deutet indirekt auf den Energiekörper hin. Denn die heilsame Wirkung der Berührung ist rein physiologisch nicht vollständig und befriedigend zu erklären. Eine körperliche Berührung ist immer zugleich auch eine Berührung des Energiekörpers.

Dabei gibt es allerdings deutliche Abstufungen. Die westliche, körperbetonte Massage hat natürlich vor allem physiologische Wirkungen: Die Blutzirkulation wird angeregt, Milchsäure wird aus den

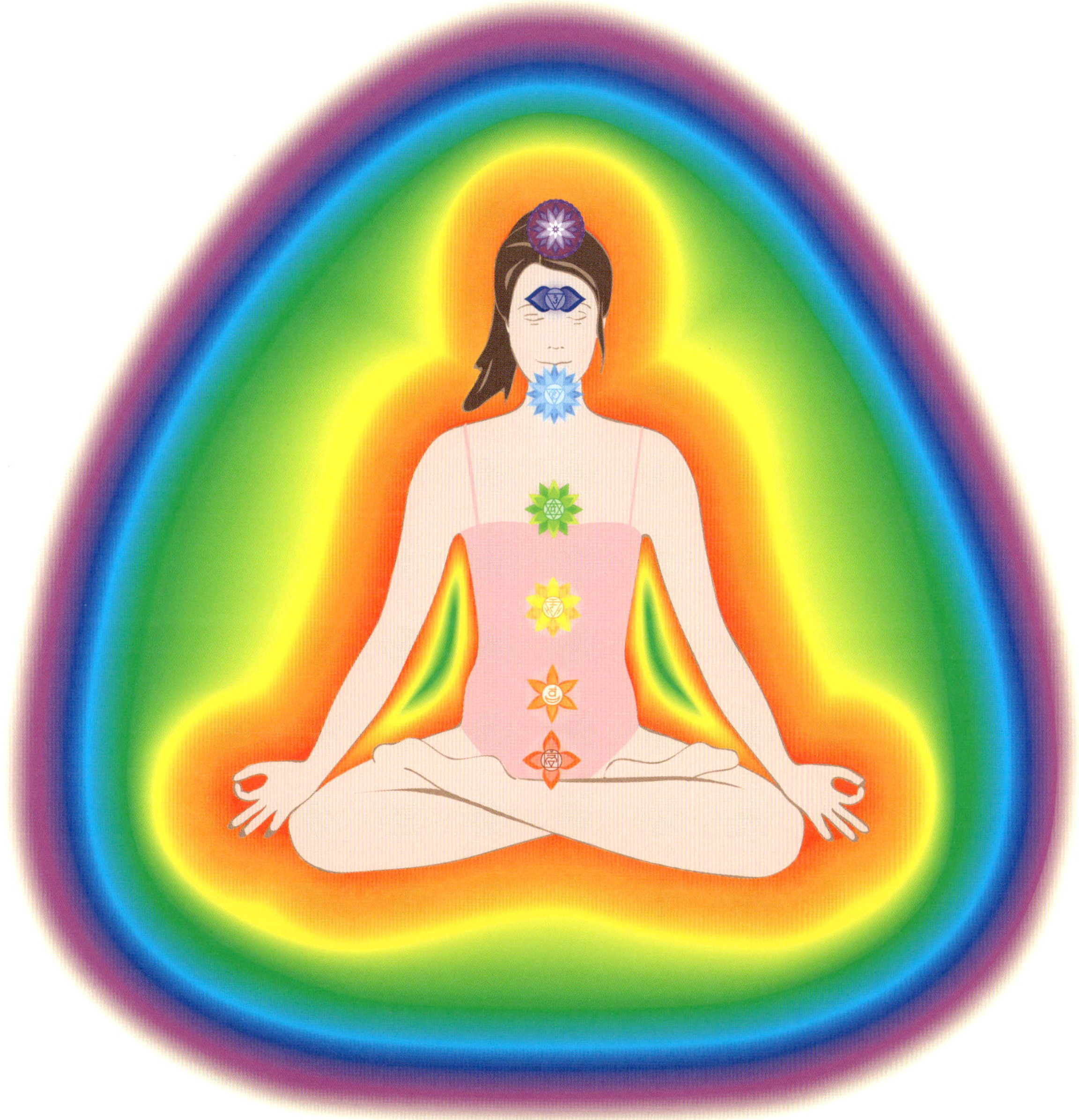

Die indische Feinstofflehre umfasst Aspekte wie die sieben Chakras und Auraschichten. Mehr darüber erfahren Sie in den Kapiteln »Energiezentren – Die Chakras« und »Unsere energetische Hülle – Die Aura«.

Muskeln massiert oder die Lymphflüssigkeit bewegt. Die Wirkung auf den Energiekörper ist dabei eine positive »Nebenwirkung«. Diese Art der Massage ist ein wunderbares Mittel; doch da es in diesem Buch ja um Energieheilung gehen soll, haben wir die westliche Massage, zu der es viele gute Bücher gibt, nicht mit aufgenommen.

Ganz anders verhält es sich bei der Behandlung von Reflexzonen oder Akupressurpunkten. Dort wird direkt auf den Energiekörper eingewirkt – und zwar an spezifischen Orten, wo die Strukturen des Energiekörpers am einfachsten zugänglich sind. Diese Formen der Behandlung durch Berührung sehen auf den ersten Blick vielleicht wie eine körperbetonte Massage aus – doch ihre Wirkungen sind weitaus umfassender: Der Schwerpunkt liegt nicht auf der Behandlung körperlicher lokaler Strukturen, sondern auf der ganzheitlichen Beeinflussung der Energie im feinstofflichen Körper.

Und schließlich gibt es noch Varianten der Heilung durch Berührung, die ganz und gar energetisch sind, wie etwa Aura-Massage, Reiki, Quantenheilung oder religiöses Handauflegen. Diese Formen der Heilung haben eine uralte Tradition – und sie erleben heute einen neuen Höhepunkt.

In diesem Buch werden wir über die *Chakras*, die aus der indischen Tradition bekannten Zentren der Energie sprechen. Wir werden uns mit den *Meridianen* der chinesischen Medizin ebenso befassen wie mit den im Westen entdeckten *Reflexzonen*. Darüber hinaus wollen wir uns aber auch mit der Aura, der Kraft des Atems und einigen wichtigen Energieheilmitteln befassen. Und dabei wird es auch immer wieder um die Praxis gehen: *Chakra-Heilung, Akupressur* und *Qi Gong, Reflexzonenmassage, Aurachirurgie, Mudra-Meditation, Pranayama* und die Anwendung verschiedener Energieheilmittel wie *Aromaöle* oder *Heilsteine*.

Beginnen wollen wir aber mit einer Form der Heilung, die es schafft, uralte Traditionen mit moderner Wissenschaft in Einklang zu bringen, mit der »Quanten-Heilung«.

Schrödingers Experiment

»Eine Katze wird in eine Stahlkammer gesperrt, zusammen mit folgender Höllenmaschine (die man gegen den direkten Zugriff der Katze sichern muss): in einem Geigerschen Zählrohr befindet sich eine winzige Menge radioaktiver Substanz, so wenig, dass im Laufe einer Stunde vielleicht eines von den Atomen zerfällt, ebenso wahrscheinlich aber auch keines; geschieht es, so spricht das Zählrohr an und betätigt über ein Relais ein Hämmerchen, das ein Kölbchen mit Blausäure zertrümmert. Hat man dieses ganze System eine Stunde lang sich selbst überlassen, so wird man sich sagen, dass die Katze noch lebt, wenn inzwischen kein Atom zerfallen ist. Der erste Atomzerfall würde sie vergiftet haben. Die Psi-Funktion des ganzen Systems würde das so zum Ausdruck bringen, dass in ihr die lebende und die tote Katze zu gleichen Teilen gemischt oder verschmiert sind. Das Typische an solchen Fällen ist, dass eine ursprünglich auf den Atombereich beschränkte Unbestimmtheit sich in grobsinnliche Unbestimmtheit umsetzt, die sich dann durch direkte Beobachtung entscheiden lässt …«

(Erwin Schrödinger: Naturwissenschaften, November 1935)

Quanten-Heilung

Als der indisch-stämmige Arzt und Endokrinologe Deepak Chopra in den 1990er-Jahren nach einer Erklärung für die Heilung scheinbar unheilbarer Krankheiten suchte, die mit der modernen Wissenschaft vereinbar ist, schuf er die Metapher der »Quantenheilung«. Auf der Quantenebene spielt nämlich, wie aus Schrödingers berühmtem Gedankenexperiment folgt, das Bewusstsein eine entscheidende Rolle: Das Bewusstsein verändert tatsächlich die Welt!

Quantenheilung beruht auf der Interaktion zwischen der höchsten Ebene der geistigen Realität, dem Bewusstsein und der tiefsten Ebene der materiellen Realität, der Quantenebene. Indem das reine Bewusstsein sich gezielt mit der Quantenebene (»Dao«, »Universum«, »Weltgeist«, »Matrix«, »Nullpunktenergie« oder auch »Gott«) verbindet, kommt es zu einer grundlegenden Harmonie – die wir unter anderem als »Heilung« erleben.

Das Besondere an der Quantenheilung ist, dass durch das Bewusstsein ein »Selbstausgleich« der Energie in Gang gesetzt wird; die Quantenenergie fließt von selbst dorthin, wo sie für den Menschen als Ganzes am besten wirken kann. Es ist wie bei Wasser, das »von selbst«, also mithilfe der Schwerkraft, nach unten fließt, Tiefen füllt und ausgleicht, ohne dass es dorthin gelenkt werden muss. Die Quantenheilung führt nicht nur zur Heilung körperlicher und seelischer Probleme, sondern weitet sich wellenartig aus. Es bedeutet auch, dass die Quantenheilung prinzipiell keine (negativen) Nebenwirkungen haben kann! Und es bedeutet auch, dass jeder die Fähigkeit hat, sofort zu heilen. Oder besser gesagt: Es ist niemals eine Person, die heilt, sondern die Heilung ist ein geistiges und quantenphysikalisches Phänomen – mit der Quantenheilung wird lediglich die Verbindung zum reinen Bewusstsein hergestellt. Die Heilung findet dann von selbst statt.

Das war natürlich eine revolutionäre Entdeckung, die jedoch auch viel Kritik, verständlicherweise insbesondere von Ärzten, auf sich zog. Einer der Kritikpunkte ist, dass es, obwohl die Quantenheilung theoretisch alle Leiden heilen kann, es offensichtlich immer noch Krankheiten gibt.

Die Quantenheilung spricht die tiefste, grundlegende Ebene der Heilung an. Eigentlich sollte doch damit alles geheilt sein? Theoretisch ja. Nur schaltet die Heilung auf der Quantenebene nicht alle anderen Einflüsse aus: Aus verschiedenen Ebenen wirken Kräfte, die den Effekt der Quanteneinstimmung überlagern und möglicherweise nicht sofort sichtbar werden lassen. Daher ist die Heilung auf anderen Ebenen auch nach einer Quanteneinstimmung immer sinnvoll: ob schulmedizinisch, alternativheilkundlich, naturheilkundlich, energetisch oder psychologisch.

Stellen Sie sich einen Brunnen vor. Besser: fünf Brunnen, die über ein Röhrensystem miteinander verbunden sind. Wenn diese Brunnen kein Wasser oder gefährlich verschmutztes Wasser liefern, kann die Funktion auf unterschiedlichste Art und Weise wiederhergestellt werden: Man kann einfach das Wasser von außen auffüllen, man kann an der Struktur des Brunnens arbeiten, das Wasser säubern, die Brunnen selbst reinigen, eine Verstopfung des Röhrensystems beseitigen … doch die Öffnung zum Grundwasser ist immer noch das Wichtigste. Doch um die Wasserversorgung schnell wieder herzustellen, sodass niemand verdurstet, ist es auch wichtig, die Brunnen zu reparieren, sie zu reinigen, von Verstopfungen zu befreien und mit so

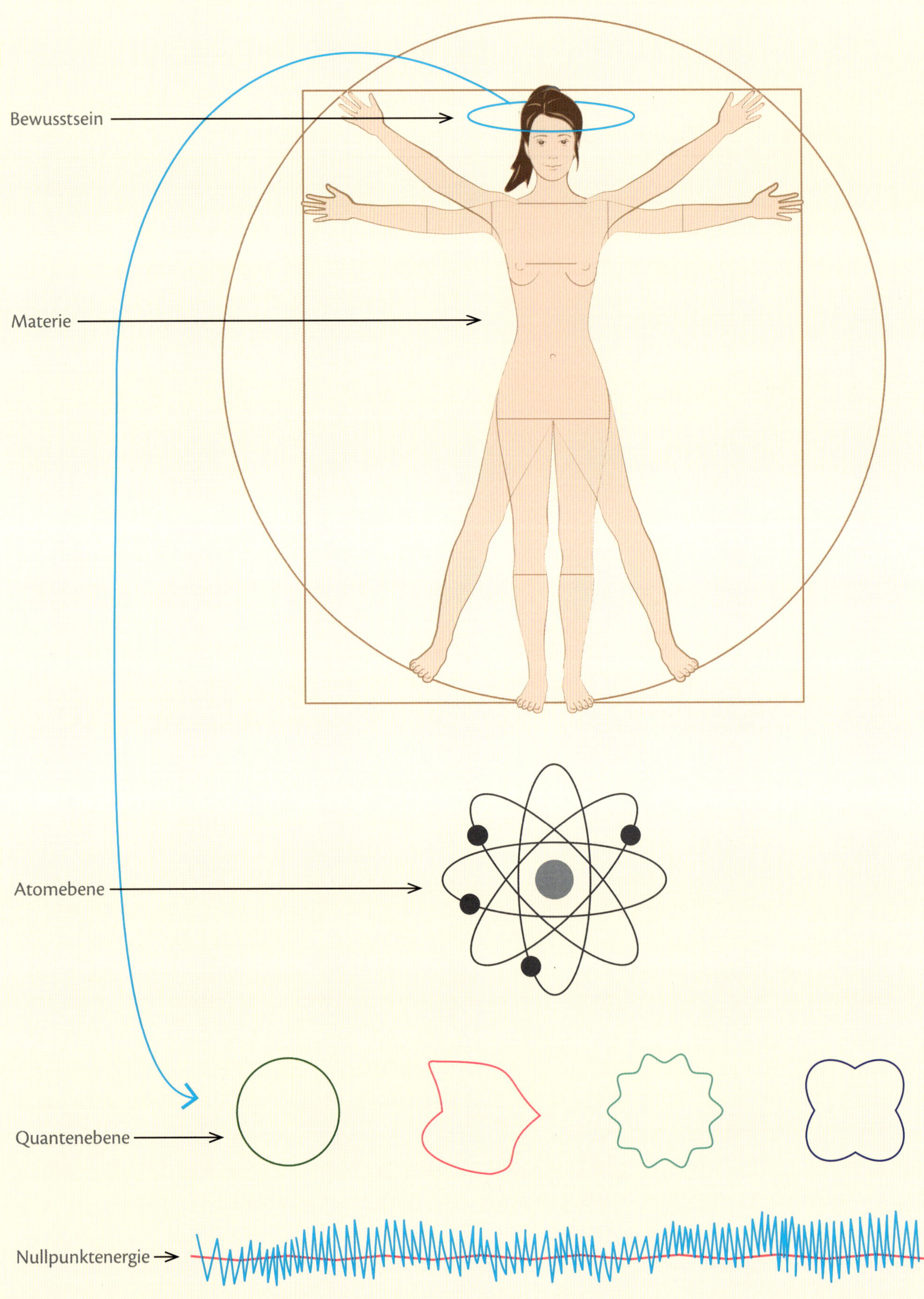

Ebenen der Quantenheilung

vielen Gefäßen wie möglich mit Wasser zu füllen. Alle diese Maßnahmen sind sinnvoll – selbst wenn die Verbindung zum Grundwasser hergestellt ist.

So ist es auch mit der Heilung. Alle Heilmethoden sind wertvoll und haben ihre Berechtigung. Die Quantenheilung ist zwar eine Heilung des tiefsten Grundes, doch sie ersetzt nicht alle anderen Heilmethoden.

PRAXIS: Quanteneinstimmung in fünf Minuten

Wenn Sie eigene Erfahrungen mit der Quantenheilung sammeln wollen, empfehle ich Ihnen, folgende Grundtechnik anzuwenden, die aus vier Schritten besteht:

1. Was ist das Problem?

Für die Quanteneinstimmung (Quantenheilung) sind weder eine Diagnose noch Grundkenntnisse in Medizin nötig. Das klingt zunächst verblüffend. Doch tatsächlich kann es unter Umständen sogar hinderlich sein, das eigene Wissen einzubringen, da jene Vorstellungen die Wahrnehmung beeinflussen. Man sieht verstärkt das, was man erwartet. Halten Sie also Ihre Vorstellungen über Ursachen, Zusammenhänge und Auslöser zurück. Wenn Sie eine medizinische Ausbildung haben – gut. Aber während Sie eine Quanteneinstimmung machen, spielt sie keine Rolle.

Verlassen Sie sich ganz auf das, was Sie tatsächlich sehen, oder was Ihnen derjenige, bei dem Sie die Quanteneinstimmung machen, sagt oder noch besser zeigt. Wenn beispielsweise ein Gelenk Probleme bereitet, lassen Sie sich die Bewegung oder Position zeigen, die Schmerzen verursacht. Sie müssen zwar keine Ahnung davon haben, was die physiologischen oder anatomischen Ursachen eines Problems sind, aber was das Problem ist, und zwar, was es konkret für den Betroffenen bedeutet, sollte Ihnen klar sein. Das A und O ist also: Zuhören und Hinsehen.

2. Formulieren Sie die Intention

Die Intention ist bei der Quanteneinstimmung von größter Bedeutung. »Intention« bedeutet nichts anderes als »Absicht«. Diese Absicht ist es, die in die tiefen Quantenprozesse eingreift. Sie haben sich ein Bild von dem Problem gemacht – nun stellen Sie ein Gegenbild auf: Wie soll es sein.

Dazu gibt es die sogenannte 3G-Regel: gut, genau, gegenwärtig.

»Gut« bedeutet vor allem »positiv«. Das heißt, die Intention sollte einen Zustand beschreiben und keinen »Nicht-Zustand«.

Nehmen wir als Beispiel eine schmerzhafte Schulter, die die Bewegung im Schultergelenk stark einschränkt und im Alltag sehr hinderlich ist. Es ist nun nicht sinnvoll, als Intention »Die Schulter tut nicht mehr so weh« zu wählen. Zunächst einmal sollten alle verneinenden oder vergleichenden Worte vermieden werden, da die Informationen, die Sie an die Quantenebene vermitteln, nicht aus Symbolen (also Zahlen oder Worten), sondern aus »Bildern« bestehen – Bilder aus Gefühlen. »Nicht«, »kein«, »weniger«, »mehr« und so weiter sind keine guten Vorlagen für solche Bilder. Sie können sich einen Apfel vorstellen – aber wie sollten Sie sich »keinen Apfel« vorstellen? Bleiben Sie also immer bei dem, was sein soll, nicht bei dem, was nicht sein soll. Eine gute Intention bei der schmerzenden, behindernden Schulter könnte sein: »Die Schulter ist beweglich, weich und warm«.

Wichtig dabei ist, dass die Worte lediglich dazu dienen, die Vorstellung des Soll-Zustandes klar im

Geist präsent zu haben. Die Formulierung der Intention ruft das Bild hervor, dass die Schulter frei beweglich ist und dass das mit einem guten, angenehmen Gefühl verbunden ist.

»Gegenwärtig« bedeutet, dass eine gute Intention immer die Gegenwart, das Jetzt, betrifft. Sie klingt also paradox, denn das Problem ist ja vorhanden: Die Schulter ist in der Gegenwart nicht beweglich und fühlt sich alles andere als angenehm an. Warum soll man also nicht »wird beweglich, weich und warm« sagen? Das hat einen ganz einfachen Grund: »Werden« bezieht sich auf die Zukunft. Die Zukunft ist jedoch nie vorhanden. Sie kommt erst. Es ist wie bei unseren alltäglichen Absichten. Wenn wir sagen »Das mache ich später« – dann machen wir es nie, ohne dabei zu lügen. Denn auch morgen ist später eben später … Der Soll-Zustand ist also etwas, das gegenwärtig sein soll und nicht in die Zukunft verbannt wird. Das bedeutet nicht etwa, dass die Heilung sofort geschieht. Doch der gewollte Zustand ist nur dann real, wenn er in der Gegenwart real ist – nicht, wenn er es möglicherweise in der Zukunft sein könnte.

3. Quantenheilung – Initiieren

Sie beginnen nun mit der eigentlichen Behandlung. In der Regel werden Sie dazu Ihre beiden Hände auflegen. Dabei gibt es kein »richtig« oder »falsch«. Sie legen die Hände einfach an zwei Stellen am Körper auf.

Das Handauflegen führt oft zu dem Missverständnis, dass die Quantenheilung eine Art »Energiemassage« oder doch eine Methode wie die Akupunktur wäre, die willentlich und absichtsvoll den Energiefluss im Energiekörper lenkt. Doch Quantenheilung funktioniert ganz anders. Wenn im Rahmen der Quantenheilung die Hände aufgelegt werden, dient das nur dazu, das Gefühl des harmonischen Ausgleichs möglichst einfach wahrzunehmen – und um zu spüren, wann der Kontakt mit der Quantenebene hergestellt ist.

Es sieht also fast so aus, als ob der »Heiler« bei der Quantenheilung gar nichts täte. Zum Teil stimmt das auch – fast. Denn Sie tun bei einer Quantenheilung nichts weiter als:

- Ihre Hände zu spüren,
- Ihre Intention im Kopf zu haben,
- das Gefühl beider Hände aneinander anzugleichen und alle Gedanken loszulassen.

Das heißt, Sie konzentrieren sich einfach ganz auf Ihre Hände und auf die Unterschiede, die Sie wahrnehmen. Schon während Sie sich der Unterschiede ganz bewusst werden, werden Sie feststellen, wie sie sich von selbst ausgleichen. Das »Gedankenloslassen« passiert dann meist von selbst. Wenn sich immer wieder bewusste Gedanken dazwischenschieben, gibt es ein einfaches Gegenmittel: Stellen Sie sich eine scheinbar sinnlose Frage, wie »Welche Farbe hat diese Wahrnehmung?« – Ihr Verstand ist damit überfordert und die Gedanken stehen zumindest kurzfristig still.

4. Der Kontakt mit dem reinen Bewusstsein

Wenn die Gedanken stillstehen, kommt der Kontakt mit dem reinen Bewusstsein zustande. Es ist sinnlos, diesen Zustand beschreiben zu wollen: Er liegt jenseits aller Worte, und Sie werden es ohnehin spüren, wenn der Kontakt mit der Quantenebene zustande kommt.

Man nennt diesen Zustand »reines Bewusstsein«, da man in diesem Augenblick, so kurz er auch sein mag, vollkommen bewusst ist. Dieses Bewusstsein ist nicht von Gedanken, Sorgen, Vorurteilen, Ängsten und so weiter »verunreinigt«. In diesem kurzen

Moment tritt das Bewusstsein mit der Quantenebene in Verbindung. Alles Weitere geschieht dann von selbst.

Die Quantenheilung wird mit einem kleinen Impuls in Gang gesetzt. Das ist jedoch wie bei einem Wasserhahn: Wenn man ihn nur ein kleines bisschen dreht, tropft schon Wasser. Doch wenn man ihn weiter aufdreht, wird das Glas schneller voll. Dabei macht es keinen Unterschied, ob man den Wasserhahn mit einem einzigen Schwung aufdreht oder mit mehreren kleinen Bewegungen.

Wenn Sie das erste Mal eine Quantenheilung in Gang setzen, gleicht es einem tropfenden Wasserhahn. Doch mit zunehmender Übung wird es so sein, wie wenn Sie einen Wasserhahn mit kleinen Bewegungen immer weiter aufdrehen. Wie bei allem, ist auch für den Eintritt ins reine Bewusstsein ein wenig Übung nötig. Zuerst kommen Sie kurz in Kontakt mit dem Zustand des Nicht-Denkens, des Nicht-Beurteilens und Nicht-Wertens – und dann drängen sich wieder Gedanken dazwischen. Das macht gar nichts: Wenn Sie nur immer wieder zurückkehren, wird sich die Verbindung öffnen.

Bei kleineren Problemen können Sie eine Quantenheilung in wenigen Minuten erfolgreich durchführen – das heißt, wenn Sie zwei bis fünf Minuten lang versuchen, den Zustand des reinen Bewusstseins zu erreichen. Das reicht. Denn Sie werden immer wieder, ganz von selbst, die Ebene des reinen Bewusstseins berühren, die sich »zwischen den Gedanken« befindet. Wenn Sie auch nur versuchen, das reine Bewusstsein zu erreichen, werden Sie sich bereits einige Momente lang genau dort befinden. Jede Anstrengung ist unnötig. Sie lassen es einfach geschehen.

Wenn die Intention auf der Quantenebene wirksam wird, werden Sie das selbst mit nur wenig Achtsamkeit spüren können. Manchmal benötigen Sie nicht einmal Achtsamkeit – der Kontakt mit der Quantenebene zeigt sich mitunter sehr deutlich, beispielsweise, indem Ihr Klient zu schwanken beginnt oder sogar umfällt. Er wird dabei nicht etwa ohnmächtig, sondern gerät scheinbar aus dem Gleichgewicht. Genau genommen kommt er ins Gleichgewicht, doch seine Muskeln versuchen immer noch, Störungen auszugleichen – und das bewirkt das Schwanken oder Umfallen. Treffen Sie daher vor einer Behandlung entsprechende Vorsichtsmaßnahmen und führen Sie die Quantenheilung nur bei Klienten aus, die sitzen. Meist verändert sich die Muskelspannung jedoch nicht so drastisch und man spürt wenig oder gar nichts, außer beispielsweise, dass die Atmung plötzlich freier und tiefer wird.

Wann immer Sie ein solches Signal wahrnehmen, können Sie den Kontakt mit den Händen abbrechen, selbst dann, wenn Sie sie nur ein paar Sekunden aufgelegt haben.

Die Wirkungen der Quantenheilung sind nie wirklich vorhersehbar, da die Energie dorthin fließt, wo sie benötigt wird – wie Wasser, das immer an die tiefste Stelle fließt. Daher kann es leicht sein, dass das vermeintliche Problem nicht sofort verschwindet – weil es in diesem Augenblick eben Wichtigeres zu heilen gibt. Die positive Wirkung tritt immer ein, nur eben nicht immer so, wie wir es erwarten. Wir sind nun einmal nicht klüger als das Universum …

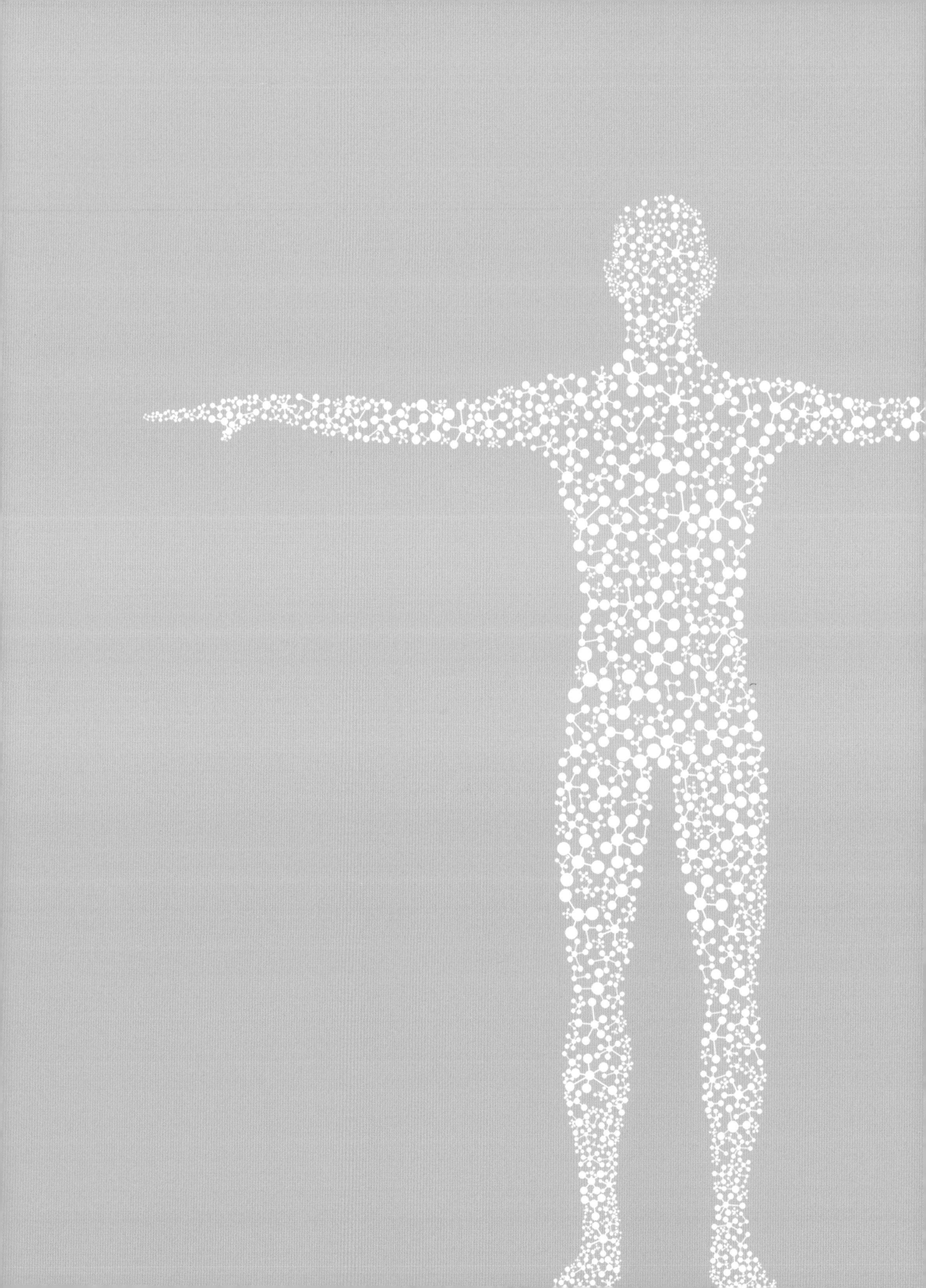

Die Energie wahrnehmen

Es gibt einen wundervollen Ausspruch des Schriftstellers Antoine de Saint-Exupéry, des Autors der Erzählung *Der kleine Prinz:* »Man sieht nur mit dem Herzen gut. Das Wesentliche ist für die Augen unsichtbar.«

In der Tat, es gibt mehr als das Auge sieht, das Ohr hört, die Finger spüren. Die feinstoffliche Welt spricht nicht direkt unsere physiologischen Sinne an – feinstoffliche Wahrnehmungen treten jedoch immer als Sinneseindrücke in unser Bewusstsein. Man kann den Fluss der Energie in den Chakras oder den Meridianen durchaus sehen oder spüren – doch vergeblich wird man dabei nach materiellen Auslösern suchen.

Wenn wir beispielsweise die Aura »sehen«, treffen eben keine Lichtpartikel auf die Netzhaut unseres Auges. Wir nehmen sie mit unserem Energiesinn wahr – und das Gehirn »übersetzt« diese Wahrnehmung dann in eine Sinnesqualität, die wir gewohnt sind, beispielsweise eben das Sehen.

PRAXIS: Die Sinne verfeinern

Unsere Sinne verbinden uns mit der Welt. Nun gibt es, wie gesagt, mehr Sinne als materielle Sinnesorgane. Diese »energetischen« Sinne sind allerdings sehr subtil und werden von den Eindrücken der anderen, grobstofflichen Sinne meist überlagert – und überdies drückt sich die Wahrnehmung der Energie immer in Sinnesbegriffen aus. Wir können feinstoffliche Vorgänge »sehen«, »spüren«, »fühlen«, »hören«, »riechen« ... Um unseren »Energie-Sinn« zu gebrauchen ist daher meist ein wenig Übung notwendig. Und am besten beginnen wir damit, unsere körperlichen Sinne zu verfeinern. Sind die Sinne geschärft, werden die energetischen Wahrnehmungen, die sich über diese Sinne ausdrücken, hervortreten.

Das Sehen verfeinern

Die folgenden Übungen dienen dazu, die Augen an neue Sichtweisen zu gewöhnen. Doch zuallererst wollen wir unsere Augen einmal richtig entspannen und mit etwas mehr Energie aufladen. Das ist ganz einfach:

Reiben Sie Ihre Hände kräftig aneinander, bis die Handflächen heiß werden. Schließen Sie dann die Augen und legen Sie die Handflächen auf die geschlossenen Augenlider. Spüren Sie, wie die angenehme Wärme Ihre Augen entspannt und mit Energie versorgt. Halten Sie diese Position ein paar Sekunden lang. Wiederholen Sie diese Übung insgesamt dreimal.

Wenn Sie sich nun umsehen, werden Sie feststellen, dass alle Farben leuchtender und intensiver erscheinen – und dass Sie schon ein wenig klarer sehen können.

Fokussieren und Defokussieren

Wir sind es gewohnt, die Welt »scharf« zu sehen. In vielen Fällen ist die Fähigkeit, unsere Augen genau auf eine gewisse Distanz einzustellen (zu fokussieren), auch sehr wichtig – beispielsweise beim Lesen. Doch auf die subtile Wahrnehmung wirkt sich das Fokussieren negativ aus: Wir stellen unsere Augen ganz auf die grobstoffliche Ebene ein. Das ist im Alltag natürlich meist notwendig – doch das Fokussieren macht das Sehen feinstofflicher Vorgänge, beispielsweise der Aura, nahezu unmöglich. In

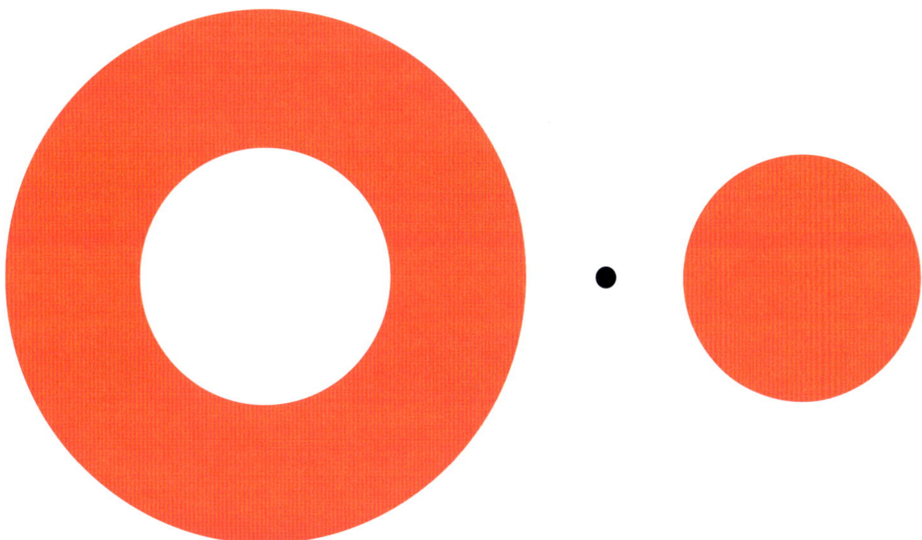

dieser Übung geht es daher darum, das bewusste Defokussieren zu üben.

Wenn Sie die Abbildung oben normal betrachten, sehen Sie einen rote Kreis, einen roten Ring mit einem weißen Kreis in der Mitte und dazwischen einen schwarzen Punkt. Blicken Sie auf den schwarzen Punkt und entspannen Sie Ihre Augen. Nach einer Weile sehen Sie ein Doppelbild. Der rote Kreis rechts und der weiße Kreis in der Mitte des linken roten Ringes bewegen sich aufeinander zu. Versuchen Sie, die beiden Kreise, den roten und den weißen, so weit wie möglich miteinander verschmelzen zu lassen. Dann fokussieren Sie wieder auf den schwarzen Punkt. Wechseln Sie nun wieder zur defokussierten Sehweise. Üben Sie, bis Ihnen der Wechsel mühelos gelingt.

Falls Sie befürchten, dass diese Übung Ihren Augen schaden könnte und dass das Schielen »hängen bleibt«: Keine Sorge – das Gegenteil ist der Fall. Mit der Übung trainieren Sie auch Ihre Augenmuskulatur. Wenn Sie unter Kurzsichtigkeit leiden, werden Sie möglicherweise sogar feststellen, dass Ihre Sehschärfe zunimmt!

Eine brennende Kerze betrachten

Das Flackern einer Kerze zu beobachten, kann einen angenehmen, leichten Trancezustand herbeiführen und es beruhigt die Gedanken. Der Blick auf eine Kerze ist eine schöne Meditationsübung. Die Kerzenflamme zieht die Aufmerksamkeit wie von selbst auf sich und macht es leicht, sich von unruhigen Gedanken und Gefühlen zu lösen. Als Vorübung für das Aura-Sehen (siehe Kapitel »Unsere energetische Hülle – Die Aura« ab Seite 183) ist das Beobachten einer Kerzenflamme eine ideale Einstimmung.

Die Flamme einer Kerze ähnelt nämlich verblüffend einer Aura – Sie können nicht nur eine scharf umgrenzte Flamme, sondern meist mehrere Schichten wahrnehmen. Vertiefen Sie sich in die Flamme. Konzentrieren Sie sich auf die unterschiedlichen Schichten. Fokussieren und defokussieren Sie. Sehen Sie die Flamme als Ganzes und in ihren einzelnen Teilen.

Lassen Sie Ihren Geist ruhig werden und erfassen Sie die »Aura« der brennenden Kerze mit Ihrem ganzen Bewusstsein.

Den Tastsinn verfeinern

In den folgenden Übungen werden Sie zunächst einmal lernen, das Bewusstsein in Ihren Händen zu verbessern. Laden Sie, bevor Sie beginnen, Ihre Hände mit Energie auf, indem Sie sie kräftig aneinander reiben, bis sie ganz warm sind.

Das Bewusstsein in den Händen erhöhen

Meist achten wir nicht auf die Wahrnehmung unserer Hände. Es gibt jedoch viele Gelegenheiten dies zu ändern:

- Machen Sie sich bewusst, wie viele Dinge Sie im Laufe eines Tages mit den Händen berühren. Richten Sie Ihre Achtsamkeit im Alltag auf all diese Berührungen.
- Künstlerische Tätigkeiten wie Töpfern und Modellieren, aber auch Gartenarbeiten, verbinden die Hände mit dem Element Erde.
- Durch Yoga, Meditation und Pranayama und andere energetisch wirksame Übungen wird die Strahlkraft und Sensibilität der Hände ganz von selbst verstärkt – das ist eine neben vielen anderen positiven Wirkungen dieser Anwendungen auf Körper und Seele.
- Massieren Sie sich selbst und andere – das sind wertvolle Gelegenheiten, um ein Gefühl für die Tastwahrnehmung zu entwickeln.

Auf Sinnesqualitäten achten

Unser Tastsinn ist sehr fein. Doch wir sind es in der Regel nicht gewohnt, allzu sehr auf Einzelheiten zu achten. Wenn wir einen Apfel in die Hand nehmen, erkennen wir den ganzen Apfel – ohne uns der einzelnen Tastempfindungen bewusst zu sein. In dieser Übung versuchen Sie, das zu ändern.

Streichen Sie über verschiedene Oberflächen und achten Sie auf die unterschiedlichen Sinnesqualitäten (siehe Tabelle unten), die Sie wahrnehmen. Es gibt mehr, als Sie glauben!

Nach dieser Übung wird Ihr Tastsinn schon ein ganzes Stück empfänglicher für feine Wahrnehmungsunterschiede geworden sein. Nutzen Sie Ihre Erfahrungen im Alltag, um die Achtsamkeit in Ihren Händen weiter zu steigern.

Die Wahrnehmung von Gefühlen verfeinern: Das Traumtagebuch

Ein Traumtagebuch zu führen ist für jeden Menschen, der sich selbst, seine Gefühle und seine verborgenen Fähigkeiten kennenlernen möchte, ein hervorragendes Hilfsmittel.

Viele Menschen glauben, sie würden gar nicht oder nur selten träumen. Doch tatsächlich träumt jeder Mensch! Wenn Sie sich angewöhnen, ein Traumtagebuch zu führen, werden Sie sich immer

Struktur	Feuchtigkeit	Härte	Wärme	Bewegung
rau glatt stumpf stechend drückend prickelnd	nass feucht schleimig trocken	hart weich stark schwach nachgiebig	heiß warm kühl kalt eisig	vibrierend still sanft pochend schwingend

häufiger und genauer an Ihre Träume erinnern können – und Sie werden in Ihren Träumen viel über sich selbst erfahren: beispielsweise ob Sie hellsichtige Träume haben oder wie die Gefühle und Gedanken anderer Menschen Sie und Ihre Energie beeinflussen.

Der einfachste Weg, ein Traumtagebuch zu führen, besteht darin, sich einfach einen Notizblock neben das Bett zu legen und dort jeden Traum zu notieren, an den man sich erinnert. Doch schon das Erinnern ist nicht so leicht. Nach wenigen Minuten sind Träume, an die man sich beim Aufwachen noch erinnerte, wieder im Dunkel des Unbewussten verschwunden.

Der beste Weg, einen Traum im Gedächtnis festzuhalten, bevor man ihn aufzeichnet, ist die dreifache Wiederholung:

- Wenn Sie sich beim Aufwachen noch an einen Teil eines Traumes erinnern, lassen Sie die Augen geschlossen. Bewegen Sie sich nicht.
- Versuchen Sie sich das letzte Traumbild noch einmal vor Augen zu führen und wiederholen Sie alles, an was Sie sich noch erinnern können, im Geiste dreimal.
- Wenn Sie alle Traumbilder, an die Sie sich noch erinnern konnten, in Ihrem Gedächtnis gefestigt haben, können Sie nun damit beginnen, die Träume aufzuzeichnen. Schreiben Sie dann alles auf, was Ihnen spontan zu Ihrem Traum einfällt – ganz gleich, wie abwegig oder langweilig es Ihnen scheint.

Im Laufe der Zeit werden Sie durch die Übung eine immer bessere Verbindung zu Ihrem Traumbewusstsein herstellen. Und je mehr Sie sich Ihrer bislang unbewussten Energien bewusst werden, desto mehr werden Sie sich Ihrer selbst bewusst.

EXPERIMENTE: Die Energie spüren

Die »Energien«, von denen wir in diesem Buch sprechen, sind größtenteils nicht messbar. Und in den Fällen wo sie messbar sind, wie beispielsweise in der Kirlianfotografie, die bestimmte Aspekte der Aura eines Menschen sichtbar macht, oder der Messung von Hautwiderständen, die es ermöglicht, manche Akupunkturpunkte aufzuspüren, sind es nur sekundäre Effekte, die dort gemessen werden können, nicht jedoch die eigentliche, feinstoffliche Energie.

Das verleitet manche Menschen dazu anzunehmen, dass es diese feinstoffliche Energie nicht gäbe. Das ist natürlich ein Irrtum, wie man bei etwas Nachdenken leicht erkennen kann – jeder von uns kennt Alltagsphänomene, durch die »Energien« deutlich sichtbar werden – obwohl diese Energien nicht im physikalischen Sinn messbar sind. So kann kein Arzt den Schwerpunkt des Körpers, der ja ein eindeutig vorhandenes physikalisches Phänomen ist, herauspräparieren – der Schwerpunkt ist da, aber er ist kein »Ding«. Eher feinstofflich ist dagegen beispielsweise die Energie von Worten, von Kunst, vor allem aber von Musik. Jeder Mensch kann die Energie, die Musik transportiert, spüren. Doch das ist natürlich nicht die Energie, die in den physikalischen Luftschwingungen steckt, die Musik vermitteln. Auch Musik, die wir uns nur vorstellen, hat eine Energie, die unsere Gefühle und unser Befinden beeinflusst.

Feinstoffliche Energie kann überhaupt nicht gemessen werden. Doch sie kann hingegen sehr wohl gespürt werden! Dazu wollen wir Ihnen nun zwei kleine Experimente mit den Händen vorstellen, die gerade im Zusammenhang mit Energieheilung sehr wichtig sind.

Experiment 1: Sensibilisierung der Hände

In diesem Experiment geht es darum, dass Sie über die grobstoffliche Tastwahrnehmung ein Stück hinausgehen und beginnen, die feinstoffliche Energie zu spüren.

- Legen Sie Ihre Handflächen sanft aufeinander.
- Lenken Sie Ihre Konzentration auf die Berührung der beiden Handflächen.
- Spüren Sie, wie die einzelnen Finger und die vielen kleinen und großen Ballen Ihrer beiden Hände sich berühren. An einigen Stellen wird der Kontakt dabei deutlicher spürbar sein als an anderen.
- Lassen Sie die Hände nun sanft und langsam aneinander kreisen – üben Sie dabei nur sehr wenig Druck aus.
- Nehmen Sie die Hände dann allmählich ganz behutsam und sehr langsam auseinander. Versuchen Sie, die Hände nur so weit voneinander zu entfernen, dass Sie die Energie noch wahrnehmen können.

Achten Sie darauf, wo die Grenzen liegen. Wie weit können Sie die Hände auseinander nehmen, ohne den Kontakt zwischen den Handflächen zu verlieren? Beobachten Sie auch, ob dieser Abstand vielleicht nach mehrmaligem Üben ein wenig wächst.

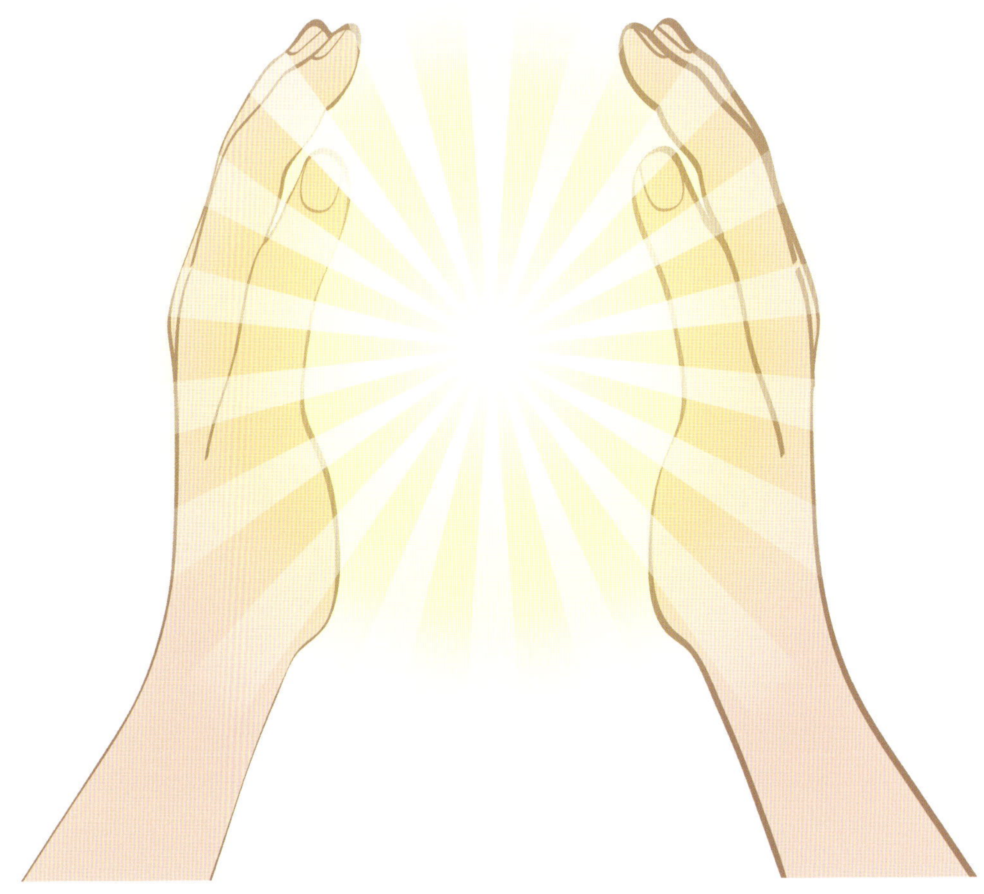

Kann man feinstoffliche Energie messen?

Wissenschaftler sind interessiert daran, wie die Welt beschaffen ist, und haben natürlich auch versucht, die feinstofflichen Kräfte zu messen. Die Versuche, die Aura und andere feinstoffliche Vorgänge wissenschaftlich zu verstehen, sind allerdings erfolglos geblieben – und dies wird sich auch nicht ändern.

Der sowjetische Forscher Semjon Kirlian machte allerdings 1939 eine sehr interessante Entdeckung. Er hatte sein Filmmaterial zwischen eine Elektrode und ein geerdetes Objekt gelegt – die hohe Spannung, die dabei aufgebaut wurde, entlud sich schließlich, und bei der Entladung wurde ein blaues Licht ausgestrahlt, das den Film belichtete. Kirlian fand zu seiner eigenen Überraschung heraus, dass nach der Entwicklung Lichthöfe rund um das Objekt sichtbar wurden. Dieses Verfahren wurde immer weiter verbessert und ist heute als Aura-Fotografie bekannt. Doch so interessant diese Bilder auch sind – die Aura bilden sie nicht ab. Feinstoffliche Energien sind ja gerade Energien, die nicht auf materieller Ebene wirken! Die Kirlian-Methode, so wunderbar und interessant sie auch ist, fotografiert nicht die Aura. Und doch gibt es einen Zusammenhang: Die Aura modifiziert die Hochspannungsentladungen. So zeigt sich also im Grobstofflichen doch die Wirkung der feinstofflichen Energien – so wie ein Buch keine Gedanken und Gefühle enthält, und doch lassen die kleinen schwarzen Flecken auf dem Papier Gedanken und Gefühle erahnen …

Experiment 2: Einen Lichtball drehen

Bei der vorhergehenden Übung haben Sie eine Erfahrung mit feinstofflicher Energie gemacht – denn die Energie, die Sie spüren konnten, bestand zwar teilweise aus einfacher Wärmestrahlung, aber sie war vor allem die Energie, die Ihr Energiekörper ausstrahlt. Diese Wahrnehmung wollen wir nun noch etwas verfeinern.

- Halten Sie die Hände im Abstand von wenigen Zentimetern auseinander; die Handflächen sind einander zugewandt.
- Schließen Sie die Augen. Öffnen und schließen Sie die Hände einige Male – dehnen Sie die Finger beim Strecken gründlich. Halten Sie die Hände schließlich wieder geöffnet vor dem Körper.
- Stellen Sie sich nun vor, dass Sie einen kleinen Lichtball zwischen den Händen halten.
- Vergrößern Sie den Abstand der Handflächen, die dabei jedoch immer zueinander zeigen sollten. Visualisieren Sie, wie die Lichtkugel immer größer wird (siehe Abbildung Seite 22).
- Drehen Sie den Energieball in verschiedene Richtungen.

Wie weit können Sie die Handflächen voneinander entfernen, ohne das Gefühl für den Wärme- und Energiestrom zu verlieren? Sie werden feststellen, dass Sie den Lichtball mit ein wenig Üben und Herumexperimentieren immer deutlicher spüren können. Ihre Sensibilität für die feinstofflichen Energien nimmt dabei zu.

Dies ist übrigens auch eine Grundübung für die Energie-Heilung. Sie ist ein erster Schritt in der Kunst, mit den Händen – im Grunde natürlich mit feinstofflicher Energie – zu heilen.

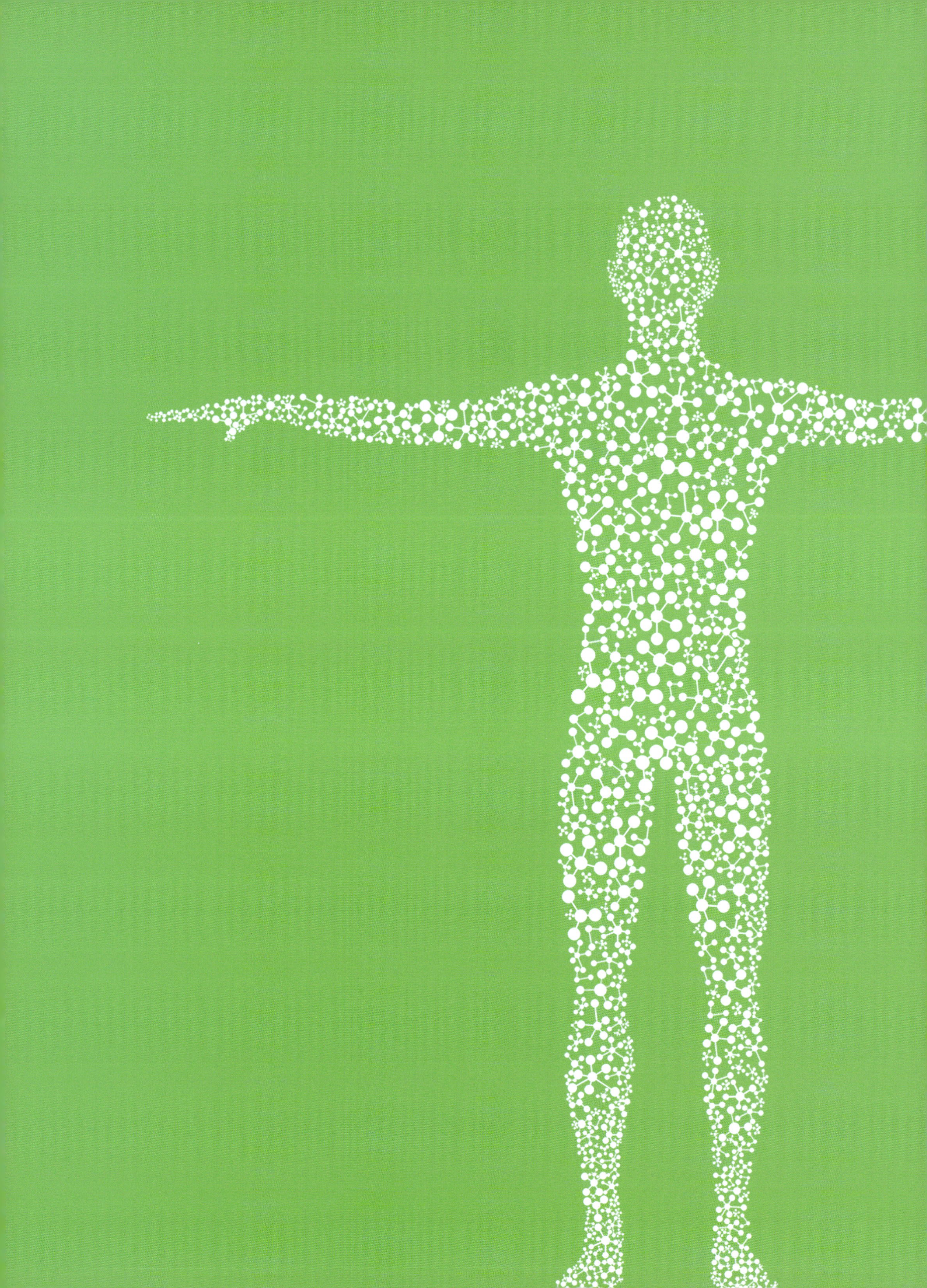

Energiezentren – Die Chakras

Über die Energiezentren des Menschen können wir Heilungsprozesse besonders effektiv anregen. Diese energetischen Zentren oder Zonen im Körper wurden in vielen alten Kulturen erkannt. Nirgends ist das Wissen um die Energiezentren jedoch so detailliert und zugleich verständlich beschrieben worden wie in der Yogatradition.

Den *Yogis* und den *Rishis* – Heiligen und Sehern im alten Indien – verdanken wir die jahrtausendealte Lehre von den *Chakras*, den Energie- und Bewusstseinszentren des Menschen. Diese Sammelbecken der Lebensenergie werden bereits in den über 3000 Jahre alten *Veden*, den ältesten religiösen Schriften Indiens, erwähnt und später in den *Upanishaden* eingehender beschrieben.

Heute wird das esoterische Wissen über die Chakras immer selbstverständlicher von vielen Menschen genutzt und ist längst keine Geheimlehre mehr. Unter anderem spielt die Chakralehre in der Alternativmedizin und der Psychotherapie sowie in Yoga- oder Meditationskursen eine immer größere Rolle. Grundsätzlich kann aber jeder von uns diese jahrtausendealten Erfahrungen nutzen, um körperlichen oder seelischen Problemen gezielt entgegenzuwirken und den Energiefluss im Körper wieder in Harmonie zu bringen.

Was sind die Chakras?

Die Chakras sind keine materiellen oder anatomischen, sondern energetische Zentren. Sie sind Teil des feinstofflichen Energiesystems des Menschen, durchstrahlen aber ihrer Lage entsprechend auch den physischen Körper. Die Chakras beeinflussen sämtliche Zellen und Organe, sie wirken sich auf das Hormonsystem und darüber hinaus auf unsere Gefühle und Gedanken aus, weshalb sie auch als psychoenergetische Bewusstseinszentren angesehen werden.

Der Begriff *Chakra* stammt aus dem Sanskrit und bedeutet »Rad« oder »Wirbel«, da die Energie in den Chakras sich in einer ständigen Drehbewegung befindet. Durch ihr Kreisen ziehen die Chakras einerseits Energie aus der Umwelt an und nehmen diese Energie aus der Natur, der Aura der Pflanzen, Tiere und Menschen, der Sonne und dem gesamten Kosmos in sich auf. Andererseits lassen die Chakras die kosmische Lebensenergie (Sanskrit: *Prana*) in Körper, Seele und Geist hineinstrahlen und verteilen diese im Energiekörper.

Die Chakras werden von feinfühligen Menschen oft als leuchtende Zentren wahrgenommen, die den Körper wie farbige Sonnen durchstrahlen. Manche Meditierende beschreiben sie aber auch als trichterförmige, blütenkelchähnliche Zentren. Dies ist nicht verwunderlich, denn schon im alten Indien wurden die Chakras ursprünglich als Lotosblüten dargestellt.

Jedes Chakra bildet den Mittelpunkt für Tausende von feinstofflichen Energiebahnen (Sanskrit: *Nadis*), über die die Energie in den ganzen Körper weitergeleitet wird. Die Chakras dienen also als Transformationszentren: Lebensenergie wird aufgenommen, gesammelt, umgewandelt und für körperliche, seelische und geistige Prozesse zur Verfügung gestellt. Zugleich können wir positive Kräfte über unsere Chakras nach außen strahlen lassen und so Einfluss auf unsere Umwelt nehmen. Einfach gesagt, ermöglichen die Chakras uns also den Austausch von feinstofflicher Energie zwischen »Innen« und »Außen«.

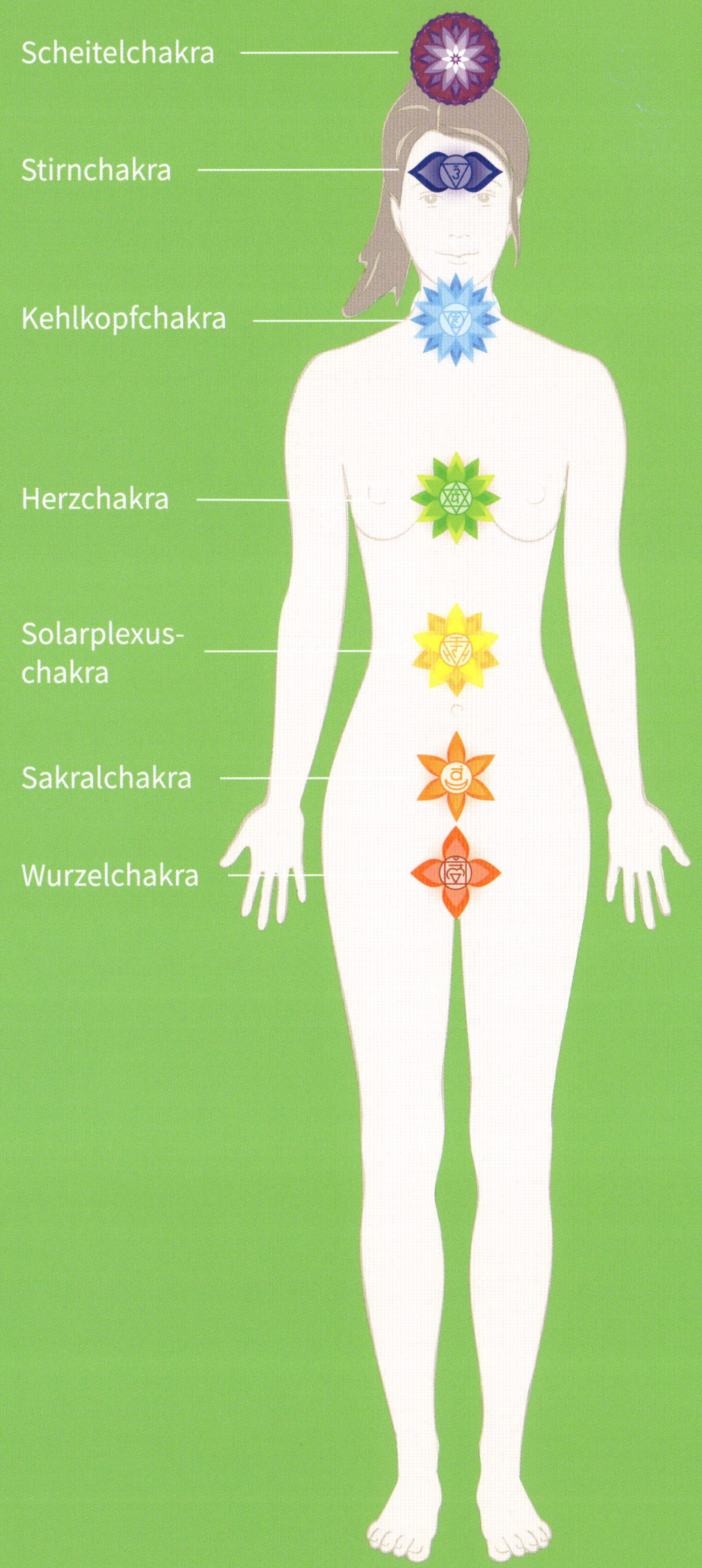

Die sieben Hauptchakras

Wie viele Chakras gibt es?

Die verschiedenen Traditionen sprechen von unterschiedlich vielen Chakras. In einigen Schriften wird ihre Anzahl mit 88 000 angegeben, während andere Quellen sich nur auf die drei elementaren Chakras von »Bauch«, »Herz« und »Kopf« beschränken. In der Praxis hat sich jedoch die Arbeit mit den traditionell sieben Hauptchakras bewährt, die entlang der Wirbelsäule angeordnet sind. Die intensive Beschäftigung mit diesen sieben dominanten Chakras fördert die ganzheitliche Entwicklung und aktiviert die Selbstheilungskräfte. Es ist daher nicht sinnvoll, sich zusätzlich mit den Tausenden von Nebenchakras zu beschäftigen.

Eine Ausnahme bilden die Hand- und Fußchakras: Hände und Füße werden im Chakra-Yoga als Mikrokosmos des Körpers aufgefasst. Über die Hände und Füße kann der ganze Organismus stimuliert werden. Die Bewusstseinszentren der Hände liegen mitten in den Handflächen und die Fußchakras in der Mitte der Fußsohlen. Über die Fußchakras wird die Energie der Erde an die anderen Chakras weitergeleitet. Auch die Handchakras stehen mit allen anderen Chakras in direkter Verbindung. In diesem Kapitel wollen wir unsere Konzentration jedoch auf die Arbeit mit den sieben Hauptchakras richten.

Der kinesiologische Chakra-Test

Durch den kinesiologischen Chakra-Test können Sie den momentanen Zustand Ihrer sieben Hauptchakras der Reihe nach kinesiologisch überprüfen. Dieser Test lässt sich sowohl mit einem Partner (die Standard-Testmethode) als auch für sich allein durchführen.

Das kinesiologische Testen ist denkbar einfach. Da Körper, Geist und Seele eine Einheit bilden, wirken sich Veränderungen in einem Bereich auch in den anderen beiden Bereichen aus. Wenn auf geistiger oder seelischer (oder energetischer) Ebene eine Schwachstelle besteht, wird sich diese auch körperlich zeigen. Kinesiologische Tests nutzen dieses Wissen, um durch einfache Muskeltests kompliziertere Gegebenheiten festzustellen: Wenn das Bewusstsein oder Unterbewusstsein auf eine negative Kraft gerichtet ist, wird die Muskulatur signifikant schwächer sein, als wenn eine positive Kraft wirksam ist.

Der kinesiologische Chakra-Standardtest

Für diesen Test benötigen Sie einen Partner, der Sie testet. Natürlich können Sie mit dieser Methode auch die Kraftzentren anderer Menschen testen. Wenn Sie in einem Heilberuf tätig sind, kann das sehr sinnvoll sein.

Zunächst einmal muss kalibriert werden, da jeder Mensch ein wenig anders reagiert. Dazu bittet der Tester den Klienten, den linken Arm vor den Körper zu halten, sodass die Handfläche nach unten weist. Dann fordert er den Klienten auf, an ein besonders angenehmes, schönes und kraftvolles Ereignis zu denken. Dabei drückt der Tester von oben gegen den Arm und registriert den Muskelwiderstand. Da eine positive Vorstellung den Geist beherrscht, ist der Muskel besonders stark. Dann bittet der Tester den Klienten, an ein unangenehmes, negativ besetztes Ereignis zu denken und wiederholt den Muskeltest. Der Widerstand wird nun spürbar schwächer sein.

Nach diesem Kalibrieren weiß der Tester, wie der Klient reagiert. Nun kann er die Chakras seines Partners testen. Dazu bittet er ihn wiederum, seinen linken Arm vor den Körper zu halten und die rechte Hand über jeweils ein Chakra zu legen.

Dann führt er wieder den Muskeltest durch. Je stärker der Muskelwiderstand ist, desto kraftvoller ist das Chakra. Bei schwachem Muskelwiderstand ist das entsprechende Chakra geschwächt; lässt sich der Arm ohne nennenswerten Widerstand nach unten drücken, ist das getestete Chakra sehr wahrscheinlich blockiert.

Der kinesiologische Chakra-Selbsttest

Der Selbsttest unterscheidet sich nur in Kleinigkeiten vom Standardtest und hat nur den Nachteil, dass man ohne ein direktes Gegenüber dabei leichter Täuschungen unterliegt. Sie müssen also besonders achtsam bleiben, wenn Sie den Selbsttest durchführen.

Um Ihre Kraftzentren zu testen, halten Sie die linke Hand etwa eine Handbreit von dem Chakra entfernt, das Sie testen wollen. Die Handfläche weist dabei zum Körper. Konzentrieren Sie sich auf das entsprechende Chakra und drücken Sie nun mit der rechten Hand gegen den Handrücken der linken Hand, also in Richtung Ihres Körpers, um den Muskelwiderstand einordnen zu können.

Sie werden nun unmittelbar spüren können, bei welchen Chakras der Widerstand stärker und bei welchen er geringer ist. Damit können Sie direkte Rückschlüsse auf den Energiezustand Ihrer Chakras ziehen. Je leichter sich die linke Hand auf das Chakra drücken lässt, ohne dabei dem Druck der rechten Hand Widerstand entgegenzusetzen, desto schwächer ist die derzeitige Aktivität des getesteten Chakras.

ANATOMIE: Die sieben Chakras

Im Folgenden möchten wir Ihnen einen kurzen Überblick über die Bedeutung der sieben Chakras geben. Neben den klassischen Zuordnungen zu Farben, Elementen, Mantras und so weiter können Sie sich mit dem Grundthema der jeweiligen Chakras vertraut machen. Ferner erfahren Sie, wie positiv sich die sanfte Aktivierung der Chakras durch Chakra-Yoga auf Körper und Seele auswirkt und wie Sie dadurch viele Probleme lösen und Beschwerden lindern können.

Die Übersicht in den Tabellen fasst die Erfahrungen vieler Generationen von Yogis und Meditierenden zusammen. Sie hilft Ihnen dabei, die spirituelle Bedeutung der Chakras besser zu erfassen. Die Zuordnungen der Chakras zu bestimmten Farben, Elementen, Klängen und so weiter sind inspirierend und sie erleichtern es, meditativ, offen und achtsam mit seinen Bewusstseinszentren zu arbeiten und mit ihnen zu kommunizieren. Vertrauen Sie bei der Chakra-Arbeit grundsätzlich auf Ihre Intuition. Denken Sie nicht zu viel nach, analysieren Sie nicht, sondern öffnen Sie alle Ihre Sinne, spüren und lauschen Sie in Ihren Körper und Ihren Geist hinein. Mit der Zeit wird es Ihnen schließlich immer leichter fallen, den Fluss der Energien achtsam wahrzunehmen.

Das Wurzelchakra (Muladhara-Chakra)

Das Wurzelchakra ist das unterste der sieben Chakras und bildet die Basis für alle anderen. Es liegt im Bereich des Beckenbodens auf Steißbeinhöhe. Seine Energie versorgt den Beckenboden und insbesondere Dickdarm und Enddarm. Weitere körperliche Einflussbereiche sind das Knochengerüst, das uns Stabilität verleiht, sowie Beine und Füße, die uns mit der Erde verbinden. Doch auch Zähne und Nägel, die Blutbildung, die Verdauung und der Ischiasnerv werden von der Aktivität des Muladhara-Chakras beeinflusst. Darüber hinaus besteht ein enger Zusammenhang zwischen diesem Chakra und der Drüsenfunktion der Nebennieren.

Über das Wurzelchakra ist der Mensch energetisch mit der Erde verbunden. Über kein anderes Chakra nehmen wir so viel Energie aus der Erde auf, und auch die »Kundalini-Energie« – die schöpferische Urkraft, über die wir später in dem Kapitel »Die Kundalini-Energie« (siehe ab Seite 243) noch sprechen werden – ruht im Muladhara-Chakra. Wird diese Energie geweckt, führt das zur Aktivierung sämtlicher Chakras.

»Lebenskraft«, »Urvertrauen« und »Sicherheit« sind zentrale Themen des Wurzelchakras. Dieses Chakra repräsentiert den Willen zum Leben. Wenn die Energie in diesem Bereich ungehindert strömen kann, fällt es uns leicht, unsere Existenz in der Welt zu sichern. Das Wurzelchakra bildet die Basis des Energiekörpers – ist die Basis stark, entstehen Urvertrauen und das Gefühl von Sicherheit und Geborgenheit. Die gute »Verwurzelung« mit den Kräften der Erde ist eine wichtige Voraussetzung für ein erfolgreiches, sinnerfülltes Leben.

Menschen mit einem starken Wurzelchakra verfügen durchweg über ein hohes Maß an Lebensenergie und Lebenswillen. Ihre Ausdauer und ihr Durchhaltevermögen sind sehr gut entwickelt. Blockaden im Basischakra stören hingegen die harmonische Beziehung zu »Mutter Erde«. Leider führen die Einflüsse der modernen Zivilisation oft zu derartigen Blockaden, weshalb sie heute weit verbreitet sind. Ein Mangel an Energie im Muladhara-Chakra schwächt die Lebensenergie, die Lebensfreude und das Vertrauen in das Dasein.

DAS WURZELCHAKRA AUF EINEN BLICK

Muladhara: Sanskrit *mula* = »Wurzel«; *adhara* = »Stütze«
Häufige Bezeichnungen: erstes Chakra, Wurzelchakra, Basiszentrum
Lageentsprechung: Steißbein, Beckenboden, zwischen Damm und Anus
Zentrale Themen: Überleben, Erdung, Stabilität, Urvertrauen, materielle Sicherheit, Lebenswille
Drüsenentsprechung: Nebennieren
Farbe: Rot
Mantra: LAM

Anzahl der Blütenblätter: 4
Element: Erde
Körperlicher Einflussbereich: Dickdarm, Enddarm, Knochen, Steißbein, Beine, Füße
Positive seelische Aspekte: Entfaltung der Lebensenergie, Lebenswille, Lebenskraft, Selbsterhaltung, Ausdauer, Rhythmus, Erd- und Naturverbundenheit, Urvertrauen, Durchhaltevermögen, Durchsetzungsvermögen
Negative seelische Aspekte: Selbstsucht, Triebhaftigkeit, Trägheit, existenzielle Ängste

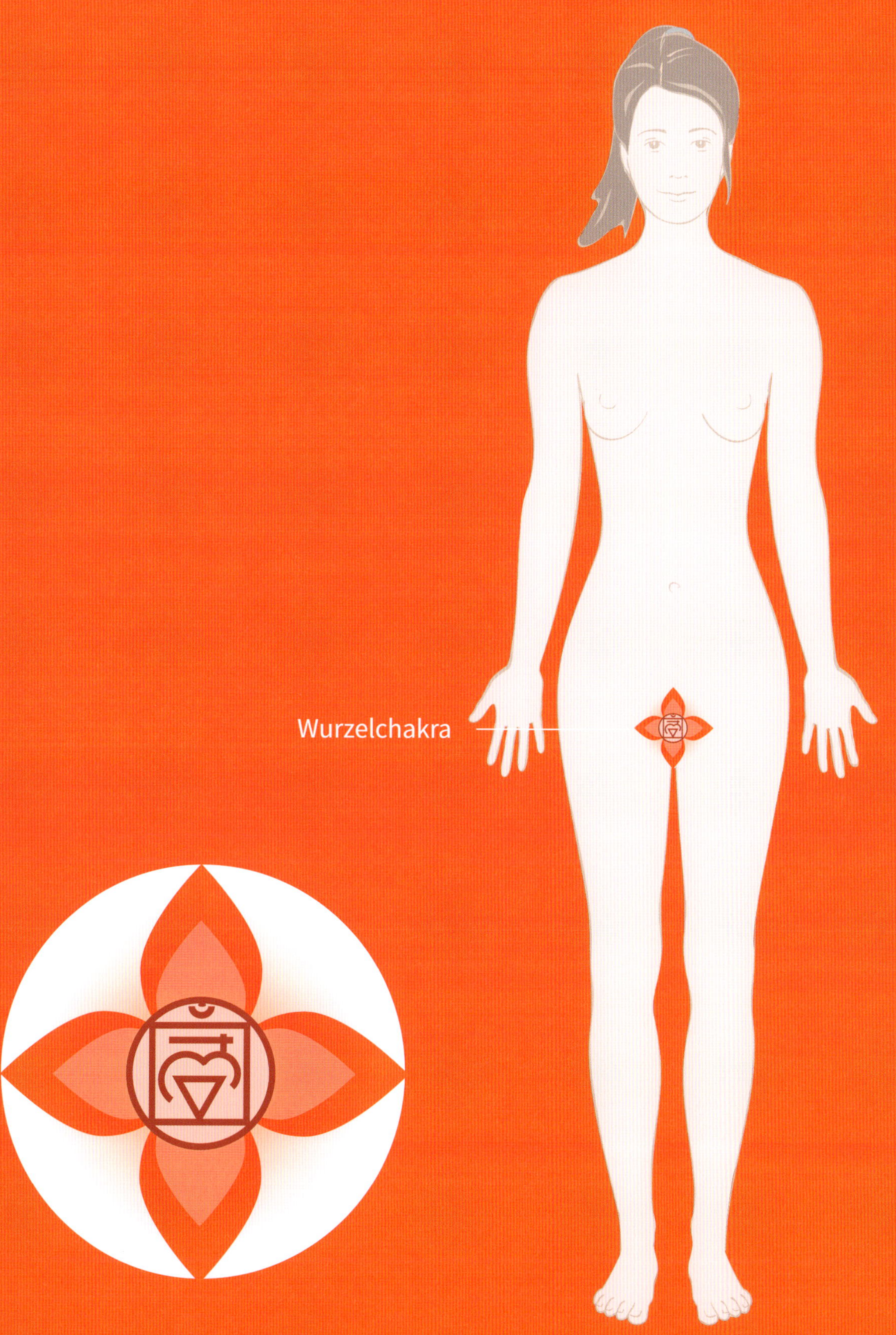

Das Wurzelchakra

Das Sakralchakra (Svadhisthana-Chakra)

Das Sakralchakra ist das Zentrum der Sinnlichkeit und Sexualität; darauf deutet der Sanskritname *Svadhisthana* hin, der so viel wie »Süße« bedeutet.

Das Sakralchakra liegt auf Höhe des Kreuzbeins, etwas oberhalb der Geschlechtsorgane, einige Fingerbreit unterhalb des Bauchnabels. Über das Sexualchakra werden die Geschlechts- und Unterleibsorgane, die Gebärmutter, Nieren und Blase mit Energie versorgt. Der Wirkungsbereich dieses Chakras erstreckt sich auf den gesamten Beckenraum und den Kreuzbeinbereich. Auch der Blutkreislauf, der Lymphfluss, Samenflüssigkeit und Urin stehen im Zusammenhang mit der Aktivität des Svadhisthana-Chakras. Dieses Chakra steuert die Entgiftung über die Harnwege und reguliert die Drüsenfunktion von Hoden und Eierstöcken.

Das Sakralchakra ist das Zentrum der menschlichen Sexualität und der weiblichen Energie. Die sexuelle Energie ist für die Arterhaltung, für Fortpflanzung, Geburt und Neuschöpfung, von großer Bedeutung. Das Sakral-Chakra repräsentiert Aspekte wie »Sexualität«, »Kreativität«, aber auch »Sinnlichkeit« und »Lebensfreude«.

Über das Svadhisthana-Chakra können wir Kontakt zu unserer Lebenslust aufnehmen. Fließt die Energie in diesem Chakra ungehindert, können wir unser Leben mit allen Sinnen genießen.

Menschen, die ein starkes Svadhisthana-Chakra haben, sind voller Vitalität und positiver Energie. Das wirkt sich auch auf ihr Selbstbewusstsein aus – durch ihre Begeisterungsfähigkeit wirken sie anziehend auf andere. Damit wecken sie besonders beim anderen Geschlecht großes Interesse.

Eifersucht, Ängste und sexuelle Unlust sind mögliche Erscheinungen bei einem schwachen Sakralchakra, während zwanghaftes Sexualverhalten, Schuldgefühle oder Aggressivität bei einem Energieüberfluss in diesem Chakra auftreten.

DAS SAKRALCHAKRA AUF EINEN BLICK

Svadhisthana: Sanskrit = »Süße«
Häufige Bezeichnungen: zweites Chakra, Sakralchakra, Sexualchakra, Geschlechtszentrum
Lageentsprechung: Kreuzbeingegend, oberhalb der Geschlechtsorgane, über der Schamhaargrenze
Zentrale Themen: Sexualität, Sinnlichkeit, Fortpflanzung, Arterhaltung, Kreativität, schöpferische Lebensenergie
Drüsenentsprechung: Keimdrüsen, Eierstöcke, Hoden
Farbe: Orange
Mantra: VAM
Anzahl der Blütenblätter: 6
Element: Wasser
Körperlicher Einflussbereich: Keimdrüsen, Geschlechtsorgane, Unterleibsorgane, Kreuzbein, Beckenraum, Gebärmutter, Nieren, Blase, Blutkreislauf, Körperflüssigkeiten, Reinigung, Entgiftung
Positive seelische Aspekte: Körperbewusstsein, Vitalität, Attraktivität, Kreativität, heilende Energie, Zeugungskraft, Leidenschaft, Lebensfreude, Begeisterung, weibliche Energie
Negative seelische Aspekte: Lustabhängigkeit, Triebhaftigkeit, Aggressivität, Zwanghaftigkeit, Zerstörungswut, Schuldgefühle, Verlustängste, Eifersucht

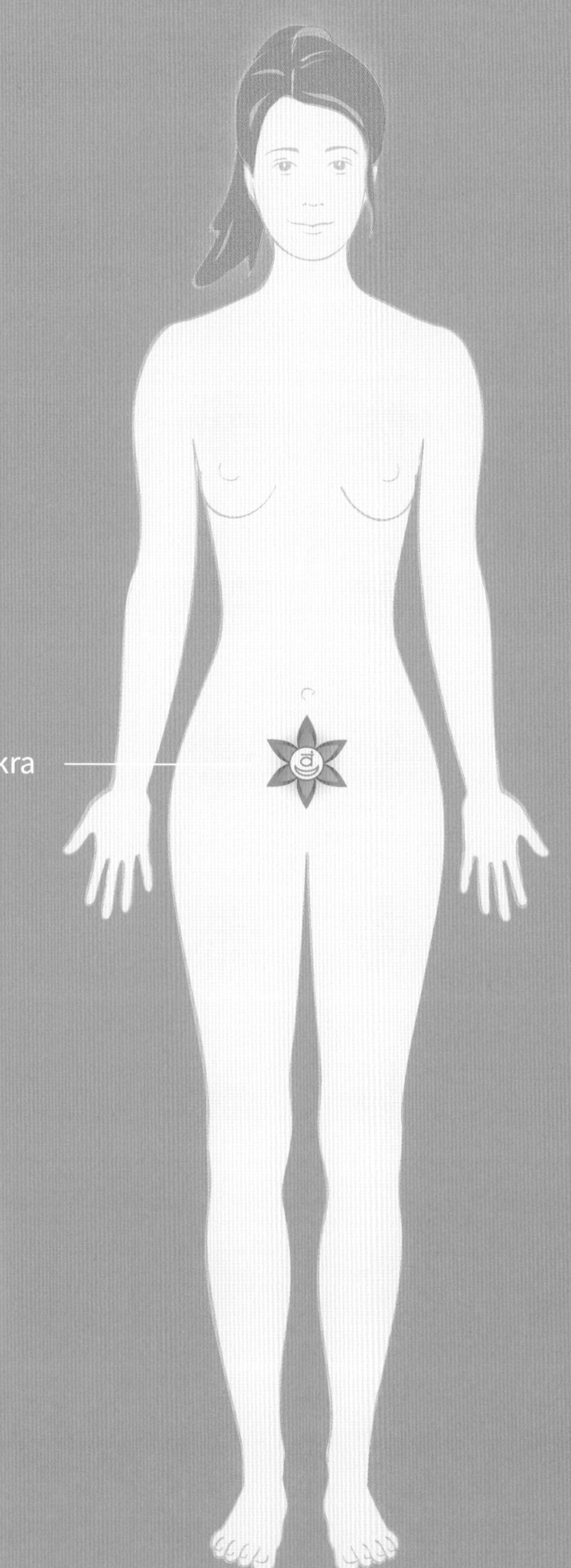

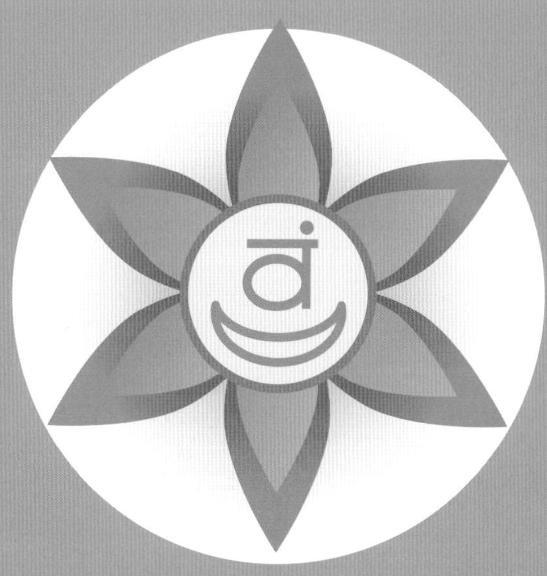

Das Sakrachakra

Das Nabelchakra (Manipura-Chakra)

Im Sanskrit wird das Nabelchakra als »Manipura-Chakra« bezeichnet. *Manipura* bedeutet »leuchtendes Juwel« oder »Stätte der Juwelen«. In der Chakra-Lehre wird es als besonders energiereiches Chakra angesehen. Wie eine leuchtende Sonne durchstrahlt es den ganzen Körper und versorgt ihn mit Prana, der universellen Lebenskraft.

Das Nabelchakra liegt nicht auf, sondern etwas oberhalb des Nabels, also im Magenbereich.

Da im Nabelchakra besonders viel Lebensenergie gespeichert wird, ist eine gute Funktion dieses Chakras für den gesamten Organismus von großer Bedeutung. Insbesondere wirkt sich die Energie des Manipura-Chakras auf Magen, Dünndarm und Leber, aber auch auf Milz und Gallenblase aus.

Neben den Bauchorganen beeinflusst das Nabelchakra den ganzen Verdauungsprozess sowie das vegetative Nervensystem. Eine besondere Rolle spielt auch die energetische Verbindung zur Bauchspeicheldrüse, die wichtige Verdauungsenzyme und das lebensnotwendige Insulin produziert.

Das Manipura-Chakra repräsentiert alle Aspekte einer gesunden, selbstbewussten Persönlichkeit. Aus dem Nabelchakra entspringt die Kraft der Gefühle. Menschen, die ein starkes Nabelchakra haben, sind sich ihrer Identität und Individualität sehr bewusst. Das Feuerelement verleiht ihnen ein hohes Maß an Energie und Lebendigkeit.

Fließt die Energie im Manipura-Chakra ungehindert, so fällt es uns leicht, unseren Weg voller Tatkraft zu gehen und zugleich auch sensibel und mitfühlend zu bleiben. Menschen mit einem starken Nabelchakra handeln gern »aus dem Bauch« heraus und liegen damit meist goldrichtig.

Energieüberschüsse wie auch Blockaden im Nabelchakra haben negative Folgen. So können Blockaden Gefühlskälte, Gleichgültigkeit oder auch Unsicherheit und mangelndes Selbstbewusstsein erzeugen; fehlgeleitete Energie hingegen kann zu Machtbesessenheit, Ehrgeiz – mitunter sogar zu Rücksichtslosigkeit, Aggressivität und Zerstörungswut führen.

DAS NABELCHAKRA AUF EINEN BLICK

Manipura: Sanskrit = »leuchtendes Juwel«
Häufige Bezeichnungen: drittes Chakra, Solarplexuszentrum, Nabelchakra
Lageentsprechung: oberhalb des Nabels, Magenbereich, zwischen erstem Lendenwirbel und zwölftem Brustwirbel, Sonnengeflecht
Zentrale Themen: Willenskraft, Selbstvertrauen, Persönlichkeit, Entwicklung des »Ich«, Selbstkontrolle, Gefühle, Sensibilität, Macht, Durchsetzungskraft, Verteilung der Lebensenergie im Körper
Drüsenentsprechung: Bauchspeicheldrüse
Farbe: Gelb, Goldgelb
Mantra: RAM
Anzahl der Blütenblätter: 10
Element: Feuer
Körperlicher Einflussbereich: Bauchspeicheldrüse, Magen, Gallenblase, Leber, Milz, Dünndarm, Bauchhöhle, vegetatives Nervensystem
Positive seelische Aspekte: Ichgefühl, Emotionalität, Mitgefühl, Empathie, Sensibilität, Sehnsucht, Durchsetzungsvermögen, Spontaneität
Negative seelische Aspekte: Gefühlskälte, Sentimentalität, Selbstmitleid, Eifersucht, Machtbesessenheit, Rücksichtslosigkeit, Aggressivität

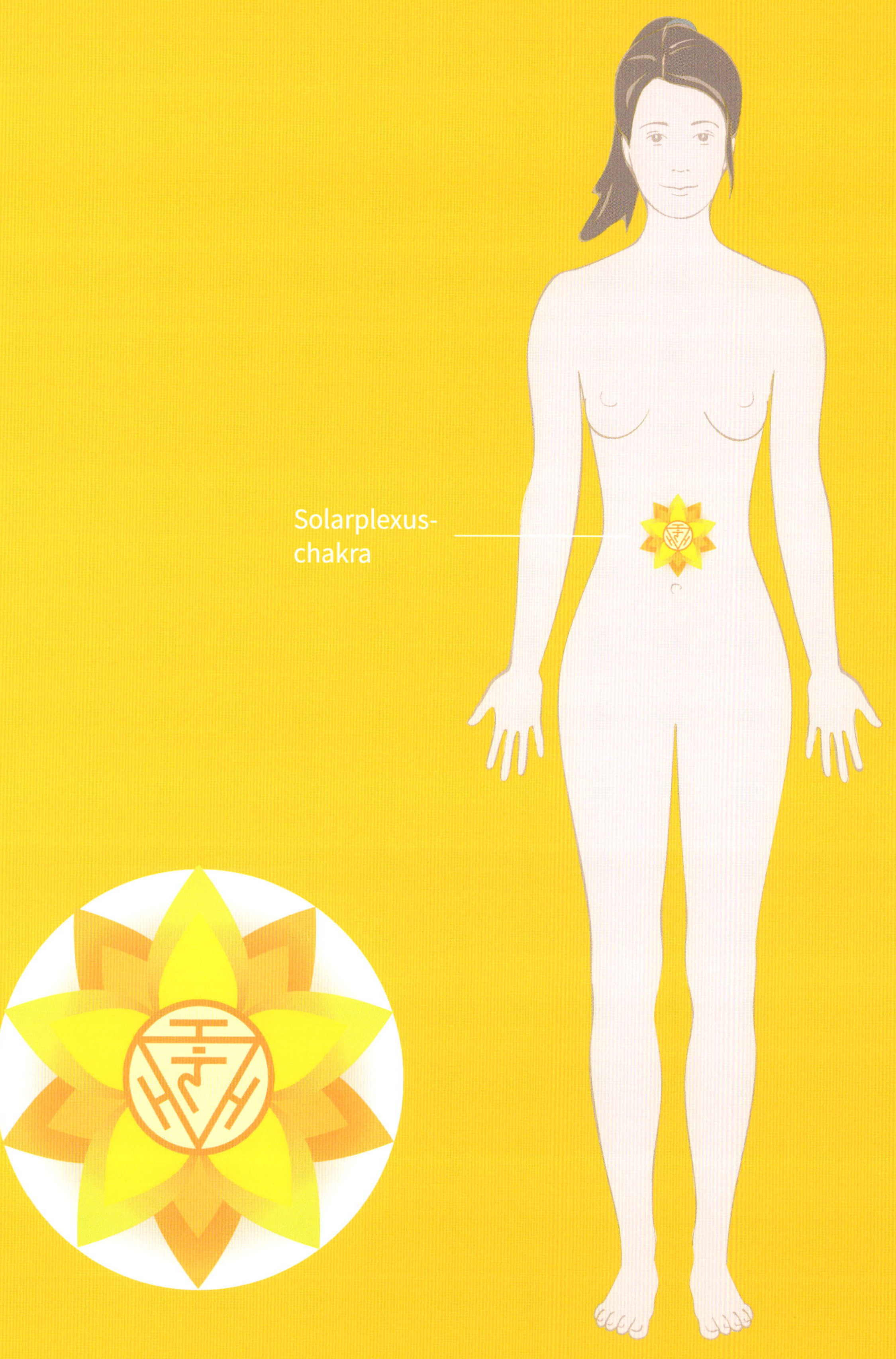

Das Nabelchakra

Das Herzchakra (Anahata-Chakra)

Das Herz wird in allen Kulturen mit der Kraft der Liebe in Verbindung gebracht. Das Herzchakra liegt im Zentrum des Chakrasystems und bildet das Zentrum des Menschen. Im Sanskrit wird es als »Anahata-Chakra« bezeichnet – *Anahata* bedeutet »nicht angeschlagen« oder »unbeschädigt«. Dies deutet darauf hin, dass wir in unserem spirituellen Herzzentrum geborgen und unverletzbar sind.

Das Herzchakra liegt auf Höhe des anatomischen Herzens, es ist jedoch nicht nach links verschoben, sondern liegt mitten in der Brust. Die Energie des Herzchakras wirkt sich auf Brustkorb, Herz, Lunge und Kreislauf aus. Auch die Haut, das Blut sowie Hände, Arme und die obere Rückenpartie liegen im Einflussbereich des Herzchakras. Die Drüsenfunktion der Thymusdrüse, die eine wichtige Rolle bei der Immunabwehr spielt, hängt ebenfalls mit der Aktivität dieses Chakras zusammen.

In der Chakra-Lehre gilt das Herzchakra als das Zentrum der universellen Liebe. Aus dem Herzchakra strömen die Kräfte, die den Menschen mit seinen Mitmenschen verbinden. Wahres Mitgefühl, das »Sich-Hineinversetzen« in das Du und das tiefe Verständnis für andere sind emotionale Fähigkeiten, die zeigen, dass das Bewusstsein bereits eine hohe Stufe der Entwicklung erreicht hat.

Menschen mit einem starken Herzchakra überwinden ihre egoistischen Interessen. Aus ihrer offenen Haltung entsteht Toleranz für andere Menschen, Ideen und Kulturen.

Ist das Herzchakra gefestigt, fällt es leicht, Verantwortung für andere zu übernehmen und sich selbst trotz all seiner kleinen Fehler und Schwächen zu akzeptieren. Kommt es im Bereich des Anahata-Chakras hingegen zu Blockaden, kann daraus eine lieblose, verbitterte Haltung und das Gefühl, von anderen getrennt und isoliert zu sein, resultieren. Kontaktschwierigkeiten und Einsamkeit sind dann häufige Folgen. Störungen im Funktionsbereich des Herzchakras können aber auch dazu führen, dass man sich zu wenig von anderen abgrenzt und den Kontakt zu sich selbst verliert.

DAS HERZCHAKRA AUF EINEN BLICK

Anahata: Sanskrit = »nicht angeschlagen«, »nicht beschädigt«
Häufige Bezeichnungen: viertes Chakra, Herzzentrum, Brustchakra
Lageentsprechung: Brustwirbelsäule, auf Herzhöhe, in der Brustmitte
Zentrale Themen: Liebe, Mitgefühl, Menschlichkeit, Zuneigung, Geborgenheit, Offenheit, Toleranz, Herzensgüte
Drüsenentsprechung: Thymusdrüse
Farbe: Grün, Rauchig
Mantra: YAM
Anzahl der Blütenblätter: 12
Element: Luft
Körperlicher Einflussbereich: Herz, Lunge, Kreislauf, Blut, Haut, Hände, Arme, oberer Rücken, Brustkorb, Lunge, Bronchien
Positive seelische Aspekte: Nächstenliebe, Mutterliebe, Kommunikation, Gefühlswärme, Gruppenbewusstsein, Selbstwertgefühl, künstlerische Ausdruckskraft, Toleranz, Vergebung, Offenheit, gesunde Abgrenzung
Negative seelische Aspekte: Eigenliebe, Überheblichkeit, Lieblosigkeit, Härte, Verbitterung

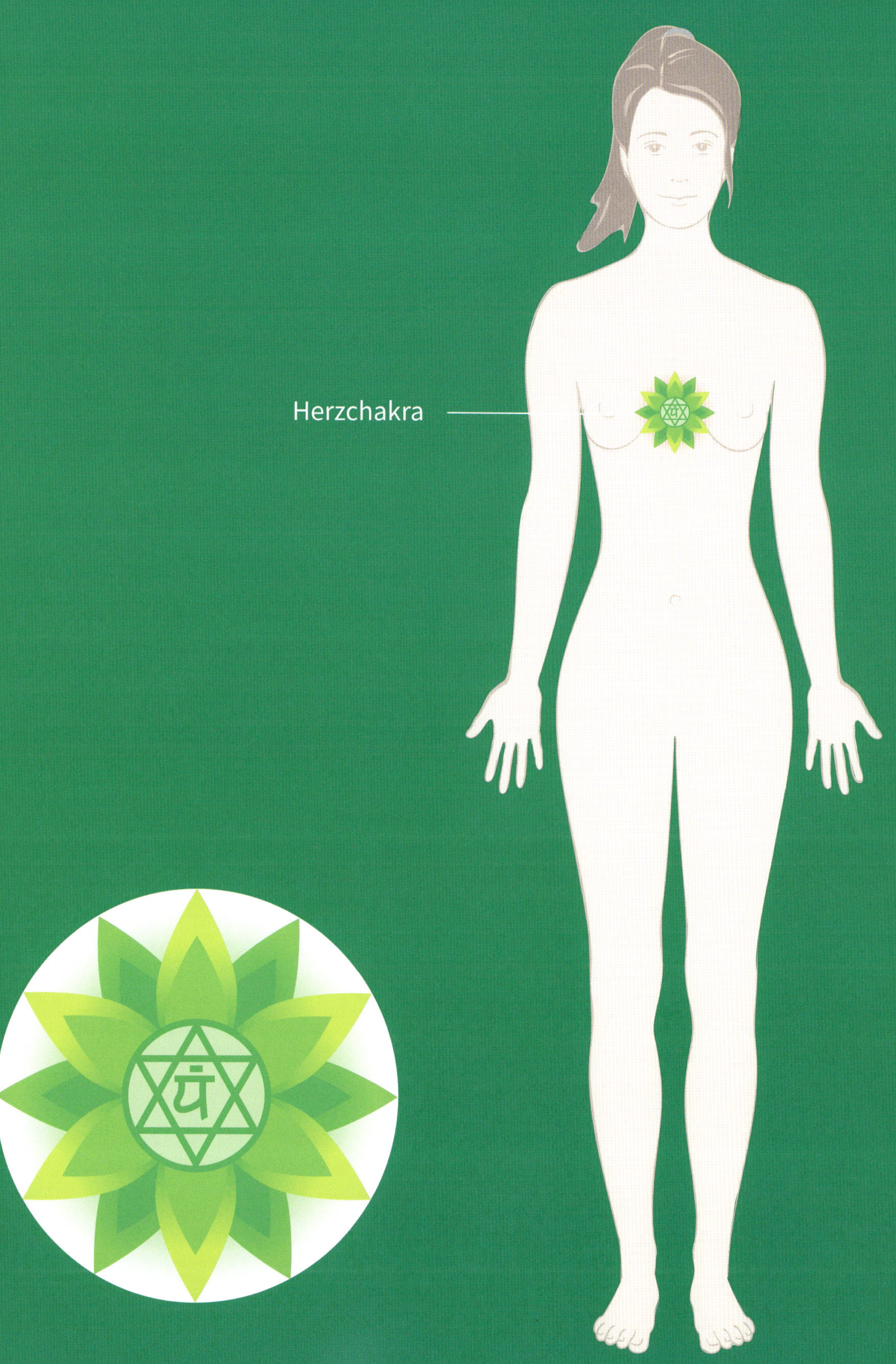

Das Herzchakra

Das Halschakra (Vishuddha-Chakra)

Das Halschakra wird im Sanskrit als »Vishuddha-Chakra« bezeichnet; *Vishuddhi* bedeutet »reinigen«. Das Wort- und Wahrheitsbewusstsein, das auf dieser Ebene repräsentiert wird, wirkt reinigend auf das Bewusstsein und sorgt für innere Klarheit.

Das Vishuddha-Chakra liegt im Bereich der Halswirbelsäule, etwa auf Höhe des Kehlkopfes. Seine Energie beeinflusst Hals, Kiefer, Kehlkopf, Speise- und Luftröhre. Auch die Atmung und der Klang der Stimme hängen mit der Funktion des Halschakras zusammen. Ferner werden noch Halswirbelsäule, Kiefer, Nacken, Schultern und nicht zuletzt das Gehör von der Energie dieses Chakras versorgt.

Auch Schilddrüse und Nebenschilddrüse können nur dann harmonisch arbeiten, wenn die Energie im Halschakra frei strömen kann.

In der Chakra-Lehre gilt das Halschakra als das Zentrum des Klangs. Es ist das Chakra, das für Sprache, Kommunikation und den bewussten Umgang mit Worten verantwortlich ist. Das Halschakra bildet aber auch ein wichtiges Verbindungsglied, denn es verknüpft das Herzzentrum mit dem Stirnchakra und stellt somit ein gesundes Gleichgewicht zwischen Fühlen und Denken her.

Menschen, die ein gut entwickeltes Halschakra haben, können sehr gut mit Sprache umgehen und es fällt ihnen leicht, andere zu überzeugen. Ein gut entwickeltes Halschakra geht zudem meist mit Musikalität einher – auch Menschen, die selbst kein Instrument spielen, können durchaus sehr musikalisch sein, auch wenn sie das nicht immer wissen.

Nicht zuletzt hängt das Halschakra auch mit unseren Gedanken zusammen. Ein Großteil der Gedanken besteht aus Worten. Alles was wir zu anderen und zu uns selbst sagen, beeinflusst unsere Gedankenwelt und damit unser Lebensgefühl.

Störungen im Vishuddha-Chakra können einerseits Schüchternheit, Hemmungen, Sprachstörungen und einen Mangel an Ausdrucksmöglichkeiten erzeugen; andererseits hängen auch Ruhmsucht, manipulatives Verhalten und Geschwätzigkeit mit einem unharmonischen Halschakra zusammen.

DAS HALSCHAKRA AUF EINEN BLICK

Vishuddhi: Sanskrit = »reinigen«
Häufige Bezeichnungen: fünftes Chakra, Halschakra, Kehlkopfzentrum
Lageentsprechung: Halswirbelsäule, Kehlkopf
Zentrale Themen: Kommunikation, Wortbewusstsein, Inspiration, Wahrheit, mentale Kraft, Synthese, Kreativität, Musikalität, Wortbewusstsein
Drüsenentsprechung: Schild-, Nebenschilddrüse
Farbe: Hellblau
Mantra: HAM
Anzahl der Blütenblätter: 16
Element: Äther
Körperlicher Einflussbereich: Hals, Kiefer, Kehlkopf, Speiseröhre, Luftröhre, Atmung, Stimme, Halswirbelsäule, Nacken, Schultern, Gehör
Positive seelische Aspekte: Kommunikationsfähigkeit, harmonisches Ichbewusstsein, Interesse, Lern- und Konzentrationsfähigkeit, rationales Denken, Unterscheidungskraft, Beherrschung von Wort, Sprache und Ton, Musikalität, Individualität, Klarheit im Denken, Kreativität, Offenheit
Negative seelische Aspekte: Ruhmsucht, Ehrgeiz, Intoleranz, Realitätsflucht, Illusion, Überbetonung des Intellekts, Machtstreben, Manipulation

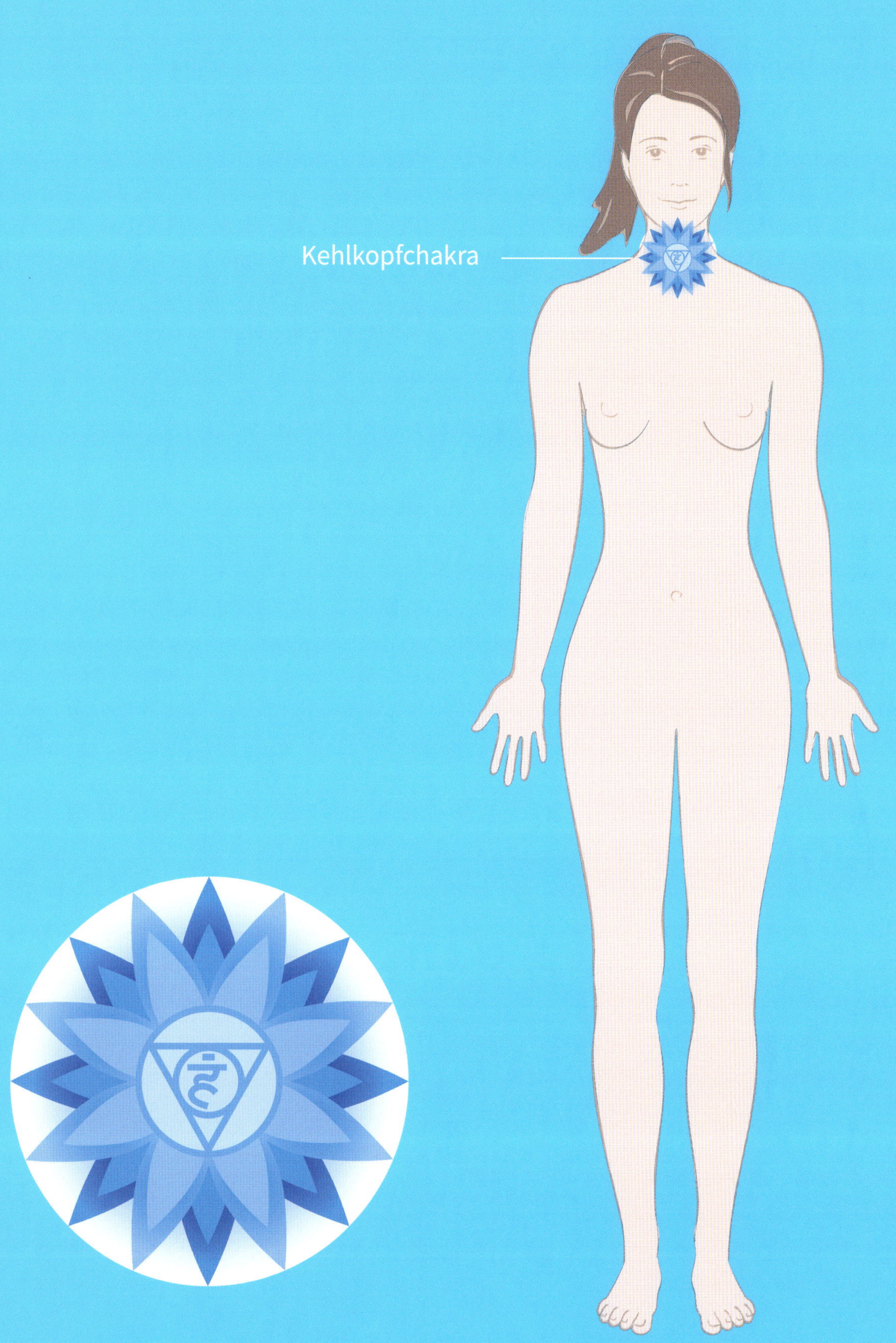

Das Halschakra

Das Stirnchakra (Ajna-Chakra)

Das Stirnchakra gilt als das geistige Zentrum der Erkenntnis und Intuition. Im Sanskrit heißt es »Ajna-Chakra« – *Ajna* bedeutet »wissen« oder »wahrnehmen«. Das Stirnchakra liegt in der Mitte der Stirn, zwischen den Augenbrauen und etwas oberhalb der Nasenwurzel. Auf körperlicher Ebene erstreckt sich der Wirkungsbereich vor allem auf das Kleinhirn und die Sinnesorgane – auf Augen, Ohren und Nase. Aber auch der Gesichtsbereich und die Nebenhöhlen werden vom Ajna-Chakra beeinflusst – ferner das ganze Hormon- und Nervensystem und insbesondere die Funktion der Hypophyse (Hirnanhangsdrüse).

Durch die Verbindung mit dem Stirnchakra können wir in geistige Welten eintreten. Das Ajna-Chakra, das auch als »Drittes Auge« bezeichnet wird, stellt den Kontakt zur Intuition her. Es ermöglicht die Einsicht in höhere Wirklichkeiten und das Überschreiten des alltäglichen Bewusstseins und verhilft zu übersinnlichen Wahrnehmungen wie etwa Hellsehen oder Gedankenlesen.

Die Aufgabe, die mit der Entwicklung des Stirnchakras einhergeht, ist »Selbsterkenntnis« – das Erkennen des »Höheren Selbst«, das nicht mit dem »weltlichen Ego« identisch ist, sondern weit darüber hinausgeht. Stirnchakrameditationen führen oft zu inneren Lichterfahrungen.

Menschen mit einem stark ausgeprägten Ajna-Chakra können Dinge voraussehen oder haben einen »Siebten Sinn«. Wenn die Energien im Ajna-Chakra frei fließen, entsteht geistige Klarheit. Der klare Blick führt zu höheren Erkenntnissen, die nicht mehr durch Illusionen getrübt sind.

Durch Blockaden oder einen Energieüberschuss im Stirnchakra können viele seelische Probleme entstehen. Auch Konzentrationsschwäche und Gedankenflucht deuten auf eine Störung im Ajna-Chakra hin, ebenso wie Vergesslichkeit, geistige Verwirrung oder Aberglaube. Ferner können Selbstsucht und Machtstreben auftreten, wenn die Energien des Dritten Auges durch eine egoistische Haltung fehlgeleitet werden.

DAS STIRNCHAKRA AUF EINEN BLICK

Ajna: Sanskrit = »wissen«, »wahrnehmen«
Häufige Bezeichnungen: sechstes Chakra, Stirnchakra, Drittes Auge
Lageentsprechung: zwischen den Augenbrauen, in der Mitte der Stirn, oberhalb der Nasenwurzel
Zentrale Themen: Intuition, Weisheit, Erkenntnis, Wahrnehmung, Fantasie, Selbsterkenntnis
Drüsenentsprechung: Hirnanhangsdrüse
Farbe: Dunkelblau, Indigoblau
Mantra: KSHAM oder OM
Anzahl der Blütenblätter: 2
Element: –

Körperlicher Einflussbereich: Kleinhirn, Gesicht, Augen, Ohren, Nase, Nebenhöhlen, Hormonsystem, Nervensystem
Positive seelische Aspekte: Selbstbewusstsein, Seelenverbundenheit, schöpferische Energie, Erfahrung der Ganzheit, geistige Erkenntnisse, Erleuchtung, Einsicht, heilende Energie, Vorstellungskraft, selbstverantwortliches Handeln, Offenheit für neue Ideen, Gedankenkontrolle
Negative seelische Aspekte: Selbstsucht, Selbstverherrlichung, Machtstreben, Egoismus, verantwortungsloses Handeln

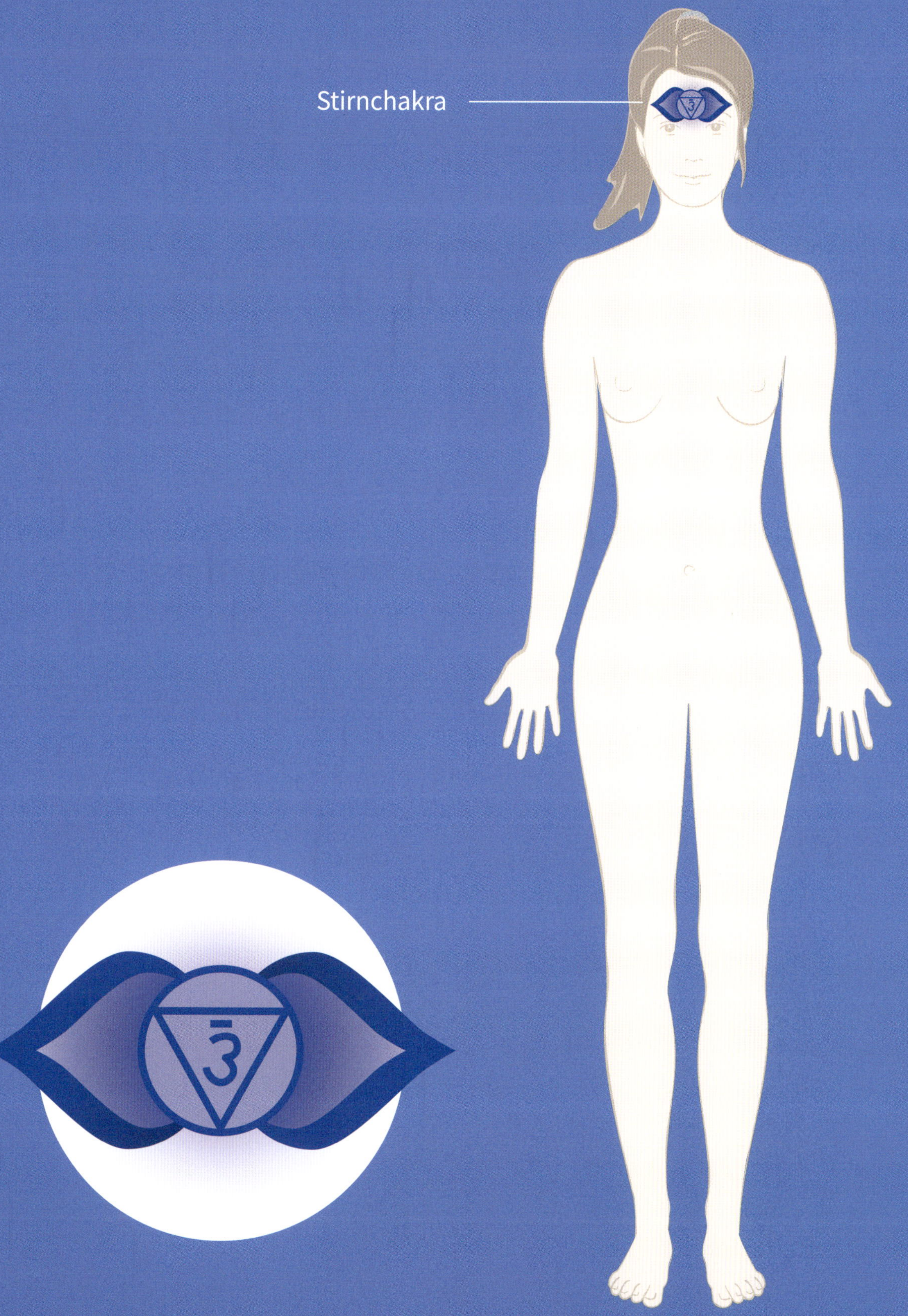

Das Stirnchakra

Das Kronenchakra (Sahasrara-Chakra)

Das Kronenchakra heißt in Indien »Sahasrara-Chakra«. *Sahasrara* bedeutet »tausendfältig« – die Zahl 1000 ist dabei nicht zu wörtlich zu nehmen; sie ist eine Metapher für höchste Vollendung. Das Symbol dieses Chakras ist der »tausendblättrige« Lotus.

Das Kronenchakra liegt im Bereich des Schädeldaches, am Scheitelpunkt des Kopfes. Allerdings überschreitet dieses höchste Chakra die äußeren Grenzen des Menschen und geht direkt in die Aura über. Die Aktivität des Kronenchakras beeinflusst das Mittelhirn und den gesamten Organismus. Außerdem wirkt es sich auch insbesondere auf die Funktion der Epiphyse (Zirbeldrüse) aus.

Die Hauptthemen des Kronenchakras lauten »Spiritualität«, »Selbstverwirklichung« und »Erleuchtung«. Auf der Entwicklungsstufe, die durch das höchste Chakra repräsentiert wird, geht es darum, sich seines göttlichen Ursprungs bewusst zu werden und tiefen Frieden zu erlangen. Durch das Bewusstwerden der Qualitäten des Scheitelzentrums wird die Erfahrung von »Eins-Sein« und »Heil-Sein« – im Osten auch als »Samadhi« bezeichnet – möglich. Die Entwicklung dieses Zentrums führt die Persönlichkeit zu höchster Reife.

Eine Aktivierung des hochsensiblen Kronenchakras ist nur ratsam, wenn zuvor auch die Energie in den anderen Chakras angeregt worden ist. Die Übungen, die innerhalb der hier vorgestellten Chakra-Arbeit angeboten werden, regen das Kronenchakra allerdings nur sanft an und sind völlig unbedenklich. Eine intensivere Arbeit am Kronenchakra erfordert unbedingt eine fachkundige Anleitung, da die einseitige Konzentration auf das Sahasrara-Chakra sonst zu Welt- und Realitätsflucht führen und depressive Stimmungen fördern kann. Dies ist allerdings kaum zu befürchten, da es dazu geheimer Techniken bedarf.

Das Erblühen des Kronenchakras entspricht dem Erwachen des höchsten Bewusstseins auf der letzten Stufe der menschlichen Entwicklung und geht mit angenehmen Bewusstseinszuständen wie Gelassenheit, Frieden und Glückseligkeit einher.

DAS KRONENCHAKRA AUF EINEN BLICK

Sahasrara: Sanskrit = »tausendfältig«, »tausendfach«, »tausend«
Häufige Bezeichnungen: siebtes Chakra, Scheitelzentrum, Kronenchakra
Lageentsprechung: Schädeldach, am Scheitelpunkt des Kopfes
Zentrale Themen: Spiritualität, Erfahrung geistiger Welten, Gotterkenntnis, Erleuchtung, Selbstverwirklichung, kosmische Vereinigung, Religiosität, Verbundenheit mit dem Kosmos
Drüsenentsprechung: Zirbeldrüse
Farbe: Weiß, Violett, Gold
Mantra: OM
Anzahl der Blütenblätter: 1000
Element: –
Körperlicher Einflussbereich: Mittelhirn, Augen, gesamter Organismus
Positive seelische Aspekte: Verbundenheit mit dem Universum, geistige Kraft, Spiritualität, Religiosität, Glaube, allumfassendes Wissen, innere Schau
Negative seelische Aspekte: schwarze Magie, Ichauflösung, Desinteresse am weltlichen Dasein, Zurückgezogenheit

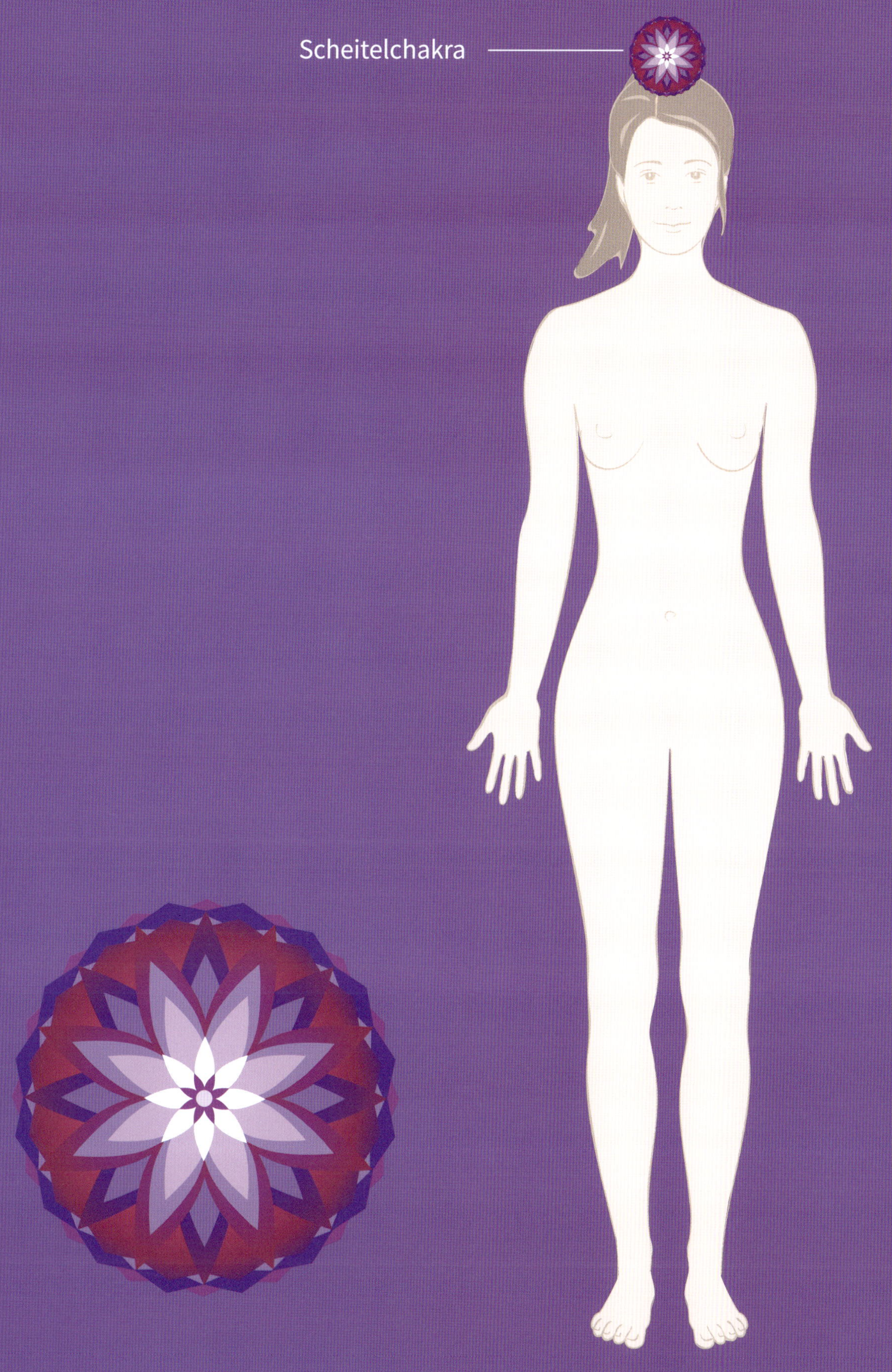

Das Kronenchakra

PRAXIS: Chakra-Yoga – Das energetische Gerüst heilen

Im Folgenden lernen Sie sieben einfache Chakra-Programme kennen. Durch die jeweiligen Chakra-Yoga-Übungen und -Meditationen können Sie Ihre Chakras gezielt entwickeln und körperlichen wie auch seelischen Problemen entgegenwirken. Anhand der Auflistungen der Beschwerden zu Beginn der jeweiligen Programme erfahren Sie, welches Programm Ihnen momentan am besten helfen kann, um die Harmonie in Körper und Geist wiederherzustellen.

Indem Sie die Techniken des Chakra-Yoga regelmäßig üben, regen Sie den Energiefluss in den Chakras an und können zugleich Blockaden abbauen. Die Harmonisierung der Chakras führt zu einem natürlichen Ausgleich – wo zu viel Energie fließt, wird diese wieder in heilsame Bahnen gelenkt, während die Energie da, wo ein Mangel herrscht, sanft angeregt wird. Allerdings brauchen Sie sich über die Theorie keine Gedanken zu machen, denn Ihr Körper wird ganz von selbst zu seinem energetischen Gleichgewicht zurückfinden – und zwar umso leichter, je weniger Sie versuchen, etwas zu erzwingen. Denken Sie also nicht zu viel nach, sondern üben Sie einfühlsam und achten Sie dabei immer auf Ihre Grenzen.

Chakra-Yoga ist eine sehr sanfte Methode – Achtsamkeit, Entspannung und Ihre Vorstellungskraft spielen hierbei die Hauptrolle. Die größte Wirkung erzielen Sie nicht, indem Sie sich mehr anstrengen, sondern indem Sie mehr und mehr loslassen.

Fünf einfache Regeln, bevor Sie beginnen

Jedes der sieben Programme ist nach dem gleichen Prinzip aufgebaut. Eine Chakra-Yoga-Folge besteht aus fünf Übungen: einer kurzen Entspannung, drei speziellen Yogastellungen und einer abschließenden Chakrameditation im Liegen, der meditativen Harmonisierung des jeweiligen Chakras.

- Wenn möglich sollten Sie anfangs 10 bis 15 Minuten täglich einplanen. Führen Sie dasselbe Programm möglichst mindestens sieben Tage lang aus, bevor Sie zu anderen Programmen übergehen. Wenn Sie Ihre Chakras gleichmäßig und harmonisch entwickeln wollen, empfiehlt es sich, Ihr Programm nach spätestens drei Wochen zu wechseln.
- Sorgen Sie für die richtige Atmosphäre. Üben Sie in einem Raum, wo Sie nicht gestört werden – am besten auf einer Yogamatte oder Decke. Achten Sie darauf, dass es warm genug ist, und wählen Sie bequeme Kleidung.
- Der frühe Morgen ist die ideale Zeit für Yoga. Doch natürlich können Sie auch zu jeder anderen Tageszeit üben. Nach einer größeren Mahlzeit sollten Sie jedoch mindestens zwei Stunden vergehen lassen, bevor Sie beginnen. Außerdem ist es ungünstig, am späten Abend zu üben, da einige Übungen das Energiesystem zu stark aktivieren.
- Chakra-Yoga ist keine Gymnastik – üben Sie einfühlsam und achtsam, schließen Sie wenn möglich die Augen und spüren Sie in die tiefsten Ebenen Ihres Körpers hinein. Achten Sie immer auf Ihre Grenzen – es geht keinesfalls darum, die Stellungen »perfekt« auszuführen, sondern darum, dem Körper die Zeit zu schenken, die er braucht, um Disharmonien auszugleichen.
- Wie bei allen anderen Yogaformen gilt auch beim Chakra-Yoga, dass Sie auf das Üben verzichten müssen, wenn Sie an Infektionen leiden und/oder Fieber haben. Natürlich dürfen Sie auch nicht unmittelbar nach Operationen üben und

bei größeren orthopädischen Problemen nur nach Absprache mit Ihrem Arzt. Im Zweifelsfall gilt immer, dass Sie Ihre Ärztin oder Ihren Arzt um Rat fragen sollten, bevor Sie körperliche Übungen durchführen.

Chakra-Yoga-Programm für das Wurzelchakra

Bei diesen körperlichen Problemen hilft Ihnen das Wurzelchakra-Programm, die Selbstheilung zu aktivieren: Verdauungsbeschwerden, chronische und akute Darmerkrankungen, Darmkrebs, Verstopfung, Hämorrhoiden, Ischiasbeschwerden, Schmerzen im unteren Rücken, Krampfadern, Blasen- und Nierenbeschwerden, Prostataleiden, Knochenerkrankungen, Blutarmut, Blutdruckschwankungen.

Bei diesen seelischen Problemen hilft Ihnen das Wurzelchakra-Programm, für Ausgleich zu sorgen: Unsicherheit, Ängste, Kraftlosigkeit, chronische Müdigkeit, depressive Verstimmungen.

Einleitende Kurzentspannung

Legen Sie sich flach auf den Rücken, die Füße fallen locker auseinander, die Handflächen zeigen nach oben. Schließen Sie die Augen und lassen Sie den Atem zur Ruhe kommen.

Richten Sie Ihre Achtsamkeit nun schrittweise wie einen Scanner innerlich von oben nach unten. Richten Sie die Aufmerksamkeit erst auf die Stirn – dann auf Augen und Mund – die Schultern – Rücken und Brust – den Bauch – Arme und Hände – Becken, Beine und Füße.

Spüren Sie Ihren ganzen Körper. Lassen Sie alle Anspannungen los – lassen Sie jeden Körperteil weich und schwer werden. Atmen Sie nach einigen Minuten tief durch und strecken Sie sich gründlich, bevor Sie mit der nächsten Übung fortfahren.

Baumstellung im Liegen

Legen Sie sich flach auf den Rücken – die Beine sind leicht geöffnet, die Fußspitzen fallen dabei locker auseinander und die Handflächen weisen nach oben. Entspannen Sie sich in dieser Haltung. Stellen Sie dann das rechte Bein auf, das linke bleibt entspannt ausgestreckt liegen (siehe Abbildung unten). Gleiten Sie dazu mit dem rechten Fuß am linken Bein entlang aufwärts, bis er neben dem linken Knie steht.

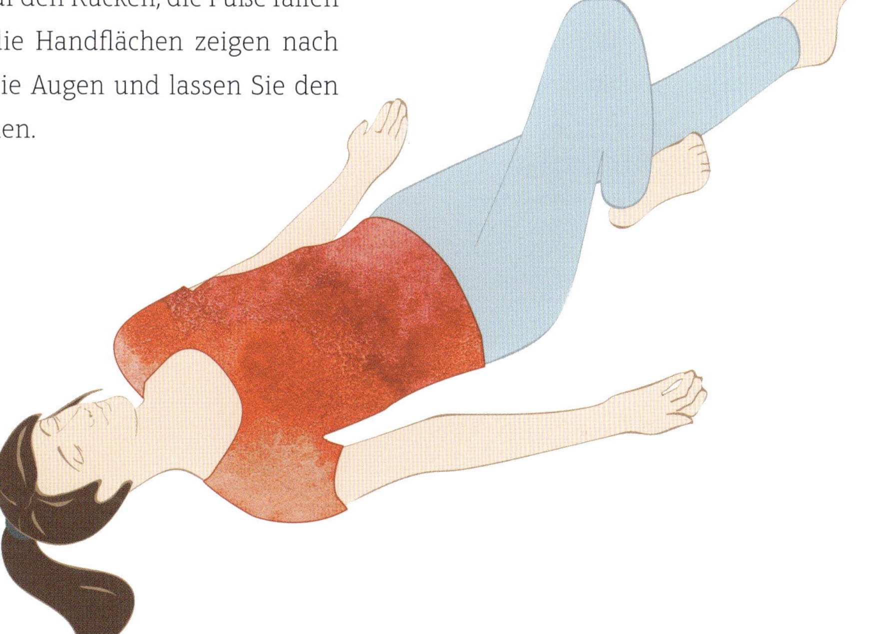

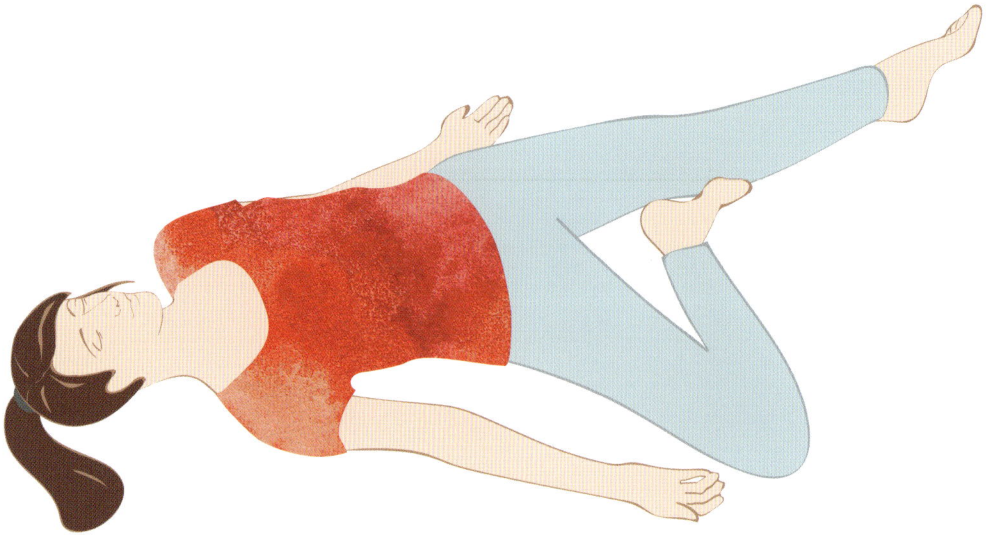

Aus dieser Position lassen Sie das rechte Knie nun langsam zur rechten Seite sinken (siehe Abbildung oben). Wenn Sie sehr flexibel sind, wird das Knie den Boden berühren, doch erzwingen Sie nichts. Beachten Sie Ihre Dehngrenze und lassen Sie das Knie nur so weit sinken, dass Sie eine *leichte* Spannung im linken Bein spüren. Bleiben Sie mindestens 30 Sekunden in dieser Stellung und atmen Sie dabei tief und entspannt.
Stellen Sie das rechte Bein dann wieder langsam auf, indem Sie das Knie anheben, und lassen Sie das Bein dann entspannt zu Boden sinken, bis es gestreckt ist. Entspannen Sie sich kurz, wiederholen Sie die Übung dann auch mit dem linken Bein und führen Sie den Zyklus insgesamt dreimal durch.

Shakti-Hocke

Stellen Sie die Füße im Stehen etwas mehr als schulterbreit auseinander – die Zehen sollten dabei leicht nach außen zeigen. Gehen Sie langsam und vorsichtig in die Hocke und achten Sie darauf, die Wirbelsäule dabei möglichst aufrecht zu halten. Legen Sie die Oberarme entspannt auf den Knien ab und versuchen Sie, die Füße mit der gesamten Sohle auf dem Boden zu lassen (siehe Abbildung unten). Achten Sie unbedingt auf Ihre Dehngrenze! Gehen Sie nur so tief in die Hocke, wie es sich für Sie angenehm anfühlt. Anfangs ist es gut möglich, dass Sie es noch nicht schaffen, die Fußsohlen ganz auf den Boden aufzusetzen, doch das macht nichts, denn mit der Zeit werden Sie von selbst flexibler.

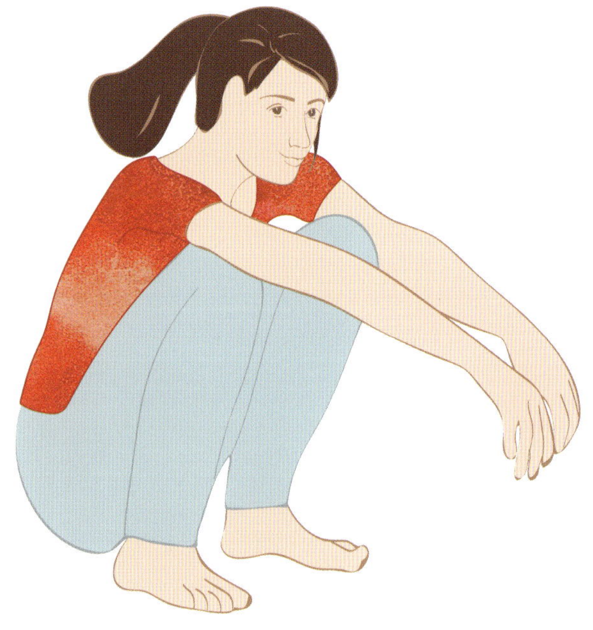

Atmen Sie in der Hocke siebenmal tief ein und aus. Ziehen Sie bei jedem Einatmen den Schließmuskel leicht nach oben und entspannen Sie ihn bei jedem Ausatmen wieder. Konzentrieren Sie sich auf das Wurzelchakra. Kommen Sie dann nach sieben Atemzügen wieder zum Stehen und schütteln Sie die Beine kurz aus. Wenn Sie anfangs nicht so lange in der Hocke bleiben können, versuchen Sie zunächst zwei bis drei Atemzüge in der Stellung zu bleiben und verlängern die Haltung mit der Zeit.

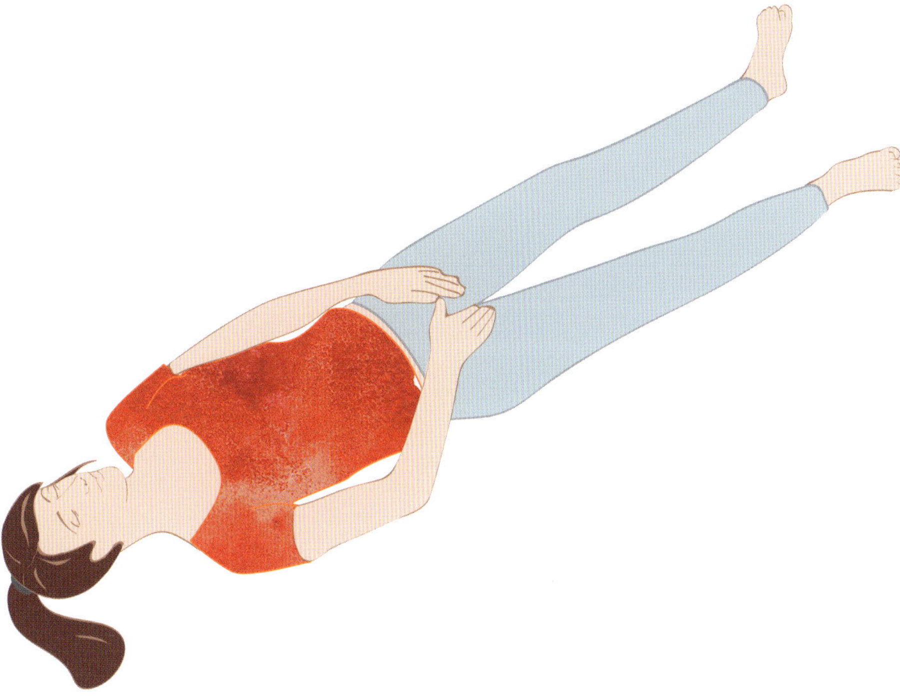

Stellung des Igels

Legen Sie sich entspannt auf den Rücken. Ziehen Sie beide Beine an, umfassen Sie die Knie mit beiden Händen und ziehen Sie die Beine sanft in Richtung Brust (siehe Abbildung unten). Achten Sie auf Ihre Dehngrenze. Sobald die Knie so nah wie möglich an die Brust herangezogen sind, heben Sie den Kopf und versuchen, die Stirn möglichst nah an die Knie zu bringen.

Atmen Sie in dieser Stellung siebenmal tief ein und aus. Anfangs wird es Ihnen vielleicht nicht möglich sein, die Stellung so lange zu halten. Atmen Sie dann nur ein- bis zweimal und legen Kopf und Beine dann wieder ab. Nach einer kleinen Pause wiederholen Sie die Übung, bis Sie insgesamt sieben Atemzüge vollzogen haben. Konzentrieren Sie sich bei der Igelstellung auf Ihr Wurzelchakra am unteren Ende des Steißbeins.

Meditative Harmonisierung des Wurzelchakras

Legen Sie sich auf den Rücken und schließen Sie die Augen. Spüren Sie, wie Sie von der Erde getragen werden. Legen Sie die Hände auf den Unterleib, und zwar in die Leistengegend – die Daumen liegen in Höhe des Schambeins, die anderen Finger weisen nach unten (siehe Abbildung oben). Stellen Sie sich beim Einatmen vor, wie Sie Lebensenergie aufnehmen. Atmen Sie tief aus, und lassen Sie die Energie zu Ihrem Wurzelchakra strömen. Stellen Sie sich dabei vor, dass ein roter, warmer Lichtstrom aus Ihren Händen in den Unterleib fließt. Machen Sie sich inner-

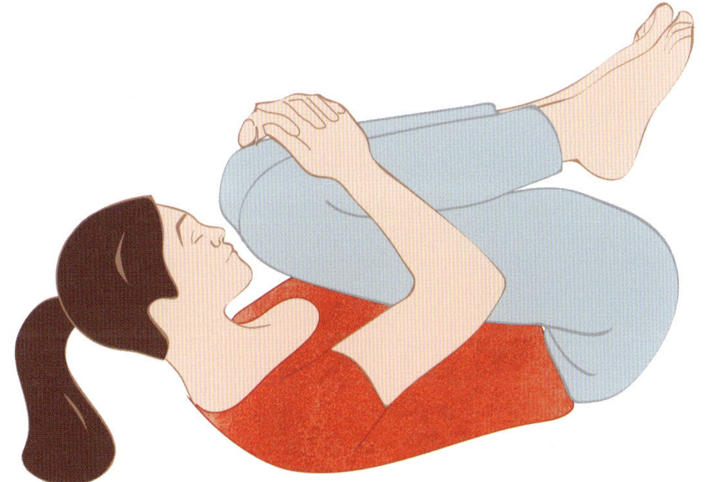

lich ein Bild davon, wie Ihr ganzer Unterleib von dem sanften Licht durchströmt wird. Führen Sie die Imagination mindestens sieben Atemzüge lang durch, und legen Sie die Hände anschließend zurück auf den Boden. Spüren Sie der Wirkung der Meditation einige Minuten lang nach.

Chakra-Yoga-Programm für das Sakralchakra

Bei diesen körperlichen Problemen hilft Ihnen das Sakralchakra-Programm, die Selbstheilung zu aktivieren: Hauterkrankungen, Geschlechtskrankheiten, Menstruationsbeschwerden, Impotenz, Frigidität, Prostataerkrankungen, Pilzerkrankungen im Bereich der Geschlechtsorgane, Blasen- und Nierenerkrankungen, Harnwegsinfektionen, chronische Erkrankungen von Blut und Lymphe, Rückenschmerzen im Kreuzbeinbereich.

Bei diesen seelischen Problemen hilft Ihnen das Sakralchakra-Programm, für Ausgleich zu sorgen: Erschöpfungszustände, Kraftlosigkeit, sexuelle Unlust, depressive Verstimmungen, Suchttendenzen.

Einleitende Kurzentspannung

Legen Sie sich flach auf den Rücken, die Füße fallen locker auseinander, die Handflächen zeigen nach oben. Schließen Sie die Augen und lassen Sie den Atem zur Ruhe kommen.

Richten Sie Ihre Achtsamkeit nun schrittweise wie einen Scanner innerlich von oben nach unten. Richten Sie die Aufmerksamkeit erst auf die Stirn – dann auf Augen und Mund – die Schultern – Rücken und Brust – den Bauch – Arme und Hände – Becken, Beine und Füße.

Spüren Sie Ihren ganzen Körper. Lassen Sie alle Anspannungen los – lassen Sie jeden Körperteil weich und schwer werden. Atmen Sie nach einigen Minuten tief durch und strecken Sie sich gründlich, bevor Sie mit der nächsten Übung fortfahren.

Krokodil

Legen Sie sich auf den Rücken und stellen Sie die Füße auf – die Beine bleiben dabei geschlossen. Die Arme liegen waagrecht und sind gestreckt, die Handflächen zeigen nach oben.

Drehen Sie den Kopf dann langsam nach links und die Beine gleichzeitig nach rechts – achten Sie dabei auf Ihre Dehngrenze! Es ist nicht wichtig, dass die Beine den Boden berühren. Drehen Sie Kopf und Beine dann über die Mittelstellung in die andere Richtung – der Kopf dreht sich also nach rechts, die Knie nach links (siehe Abbildung unten). Wiederholen Sie diese Gegendrehbewegung langsam und fließend siebenmal nach beiden Seiten. Lassen Sie Ihren Atem dabei frei strömen und len-

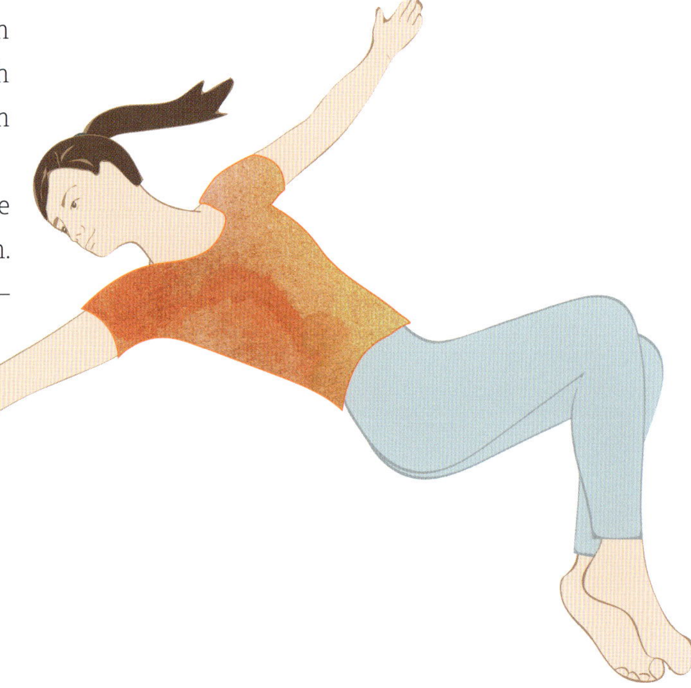

ken Sie Ihre Aufmerksamkeit auf Ihr Sakralchakra etwa eine Handbreit unterhalb des Bauchnabels. Legen Sie die Beine anschließend flach auf den Boden und entspannen Sie sich kurz.

Knie-Kopf-Stellung

Legen Sie sich auf den Rücken, strecken Sie die Arme weit nach hinten über den Kopf und dehnen Sie die Wirbelsäule gründlich durch. Führen Sie dann zunächst die Arme in einem großen Bogen über die Senkrechte nach vorne, und legen Sie die Hände auf die Oberschenkel (siehe Abbildung links unten).

Heben Sie nun zuerst den Kopf, spannen Sie die Bauchmuskeln bewusst an und heben Sie dann zuerst den oberen und schließlich den unteren Rücken vom Boden ab. Führen Sie die Vorwärtsbewegung fort, indem Sie mit den Händen an den ausgestreckten Beinen entlang in Richtung Füße gleiten – der Kopf wird dadurch immer näher an die Knie geführt (siehe Abbildung rechts unten). Wenn Sie sehr gelenkig sind, berührt die Stirn die Knie in der Endstellung und die Hände fassen die Zehen. Allerdings sollten Sie keinesfalls über Ihre Dehngrenze gehen, da Sie sonst Ihren Rücken verletzen könnten. Wenn Sie mit den Händen nur bis zu den Knien oder Unterschenkeln kommen und der Kopf die Knie nicht berührt, macht das gar

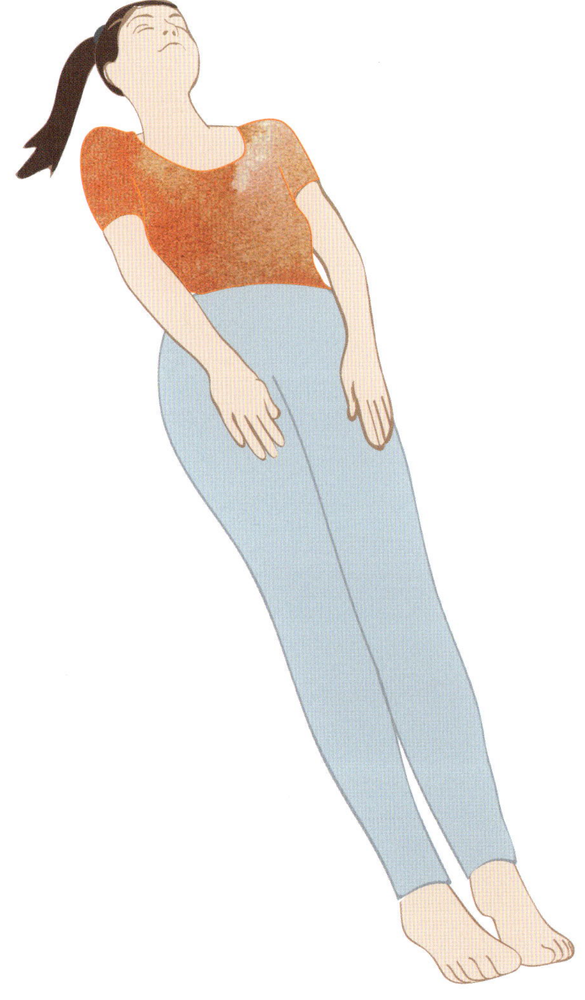

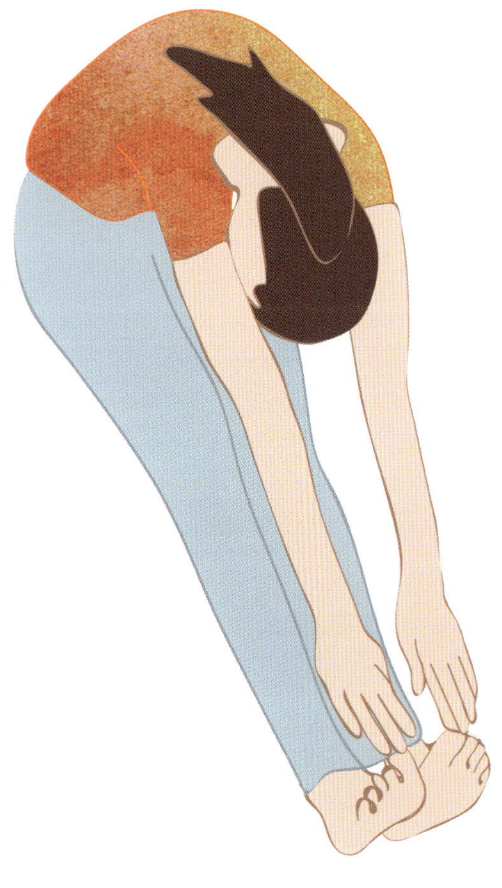

nichts. Anfangs ist es außerdem sinnvoll, die Knie nicht ganz durchzudrücken, sondern sie ganz leicht anzuwinkeln. Die Bauchmuskeln sollten während der Stellung angespannt bleiben.

Bleiben Sie einige Sekunden lang in Ihrer Endhaltung, atmen Sie dabei ruhig weiter und konzentrieren Sie sich auf Ihr Sakralchakra in der Mitte Ihres Unterbauchs. Um die Stellung zu lösen, rollen Sie den Rücken einfach Wirbel für Wirbel langsam nach hinten ab, bis Sie wieder flach und entspannt auf dem Boden liegen. Entspannen Sie sich kurz und wiederholen Sie die Übung insgesamt dreimal.

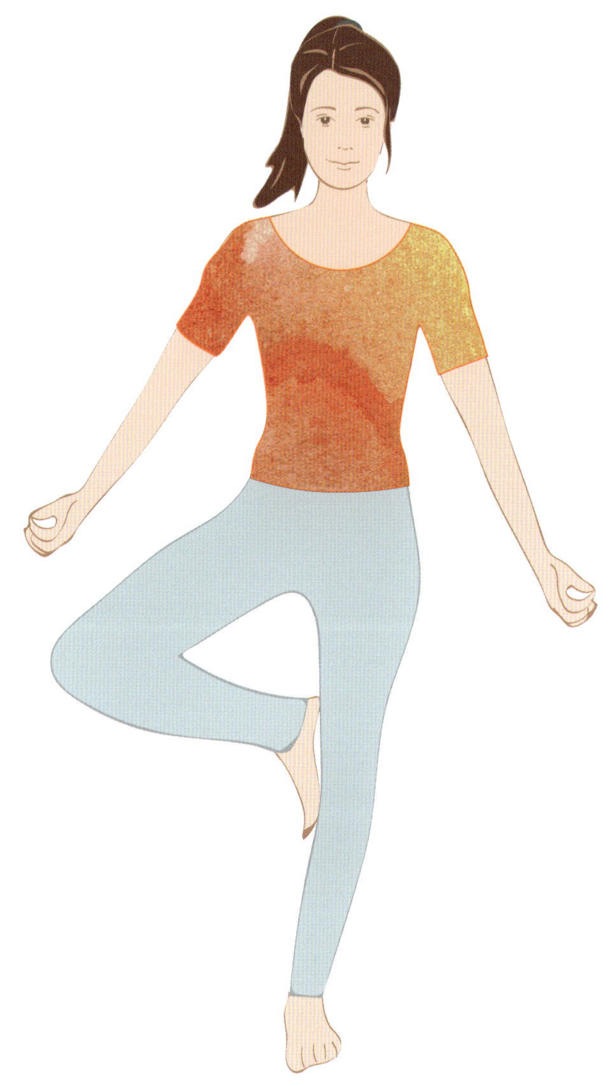

Baumstellung

Stehen Sie mit geschlossenen Beinen und aufrechtem Rücken möglichst entspannt. Spüren Sie den Kontakt zum Boden und stellen Sie sich vor, mit den Fußsohlen in der Erde verwurzelt zu sein. Atmen Sie ganz entspannt, die Hände und Arme hängen passiv.

Verlagern Sie das Körpergewicht dann auf das rechte Bein, heben Sie dazu das linke Bein leicht an, sodass nur noch die Zehenspitzen den Boden berühren. Fixieren Sie in etwa zwei Meter Entfernung einen Punkt auf dem Boden.

Bleiben Sie möglichst stabil auf dem rechten Bein stehen, während Sie den linken Fuß anheben und die linke Fußsohle etwa in Höhe des Knies an die Innenseite des rechten Oberschenkels legen. Bilden Sie mit Daumen und Zeigefingern einen Ring, drehen Sie die Handflächen nach vorne, und heben Sie die Arme ein wenig zur Seite (siehe Abbildung oben).

Bleiben Sie in der Baumstellung möglichst aufrecht, atmen Sie entspannt, und spüren Sie mit dem rechten Fuß weiterhin in die Erde hinein. Um eine Hohlkreuzhaltung zu vermeiden, sollten Sie das Becken in der Endstellung leicht nach vorne schieben. Richten Sie Ihre Konzentration auf Ihr Sakralchakra.

Anfangs wird es Ihnen vielleicht schwerfallen, auch nur kurz auf einem Bein zu stehen. Mit der Zeit wird sich Ihr Gleichgewichtssinn jedoch immer besser entwickeln. Ideal wäre es, wenn Sie mindestens eine halbe Minute bis eine Minute in dieser Stellung bleiben könnten. Lassen Sie das rechte Bein dann wieder langsam sinken, und wiederholen Sie die Stellung auch mit dem anderen Bein.

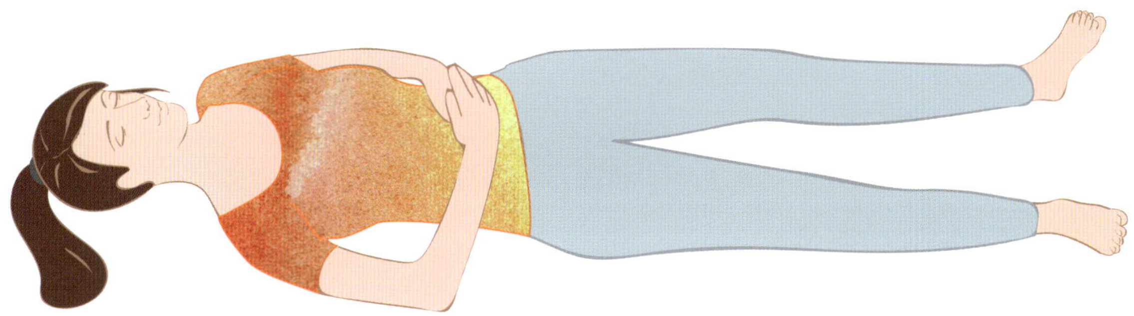

Meditative Harmonisierung des Sakral-Chakras

Legen Sie sich mit geschlossenen Augen auf den Rücken und entspannen Sie Ihren ganzen Körper. Spüren Sie, wie Ihr Atem kommt und geht. Legen Sie Ihre Hände unterhalb des Nabels auf die Bauchmitte und spüren Sie, wie sich Ihre Hände beim Atmen sanft heben und senken (siehe Abbildung oben). Konzentrieren Sie sich darauf, mit dem Einatmen Lebensenergie aufzunehmen und diese beim Ausatmen in Ihr Sakralchakra strömen zu lassen. Stellen Sie sich bei jedem Atemzug vor, wie ein orangefarbener Energiestrahl von den Händen in den Unterleib strömt. Imaginieren Sie eine kleine und dann immer größer werdende, heilende Energiekugel aus orangefarbenem Licht, die sich allmählich im ganzen Körper ausbreitet. Verweilen Sie im Geiste mindestens sieben Atemzüge lang bei dieser Vorstellung. Legen Sie die Hände anschließend wieder auf den Boden, und bleiben Sie noch eine Zeit lang entspannt liegen, um der Übung nachzuspüren.

Chakra-Yoga-Programm für das Nabelchakra

Bei diesen körperlichen Problemen hilft Ihnen das Nabelchakra-Programm, die Selbstheilung zu aktivieren: Magenprobleme, Magenschmerzen, Magengeschwüre, Erkrankungen von Leber, Milz und Gallenblase, Bauchschmerzen im Oberbauch, Verdauungsstörungen, Rückenschmerzen im Lendenwirbelsäulenbereich, Nervenerkrankungen, Diabetes, Übergewicht, Arthritis.

Bei diesen seelischen Problemen hilft Ihnen das Nabelchakra-Programm, für Ausgleich zu sorgen: Unausgeglichenheit, Gereiztheit, Wut, Ängste, Schlafstörungen, Alpträume, Unsicherheit, mangelnde Selbstachtung, Essstörungen, Magersucht.

Einleitende Kurzentspannung

Legen Sie sich flach auf den Rücken, die Füße fallen locker auseinander, die Handflächen zeigen nach oben. Schließen Sie die Augen und lassen Sie den Atem zur Ruhe kommen.

Richten Sie Ihre Achtsamkeit nun schrittweise wie einen Scanner innerlich von oben nach unten. Richten Sie die Aufmerksamkeit erst auf die Stirn – dann auf Augen und Mund – die Schultern – Rücken und Brust – den Bauch – Arme und Hände – Becken, Beine und Füße.

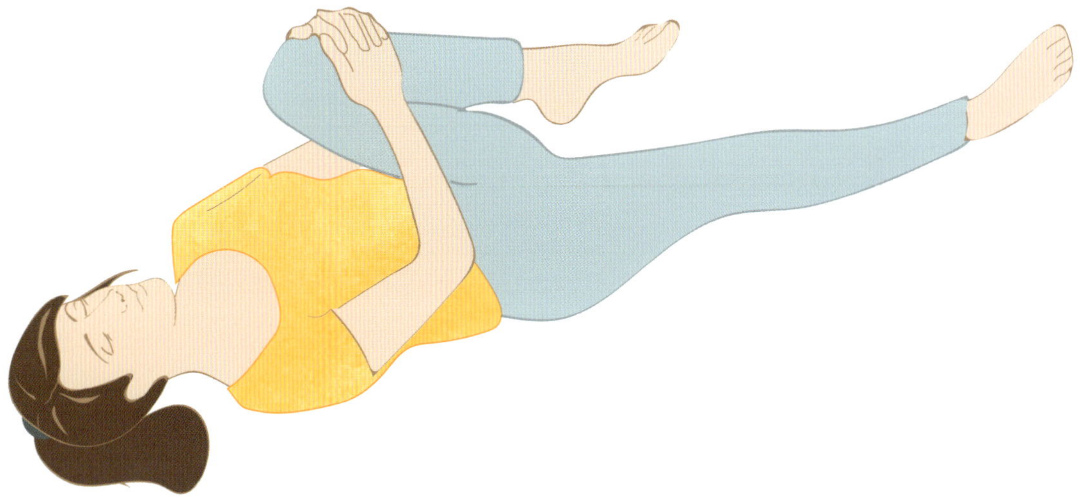

Spüren Sie Ihren ganzen Körper. Lassen Sie alle Anspannungen los – lassen Sie jeden Körperteil weich und schwer werden. Atmen Sie nach einigen Minuten tief durch und strecken Sie sich gründlich, bevor Sie mit der nächsten Übung fortfahren.

Beinübung

Legen Sie sich flach auf den Rücken. Mit dem nächsten Ausatmen ziehen Sie das linke Bein angewinkelt an den Körper, umfassen das linke Knie mit beiden Händen und ziehen das Bein möglichst nah an die Brust heran, jedoch nur so weit, wie es sich noch angenehm für Sie anfühlt. Der Kopf bleibt dabei entspannt auf dem Boden liegen (siehe Abbildung oben). Atmen Sie in dieser Position siebenmal ein und aus. Lenken Sie Ihre Achtsamkeit währenddessen auf Ihr Nabelchakra, das einige Zentimeter oberhalb des Nabels in der Bauchmitte liegt. Lassen Sie das rechte Knie dann behutsam los und legen Sie das Bein wieder flach auf dem Boden ab.

Wiederholen Sie die Übung nach einer kurzen Entspannung auch mit dem anderen Bein, und führen Sie diesen Zyklus insgesamt dreimal aus.

Schräge Stellung

Setzen Sie sich mit geschlossenen, nach vorne gestreckten Beinen gerade auf den Boden. Legen Sie die Handflächen neben das Gesäß, die Finger zeigen dabei nach hinten. Mit dem Einatmen bringen Sie das Becken nach oben – spannen Sie dazu die Bein- und Bauchmuskeln an. In der Endstellung sollte der gesamte Oberkörper eine schräge Linie bilden (siehe Abbildung unten). Halten Sie die Stellung und den Atem kurz an und konzentrieren Sie sich auf das Nabelchakra. Lassen Sie das Becken mit dem Ausatmen wieder sinken. Wiederholen Sie die Übung insgesamt drei- bis viermal.

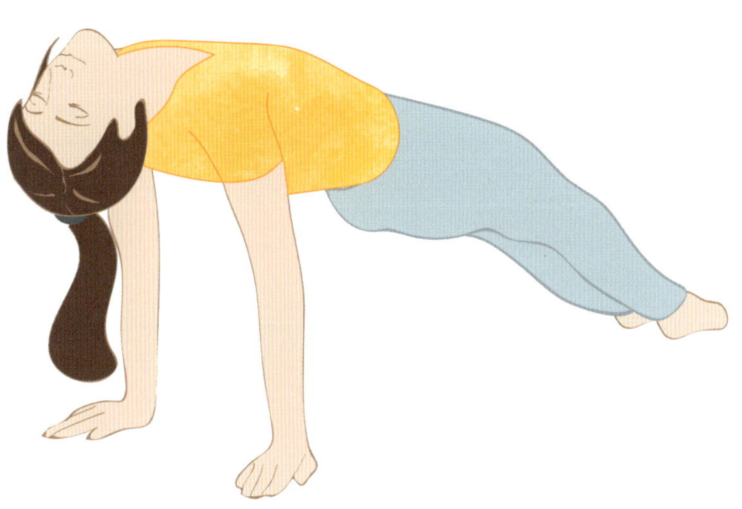

Bogenhaltung

Legen Sie sich auf den Bauch – die Stirn berührt dabei den Boden und die Beine sind leicht gegrätscht. Winkeln Sie die Knie ab und führen Sie die Füße in Richtung Gesäß; greifen Sie dann mit den Händen nach hinten und umfassen Sie die Knöchel. Spannen Sie die Bauch- und Beckenmuskulatur an. Mit dem nächsten Einatmen heben Sie den Kopf und ziehen gleichzeitig die Beine etwas vom Boden ab (siehe Abbildung unten). Achten Sie auf Ihre Dehngrenze – es genügt, wenn Oberschenkel und Brust ganz leicht vom Boden abgehoben werden. Konzentrieren Sie sich in dieser Stellung auf Ihr Nabelchakra.

Halten Sie die Stellung einige Atemzüge lang. Lassen Sie Beine und Kopf dann wieder langsam sinken. Lösen Sie die Hände von den Knöcheln und entspannen Sie sich auf dem Bauch liegend. Wiederholen Sie die Übung insgesamt dreimal.

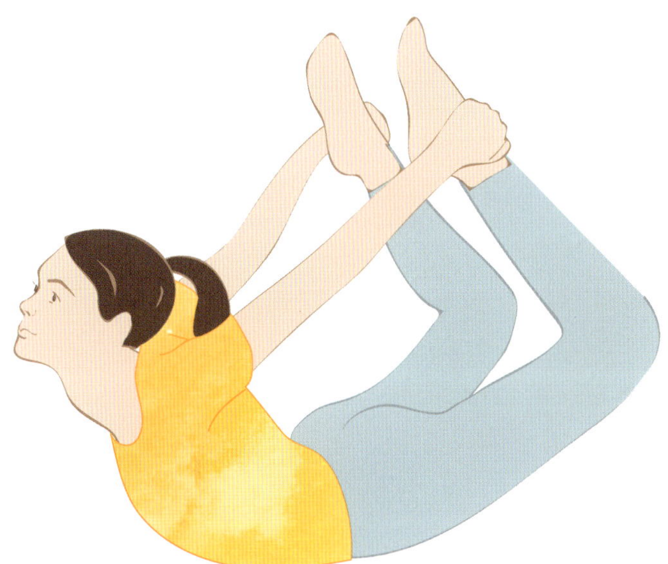

Meditative Harmonisierung des Nabelchakras

Legen Sie sich auf den Rücken, schließen Sie die Augen, lassen Sie alle Belastungen des Alltags los und beobachten Sie Körper, Gefühle und Gedanken. Legen Sie Ihre Hände dann über dem Nabel im Magenbereich auf den Bauch (siehe Abbildung oben).

Lassen Sie den Atem von selbst kommen und gehen.

Stellen Sie sich dann vor, dass Sie beim Einatmen kosmische Lebensenergie aufnehmen, die Sie beim Ausatmen von den Händen aus in das Nabelchakra fließen lassen. Stellen Sie sich die Energie als gelben, warmen Lichtstrahl vor, der nach und nach Ihren ganzen Bauch und schließlich Ihren gesamten Körper durchstrahlt. Führen Sie die Imagination mindestens sieben Atemzüge lang durch und versuchen Sie, die heilende Wärme zu spüren. Legen Sie die Hände dann wieder auf den Boden und spüren Sie der Übung noch eine Zeit lang nach.

Chakra-Yoga-Programm für das Herzchakra

Bei diesen körperlichen Problemen hilft Ihnen das Herzchakra-Programm, die Selbstheilung zu aktivieren: allgemeine Herzbeschwerden, Herzklopfen, Herzrhythmusstörungen, Angina pectoris, Bluthochdruck, niedriger Blutdruck, Schwindel, Lungenerkrankungen, Atembeschwerden, Asthma, Erkältungskrankheiten, Allergien, Rückenschmerzen im Bereich der Brustwirbelsäule, Schulterschmerzen oder -entzündungen.

Bei diesen seelischen Problemen hilft Ihnen das Wurzelchakra-Programm, für Ausgleich zu sorgen: Einsamkeit, Isolation, Kontaktschwierigkeiten, mangelnde Befriedigung emotionaler Bedürfnisse, Feindseligkeit, Abgrenzungsprobleme, Mangel an Empathie, Mangel an Empfindungsfähigkeit.

Einleitende Kurzentspannung

Legen Sie sich flach auf den Rücken, die Füße fallen locker auseinander, die Handflächen zeigen nach oben. Schließen Sie die Augen und lassen Sie den Atem zur Ruhe kommen.

Richten Sie Ihre Achtsamkeit nun schrittweise wie einen Scanner innerlich von oben nach unten. Richten Sie die Aufmerksamkeit erst auf die Stirn – dann auf Augen und Mund – die Schultern – Rücken und Brust – den Bauch – Arme und Hände – Becken, Beine und Füße.

Spüren Sie Ihren ganzen Körper. Lassen Sie alle Anspannungen los – lassen Sie jeden Körperteil weich und schwer werden. Atmen Sie nach einigen Minuten tief durch und strecken Sie sich gründlich, bevor Sie mit der nächsten Übung fortfahren.

Kobravariation

Legen Sie sich auf den Bauch, die Stirn berührt den Boden, die Arme liegen seitlich neben dem Körper und die Handflächen zeigen nach oben. Atmen Sie einige Male entspannt durch. Führen Sie die Hände dann hinter den Rücken und verschränken Sie sie über dem Gesäß. Mit dem nächsten Einatmen heben Sie Kopf und Brustbein leicht vom Boden ab und ziehen die Schultern etwas nach hinten, sodass sich der Brustkorb dehnt (siehe Abbildung unten).

Atmen Sie in dieser Haltung zweimal tief durch, richten Sie Ihre Achtsamkeit dabei auf Ihr Herzchakra und legen Sie Kopf und Arme entspannt auf dem Boden ab. Entspannen Sie sich kurz und wiederholen Sie die Übung insgesamt dreimal.

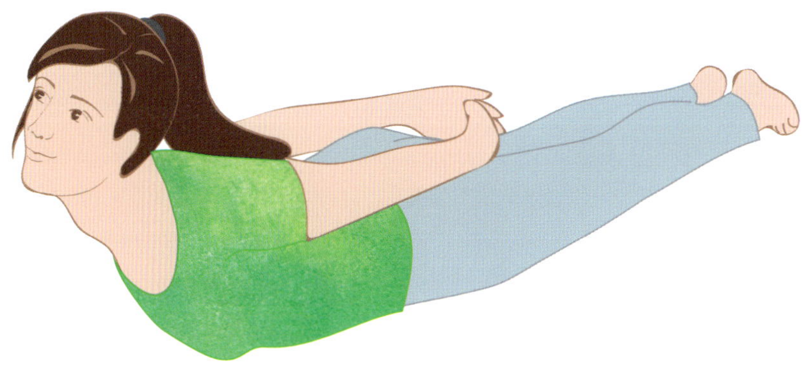

Dreieckstellung

Stehen Sie aufrecht und entspannt, die Beine sind etwa schulterbreit gegrätscht. Drehen Sie nun den linken Fuß nach links; heben Sie dann den rechten Arm seitlich gestreckt nach oben, bis Ihr Oberarm Ihr rechtes Ohr berührt, die linke Hand liegt auf der Außenseite des linken Oberschenkels (siehe Abbildung links unten).

Aus dieser Stellung beugen Sie nun den Oberkörper langsam aus der Hüfte heraus nach links, wobei Ihr Blick der rechten Hand folgt. Dehnen Sie den Oberkörper so weit nach links, bis die Finger der linken Hand etwa auf Höhe des linken Knies liegen (siehe Abbildung rechts unten). Nur wenn Sie sehr flexibel sind, können Sie die linke Hand auf den Unterschenkel oder noch tiefer auf den Fußknöchel legen. Achten Sie in jedem Fall auf Ihre Dehngrenze.

Bleiben Sie für einige Sekunden in der Endstellung und atmen Sie dabei möglichst tief durch. Um wieder in die Mittelstellung zurückzukommen, heben Sie den rechten Arm zunächst so weit, bis er senkrecht nach oben gestreckt ist; anschließend richten Sie den Oberkörper wieder langsam auf und drehen den linken Fuß abschließend nach vorne. Lassen Sie die Arme neben den Körper sinken, entspannen Sie sich kurz und führen Sie die Übung dann auch in die andere Richtung aus. Wiederholen Sie den Zyklus insgesamt dreimal.

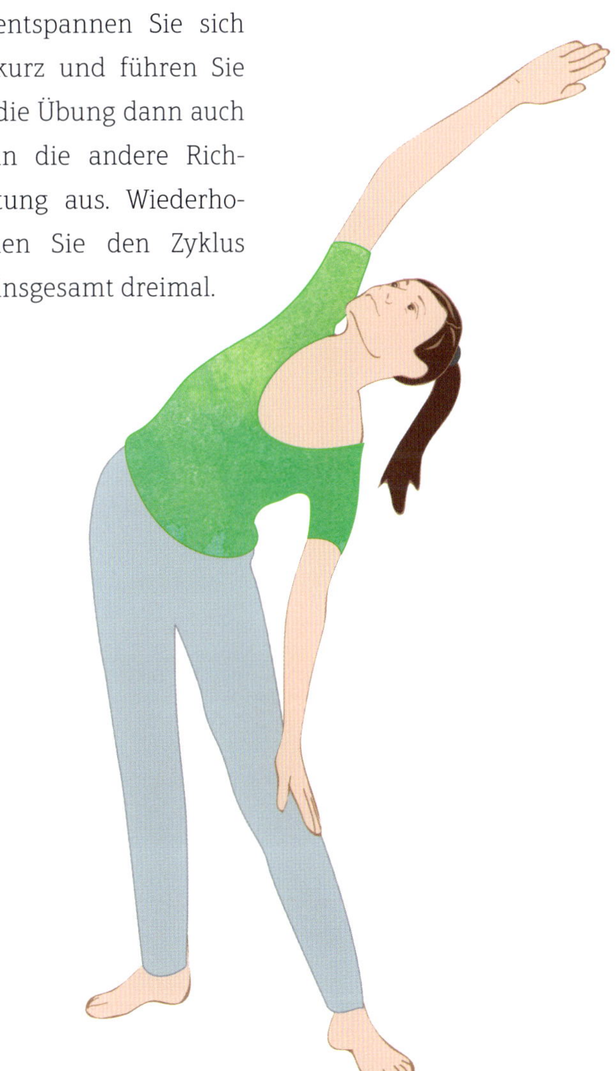

Fischstellung

Legen Sie sich auf den Rücken – die Beine sind ausgestreckt und geschlossen. Heben Sie Ihr Gesäß etwas ab und schieben Sie die Hände flach unter Ihre Oberschenkel, die Handflächen berühren dabei den Boden (siehe Abbildung unten).

Dehnen Sie nun den Brustkorb, indem Sie Druck auf die Ellbogen ausüben, den Nacken nach hinten beugen und die Brust nach außen wölben. Die Ellbogen sollten unter dem Rücken möglichst nah zusammenkommen. In der Endstellung ruht das Gewicht des Oberkörpers auf Ellbogen und Kopf (siehe Abbildung ganz unten). Atmen Sie in dieser Stellung einige Male tief in die Brust hinein und richten Sie die Achtsamkeit auf Ihr Herzchakra.

Um die Übung zu beenden, legen Sie zunächst den Kopf wieder langsam und sanft auf den Boden, lösen dann die Arme und legen sie seitlich neben den Körper. Sie können die Übung noch ein weiteres Mal wiederholen. Bleiben Sie anschließend entspannt liegen, um der Wirkung nachzuspüren.

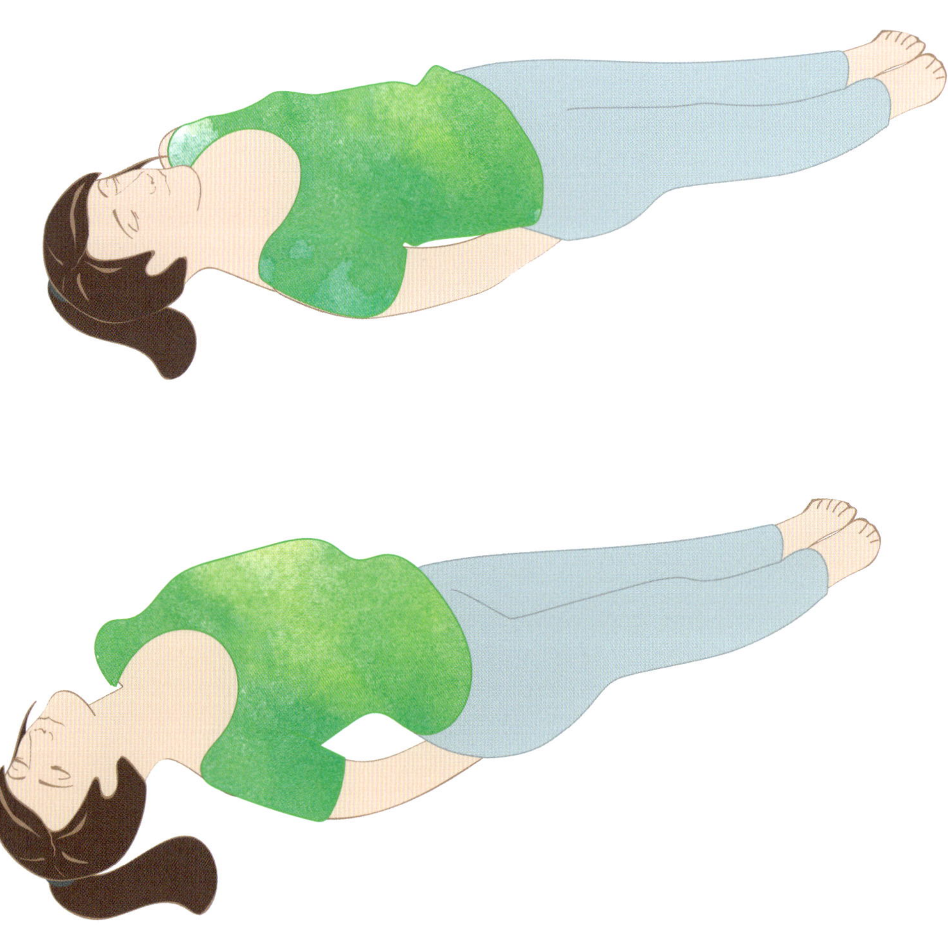

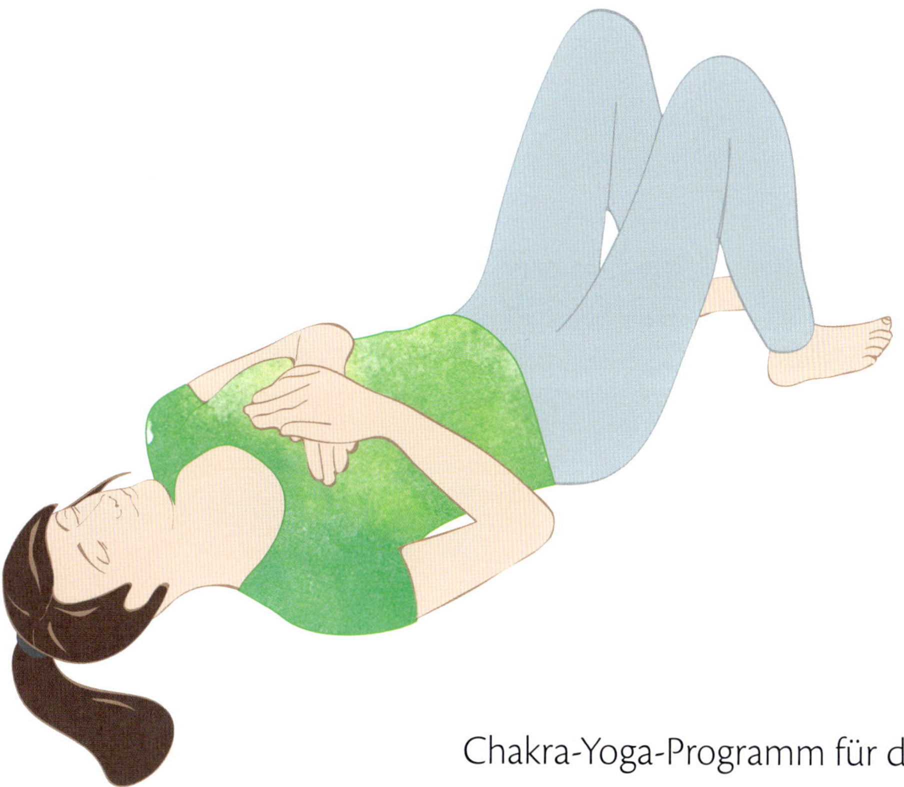

Meditative Harmonisierung des Herzchakras

Legen Sie sich auf den Rücken und schließen Sie die Augen. Legen Sie Ihre linke Handfläche in die Brustmitte, die Fingerspitzen weisen nach rechts oben, die rechte Hand legen Sie über Kreuz flach auf die linke (siehe Abbildung oben). Vertiefen Sie die Atmung ein wenig, und stellen Sie sich vor, beim Einatmen kosmische Lebensenergie aufzunehmen und diese beim Ausatmen in Ihr Herzzentrum fließen zu lassen. Stellen Sie sich die Energie als grünen Strahl vor, der von den Händen aus in das Herzchakra strömt. Spüren Sie allmählich, wie eine grüne, heilende Energiekugel den Brustraum und schließlich den ganzen Körper durchstrahlt, und bleiben Sie mindestens sieben Atemzüge lang bei dieser Visualisierung. Legen Sie die Hände dann wieder auf den Boden und bleiben Sie noch eine Zeit lang entspannt liegen, um der Übung nachzuspüren.

Chakra-Yoga-Programm für das Halschakra

Bei diesen körperlichen Problemen hilft Ihnen das Halschakra-Programm, die Selbstheilung zu aktivieren: Schluckbeschwerden, Halsschmerzen, Aphthen, Zahnschmerzen, Zahnfleischentzündungen, Mandelentzündung, Beschwerden im Bereich der Halswirbelsäule, Nacken- und Schulterschmerzen, Schilddrüsenleiden, Sprechstörungen, Ohrenprobleme wie Entzündungen, aber auch Schwerhörigkeit und Tinnitus.

Bei diesen seelischen Problemen hilft Ihnen das Halschakra-Programm, für Ausgleich zu sorgen: Schüchternheit, Hemmungen, Verwirrung, Angst vor Isolation, Probleme, sich auszudrücken, Angst, zu seiner Meinung zu stehen, Artikulationsstörungen, Stottern.

Einleitende Kurzentspannung

Legen Sie sich flach auf den Rücken, die Füße fallen locker auseinander, die Handflächen zeigen nach oben. Schließen Sie die Augen und lassen Sie den Atem zur Ruhe kommen.

Richten Sie Ihre Achtsamkeit nun schrittweise wie einen Scanner innerlich von oben nach unten. Richten Sie die Aufmerksamkeit erst auf die Stirn – dann auf Augen und Mund – die Schultern – Rücken und Brust – den Bauch – Arme und Hände – Becken, Beine und Füße.

Spüren Sie Ihren ganzen Körper. Lassen Sie alle Anspannungen los – lassen Sie jeden Körperteil weich und schwer werden. Atmen Sie nach einigen Minuten tief durch und strecken Sie sich gründlich, bevor Sie mit der nächsten Übung fortfahren.

Löwenstellung

Diese Übung reinigt das Halschakra und stärkt den Hals- und Kehlkopfbereich. Nehmen Sie den Fersensitz ein – dabei knien Sie auf dem Boden und Ihr Gesäß liegt auf den Fersen auf. Wenn nötig können Sie ein kleines Kissen zwischen Fersen und Gesäß legen. Legen Sie die Handflächen dann auf Ihre Knie und konzentrieren Sie sich in dieser Haltung auf Ihr Halschakra.

Atmen Sie dann tief durch die Nase ein. Mit dem Ausatmen lehnen Sie sich nach vorne, strecken die Finger aus, spannen die Armmuskeln an, öffnen Augen und Mund so weit Sie können und strecken die Zunge weit heraus (siehe Abbildung links unten). Stoßen Sie dabei gleichzeitig ein lautes »Löwenfauchen« aus. Am Ende der Ausatmung schließen Sie den Mund wieder und entspannen die Muskeln in Gesicht, Armen und Händen. Atmen Sie einige Male normal durch und wiederholen Sie die Löwenstellung insgesamt dreimal.

Halbmondstellung

Knien Sie sich auf den Boden und setzen Sie den rechten Fuß nach vorne, sodass Ober- und Unterschenkel einen rechten Winkel bilden. Verlagern Sie Ihr Gewicht dann auf den vorderen, rechten Fuß, dabei wird das linke Bein durchgestreckt. Die Arme hängen entspannt neben dem Körper und der Rücken ist aufrecht (siehe Abbildung rechts unten).

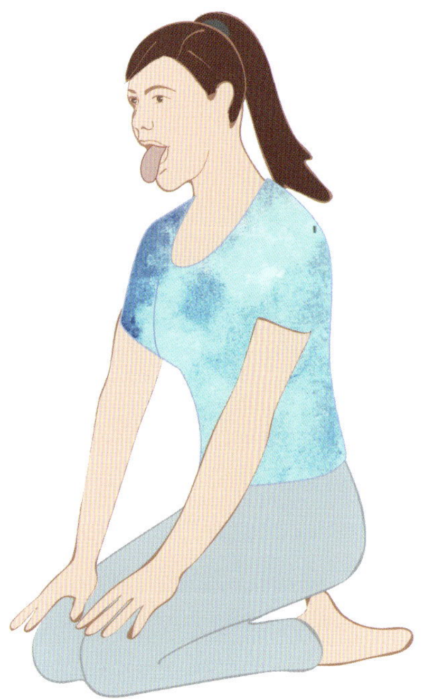

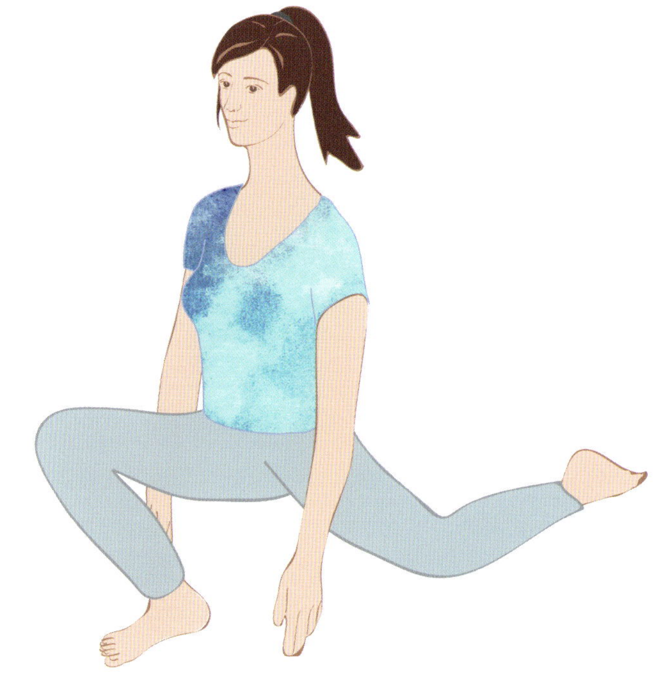

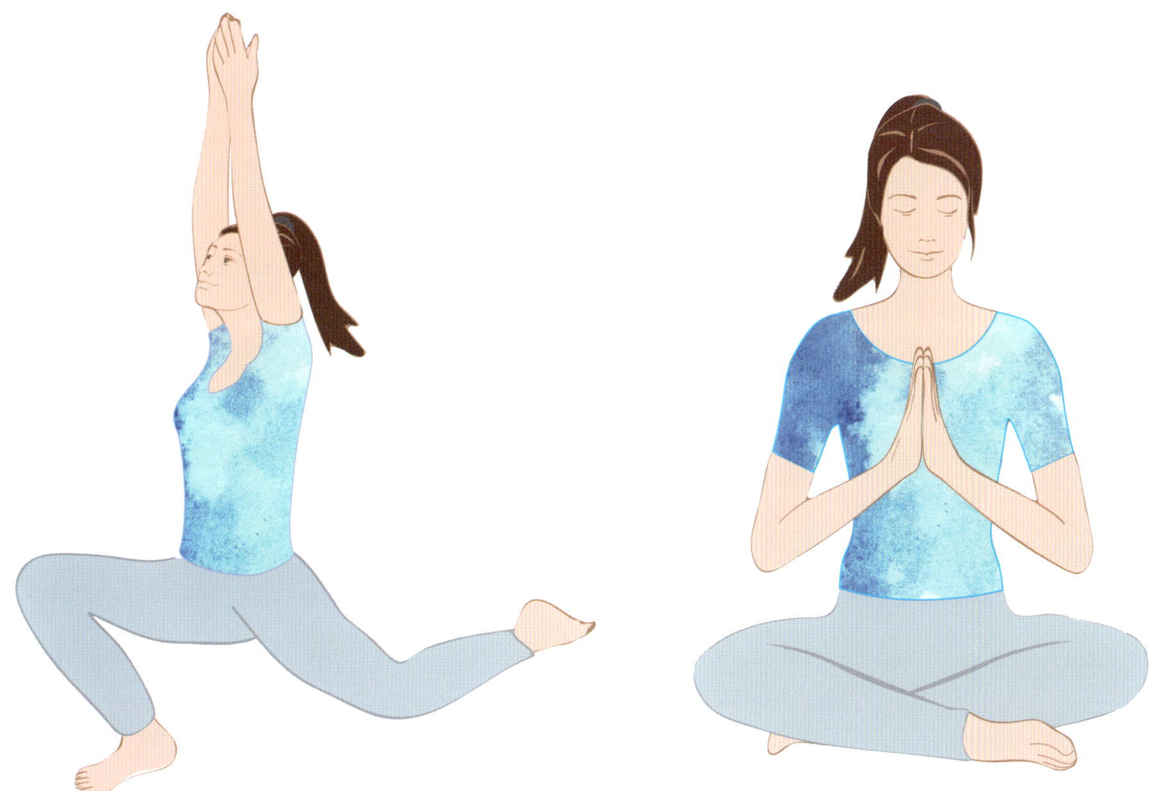

Heben Sie nun die Arme senkrecht nach oben, die Handflächen berühren sich über dem Kopf. Beugen Sie den Oberkörper leicht nach hinten, legen Sie den Kopf etwas in den Nacken und blicken Sie nach oben (siehe Abbildung links oben). Spüren Sie die Dehnung im Rücken und in den Beinen, konzentrieren Sie sich auf Ihr Halschakra, und atmen Sie einige Male tief durch.

Kommen Sie dann wieder langsam in die Ausgangsstellung zurück, indem Sie die Arme senken. Legen Sie sich kurz auf den Rücken, um sich zu entspannen, und wiederholen Sie die Übung dann auch auf der anderen Seite.

Gebetshaltung

Ausgangsstellung ist der Schneidersitz oder der halbe Lotossitz. Schließen Sie die Augen und legen Sie die Handflächen mit nach oben gestreckten Fingern wie zum Gebet vor die Brust. Atmen Sie tief ein. Mit dem nächsten Ausatmen lassen Sie den Kopf nach unten sinken, bis das Kinn das obere Brustbein berührt (siehe Abbildung rechts oben). Nehmen Sie innerlich Kontakt zu Ihrem Halschakra auf und stellen Sie sich vor, wie die Energie ungehindert durch dieses Chakra strömen kann. Halten Sie den Atem einige Sekunden an und pressen Sie das Kinn leicht gegen die Halsgrube.

Lösen Sie dann den Druck, heben Sie den Kopf und atmen Sie wieder langsam ein. Wiederholen Sie diese Übung insgesamt siebenmal – atmen Sie ausschließlich durch die Nase. Lösen Sie dann die Hände und legen Sie sich auf den Rücken, um den Wirkungen der Übung nachzuspüren.

Meditative Harmonisierung des Halschakras

Legen Sie sich auf den Rücken, die Augen sind geschlossen, die Handflächen liegen sanft und ohne Druck auf dem Hals – dabei berühren sich die

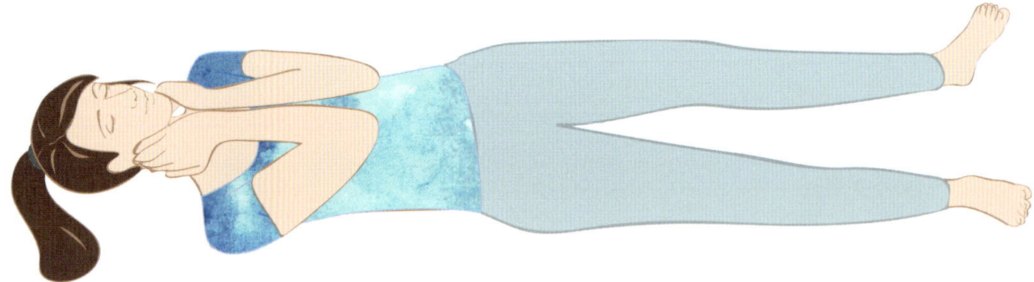

Handgelenke, die auf den Schlüsselbeinen aufliegen; die Finger weisen schräg nach oben (siehe Abbildung oben). Entspannen Sie sich und vertiefen Sie die Atmung allmählich ein wenig. Stellen Sie sich dann vor, wie Sie mit jedem Einatmen Lebensenergie aufnehmen und diese mit dem Ausatmen von den Händen aus in Ihren Hals strahlen lassen. Stellen Sie sich das Strömen der Energie als heilende, hellblaue Strahlen vor, die den Halsbereich und schließlich den gesamten Körper durchstrahlen. Bleiben Sie mindestens sieben Atemzüge lang bei dieser Visualisierung. Legen Sie die Hände dann auf den Boden und spüren Sie der Wirkung der Übung noch eine Zeit lang entspannt nach.

Chakra-Yoga-Programm für das Stirnchakra

Bei diesen körperlichen Problemen hilft Ihnen das Stirnchakra-Programm, die Selbstheilung zu aktivieren: Kopfschmerzen, Migräne, Gehirnerkrankungen, Augenleiden, nachlassende Funktion der Sinnesorgane, Sehschwäche, Hörschwäche, Nebenhöhlenentzündungen, Erkrankungen des Nervensystems, neurologische Störungen, Schizophrenie.

Bei diesen seelischen Problemen hilft Ihnen das Stirnchakra-Programm, für Ausgleich zu sorgen: Konzentrations- und Lernschwäche, Gedankenflucht, Gefühl von Sinnlosigkeit, Richtungslosigkeit, Ängstlickeit, Wahn, Aberglaube, geistige Verwirrung.

Einleitende Kurzentspannung

Legen Sie sich flach auf den Rücken, die Füße fallen locker auseinander, die Handflächen zeigen nach oben. Schließen Sie die Augen und lassen Sie den Atem zur Ruhe kommen.

Richten Sie Ihre Achtsamkeit nun schrittweise wie einen Scanner innerlich von oben nach unten. Richten Sie die Aufmerksamkeit erst auf die Stirn – dann auf Augen und Mund – die Schultern – Rücken und Brust – den Bauch – Arme und Hände – Becken, Beine und Füße.

Spüren Sie Ihren ganzen Körper. Lassen Sie alle Anspannungen los – lassen Sie jeden Körperteil weich und schwer werden. Atmen Sie nach einigen Minuten tief durch und strecken Sie sich gründlich, bevor Sie mit der nächsten Übung fortfahren.

Augenübungen

Setzen Sie sich in den Schneidersitz und legen Sie die Hände entspannt auf die Oberschenkel. Durch die folgenden Augenübungen können Sie den Energiefluss in Ihrem Stirnchakra anregen. Bewegen Sie die Augen dazu wie beschrieben, aber achten Sie unbedingt darauf, dass Sie nur die Augen bewegen, während der Kopf vollkommen reglos bleibt.

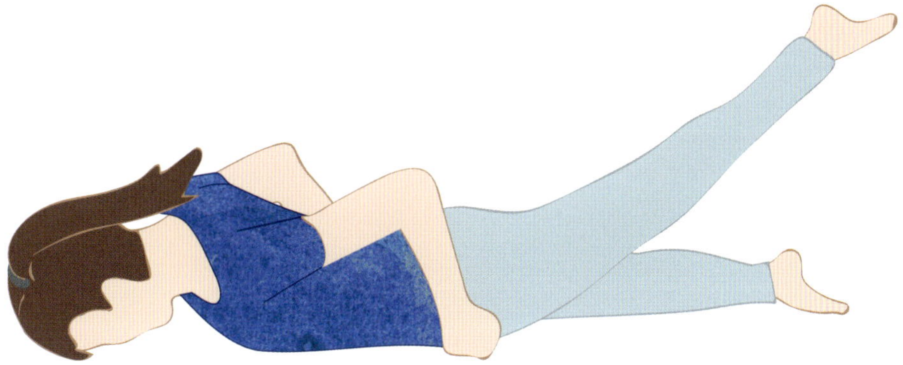

- Führen Sie mit den Augen eine senkrechte Bewegung aus: Schauen Sie dazu siebenmal abwechselnd langsam nach oben zur Decke und nach unten zum Boden. Schließen Sie die Augen dann und atmen Sie dreimal tief durch.
- Führen Sie nun eine waagrechte Bewegung aus: Schauen Sie siebenmal abwechselnd so weit Sie können nach links und rechts – bewegen Sie die Augen ganz langsam und halten Sie den Kopf unbewegt in der Mitte. Schließen Sie anschließend die Augen und atmen Sie dreimal tief durch.
- Führen Sie jetzt Kreisbewegungen mit den Augen aus: Lassen Sie die Augen siebenmal im Uhrzeigersinn und gleich anschließend siebenmal gegen den Uhrzeigersinn kreisen. Versuchen Sie möglichst große Kreise zu ziehen und drehen Sie die Augen dabei langsam und bewusst.
- Schließen Sie abschließend nochmals die Augen. Reiben Sie nun die Handflächen kräftig aneinander, bis sie ganz warm sind und legen Sie sie sanft auf die geschlossenen Augen. Genießen Sie die Wärme, die von den Händen in den Bereich der Augen strömt und konzentrieren Sie sich dabei auf Ihr Stirnchakra.

Die Heuschrecke

Legen Sie sich auf den Bauch, der Kopf liegt auf der Stirn. Die Beine berühren sich und die Fußrücken liegen entspannt auf dem Boden. Die Arme werden nach unten ausgestreckt neben den Körper gelegt. Entspannen Sie sich kurz und schließen Sie die Hände dann zu Fäusten. Drücken Sie die Fäuste mit der Daumenseite nach unten neben den Oberschenkeln kräftig gegen den Boden. Während Sie einatmen, heben Sie das linke Bein gestreckt ein Stück vom Boden ab (siehe Abbildung oben). Atmen Sie in dieser Stellung einmal tief durch. Achten Sie darauf, das Bein nicht mit Schwung, sondern nur durch die Anspannung der Muskeln zu heben. Die Hüften sollten nicht vom Boden abgehoben werden.

Legen Sie das linke Bein dann wieder auf dem Boden ab und wiederholen Sie die Übung auch mit dem rechten Bein. Führen Sie die Heuschrecke mit jedem Bein mindestens dreimal sehr langsam durch. Abschließend legen Sie die Hände unter die Stirn und entspannen sich, um den Wirkungen der Übung noch ein wenig nachzuspüren.

Stellung des Kindes

Knien Sie sich auf den Boden und setzen Sie sich in den Fersensitz, wobei die Knie und die großen Zehen sich berühren. Falls Ihnen diese Sitzhaltung schwerfällt, können Sie ein kleines Kissen zwischen das Gesäß und die Füße legen. Halten Sie den Rücken möglichst aufrecht und lassen Sie die Arme

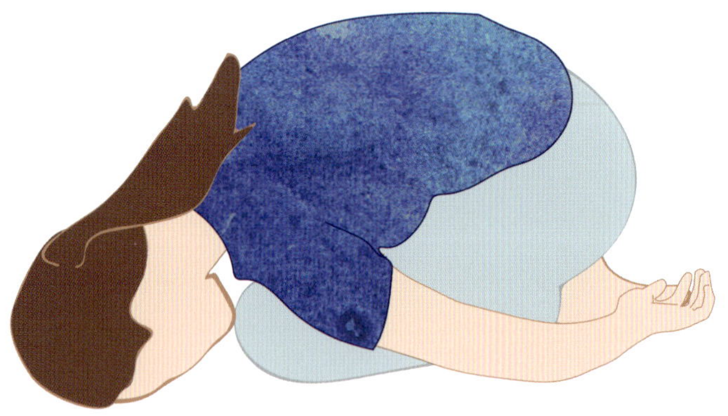

passiv seitlich hängen. Schließen Sie die Augen und atmen Sie in dieser Haltung einige Male tief in den Bauch.

Mit der nächsten Ausatmung lassen Sie den Oberkörper nun langsam nach vorne sinken, bis die Stirn den Boden berührt. Die Handrücken, Arme und Unterarme liegen in der Endstellung auf dem Boden (siehe Abbildung oben). Atmen Sie entspannt weiter und spüren Sie den sanften Druck der Atembewegung gegen die Oberschenkel. Konzentrieren Sie sich auf Ihr Stirnchakra und bleiben Sie wenn möglich mindestens eine halbe bis eine Minute in dieser Stellung.

Richten Sie sich mit einer langen Einatmung langsam auf, indem Sie den Rücken von der Lendenwirbelsäule aus über die Brust- und zuletzt über die Halswirbelsäule aufrollen. Führen Sie diese fließende »Aufrollbewegung« sehr langsam und behutsam durch. Legen Sie sich dann noch kurz auf den Rücken, um sich zu entspannen.

Meditative Harmonisierung des Stirnchakras

Sie liegen weiterhin auf dem Rücken. Schließen Sie die Augen und entspannen Sie sich. Legen Sie die linke Handfläche dann auf die Stirnmitte; die rechte Hand legen Sie auf die linke. Die Handstellung sollte dabei der natürlichen Linie der Ellbogen folgen, die Hände liegen also diagonal übereinander. Lassen Sie die Hände sanft auf der Stirn ruhen (siehe Abbildung unten). Stellen Sie sich vor, wie Sie mit dem Einatmen heilende Lebensenergie aufnehmen und diese mit dem Ausatmen in Ihr Stirnchakra strömen lassen. Geben Sie dieser Energie in Ihrer Vorstellung eine dunkelblaue Farbe – lassen Sie wohltuende, dunkelblaue Strahlen von Ihren Händen aus in die Stirn und schließlich in den ganzen Körper weiterfließen. Nehmen Sie sich mindestens sieben Atemzüge lang Zeit für diese Visualisierung. Legen Sie die Hände wieder zu Boden und spüren Sie der Übung noch eine Zeit lang nach.

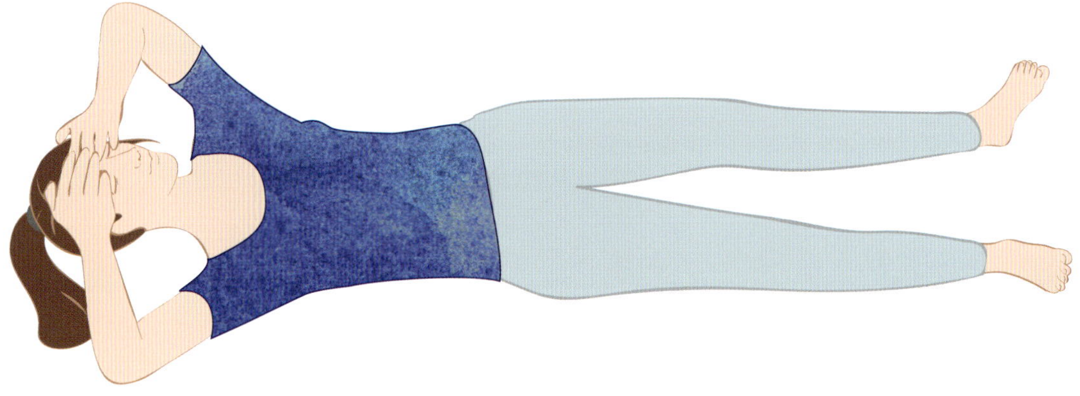

Chakra-Yoga-Programm für das Kronenchakra

Bei diesen körperlichen Problemen hilft Ihnen das Kronenchakra-Programm, die Selbstheilung zu aktivieren: Kopfschmerzen, allgemeine chronische Erkrankungen, Immunschwäche, Nervenleiden, Atemstörungen, Lähmungen, Krebserkrankungen, multiple Sklerose, lebensbedrohende Erkrankungen, Geisteskrankheiten.

Bei diesen seelischen Problemen hilft Ihnen das Kronenchakra-Programm, für Ausgleich zu sorgen: Mangel an Lebensfreude, Dumpfheit, geistige Erschöpfung, das Gefühl, unglücklich zu sein, Depressionen, Entscheidungsschwäche, Orientierungslosigkeit.

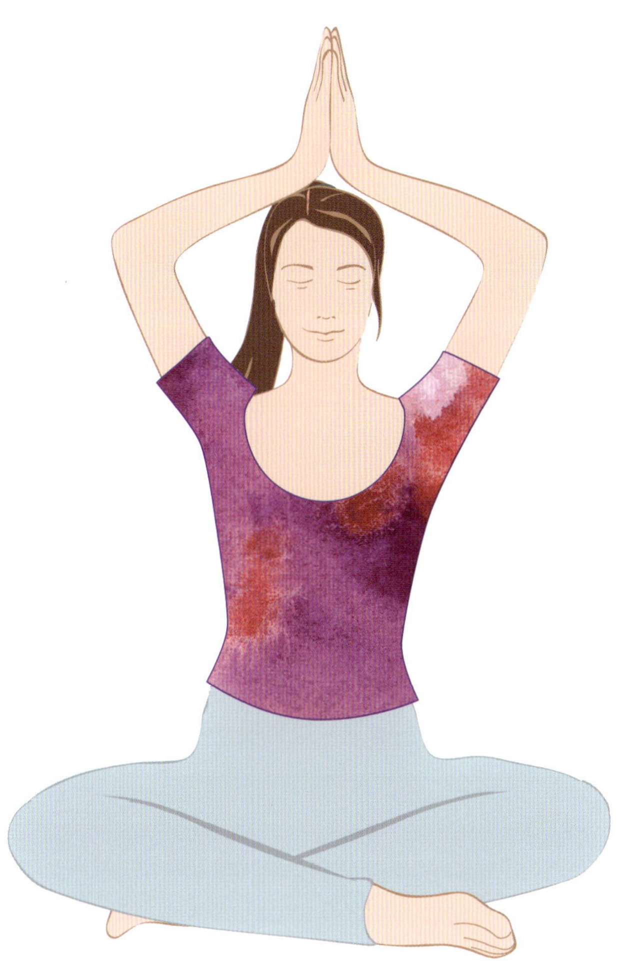

Einleitende Kurzentspannung

Legen Sie sich flach auf den Rücken, die Füße fallen locker auseinander, die Handflächen zeigen nach oben. Schließen Sie die Augen und lassen Sie den Atem zur Ruhe kommen.

Richten Sie Ihre Achtsamkeit nun schrittweise wie einen Scanner innerlich von oben nach unten. Richten Sie die Aufmerksamkeit erst auf die Stirn – dann auf Augen und Mund – die Schultern – Rücken und Brust – den Bauch – Arme und Hände – Becken, Beine und Füße.

Spüren Sie Ihren ganzen Körper. Lassen Sie alle Anspannungen los – lassen Sie jeden Körperteil weich und schwer werden. Atmen Sie nach einigen Minuten tief durch und strecken Sie sich gründlich, bevor Sie mit der nächsten Übung fortfahren.

Bergstellung

Setzen Sie sich in den Schneidersitz. Schließen Sie die Augen, heben Sie die gestreckten Arme langsam über die Seiten nach oben, bis sich die Handflächen über dem Kopf berühren. Die Finger weisen nach oben, die Wirbelsäule sollte leicht gestreckt werden (siehe Abbildung oben). Atmen Sie in dieser Haltung einige Male tief durch. Konzentrieren Sie sich währenddessen auf Ihr Kronenchakra. Lösen Sie die Haltung, sobald sie sich unangenehm anfühlt. Versuchen Sie jedoch, die Bergstellung mit der Zeit immer länger zu halten.

Kleiner Kopfstand

Ebenso wie der klassische Kopfstand regt auch die folgende Variante das Kronenchakra auf sanfte Weise an. Im Gegensatz zum klassischen Kopfstand, der nur mithilfe eines erfahrenen Lehrers erlernt werden sollte und selbst korrekt ausgeführt die Halswirbelsäule belasten kann, ist der »kleine

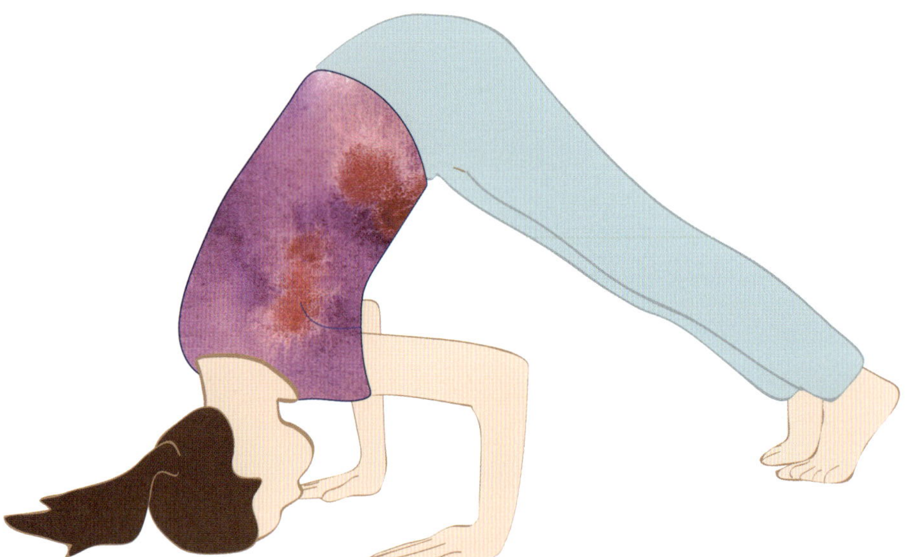

also auf Kopf und Händen (siehe Abbildung rechts Mitte). Ideal ist es, wenn sich in dieser Stellung die Fußspitzen berühren.

Üben Sie möglichst auf einer weichen Unterlage wie einer Yogamatte oder dicken Decke. Falls Sie einmal nach hinten umfallen sollten, brauchen Sie nur den Kopf zur Brust zu ziehen – Sie rollen dann einfach weich ab. Bleiben Sie mög-

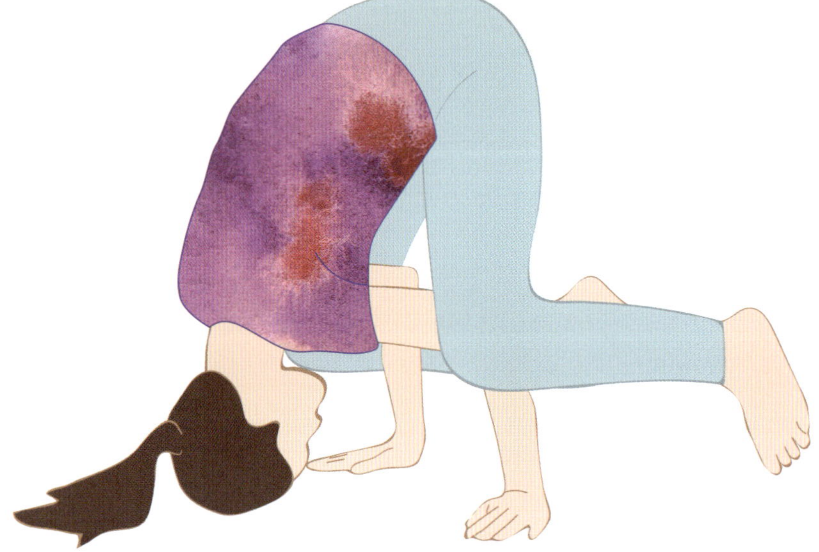

Kopfstand« völlig ungefährlich und relativ leicht zu erlernen.

Vom Fersensitz ausgehend beugen Sie sich nach vorne und legen die Handflächen etwa schulterbreit auseinander vor den Körper. Legen Sie dann den Kopf mit dem Scheitel vor die Hände auf den Boden, sodass Kopf und Hände ein Dreieck bilden. Nun winkeln Sie die Zehen an und strecken die Beine durch, wodurch das Körpergewicht zum Großteil auf den Kopf und die Hände verlagert wird (siehe Abbildung links oben).

Sollte es Ihnen anfangs nicht gelingen, die nun folgende Phase des kleinen Kopfstands einzunehmen, ist das nicht weiter schlimm. Es genügt auch, die erste Phase der Übung durchzuführen und die Stellung sieben Atemzüge lang zu halten. Wichtig ist allerdings, dass Sie sich dabei auf die Energie in Ihrem Kronenchakra konzentrieren.

Um den kleinen Kopfstand vollständig einzunehmen, machen Sie zwei kleine Schrittchen in Richtung Kopf. Legen Sie dann zuerst das linke Knie auf den linken Ellbogen, anschließend das rechte Knie auf den rechten. In der Endstellung balancieren Sie

lichst für die Dauer von sieben Atemzügen in der Endhaltung. Lassen Sie den Atem entspannt fließen und richten Sie die Achtsamkeit auf das Kronenchakra. Um die Übung zu beenden, wird erst das rechte, dann das linke Bein wieder abgesetzt – dann wird der Fersensitz wieder eingenommen.

Die Waage

Stellen Sie sich aufrecht hin, die Beine sind geschlossen. Verlagern Sie nun das Gewicht auf das rechte Bein, und winkeln Sie das linke Bein nach hinten ab. Umgreifen Sie mit der linken Hand den linken Fußknöchel und ziehen Sie den linken Fuß

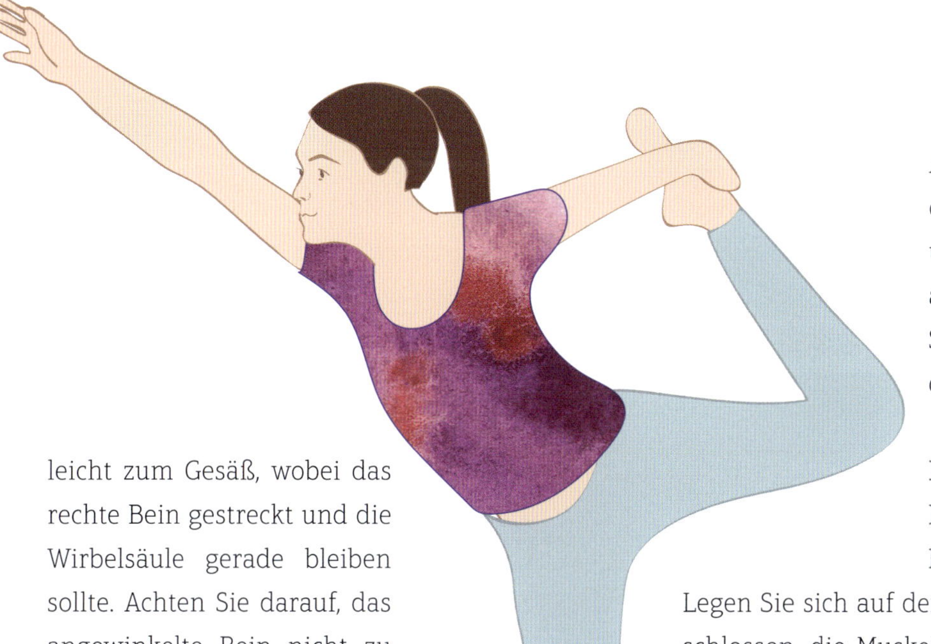

Senken Sie den rechten Arm dann wieder, lösen Sie den Griff um den Fußknöchel und stellen Sie sich wieder auf beide Füße. Wiederholen Sie die Übung dann auch auf der anderen Seite.

leicht zum Gesäß, wobei das rechte Bein gestreckt und die Wirbelsäule gerade bleiben sollte. Achten Sie darauf, das angewinkelte Bein nicht zu weit nach hinten zu ziehen und das Becken gerade zu halten.

Strecken Sie nun den rechten Arm schräg nach oben und verlagern Sie den Oberkörper leicht nach vorne, wobei Sie gleichzeitig das linke Bein ein wenig nach hinten ziehen (siehe Abbildung oben). Versuchen Sie in dieser Endstellung das Gleichgewicht zu bewahren, konzentrieren Sie sich auf das Kronenchakra und bleiben Sie möglichst mindestens eine halbe Minute in der Haltung.

Meditative Harmonisierung des Kronenchakras

Legen Sie sich auf den Rücken, die Augen sind geschlossen, die Muskeln entspannt. Legen Sie Ihre linke Handfläche dann auf den Scheitel; die rechte Hand legen Sie auf die linke (siehe Abbildung unten). Atmen Sie entspannt ein und aus. Konzentrieren Sie sich auf die Berührung der Handflächen mit dem Schädeldach. Vertiefen Sie die Atmung ein wenig und stellen Sie sich vor, dass Sie mit jedem Einatmen kosmische Energie aufnehmen und sie mit jedem Ausatmen in Ihr Kronenchakra senden. Wiederholen Sie dies sieben Atemzüge lang, und stellen Sie sich die Lebensenergie als hellviolettes oder kristallklares Licht vor, das aus Ihren Handflächen in Ihren Kopf strömt. Lassen Sie das heilende Licht allmählich durch Ihren ganzen Körper strahlen. Legen Sie die Hände dann auf den Boden zurück, und spüren Sie der Wirkung der Übung noch ein wenig nach, bevor Sie die Augen wieder öffnen.

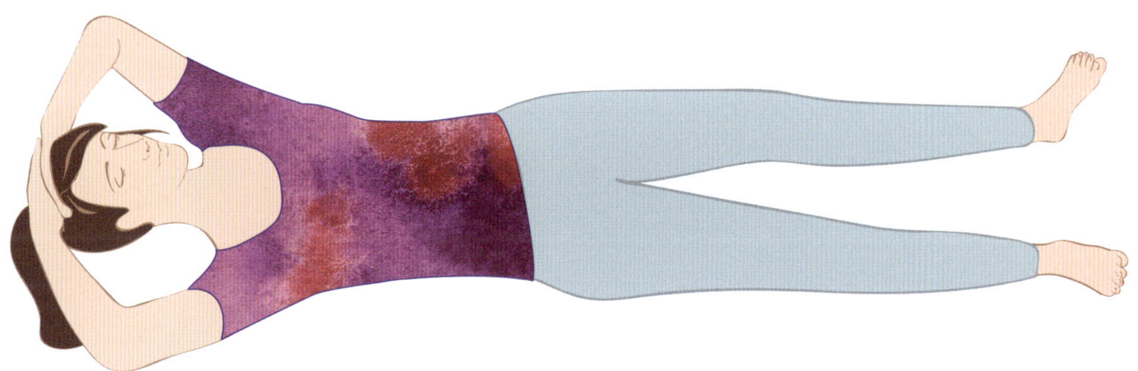

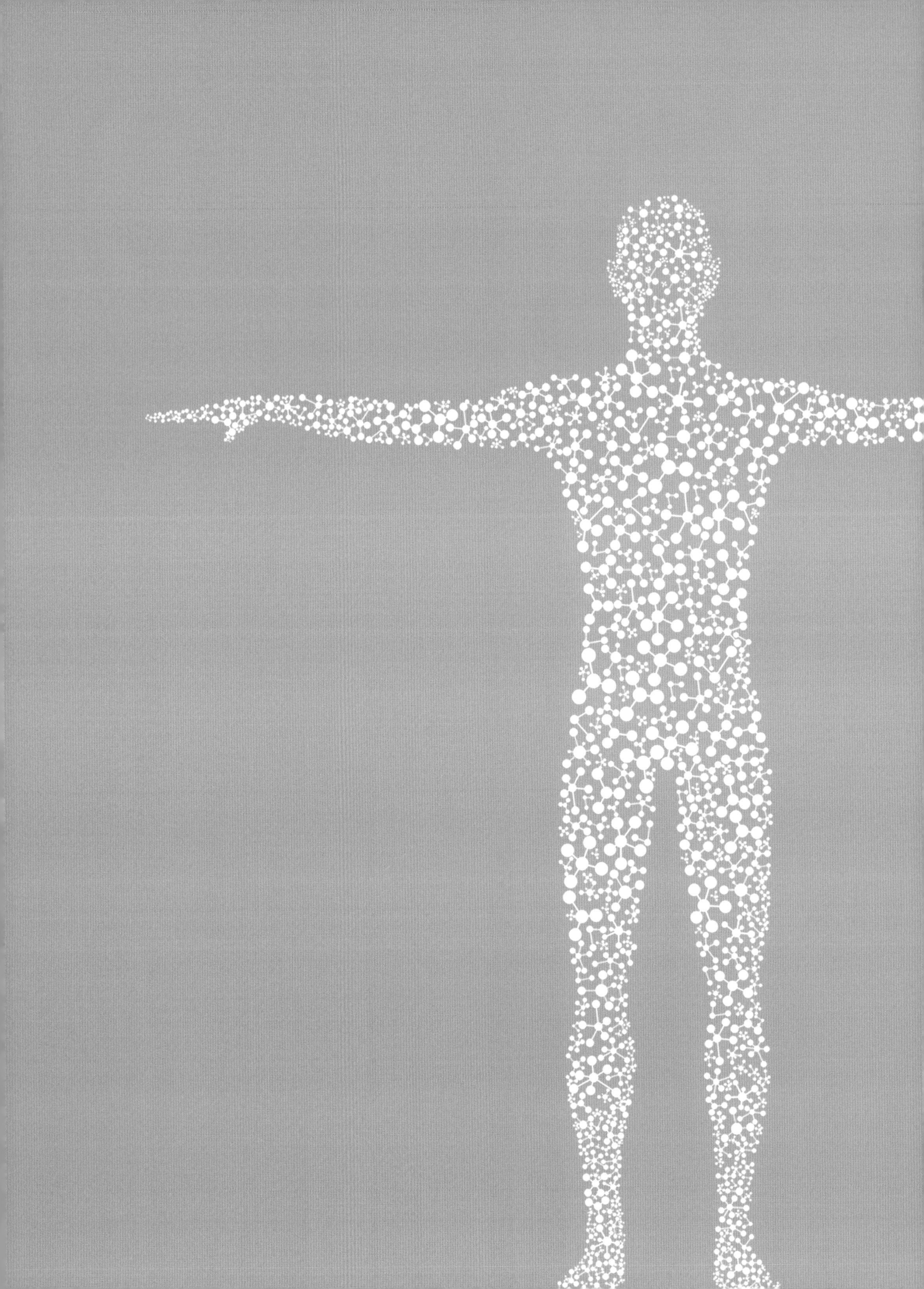

Mudras – Yoga mit den Händen

Energie-Siegel

Das Wort Mudra stammt aus dem Sanskrit und bedeutet »Siegel« oder »Geste«. Eine Mudra ist eine Handstellung, die den feinstofflichen Energien eine bestimmte Richtung gibt. Damit sind Mudras eine Möglichkeit, die persönliche und geistige Entwicklung zu unterstützen.

Jede Mudra symbolisiert einen bestimmten Bewusstseinszustand, kann diesen Zustand aber umgekehrt auch herbeiführen. Die Handstellungen harmonisieren Körper und Seele und können daher seelische Belastungen abbauen und die Selbstheilungskräfte anregen. Die Mudras aktivieren den Energiefluss, vertiefen die Atmung, beschleunigen die innere Reinigung und bauen Nervosität oder Antriebslosigkeit ab. Mudras unterstützen die Konzentration und helfen dabei, die Meditation zu vertiefen.

Die Anwendung von Mudras wird oft auch als »Fingeryoga« bezeichnet – und das aus gutem Grund: Ähnlich wie die klassischen Yogastellungen, sind auch die symbolischen Handgesten mehr als rein äußerliche Körperhaltungen. Wer Mudras ausführt, sollte daher einige Punkte beachten:

- Die Konzentration sollte auf den Kräften liegen, die durch die jeweilige Mudra angeregt werden.
- Die Mudra sollte längere Zeit (mindestens aber zwei bis drei Minuten lang) gehalten werden.
- Der Atem wird zur Ruhe gebracht und sollte mühelos strömen.
- Das Bewusstsein wird auf die Wirkungen gelenkt, die die eingenommene Mudra auf Körper, Seele und Geist haben.
- Mudras sollten regelmäßig wiederholt werden, um die Wirkungen zu verstärken.

Sie haben verschiedene Möglichkeiten, die Mudras einzusetzen:

- In der Meditation: Um die Meditation zu vertiefen und dabei den Energiekörper von Blockaden zu befreien.
- Beim Affirmationsmantra: um den Geist für die positive Energie zu öffnen.
- Im Alltag: um jederzeit Kraft und Konzentration zu gewinnen.

Ganesha Mudra

Die Mudra wird gebildet, indem man die Finger beider Hände nach innen zeigen lässt, dann den Daumen der linken Hand nach unten dreht, sodass die Hand mit dem Handrücken zum Körper steht, die Fingerinnenseiten aufeinander legt, dann die Finger beugt, sodass sie nun wie Haken ineinander greifen. Nun wird ein leichter Zug ausgeübt; die linke Hand zieht nach links, die rechte nach rechts. Der Handrücken der linken Hand weist dabei zum Körper, der der rechten nach vorn.

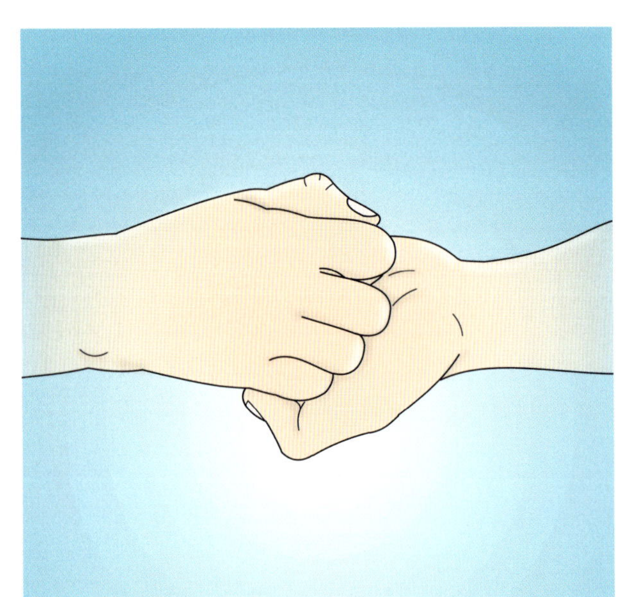

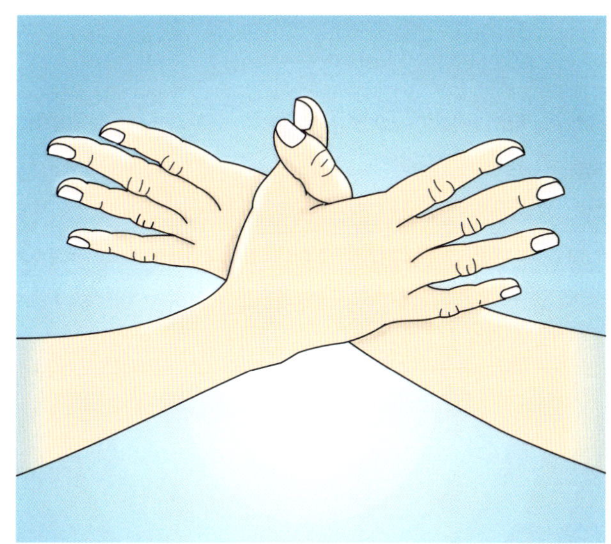

Garuda Mudra

Um die Garuda Mudra zu bilden, legt man zunächst die rechte Hand auf den linken Handrücken. Die Finger sind gespreizt. Nun werden die Hände gegeneinander geschoben, also die rechte Hand nach links und die linke Hand nach rechts, bis die Daumen sich ineinander verhaken. Nun werden die Handflächen ein klein wenig nach oben gewendet.

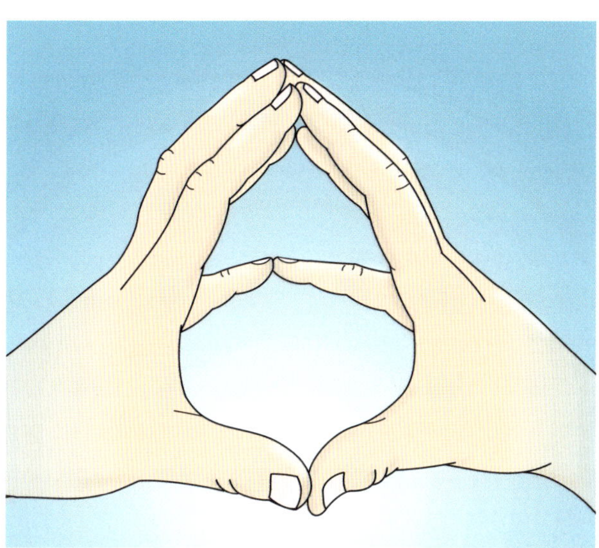

Hakini Mudra

Um die Hakini Mudra einzunehmen, spreizt man einfach die Finger und legt die Fingerkuppen aneinander. Die Daumen weisen zur Kehle, die kleinen Finger nach unten und die Mittelfinger nach vorn.

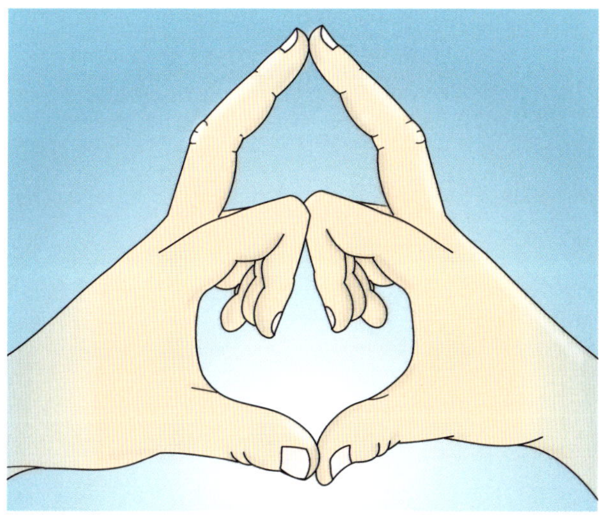

Kalesvara Mudra

Die Kalesvara Mudra entsteht, indem die Hände zunächst vor dem Körper aufeinander gelegt werden, wobei die Fingerspitzen nach oben weisen; außer den Daumen, die zum Körper hin zeigen. Dann werden Zeigefinger, Ringfinger und kleiner Finger nach unten gefaltet, so dass sich diese Finger beider Hände an den zweiten Fingergliedern berühren. Die Hände stehen in dieser Haltung auf der Höhe des Herzens.

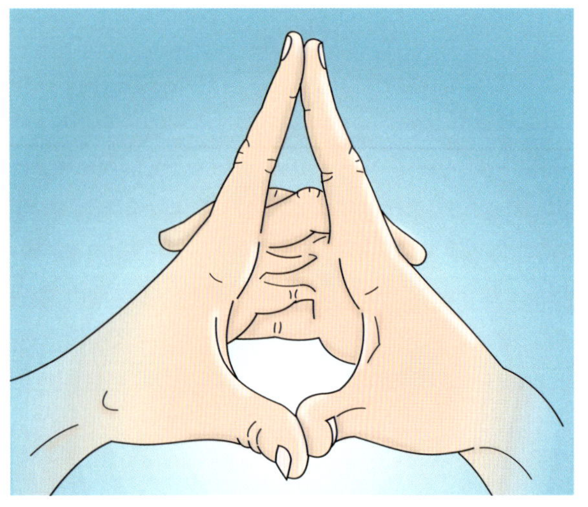

Uttarabodhi Mudra

Um die Uttarabodhi Mudra zu bilden, legt man die gestreckten Zeigefinger aneinander, während man die anderen Finger ineinander verschränkt. Auch die Daumen sind überkreuzt. Die Zeigefinger weisen nach oben und die so gefalteten Hände werden über den Kopf gehalten.

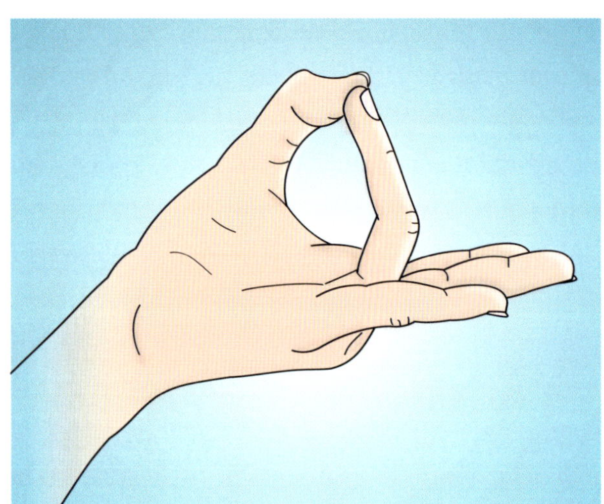

Prithvi Mudra (Erd-Mudra)

Elementare Energie: Erde

Die Prithvi-Mudra-Haltung wird eingenommen, indem man die Fingerkuppen von Daumen und Ringfinger aneinander legt.

Diese Haltung hilft dabei, Mängel im Materiellen auszugleichen und damit den Geist für höhere spirituelle Ziele frei zu machen. Die Kraft des Erd-Elements wirkt dabei stabilisierend und festigend und schenkt Vertrauen und Sicherheit.

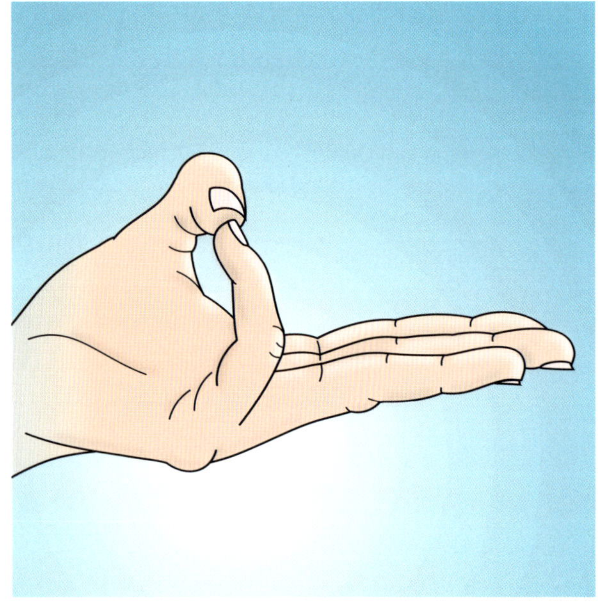

Varuna Mudra (Wasser-Mudra)

Elementare Energie: Wasser

Die Varuna Mudra entsteht, wenn man die Fingerkuppen von Daumen und kleinem Finger aneinander legt.

Diese Mudra fördert die Anpassungsfähigkeit und sorgt für einen gesunden Ausgleich der Energien in Körper und Geist. Die Kraft des Wasser-Elements erhöht die Flexibilität und die Fähigkeit, im Fluss zu bleiben, was immer auch geschieht.

Agni Mudra (Feuer-Mudra)

Elementare Energie: Feuer

Die Agni Mudra ist eine Handhaltung, bei der der Ringfinger die Daumenwurzel berührt und der Daumen über dem zweiten Glied des Ringfingers liegt. Die anderen Finger bleiben dabei gestreckt.

Diese Stellung erleichtert es, Wissen zu vermitteln und aufzunehmen. Die Agni Mudra eignet sich auch in besonderem Maße für religiöse Zeremonien und Weihehandlungen. Die Energie des Feuer-Elements wirkt wärmend und reinigend – wichtige Umwandlungsprozesse werden angeregt.

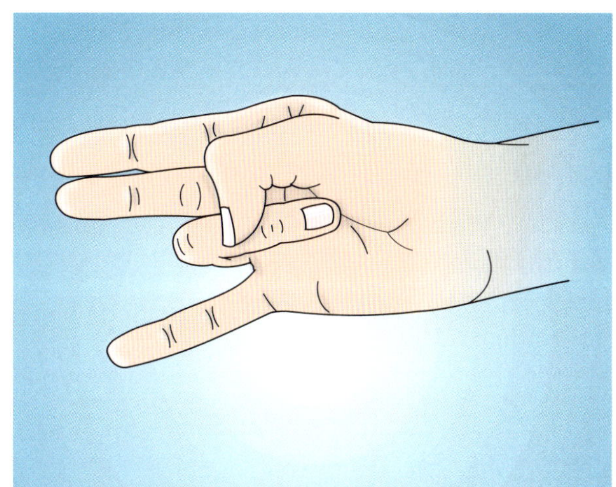

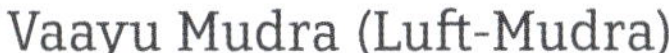

Vaayu Mudra (Luft-Mudra)

Elementare Energie: Luft

Bei der Vaayu Mudra wird der Zeigefinger angewinkelt, sodass die Fingerkuppe die Daumenwurzel berührt. Der Daumen liegt über dem zweiten Glied des Zeigefingers und die anderen Finger werden gestreckt.

Vaayu Mudra verstärkt die kommunikativen Fähigkeiten – sowohl die Kommunikation mit anderen Menschen, als auch mit der eigenen Seele und dem Universum profitieren davon. Mithilfe dieses Mudras gelingt es leichter, Unwesentliches loszulassen. Die Energie des Luft-Elements schenkt Leichtigkeit, vertieft die Atmung, entwickelt die Wandlungsfähigkeit und wirkt sich heilsam und belebend aus.

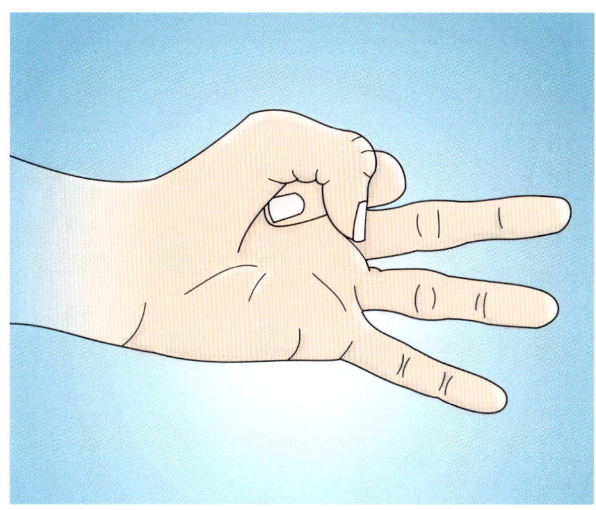

Prana Mudra (Lebenskraft-Mudra)

Elementare Energie: Universelle Lebensenergie

Die Prana-Mudra wird gebildet, indem man die Fingerkuppen von Daumen, kleinem Finger und Ringfinger aneinander legt, während Mittel- und Zeigefinger gestreckt bleiben.

Diese Mudra ist ein allgemeiner Energieverstärker. Insbesondere das Gehirn wird aktiviert. Die

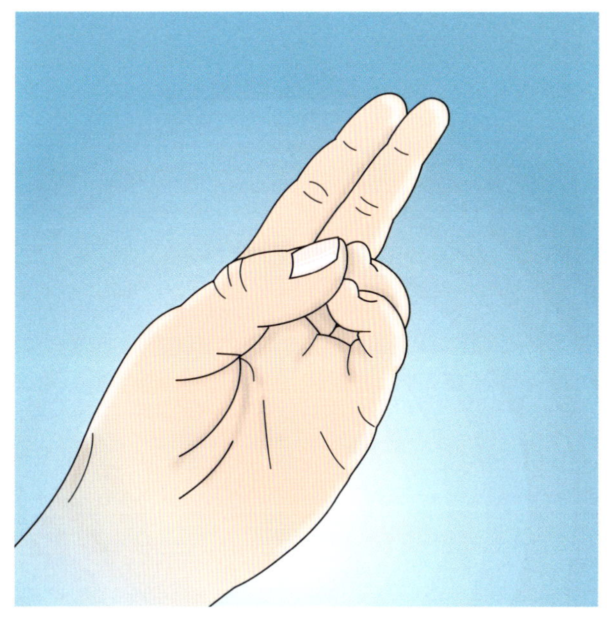

Prana-Mudra hilft, die Elemente Wasser, Erde, Feuer und Luft auszugleichen und richtig zu verteilen. Die Mudra verstärkt die Eigenschwingung und schützt Körper und Seele vor negativen Einflüssen, was besonders in Krisenzeiten wichtig ist.

Linga Mudra (Mudra der männlichen Energie)

Elementare Energie: Männliche Energie

Diese Mudra-Haltung wird eingenommen, indem man die Hände ineinander verschränkt, sodass sich die Daumen kreuzen. Dann wird der unten liegende Daumen nach oben gerichtet und die Fingerkuppen des oben liegenden Daumens und des Zeigefingers derselben Hand werden ringförmig zusammengeführt.

Diese Mudra erleichtert es, Shiva und Shakti – das männliche und das weibliche Prinzip – zu vereinen. Linga-Mudra erhöht die Willens- und Durchsetzungskraft und fördert Qualitäten wie Selbstkontrolle, Selbstbewusstsein und Stabilität.

Yoni Mudra (Mudra der weiblichen Energie)

Elementare Energie: Weibliche Energie

Die Yoni Mudra entsteht, indem beide Hände sich an allen Fingerkuppen berühren – der rechte Daumen den linken Daumen, der rechte Zeigefinger den linken Zeigefinger und so weiter. Der Daumen weist dabei in die entgegengesetzte Richtung der übrigen Finger. Diese Mudra wird so vor dem Körper gehalten, dass die Daumen nach oben und die anderen, gestreckten Finger nach unten weisen und die Hände eine mandel- oder vulvaförmige Öffnung bilden.

Die Yoni Mudra bringt uns mit unserer weiblichen Energie in Kontakt. Die Gefühle werden befreit und die Intuition wird verstärkt. Die Mudra fördert Qualitäten wie Mitgefühl, Geborgenheit und Seelenwärme.

Es gibt auch noch eine andere Mudra, die als Yoni Mudra bekannt ist: Bei Pratyahara, dem Zurückziehen der Sinne, ist die Yoni Mudra eine Handstellung, bei der die fünf Sinne verschlossen werden.

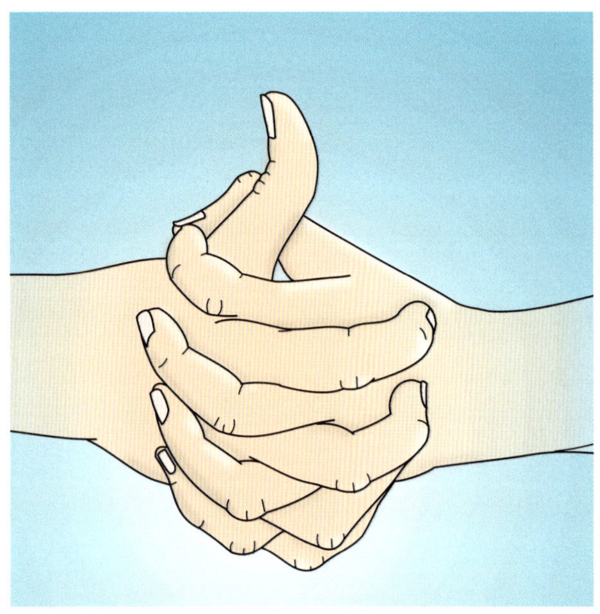

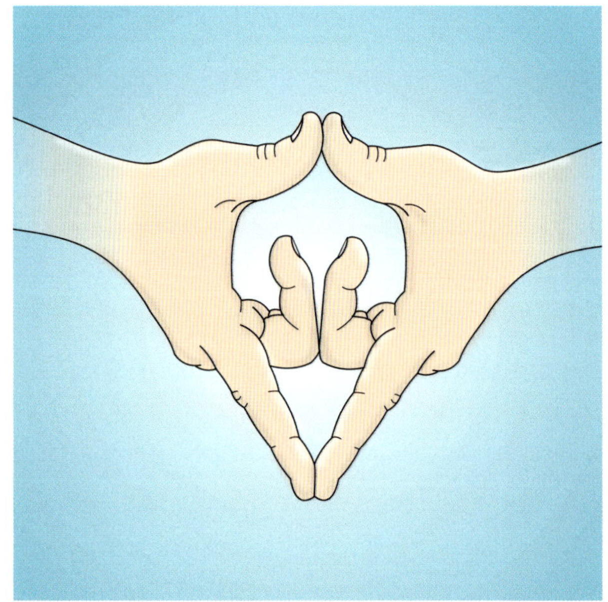

PRAXIS: Die Mudra-Meditation

Die Meditative Chakra-Harmonisierung mithilfe der Mudras ist eine intensive Kurzmeditation, mit der Sie Ihre Energien fokussieren und gezielt ein Chakra ansprechen.

Jede Chakra-Mudra-Kombination ist eine eigene Meditation, die dem jeweiligen Chakra einen Energieschub gibt. Dabei können Sie jedes Chakra mit jeder Mudra kombinieren – das sind schon sehr viele Kombinationen. Wenn Sie die Kombinationen aller Chakras und aller Mudras durchführen wollten, bräuchten Sie viele Jahre. Es ist ganz empfehlenswert, mit den verschiedensten Kombinationen aus Chakras und Mudras zu experimentieren. Ihnen sind dabei keine Grenzen gesetzt und es können sich neue ungewohnte Erfahrungen ergeben.

Eine übliche, bewährte und sinnvolle Zuordnung von Mudras zu Chakras wäre:

CHAKRA	MUDRA
Muladhara	Prithvi
Svadhisthana	Varuna
Manipura	Hakini
Anahata	Vaayu
Vishuddha	Uttarabodhi
Ajna	Agni
Sahasrara	Prana

Diese Chakra-Harmonisierungen sind eine wunderbare Art und Weise, sanft und doch kraftvoll an seinem Energiekörper zu arbeiten.

Dabei können Sie auch mehrere, oder sogar alle Chakras direkt nacheinander ansprechen. In diesem Fall beginnen Sie bitte beim ersten Chakra, beziehungsweise beim untersten Chakra, mit dem Sie arbeiten wollen. Es gibt also mehrere Möglichkeiten der Anwendung:

- Sie können die Mudra für jedes Chakra gemäß der obigen Tabelle auswählen.
- Sie können mit einer Mudra durch alle Chakras gehen.
- Sie können ein Chakra mit mehreren Mudras harmonisieren.
- Sie können einfach Ihrer Intuition folgen.

Die Übung selbst ist ganz einfach:

- Setzen Sie sich hin, möglichst bequem und stabil. Am besten natürlich in einer Meditationshaltung wie Padmasana (Lotossitz) oder Vajrasana (Fersensitz), oder aber auf der Vorderkante eines Stuhles, die Fußsohlen auf dem Boden.
- Schließen Sie die Augen und beobachten Sie Körper, Gefühle und Gedanken ein paar Atemzüge lang. Kommen Sie ganz zu sich, ganz in das Hier und Jetzt.
- Bilden Sie mit den Händen die Mudra.
- Konzentrieren Sie sich auf das Chakra, mit dem Sie arbeiten wollen.
- Atmen Sie ein und spüren Sie, wie Prana, die Lebensenergie in Sie einströmt. Sie atmen aus und stellen sich vor, wie ein farbiger Lichtstrahl (die Farbe des jeweiligen Chakras finden Sie unter »Anatomie der Chakras« ab Seite 29) aus reiner Lebensenergie aus den Händen, von der Mudra verstärkt, in das Chakra fließt.
- Mit jedem Atemzug durchstrahlt das Licht immer weitere Bereiche, löst Blockaden auf, reinigt und verstärkt die Energie.
- Bleiben Sie mindestens sieben Atemzüge dabei.
- Dann öffnen Sie die Augen und spüren der Übung nach.

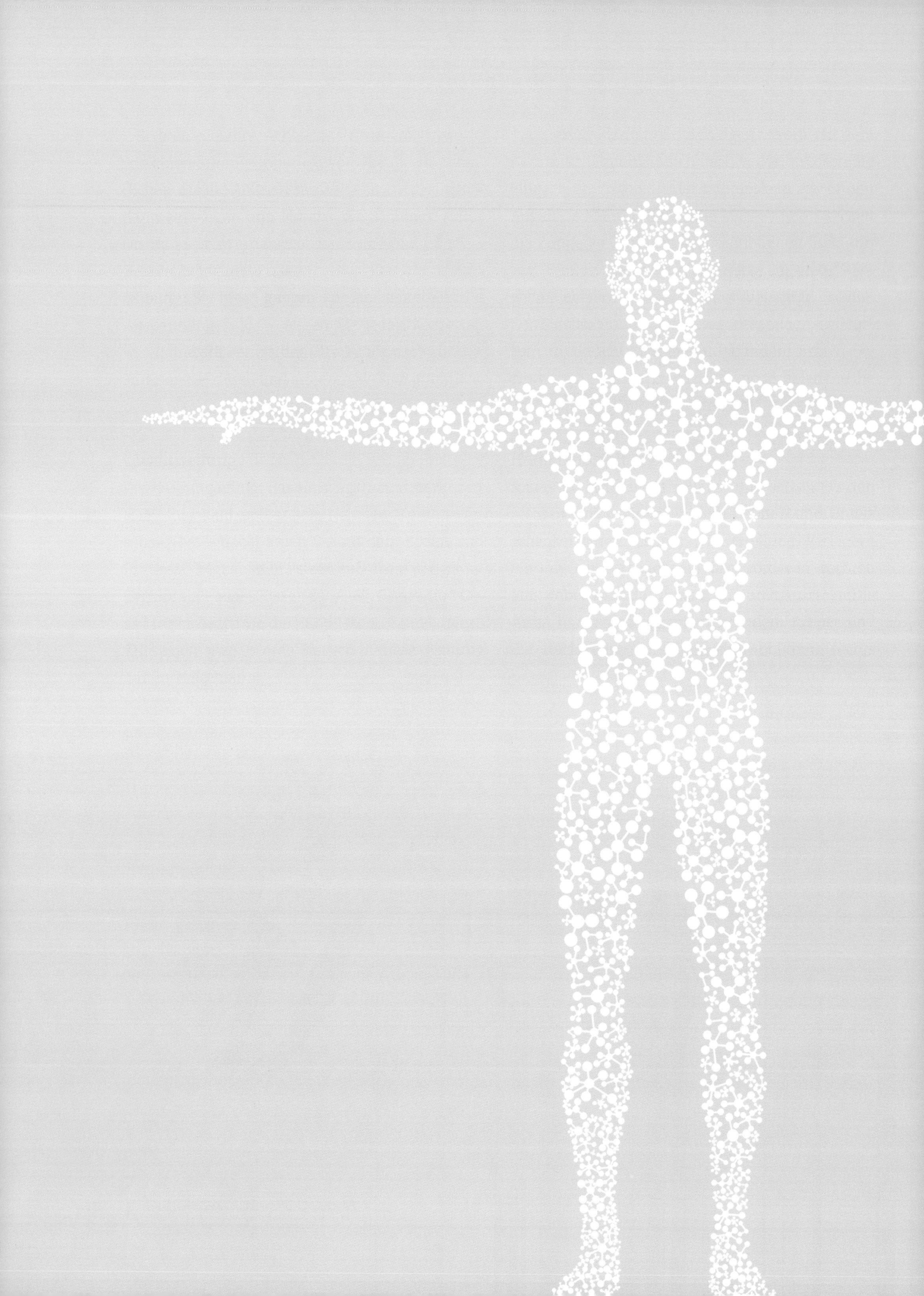

Die Bahnen der Energie – Meridiane

Die chinesische Vorstellung vom Aufbau des Energiekörpers ist, wie die indische, ganzheitlich ausgerichtet – das heißt, der Körper wird immer als eine Einheit betrachtet. Jeder Aspekt des Ganzen ist mit allen anderen verbunden und erzeugt entsprechende Wechselwirkungen.

Yin und Yang – Die Kräfte im Gleichgewicht

Die Grundlage, von der die chinesische Philosophie und Medizin ausgeht, ist das Prinzip von Yin und Yang. Yin und Yang sind die einander entgegengesetzten Grundkräfte, die sich wechselseitig ergänzen – wie die zwei Seiten einer Münze. Ohne Yin kann es kein Yang geben, ohne Yang kein Yin. Der gemeinsame Ursprung von Yin und Yang liegt im Dao, der Quelle allen Seins. Das chinesische Wort »Dao« (道) bedeutet wörtlich »Weg«. Gemeint ist aber viel mehr. Man könnte es in diesem Zusammenhang besser als »das Sein« oder »der Urgrund« übersetzen.

Das bekannte Yin-Yang-Symbol (siehe unten), das Taiji, zeigt anschaulich, wie die polaren Kräfte zusammenhängen. Das dunkle, weiche Yin und das helle, harte Yang gehen darin unaufhörlich ineinander über: Wenn Yin abnimmt, wächst Yang, und umgekehrt. Überdies ist im weichen Yin immer auch das harte Yang enthalten und im hellen Yang das dunkle Yin.

Eins ohne das andere ist nicht denkbar. Yin und Yang bilden einen immerwährenden Kreislauf, in dem die eine Kraft aus der anderen hervorgeht und keine ohne die jeweils andere existieren könnte. Nimmt man Yin ganz weg, verschwindet auch Yang – und umgekehrt. Das Dao spiegelt sich in der Form des perfekten Kreises wider, der ohne Anfang oder Ende alles umschließt.

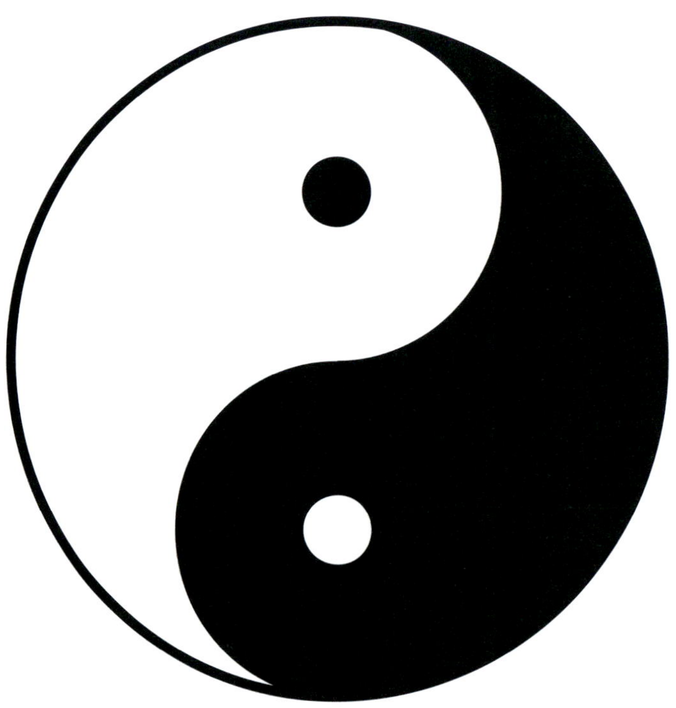

Yin und Yang im menschlichen Körper

Da alles im Universum aus dem Zusammenspiel von Yin und Yang entsteht, betrifft das natürlich auch den Menschen und seine Gesundheit. Ein ausgewogenes Verhältnis von Yin und Yang ist die Voraussetzung für die Gesundheit von Körper, Seele und Geist. Geraten Yin und Yang aus dem Gleichgewicht, werden wir krank.

Yin und Yang sind aber nicht unveränderliche »Bausteine«. Sie sind ständig im Fluss: Yin ist das Prinzip, das geordnet und geformt wird, und Yang ist das Prinzip, das ordnet und formt. Diese beiden Kräfte sind ständig und auf allen Ebenen unseres Lebens wirksam, in unseren Zellen und Organen ebenso wie in der Welt, in der wir leben.

Während Yang das aktive, schöpferische, dynamische Prinzip verkörpert, steht Yin für das Passive, die Regeneration und die Substanz. Alle körperlichen Prozesse und Körperteile sind von diesen Prinzipien bestimmt. Zu Problemen und Krankheiten kommt es immer dann, wenn Yin und Yang ihr Gleichgewicht verlieren und ein Prinzip das andere zu sehr dominiert.

Yin und Yang bilden die grobe Zweiteilung aller existierenden Dinge. Alles, was hell, warm, aufsteigend, hart, beweglich ist, gehört zum Yang. Alles, was dunkel, kalt, absteigend, sanft, unbeweglich ist, gehört zum Yin.

Zum Beispiel: Die Sonne brennt und strahlt, deswegen ist sie Yang. Der Mond strahlt weder von sich selbst Licht aus, noch gibt er Hitze ab, deswegen ist er Yin. Der Berg strebt empor und ist hart und steinig, deswegen ist er Yang. Das Wasser fließt hinab und ist sanft, deswegen ist es Yin.

Yin und Yang sind nicht voneinander getrennt. Sie ergänzen sich stets: Wenn Yang schwächer wird, wird Yin stärker und umgekehrt. Alles ist im Fluss. Meistens enthält Yang daher auch Yin und umgekehrt. Die beiden Prinzipien können sich auch ineinander verwandeln.

In der Medizin sind zwei Faktoren besonders wichtig: Yang-Qi ist hart, erwärmend und stimulierend, Yin-Qi ist sanft, kühlend und beruhigend.

ANATOMIE: Meridiane – Die Leitbahnen des Qi

In der chinesischen Medizin werden Störungen der Gesundheit und des Wohlbefindens immer als Störungen im Fluss der Lebensenergie, im Chinesischen Qi (气) genannt, aufgefasst.

Im gesunden Körper fließt Qi ungehindert. Dann werden alle Organe und Gewebe ohne Unterbrechung mit der benötigten Energie versorgt. Wenn dieser Energiefluss gestört wird, kommt es früher oder später zu gesundheitlichen Problemen. Leichte Abweichungen vom harmonischen Fluss des Qi führen zu Befindlichkeitsstörungen, die »normal« erscheinen. Dauerhafte oder starke Störungen des Energieflusses sind die Grundlage ernsthafter Erkrankungen.

Das Qi fließt hauptsächlich entlang von Leitbahnen. Im Westen wurden diese Leitbahnen als »Meridiane« bekannt. Die »Meridiane« verlaufen nicht nur an der Oberfläche, sondern durchziehen wie Energiekanäle unseren gesamten Körper. An diesen Kanälen befinden sich (mit Ausnahme einiger Spezialpunkte) die Akupressur- beziehungsweise Akupunkturpunkte, über die wir den Energiefluss in der betreffenden Energiebahn gezielt beeinflussen können.

Die Bezeichnung »Meridian« erhielten die Energie-Leitbahnen, da ihre Darstellung auf Zeichnungen die europäischen Seereisenden, die als Erste die chinesische Energielehre kennenlernten, an die Meridiane auf den Seekarten erinnerte.

Es gibt zwölf Hauptleitbahnen, die symmetrisch auf der linken und rechten Körperhälfte verlaufen. Ihr Verlauf folgt teils der Körperoberfläche, teilweise liegen sie im Körperinneren. An den Akupressurpunkten sind die Meridiane so mit der Körperoberfläche verbunden, dass die Energie hier von außen leicht beeinflusst werden kann. Dazu gibt es noch zwei »Gefäße« oder »Sonder-Meridiane«: Das Lenkergefäß und das Konzeptionsgefäß.

Diese Hauptleitbahnen teilen sich in Yin- und Yang-Meridiane auf: Die Yin-Meridiane verlaufen an der Körpervorderseite von unten nach oben und sind auf den Übersichten auf den folgenden Seiten in Blau dargestellt. Die Yang-Meridiane verlaufen mit Ausnahme des Magen-Meridians an der Körperrückseite von oben nach unten (bei nach oben gestreckten Armen) und sind in Rot eingezeichnet.

Unteres, mittleres und oberes Dantian

»Dantian« bedeutet wörtlich »Zinnoberfeld«. Der Name kommt aus der daoistischen Alchemie, die zum Ziel hatte, durch innere Alchemie, vor allem durch bestimmte Qi-Gong-Übungen Unsterblichkeit zu erlangen. Es gibt drei dieser energetischen Zentren im Körper:

- Das untere Dantian: Im Unterbauch, etwa drei Fingerbreit unterhalb des Bauchnabels
- Das mittlere Dantian: In der Mitte des Brustkorbes, auf der Höhe der Brustwarzen
- Das obere Dantian: Über der Nasenwurzel, in der Mitte zwischen den Augenbrauen

Diese Felder spielen in der Traditionellen Chinesischen Medizin, aber noch mehr beim Taijiquan und Qigong eine wichtige Rolle: Dort liegen die energetischen Schwerpunkte des Menschen. Beim Heilen, Energetisieren und in der daoistischen Meditation soll die Achtsamkeit auf diese Felder gelenkt werden, um das Qi zu sammeln.

Die »Organe« der chinesischen Medizin

Dass die Leitbahnen nach Organen, wie Herz, Milz, Leber, Lunge und so weiter benannt sind, führt oft zu Missverständnissen. In der westlichen Medizin ist ein Organ ein relativ fest abgegrenztes Gewebe mit bestimmten Funktionen. Die Leber beispielsweise ist das Organ im rechten Oberbauch, das unter anderem für die Entgiftung, Galleproduktion und Synthese von Gerinnungsfaktoren zuständig ist. In der Traditionellen Chinesischen Medizin ist die Leber-Leitbahn nicht nur für das Organ Leber verantwortlich; sie ist eher ein Funktionsprinzip. So beeinflusst die Leber-Leitbahn unter anderem auch die Augen, Bänder, Sehnen und Gelenke, manche Muskeln und Gefühle wie Freude, Groll oder Verantwortungsbewusstsein. Überdies steht die Leber-Leitbahn mit den anderen Leitbahnen, insbesondere mit der Gallenblasen-Leitbahn in Verbindung. Es ist also sehr wichtig, die Organe der westlichen Medizin nicht mit den nach Organen benannten Funktionskreisen der TCM zu verwechseln.

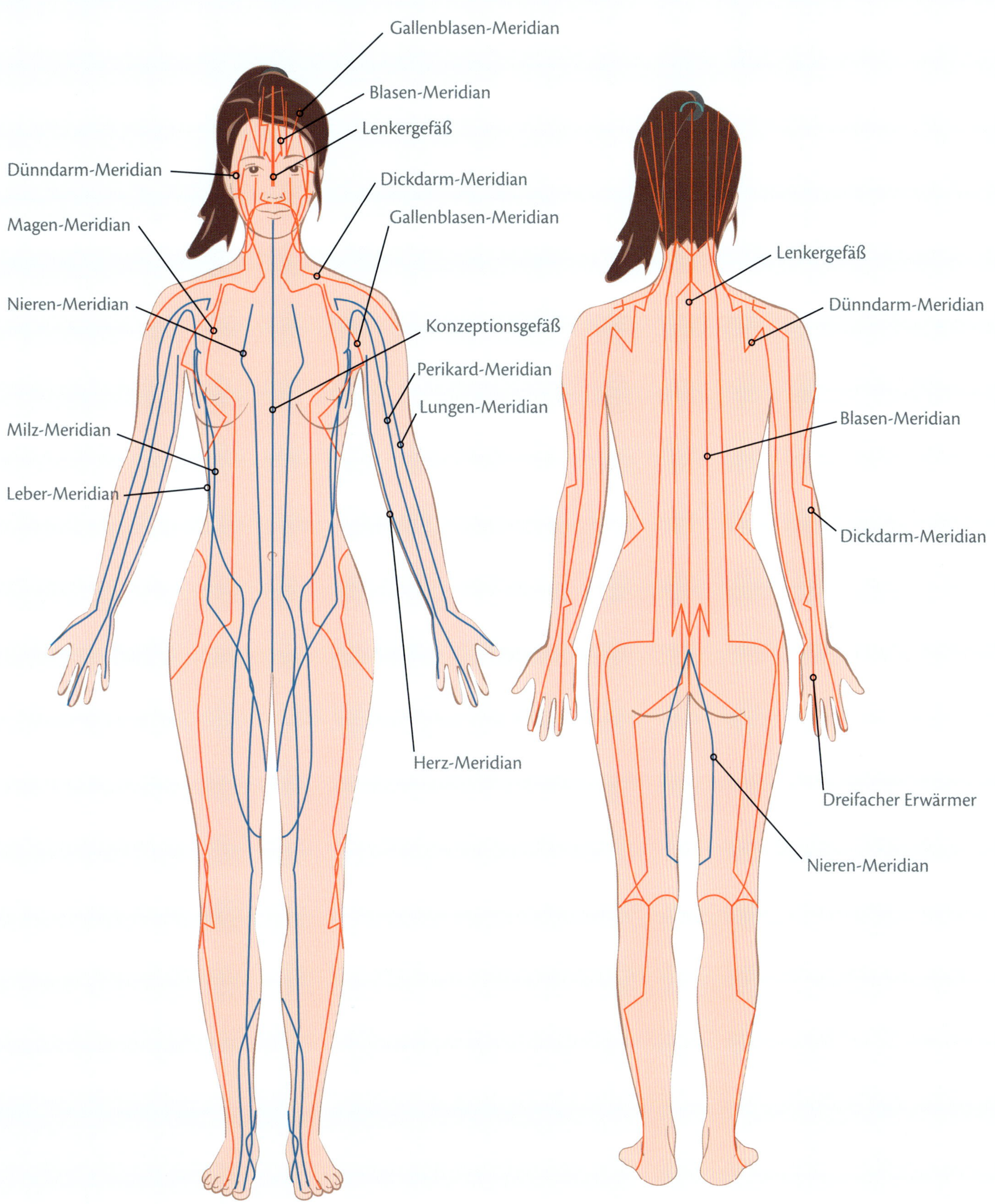

Alle Meridiane im Überblick

Der Leber-Meridian

Zang-Organ
Polarität: Yin
Hauptaktivität: 1-3 Uhr
Element: Holz
Jahreszeit: Frühling
Emotion: Ärger
Geschmack: Sauer
Verlauf: Der Leber-Meridian (LE) ist eine Yin-Leitbahn, die vom Zwischenraum zwischen großem und zweitem Zeh aus an den Innenseiten der Waden und Oberschenkel über die Leisten fließt. Oberhalb der Leisten macht der Meridian einen Bogen nach außen und endet schließlich unterhalb des Rippenbogens.
Wirkungsbereich: Der Leber-Meridian beeinflusst die Leber- und Gallenblasenfunktion sowie die Verdauung. Als »Meer des Blutes« wirkt er sich auf die Blutqualität und die Entgiftung aus und hat auch einen Einfluss auf das Nervensystem und die Emotionen. Überdies hängt der Leber-Meridian mit der Gesundheit der Augen zusammen.
Therapie: Bei Lebererkrankungen, Verdauungsstörungen und seelischer Unausgeglichenheit kommt es meist zu Störungen des Energieflusses im Leber-Meridian. Eine Stimulierung des Meridians ist nicht nur bei Leber- und Verdauungsbeschwerden wie Übelkeit, Brechreiz oder bei Bauchschmerzen, sondern auch bei Menstruationsbeschwerden, Migräne, Kopfschmerzen, Augenerkrankungen, depressiven Verstimmungen, Ängsten, Erschöpfung, geistig-seelischer Überforderung und unangemessenen Gefühlsausbrüchen angezeigt.

Kopfschmerzen und Migräne

Kopfschmerzen sind keine Krankheit, sondern ein Symptom. Die Ursachen von Kopfschmerzen aufzuzählen ist hier sinnlos – es gibt zu viele Ursachen und die Differentialdiagnose nimmt bei Kopfschmerzen Zeit in Anspruch. Am häufigsten (und am besten behandelbar) sind Spannungskopfschmerzen. Natürlich sind Kopfschmerzen auch ein häufiges Symptom bei Infektionskrankheiten. Kopfschmerzen können auch bereits durch Luftdruckveränderungen auftauchen. Medikamente, Lebensmittelunverträglichkeiten oder Lärm können ebenfalls das Symptom Kopfschmerz hervorrufen.

Auf dem Leber-Meridian liegt einer der wichtigsten Punkte gegen Migräne und Kopfschmerzen:
LE 3: Dieser Akupressurpunkt liegt auf dem Fußrücken, und zwar an der Stelle, an der die Mittelfußknochen der großen und der zweiten Zehe zusammenlaufen. Sie können LE 3 in einer Vertiefung spüren. Der Punkt reagiert meist sehr empfindlich auf Druck. Massieren Sie LE 3 mindestens zwei Minuten lang mit sanftem Druck und führen Sie dabei Kreisbewegungen gegen den Uhrzeigersinn aus.

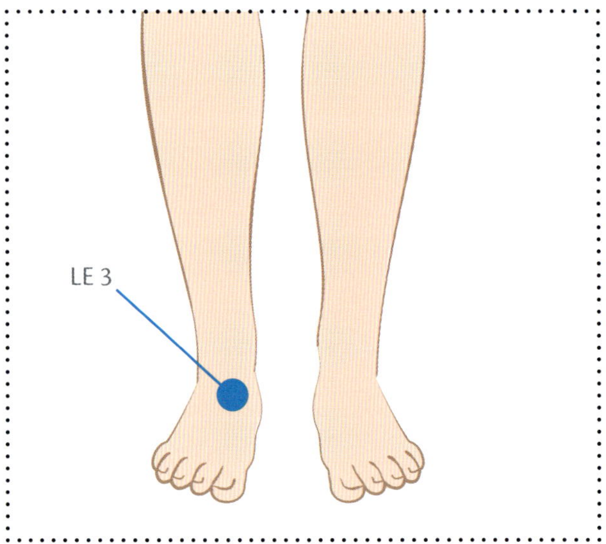

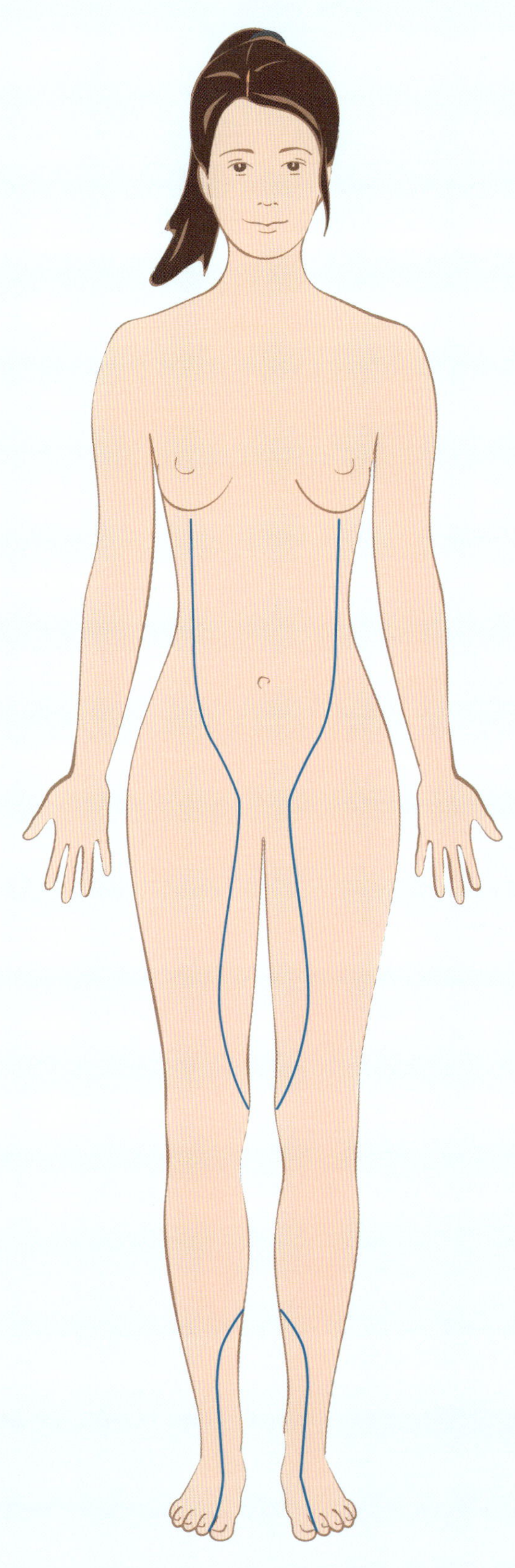

Der Leber-Meridian

Der Gallenblasen-Meridian

Fu-Organ
Polarität: Yang
Hauptaktivität: 23-1 Uhr
Element: Holz
Jahreszeit: Frühling
Emotion: Ärger
Geschmack: Sauer

Verlauf: Der Gallenblasen-Meridian (GB) ist eine Yang-Leitbahn, die am Außenrand des Augenwinkels entspringt. In mehreren Zickzacklinien verläuft der Meridian nach oben über die Schläfe, dann am Hinterkopf abwärts bis zur Schulter, über die Körpervorderseite zum Rippenbogen und weiter abwärts zum Beckenknochen. Von dort aus zieht er am Beckenknochen entlang zur Außenseite des Ober- und Unterschenkels bis in die Spitze der vierten Zehe.

Wirkungsbereich: Der Gallenblasen-Meridian hat einen starken Einfluss auf den psychischen Zustand. Fließt die Energie in diesem Meridian ungehindert, wird es kaum zu Nervosität oder depressiven Verstimmungen kommen. Ferner wirkt der freie Energiefluss im Gallenblasen-Meridian harmonisierend auf die Funktion der Gallenblase und der Leber sowie stärkend auf Bänder und Sehnen. Auch die Gesundheit von Augen und Stirnhöhlen hängt zumindest teilweise vom Gallenblasen-Meridian ab.

Therapie: Bei Störungen des Gallenblasen-Meridians kann es leicht zu Gallensteinen und kolikartigen Schmerzen im Bereich des Verdauungsapparates kommen. Der Meridian wird jedoch nicht nur bei Gallen- und Leberbeschwerden und Übelkeit, sondern beispielsweise auch bei Kopfschmerzen, Augen- und Ohrenbeschwerden, Verletzungen der Bänder und Sehnen, Hexenschuss, Gelenkerkrankungen sowie Beschwerden im Bereich der Knie, Knöchel und Füße behandelt. Und auch bei Reizbarkeit, Nervosität und depressiven Verstimmungen kann die Stimulierung des Gallenblasen-Meridians das Wohlbefinden steigern.

Übergewicht

Weltweit nimmt die Zahl Übergewichtiger zu. Und es gibt nur eine Ursache: Wer mehr isst, als er verbrennt, nimmt zu. Das Problem ist dabei im Grunde immer ein seelisches: Der Körper sagt einem, wann man genug gegessen hat.

Akupressur und Akupunktur können beim Erreichen des Wohlfühlgewichts sehr helfen. Es gibt Punkte, die den Metabolismus anregen, sodass mehr Fett verbrannt wird, andere können den Appetit zügeln, andere fördern die Verdauung und erleichtern das Ausscheiden von Giftstoffen – und vor allem kommt durch Akupressur der Energiekörper wieder ins Gleichgewicht.

Ein besonders wichtiger Punkt, der bei Übergewicht hilft, liegt auf dem Gallenblasen-Meridian:

GB 30: Am obersten Punkt des Oberschenkelknochens liegt GB 30. Sie können diesen Akupressurpunkt an der Außenseite des Gesäßmuskels hinter dem Gelenk- oder Hüftkopf ertasten. Üben Sie mindestens vier Minuten kräftigen Druck auf ihn aus.

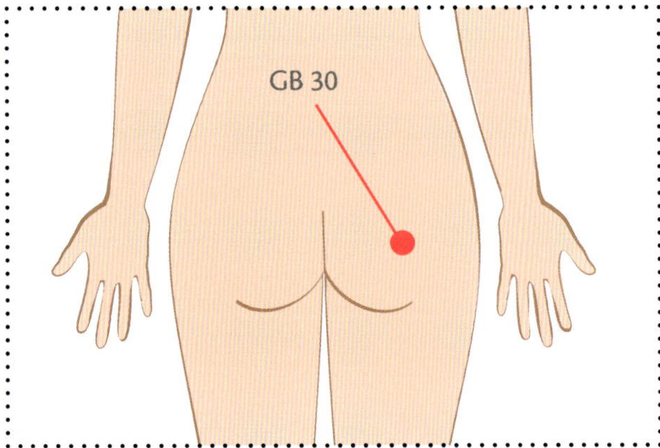

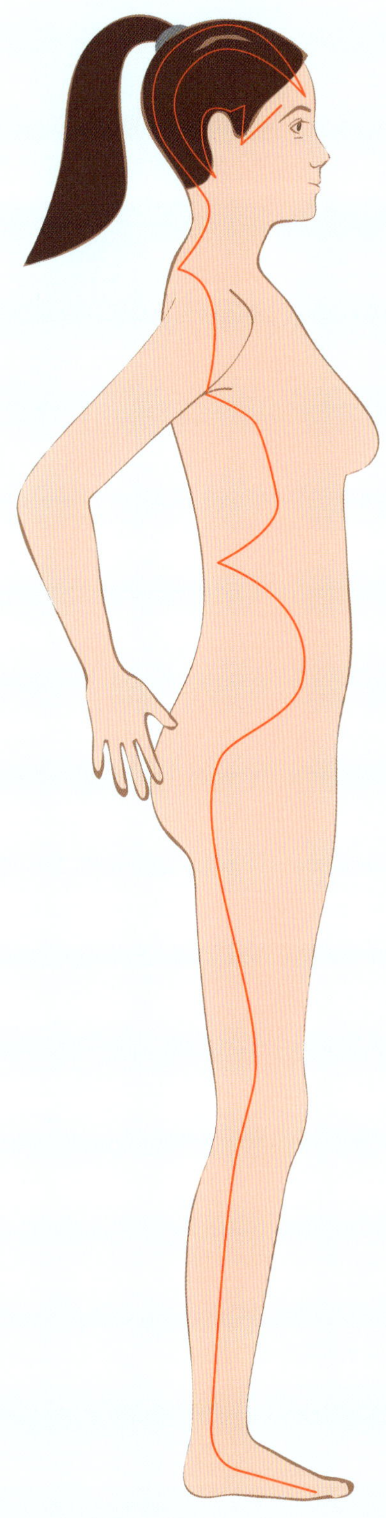

Der Gallenblasen-Meridian

Der Herz-Meridian

Zang-Organ
Polarität: Yin
Hauptaktivität: 11-13 Uhr
Element: Feuer
Jahreszeit: Sommer
Emotion: Freude
Geschmack: Bitter
Verlauf: Der Herz-Meridian (HE), eine Yin-Leitbahn, hat ihren Anfangspunkt in der Achselhöhle, von wo aus sie über die Innenseite des Ober- und Unterarms in die Handinnenfläche läuft. Der Meridian endet an der Innenseite des kleinen Fingers, etwa in Höhe des Nagelwinkels.
Wirkungsbereich: Der Herz-Meridian herrscht über die Funktion des Herzens, über Herzbeutel und Kreislauf. Die Chinesen sehen das Herz als »Zentrum des Geistes«. Die einwandfreie Funktion des Herz-Meridians ist Voraussetzung für das Gleichgewicht der Emotionen, aber auch für den reibungslosen Ablauf geistiger Prozesse. Der Meridian aktiviert das Denkvermögen und die Konzentrationsfähigkeit. Als »Wurzel der Lebenskraft« stärkt er außerdem das Selbstbewusstsein.
Therapie: Störungen im Bereich des Herz-Meridians zeigen sich vor allem in Form von Herzbeschwerden und seelischen Problemen. Die Behandlung des Herz-Meridians ist bei allen Herzerkrankungen, bei Herzklopfen, Kreislaufschwäche, Blutdruckschwankungen, Schwindel und Angina pectoris angezeigt, ebenso bei seelischen Leiden, wie depressiven Verstimmungen, Ängsten, Schlaflosigkeit, Unsicherheit oder geistiger Erschöpfung.

Ängste

Angststörungen sind weitverbreitet. Angst ist nicht nur ein psychisches Phänomen, sondern führt auch zu körperlichen Reaktionen, wie Muskelverspannungen, nervösen Magenbeschwerden, Schwindelgefühlen, Atemnot und Herzklopfen. Ist die Angst so stark, dass sie das Leben einschränkt, ist eine psychotherapeutische Behandlung nötig; Akupressur kann bei Ängsten zumindest unterstützend hilfreich sein.

Zwei der wichtigsten Akupressurpunkte liegen auf dem Herzmeridian:

HE 5: Der Akupressurpunkt befindet sich an der Innenseite des Unterarms, etwa vier Fingerbreit oberhalb der Handgelenkfalte auf der Seite des kleinen Fingers. Tonisieren Sie den Punkt, indem Sie kraftvollen Druck ausüben und anschließend Kreisbewegungen im Uhrzeigersinn ausführen. Wenden Sie diese Technik mindestens 30 Sekunden lang an.

HE 7: Sie finden den Punkt knapp unterhalb der Mitte der Handgelenksfalte auf der Seite des kleinen Fingers. Der Punkt liegt am Ellenansatz des Handgelenks (neben dem Erbsenbein), dort wo der Unterarm in den Handballen übergeht. Behandeln Sie den Akupressurpunkt zwei bis drei Minuten lang mit intensivem Druck. Führen Sie dabei Kreisbewegungen im Uhrzeigersinn aus.

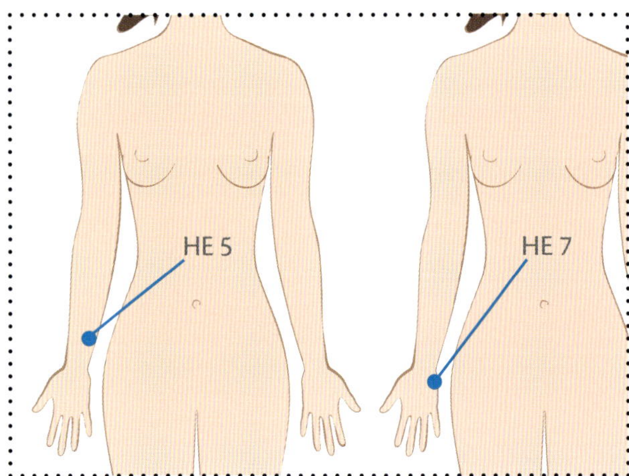

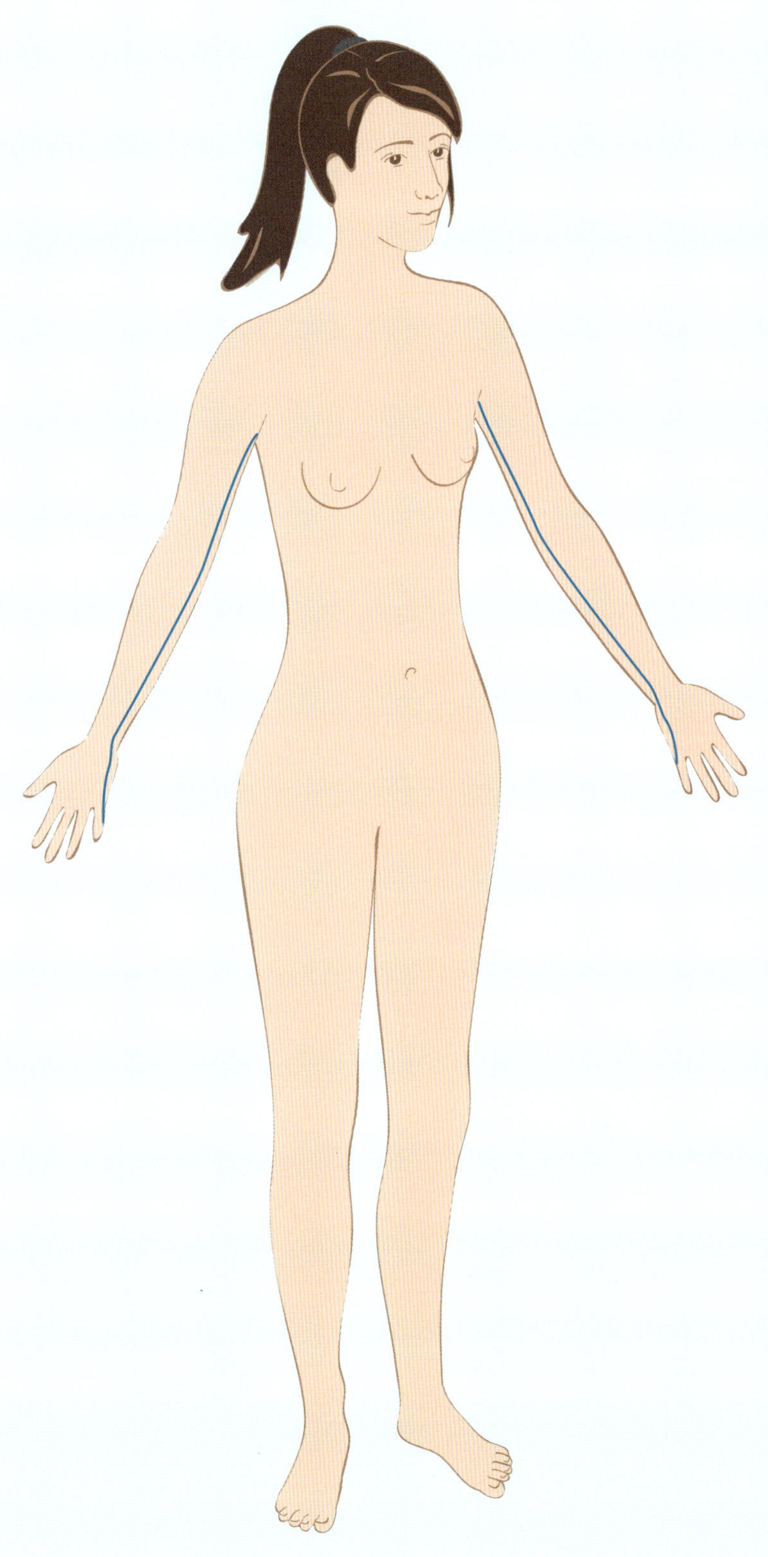

Der Herz-Meridian

Der Dünndarm-Meridian

Fu-Organ
Polarität: Yang
Hauptaktivität: 13-15 Uhr
Element: Feuer
Jahreszeit: Sommer
Emotion: Freude
Geschmack: Bitter
Verlauf: Der Dünndarm-Meridian (DÜ) ist eine Yang-Leitbahn. Sie beginnt in der Fingerspitze des kleinen Fingers und läuft über den Handrücken an der äußeren Seite des Unterarms entlang. Am oberen Ende des Oberarms macht der Meridian einen »Knick« nach unten und zieht dann mit einer kleinen Ausbuchtung am Trapezmuskel entlang bis zum Ohr hinauf.
Wirkungsbereich: Der Dünndarm-Meridian wirkt sich auf den gesamten Darmbereich und die Darmtätigkeit aus und versorgt die Schleimhäute mit Qi. Doch auch für die seelische Harmonie ist der Dünndarm-Meridian sehr wichtig, da er indirekt dabei hilft, körperliche wie auch seelische Krampfzustände aufzulösen und somit die Entspannung fördert.
Therapie: Der Dünndarm-Meridian wird bei unterschiedlichen Beschwerden stimuliert. Einerseits werden viele Darmbeschwerden – vor allem solche, die mit Krämpfen einhergehen – sowie Verdauungsstörungen über diesen Meridian behandelt. Doch auch bei Gelenk-, Schulter-, Rücken- und Ohrenschmerzen sowie bei Stresssymptomen und Nervosität ist es sinnvoll, die Druckpunkte im Bereich des Dünndarm-Meridians zu stimulieren.

Halsschmerzen

Halsschmerzen können das Symptom unterschiedlichster Erkrankungen sein, von der banalen Erkältung bis zu einer durch Streptokokken ausgelösten Mandelentzündung.

Treten zu starken Halsschmerzen auch noch Fieber und Schluckbeschwerden auf, sollte natürlich ein Arzt konsultiert werden. Oft ist jedoch das Lindern der Symptome durch Akupressur ausreichend und begleitet die Genesung. Darüber hinaus stärkt Akupressur die Abwehrkräfte und regt die Lebensenergie im Energiekörper an – das fördert die Selbstheilung und sorgt dafür, dass Halsschmerzen seltener auftreten.

Auf dem Dünndarm-Meridian liegt einer der wichtigsten Punkte gegen Halsschmerzen:
DÜ 3: Der Punkt liegt auf der Handkante. Wenn Sie die Faust schließen, finden Sie ihn am äußersten Ende der Beugefalte, die unterhalb des kleinen Fingers entsteht. Üben Sie sanften Druck auf DÜ 3 aus und führen Sie dabei Kreisbewegungen gegen den Uhrzeigersinn aus.

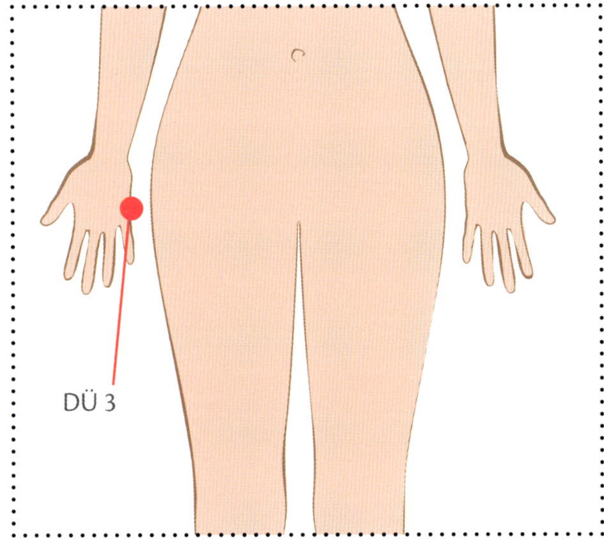

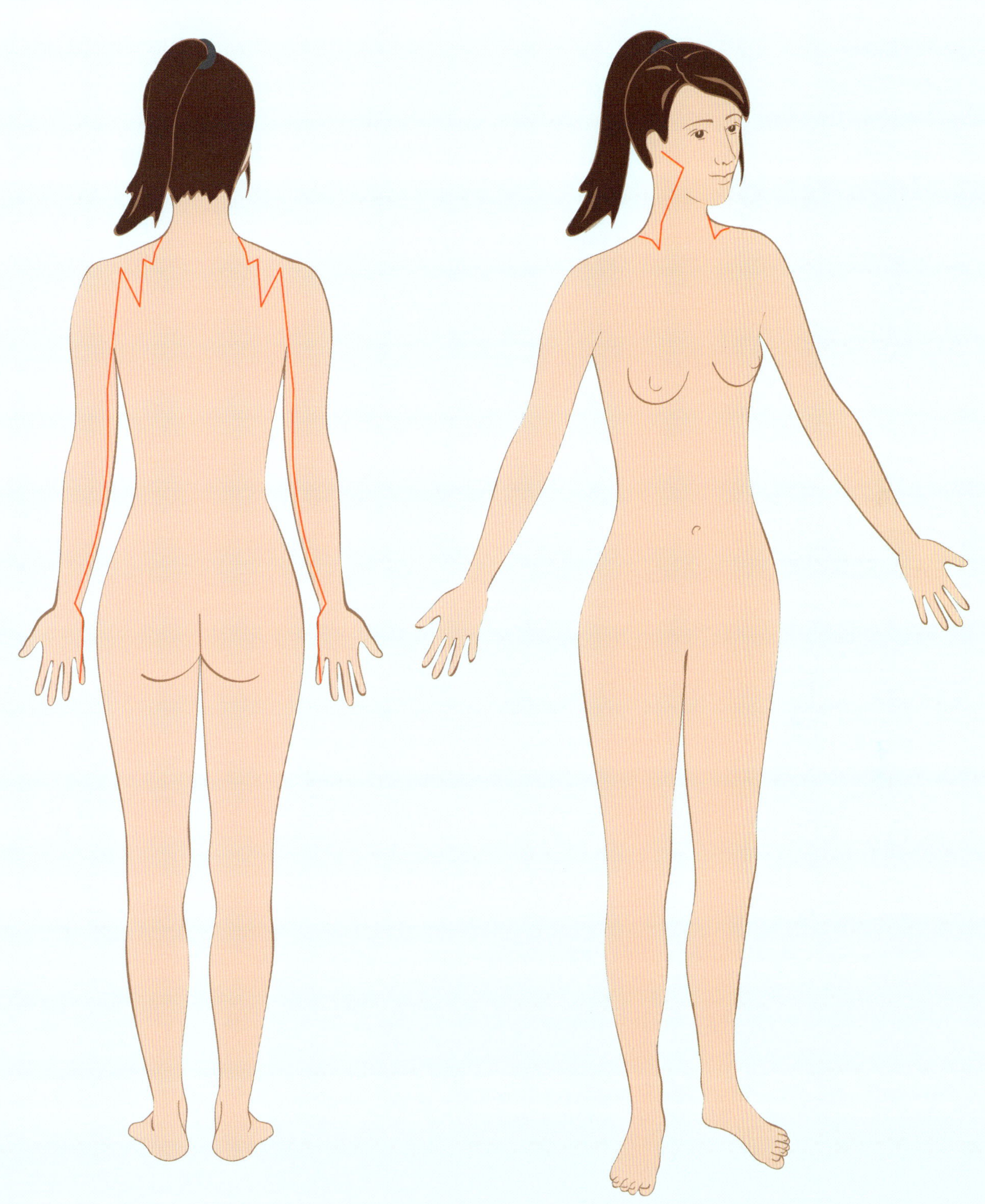

Der Dünndarm-Meridian

Der Milz-Meridian

Zang-Organ
Polarität: Yin
Hauptaktivität: 9-11 Uhr
Element: Erde
Jahreszeit: Spätsommer
Emotion: Schwermut
Geschmack: Süß

Verlauf: Der Milz-Meridian (MP) oder Milz-Pankreas-Meridian gehört zu den Yin-Leitbahnen. Dieser Meridian beginnt an der Innenseite des großen Zehs und zieht in einer senkrechten Linie aufwärts. Dabei passiert er die Innenseite des Fußes, des Unter- und Oberschenkels, sodann Bauch, Rippenbereich und Außenseite der Brust. Der Meridian endet unterhalb der Achselhöhle.

Wirkungsbereich: Der Milz-Meridian regiert über das innere Gleichgewicht der Körperflüssigkeiten und ist für die Umwandlung und Nutzbarmachung der Lebensenergie verantwortlich: Die Milz hat in der TCM eine wichtige Funktion, indem sie die verwertbare Nahrung in Energie und Blut umwandelt. Der Milz-Meridian beeinflusst auch die Muskulatur, das Bindegewebe, die Entgiftung und das Abwehrsystem.

Therapie: Viele Beschwerden können über die Stimulierung von Qi im Milz-Meridian behandelt werden. Zum einen Allergien, Hautbeschwerden, Bluterkrankungen sowie Verdauungsstörungen, Magen- und Darmbeschwerden, Übelkeit und Menstruationsbeschwerden, zum anderen aber auch Muskelschmerzen, Muskelschwäche oder Bindegewebsschwäche. Der erfahrene Therapeut wird den Milz-Meridian in einigen Fällen auch bei der Behandlung von depressiven Verstimmungen, Müdigkeit, Abgeschlagenheit, Traurigkeit, Angstzuständen und Panikattacken miteinbeziehen.

Bauchbeschwerden

Bauchschmerzen können nahezu sämtliche Verdauungsstörungen und Erkrankungen der Bauchorgane begleiten. Manchmal ist es daher ziemlich schwierig, eine genaue Diagnose zu stellen. Der Grund für Bauchschmerzen können Lebensmittelunverträglichkeiten, wie Laktoseintoleranz sein, zu fettes oder übermäßiges Essen, aber auch schwerwiegende Erkrankungen, beispielsweise eine Blinddarmentzündung. In den allermeisten Fällen sind Bauchschmerzen eine natürliche Reaktion auf Fehlernährung und Stress. Sind die Schmerzen allerdings heftig oder dauern länger als drei Tage an, sollte das natürlich unbedingt ärztlich abgeklärt werden.

Ein sehr guter Erste-Hilfe-Punkt bei Bauchbeschwerden liegt auf dem Milz-Meridian:

MP 6: Der Punkt liegt unmittelbar hinter dem Schienbein, etwa drei Fingerbreit über dem Innenknöchel. Üben Sie ein bis zwei Minuten lang mäßigen Druck auf den Akupressurpunkt aus und kreisen Sie mit dem Finger dabei gegen den Uhrzeigersinn.

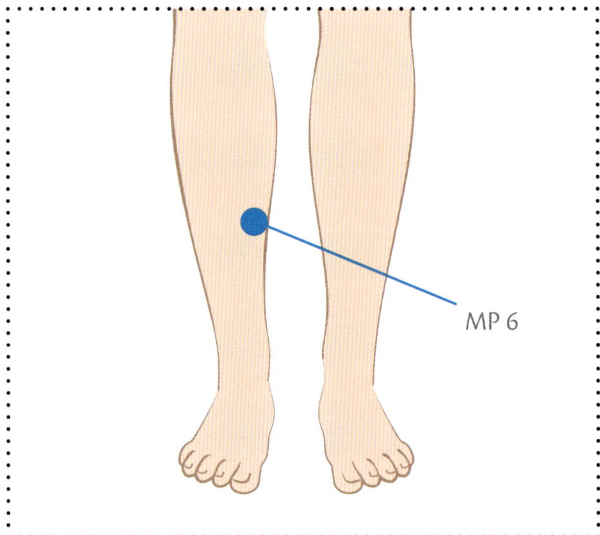

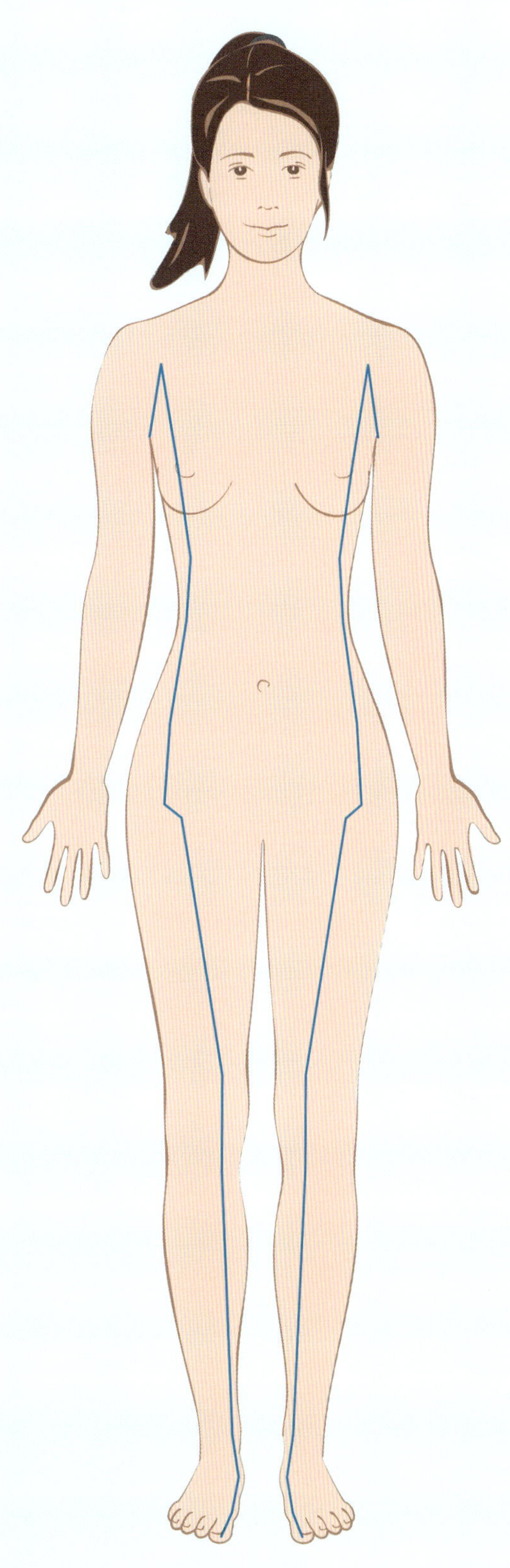

Der Milz-Meridian

Der Magen-Meridian

Fu-Organ
Polarität: Yang
Hauptaktivität: 7-9 Uhr
Element: Erde
Jahreszeit: Spätsommer
Emotion: Schwermut
Geschmack: Süß

Verlauf: Der Magen-Meridian (MA) ist eine Yang-Leitbahn und durchzieht somit die Körpervorderseite. Der Ausgangspunkt des Meridians liegt unterhalb der Augenmitte. Von hier aus verläuft er in einem U-förmigen Bogen zur Schläfe hinauf und zum seitlichen Unterkiefer hinunter, um dann am Hals entlang abwärts in Richtung Brust und Bauch zu ziehen. Von dort verläuft er weiter an der Vorderseite des Oberschenkels, zur Außenseite des Knies und dann zur Außenseite des Unterschenkels, wo er nach einem kleinen »Knick« nach außen in Richtung Fußrücken zieht. Er endet an der Spitze des zweiten Zehs neben dem Nagel.

Wirkungsbereich: Der Magen-Meridian hängt mit der Magenfunktion und der Verdauung zusammen. Er beeinflusst daher nicht nur den Magen, sondern auch den Darm. Außerdem wirkt sich der Energiefluss im Magen-Meridian auch auf den gesamten Kreislauf aus.

Therapie: Der Magen-Meridian kann bei Magenschmerzen, Sodbrennen, Blähungen, Bauchschmerzen, Verstopfung und Aufstoßen ebenso behandelt werden wie etwa bei Kreislaufschwäche, Zahnschmerzen, Neuralgien im Gesichtsbereich, Nervosität und Müdigkeit.

Durchfall

Von Durchfall spricht man, wenn mehrmals täglich dünnflüssiger Stuhl auftritt. Da sich auch ernsthafte Erkrankungen hinter den Beschwerden verstecken können, sollte ein Arzt konsultiert werden, wenn der Durchfall länger als zwei Tage andauert oder von Fieber begleitet ist.

In vielen Fällen ist Durchfall als natürlicher Reinigungsprozess nach Trink- und Essgelagen oder übermäßigem Alkohol-, Nikotin- oder Koffeingenuss anzusehen. Da es bei Durchfällen wegen des Flüssigkeits- und Mineralienverlustes zu starken Kreislaufbelastungen kommen kann, sollten Sie unbedingt genug Flüssigkeit in Form von Tees und Wasser zu sich nehmen. Doch auch mit Akupressur lassen sich die Beschwerden oft schnell beseitigen.

Durch die Behandlung dieses wichtigen Akupressurpunktes auf dem Magen-Meridian lässt der Durchfall meist schnell nach.

MA 36: Der Punkt liegt am Unterschenkel, und zwar an der Außenseite des Schienbeins. Sie finden ihn drei bis vier Fingerbreit unterhalb der Kniescheibe zwischen großem Streckmuskel und Schienbeinmuskel. Tonisieren Sie den Punkt, indem Sie drei Minuten lang kräftigen Druck auf ihn ausüben und Kreisbewegungen im Uhrzeigersinn ausführen.

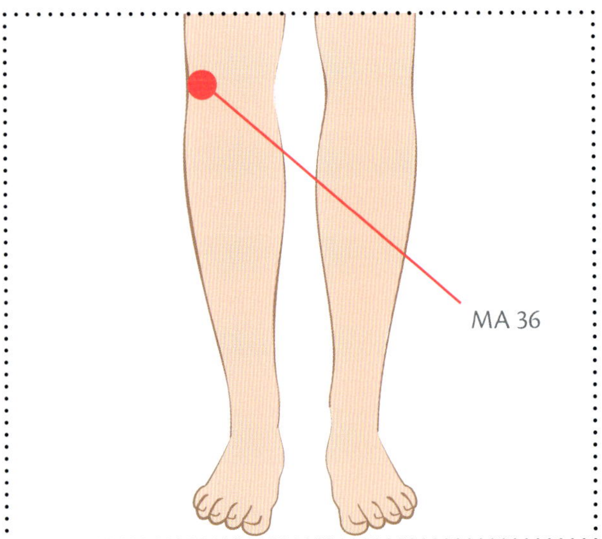

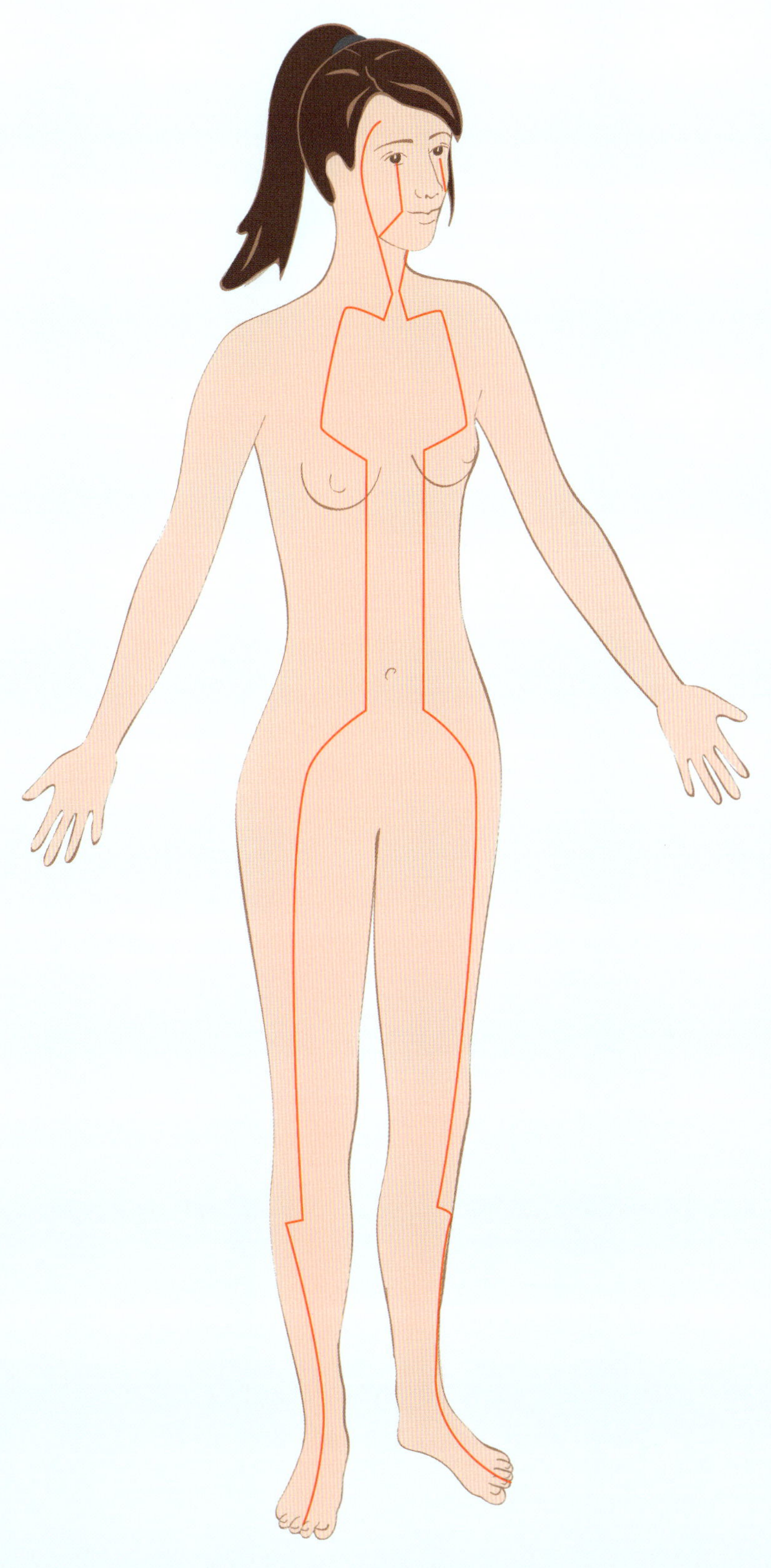

Der Magen-Meridian

Der Lungen-Meridian

Zang-Organ
Polarität: Yin
Hauptaktivität: 3-5 Uhr
Element: Metall
Jahreszeit: Herbst
Emotion: Trauer
Geschmack: Scharf

Verlauf: Der Lungen-Meridian (LU) ist eine Yin-Leitbahn, die ebenso wie der Herz- und der Kreislauf-Meridian nahezu ausschließlich im Arm- und Schulterbereich stimuliert werden kann. Der Lungen-Meridian entspringt etwas unterhalb des Schlüsselbeins an der Außenseite der Brust. Von dort aus zieht er über die Innenseite von Ober- und Unterarm in den Daumenballen und endet an der äußeren Kante des Daumennagels.

Wirkungsbereich: Der Lungen-Meridian reguliert die Lungenfunktion und das Atmungssystem. Er wirkt als »Beschützer der Yin-Organe«, hat eine wichtige Entgiftungsfunktion und ist maßgeblich an der Aufnahme und Regulation von Qi beteiligt.

Therapie: Die Stimulierung der Druckpunkte des Lungen-Meridians kommt vor allem bei der Behandlung von Atembeschwerden, Lungenerkrankungen, Husten, Bronchitis, Erkältungen, Heiserkeit sowie Hals-, Nasen- und Ohrenerkrankungen in Frage. Doch auch Hautbeschwerden, verschiedene Schmerzzustände und sogar Probleme im Bereich der Nieren können über den Lungen-Meridian kuriert werden.

Erkältung und Schnupfen

Erkältungen sind in der Regel relativ harmlose Virusinfektionen der oberen Atemwege. Sie klingen meist nach drei bis vier Tagen auch ohne medikamentöse Behandlung von selbst wieder ab.

Durch Akupressur können Sie erst einmal die lästigen Symptome, wie die laufende Nase lindern; es werden durch die Akupressur auch die körpereigenen Abwehrkräfte gestärkt, sodass Erkältungen und Schnupfen seltener auftreten.

Wenn die Symptome länger bestehen bleiben oder Fieber hinzukommt, sollten Sie einen Arzt aufsuchen, um abzuklären, ob nicht eine weniger harmlose Ursache zugrunde liegt. Auch Krankheiten wie Masern, Röteln oder Scharlach beginnen oft ähnlich wie eine banale Erkältung.

Als Erste Hilfe gegen die lästigen Symptome gibt es zwei Punkte auf dem Lungenmeridian:

LU 7: Der Punkt liegt am Unterarm auf der Seite des Daumens, und zwar zwischen Elle und Speiche. Sie finden ihn etwa drei Fingerbreit oberhalb der Handgelenksfalte, dort, wo der Pulsschlag spürbar ist. Massieren Sie den Punkt ein bis zwei Minuten lang mit starkem Druck und kreisenden Bewegungen im Uhrzeigersinn.

LU 11: Sie finden den Punkt am Daumen. Er liegt knapp neben dem Nagelbett an der Außenseite des Daumens. Drücken Sie mindestens eine Minute lang kräftig auf LU 11.

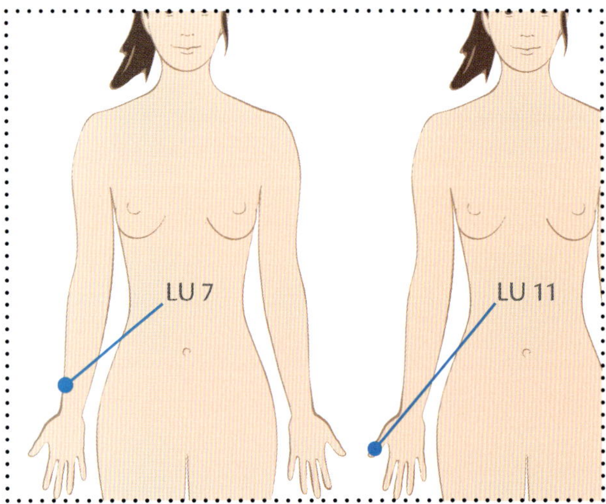

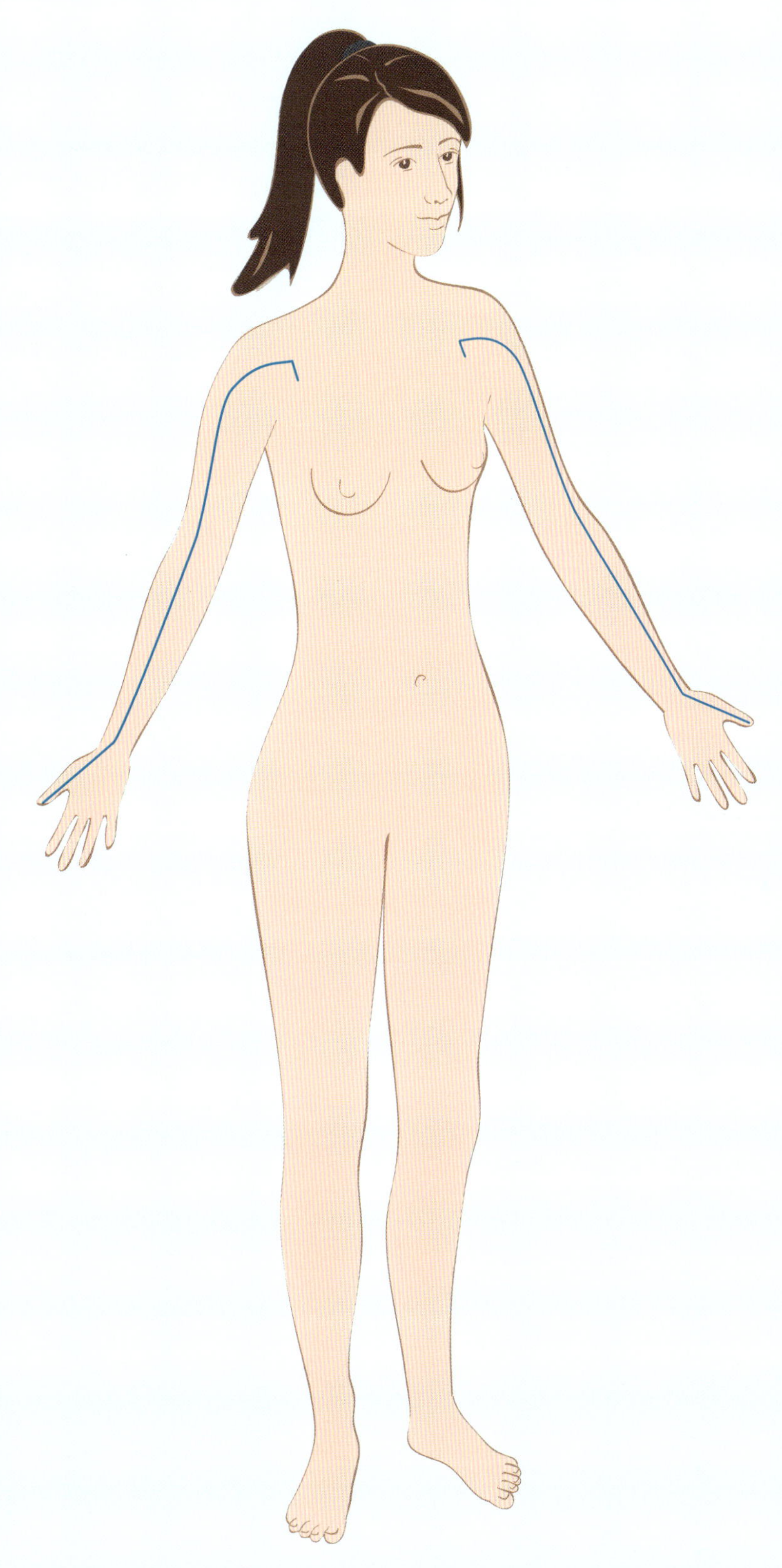

Der Lungen-Meridian

Der Dickdarm-Meridian

Fu-Organ
Polarität: Yang
Hauptaktivität: 5-7 Uhr
Element: Metall
Jahreszeit: Herbst
Emotion: Trauer
Geschmack: Scharf

Verlauf: Der Dickdarm-Meridian (DI) gehört zu den Yang-Leitbahnen. Der Ursprung des Meridians liegt an der Zeigefingerspitze. Von dort aus führt er über die Außenseite des Unterarms zur seitlichen Ellbogenfalte, weiter über die Außenseite des Oberarms bis hinauf zur Schulter und am Hals entlang bis in den Gesichtsbereich, wo er über die Oberlippe läuft und neben der Nase endet.

Wirkungsbereich: Der Dickdarm-Meridian hängt nicht nur mit dem Organ Dickdarm, der Darmtätigkeit und der Ausscheidung, sondern auch mit der Schleimhautfunktion zusammen. In der TCM ist dieser Meridian außerdem für die Atmungsorgane und die seelische Entwicklung des Menschen mit verantwortlich.

Therapie: Ist die Funktion des Dickdarm-Meridians beeinträchtigt, kommt es oft zu Störungen im Bereich des Immunsystems. Häufige Erkältungen, Asthma und allergische Erkrankungen und Hautprobleme weisen auf eine Blockade im Dickdarm-Meridian hin. Natürlich werden auch Darmerkrankungen über diesen Meridian behandelt. Darüber hinaus wird der Dickdarm-Meridian auch bei einigen Lungenerkrankungen und Atembeschwerden mit in die Therapie einbezogen.

Verstopfung

Von Verstopfung oder Obstipation spricht man, wenn der Darm weniger als einmal in vier Tagen entleert wird. Die häufigsten Auslöser für eine Verstopfung sind Fehlernährung, Bewegungsmangel und mangelnde Flüssigkeitszufuhr. Sollte die Verstopfung allerdings auch nach reichlichem Trinken, etwas Bewegung und Akupressur keine Besserung zeigen, sollten Sie natürlich einen Arzt aufsuchen, um schwerwiegende Ursachen auszuschließen.

In der Regel können Sie es aber erst einmal mit der Selbstbehandlung von zwei Punkten auf dem Dickdarm-Meridian versuchen.

DI 4: Sie finden DI 4 auf dem Handrücken. Der Punkt liegt zwischen Zeigefinger und Daumen, und zwar am höchsten Punkt der Muskelwölbung, die beim Zusammenpressen von Zeigefinger und Daumen entsteht. Akupressieren Sie DI 4 am besten vier, zumindest aber drei Minuten lang mit sanftem Druck und führen Sie dabei Kreisbewegungen gegen den Uhrzeigersinn aus.

DI 11: Der Punkt liegt auf der Oberseite des Armes in Höhe des Ellbogens, und zwar auf der Daumenseite der Ellenbeuge. Sie finden DI 11 leichter, wenn Sie den Unterarm anwinkeln. Am oberen Ende der Beugefalte, die dabei entsteht, spüren Sie diesen Akupressurpunkt, den Sie zwei bis drei Minuten lang mit wenig Druck stimulieren sollten.

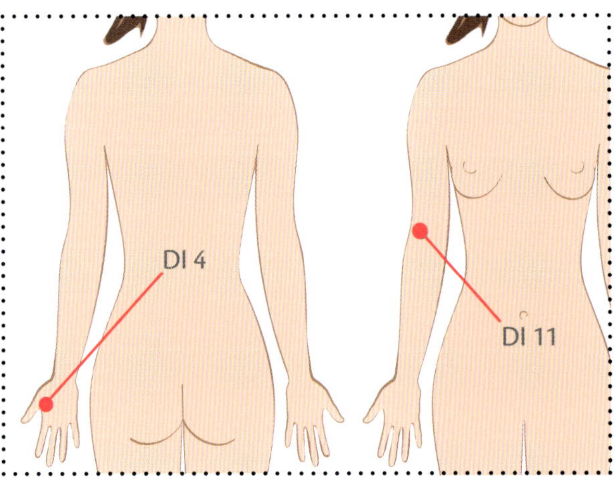

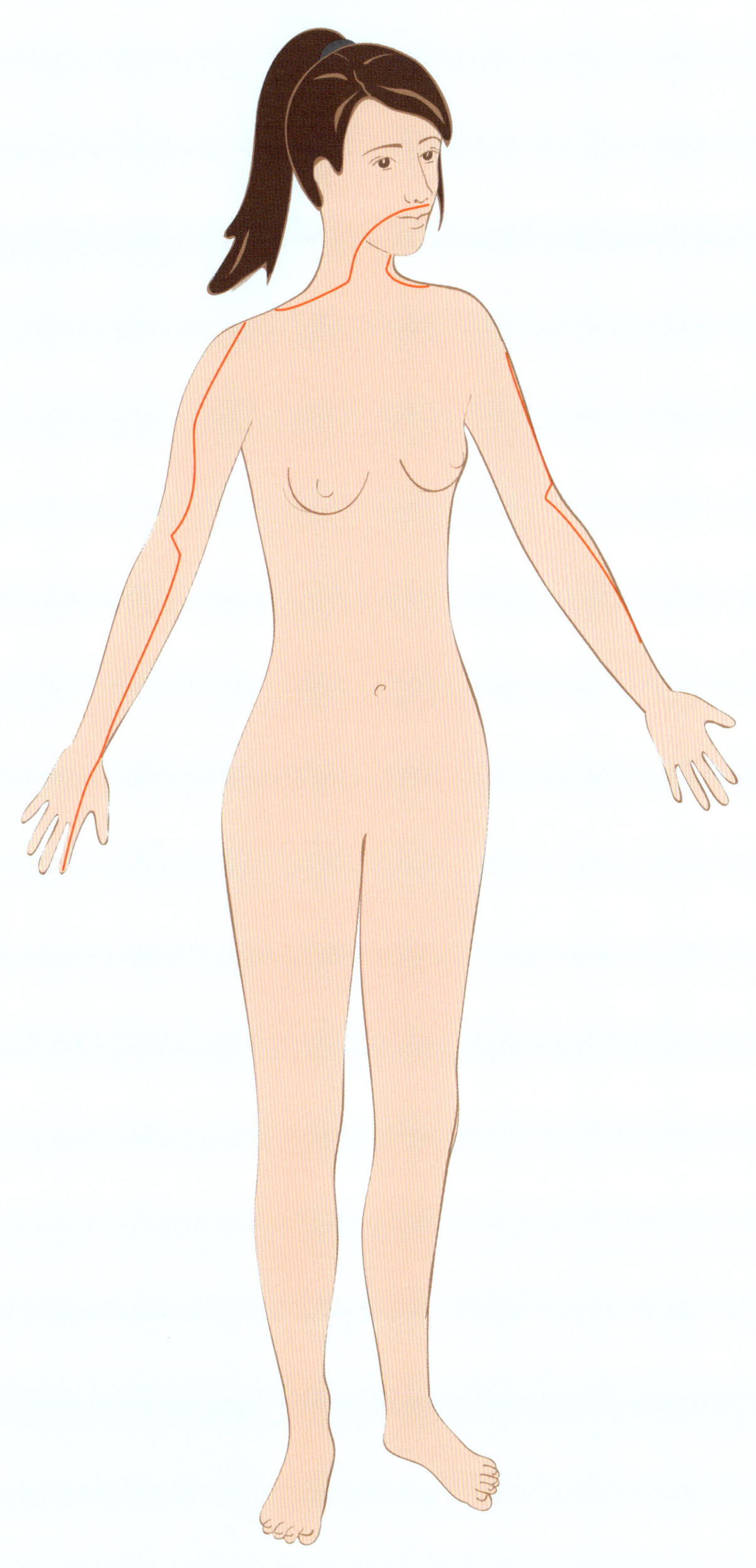

Der Dickdarm-Meridian

Der Nieren-Meridian

Zang-Organ

Polarität: Yin

Hauptaktivität: 17-19 Uhr

Element: Wasser

Jahreszeit: Winter

Emotion: Angst

Geschmack: Salzig

Verlauf: Der Nieren-Meridian (NI) ist eine Yin-Leitbahn. Der Meridian zieht von der Mitte der Fußsohle aus am Knöchel entlang aufwärts, passiert den inneren Bereich der Waden, läuft über die Kniekehle Richtung Oberschenkel, in dessen Mitte er von der Rück- auf die Innenseite des Beins wechselt. Von dort aus zieht er über Schambein und Bauch zur Brust und endet kurz unterhalb des Schlüsselbeins.

Wirkungsbereich: In China gelten die Nieren als »Quelle des Lebens«, aus der die Lebensenergie gespeist wird. Der Nieren-Meridian beeinflusst die Energieversorgung sämtlicher Organe. Darüber hinaus ist er an der Regulierung des Wasserhaushalts im Körper beteiligt und wirkt sich auf Fortpflanzung und Funktion der Sexualorgane aus.

Therapie: Über den Nieren-Meridian können nicht nur Nierenerkrankungen, sondern auch Menstruationsprobleme, Potenzstörungen und Impotenz behandelt werden. Auch bei Stoffwechselstörungen, Abwehrschwäche oder Schwächezuständen, wie sie etwa nach langer Krankheit auftreten können, ist die Behandlung des Nieren-Meridians angezeigt.

Bluthochdruck

Von Bluthochdruck (Hypertonie) spricht man, wenn der Blutdruck über längere Zeit über 140/90 liegt. Manchmal zeigt sich Bluthochdruck frühzeitig durch Schlafprobleme, Schwindel oder Kopfschmerzen, doch oft werden die Betroffenen erst durch Blutdruckmessungen beim Arzt auf ihren Hochdruck aufmerksam. Als langfristige Folgen der Hypertonie können ernsthafte Erkrankungen wie Herzinfarkt, Schlaganfall, Gefäßveränderungen und Nierenversagen auftreten. Die Gefahr des Bluthochdrucks wird nicht selten unterschätzt, weil erst einmal kein Leidensdruck besteht.

Mit Akupressur kann man den Blutdruck oft normalisieren. Auf dem Nierenmeridian liegen zwei wichtige Punkte dafür:

NI 2: Der Akupressurpunkt liegt an der Innenseite des Fußes, etwa zwei Fingerbreit unterhalb des inneren Fußknöchels. Akupressieren Sie NI 2 mindestens drei Minuten lang mit Kreisbewegungen gegen den Uhrzeigersinn.

NI 1: Sie finden diesen Punkt in der Mitte der Fußsohle. Er befindet sich zwischen dem zweiten und dritten Mittelfußknochen in einer Vertiefung, die leicht zu ertasten ist. Massieren Sie NI 1 mit sanften kreisenden Bewegungen gegen den Uhrzeigersinn. Die Massage sollte je Fuß mindestens drei Minuten lang dauern.

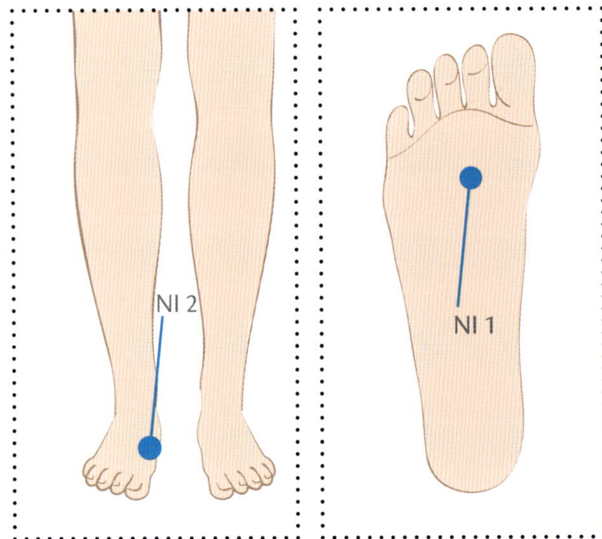

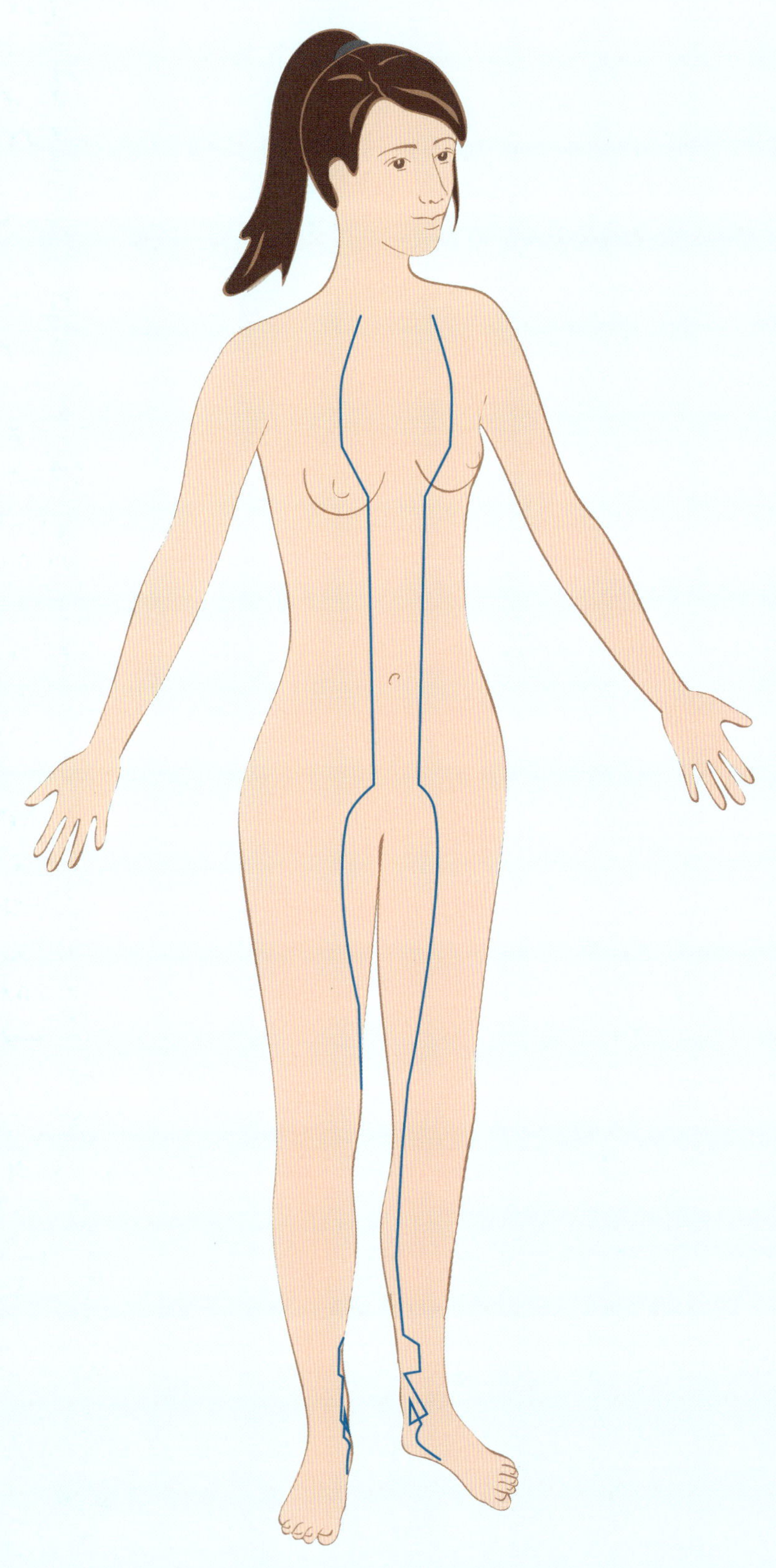

Der Nieren-Meridian

Der Blasen-Meridian

Fu-Organ
Polarität: Yang
Hauptaktivität: 15-17 Uhr
Element: Wasser
Jahreszeit: Winter
Emotion: Angst
Geschmack: Salzig
Verlauf: Der Blasen-Meridian (BL) ist eine Yang-Leitbahn und verläuft somit auf der Rückseite des Körpers. Der Meridian entspringt am inneren Winkel des Augenlids. Er fließt über Scheitel und Hinterkopf parallel zur Wirbelsäule am Rücken entlang, zieht dann über die Rückseite der Unterschenkel und hinter dem Außenknöchel an der Außenseite des Fußes entlang. Der Blasen-Meridian endet im kleinen Zeh.
Wirkungsbereich: Der Blasen-Meridian ist für die Urinausscheidung, die Blasen- und Nierenfunktion zuständig. Er regelt den Hormonhaushalt, verwandelt Energie und versorgt die Gelenke und insbesondere den unteren Rücken mit Qi. Er hängt eng mit dem Nieren-Meridian zusammen.
Therapie: Ist die Funktion des Blasen-Meridians gestört, kann es zu Erkrankungen von Blase und Nieren kommen. Eine Harmonisierung des Blasen-Meridians ist unter anderem bei Inkontinenz (Blasenschwäche), Blasenentzündungen, Hämorrhoidalbeschwerden, Gelenk- und Rückenschmerzen und hormonellen Störungen angezeigt.

Hexenschuss

Das viele Sitzen, in der Schule und im Beruf, ist die Hauptursache für Rückenbeschwerden. Der »Hexenschuss« wird in der Regel durch plötzliche, ruckartige oder falsche Bewegungen ausgelöst. Es kommt zu äußerst schmerzhaften Muskelverkrampfungen. Hier ist Bewegung und Akupressur sehr hilfreich.

Sollten allerdings Taubheitsgefühle oder gar Lähmungen auftreten, müssen Sie unbedingt und möglichst schnell einen Arzt aufsuchen – dann handelt es sich wahrscheinlich um einen Bandscheibenvorfall.

Auf dem Blasen-Meridian liegen die wichtigsten Behandlungspunkte – nicht nur für Hexenschuss, sondern für viele Rückenbeschwerden, beispielsweise:

BL 25: Der Punkt liegt gut einen Fingerbreit neben der Wirbelsäule in Höhe des vierten Lendenwirbels. Um BL 25 zu stimulieren, legen Sie die Hände in die Taille und massieren die Punkte rechts und links mit den nach hinten zeigenden Daumenkuppen mindestens drei Minuten lang mit sanftem Druck und Kreisbewegungen gegen den Uhrzeigersinn.

BL 27: Auch dieser Blasen-Meridianpunkt liegt auf dem unteren Rücken. Sie finden ihn einen Fingerbreit neben der Lendenwirbelsäule, allerdings etwas tiefer als BL 25. Er liegt in Höhe der ersten Kreuzbeinvertiefung. Massieren Sie BL 27 mit sanften Kreisbewegungen gegen den Uhrzeigersinn mindestens drei Minuten lang.

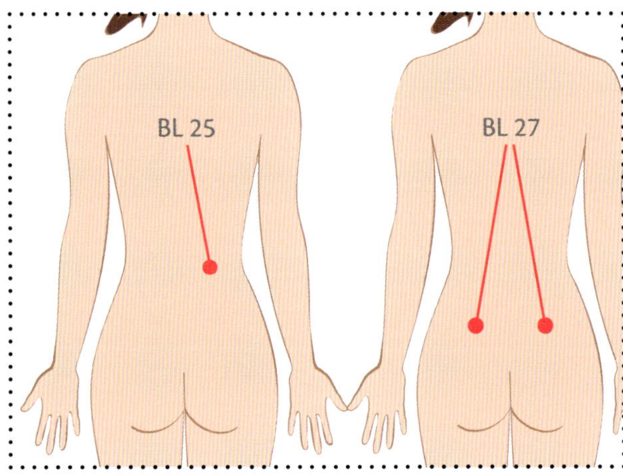

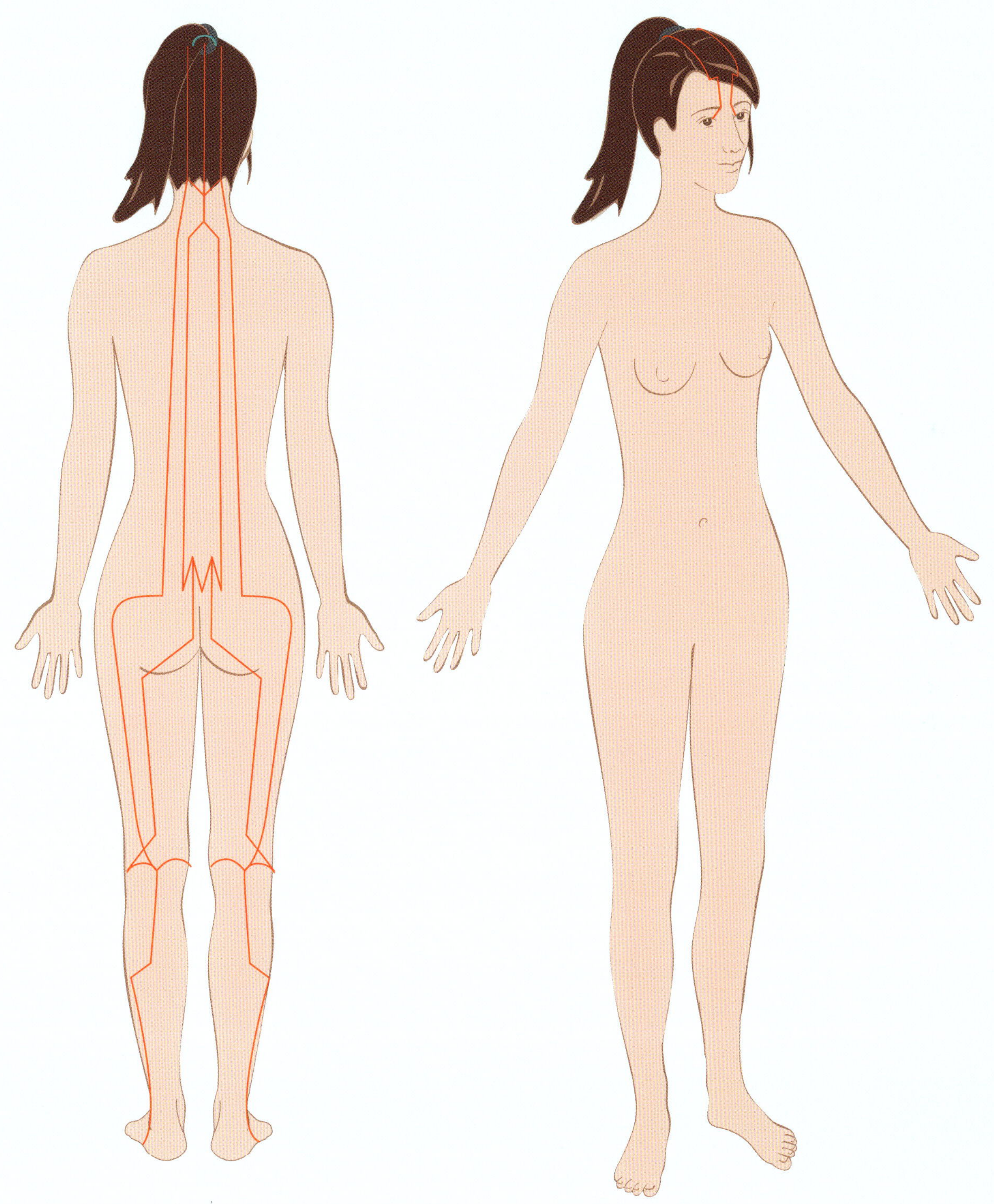

Der Blasen-Meridian

Der Perikard-Meridian

Polarität: Yin

Hauptaktivität: 19-21 Uhr

Verlauf: Der Perikard-Meridian (KS) ist eine Yin-Leitbahn, die von der Außenseite der Brustwarze aus über die Innenseite von Ober- und Unterarm in die Handfläche verläuft und an der Fingerkuppe des Mittelfingers endet.

Wirkungsbereich: Der Perikard-Meridian besitzt einen großen Wirkungskreis und ist unter unterschiedlichsten Bezeichnungen bekannt. So wird er unter anderem auch »Herz-Kreislauf-Meridian« oder »Kreislauf-Sexualität-Meridian« genannt. In der Tat beschränkt sich die Funktion des Perikard-Meridians auch nicht auf den Blutkreislauf oder gar auf den Herzbeutel. Der Meridian beeinflusst auch die Sexualität und den Hormonhaushalt, er schützt das Herz und den Herzbeutel (Perikard) und wirkt sich auch auf die Seelenlage aus.

Therapie: Der Perikard-Meridian wird bei Kreislaufstörungen und Herzproblemen ebenso behandelt wie bei innerer Unruhe, erhöhter Reizbarkeit und Schlaflosigkeit. Störungen im Energiefluss dieses Meridians können sich nicht nur in Herz- und Kreislauf-Problemen, sondern auch in sexuellen Störungen wie Impotenz oder Erkrankungen der Geschlechtsorgane zeigen.

Energiemangel, Hypotonie

Von einer Hypotonie spricht man, wenn der Blutdruckwert regelmäßig unter 90/60 liegt. Der Blutdruck sinkt stark bei einem Schock, bei starkem Blutverlust, bei einer Herzinsuffizienz und anderen schwerwiegenden Problemen – in den meisten Fällen ist er jedoch ideopathisch, das bedeutet es gibt keine konkrete Ursache, sondern er ist Veranlagung. Der Kreislauf kommt nicht recht in Schwung, beim Aufstehen tritt Schwindel auf, man fühlt sich matt, hat kalte Hände und Füße und generell einen Energiemangel. Ein ideopathisch niedriger Blutdruck hat selten Krankheitswert; er weist sogar auf eine höhere Lebenserwartung hin. Dennoch können die Beschwerden unangenehm sein. Mit Akupressur können Sie das Problem oft lindern. Auf dem Perikard- oder Kreislauf-Meridian liegt ein wichtiger Punkt:

KS 9: Sie finden den Punkt am Mittelfinger. Er liegt am oberen Rand des Nagelbetts auf der Zeigefingerseite des Fingers. Stimulieren Sie den Akupresspunkt, indem Sie ihn 30 Sekunden lang kräftig mit der Daumenkuppe der anderen Hand drücken.

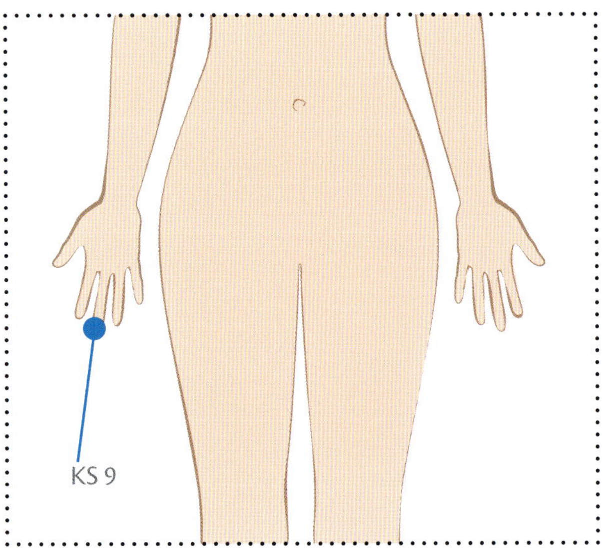

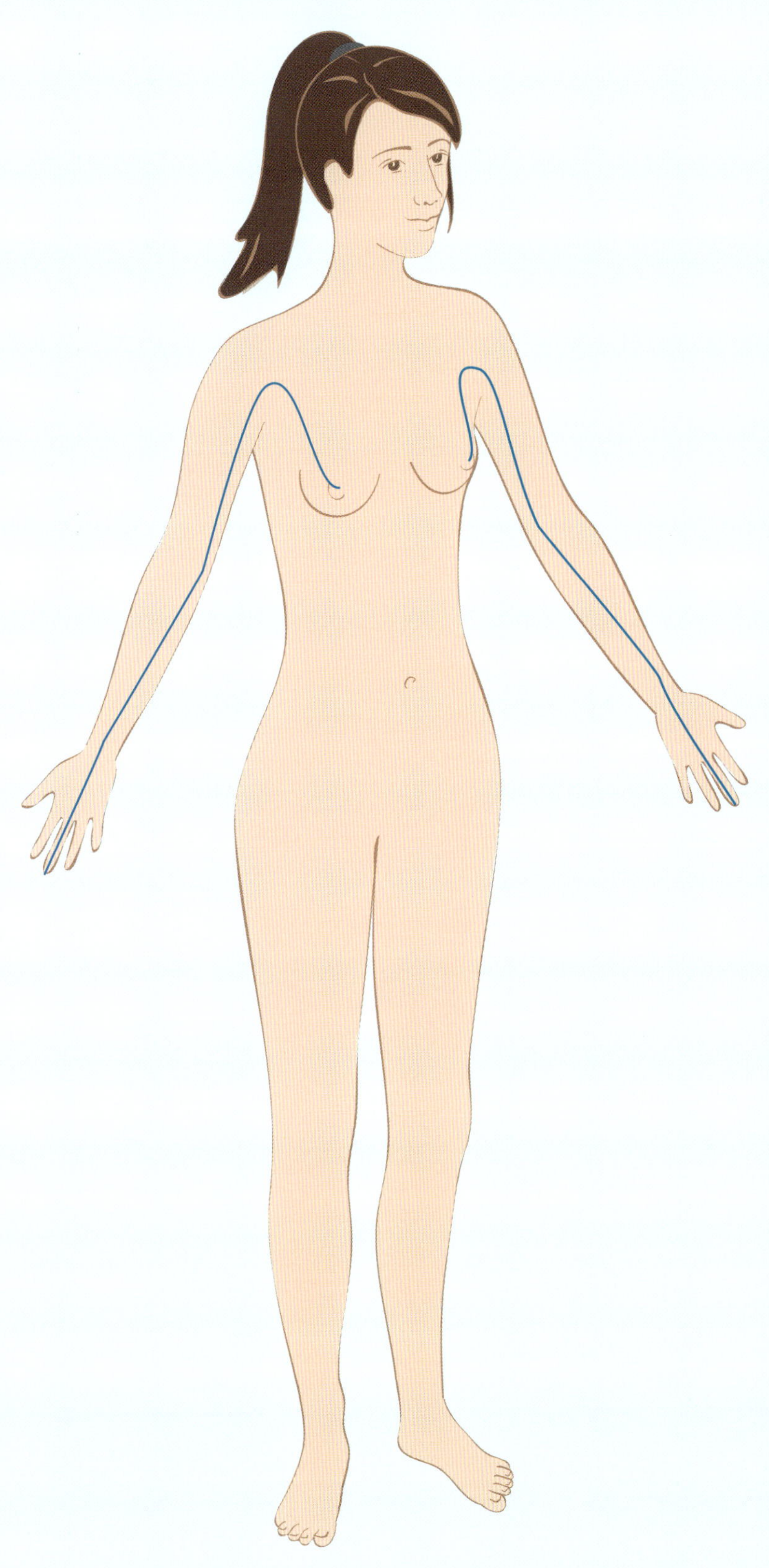

Der Perikard-Meridian

Der Dreifache Erwärmer

Polarität: Yang

Hauptaktivität: 21-23 Uhr

Verlauf: Der Dreifache Erwärmer (3E) gehört zu den Yang-Leitbahnen und fließt somit an der Körperrückseite entlang. Der Anfangspunkt liegt an der Rückseite des Ringfingers, von wo aus der Meridian durch den Handrücken und an der Außenseite des Unterarms entlang nach oben läuft. Über die hintere Seite des Oberarms zieht der Dreifache Erwärmer schließlich über den Schulterbereich, um neben dem äußeren Rand der Augenbraue zu enden.

Wirkungsbereich: Ebenso wie der Herzkreislauf-Meridian kommt auch dem Dreifachen Erwärmer eine allgemeine Schutzfunktion für den Organismus zu. Der Dreifache Erwärmer harmonisiert das Zusammenspiel von Niere, Blase, Milz, Dünndarm und Lunge. Allerdings gibt es kein spezielles Organ, das direkt mit dem Dreifachen Erwärmer zusammenhängt. Vielmehr gilt dieser Meridian als ein Kanal, über den sämtliche Organe mit Qi versorgt werden.

Therapie: Über den Dreifachen Erwärmer lassen sich Verdauungsprobleme und Atemwegserkrankungen behandeln. Darüber hinaus wird der Meridian allerdings auf Grund seines weitreichenden Wirkungsbereichs oft auch bei zahlreichen anderen Erkrankungen oder Schmerzzuständen, so beispielsweise bei Ohrenschmerzen und Mittelohrentzündungen, behandelt.

Zahnschmerzen

Wenn Sie Zahnschmerzen haben, sollten Sie auf jeden Fall zum Zahnarzt gehen. Die Schmerzen medikamentös oder mit Akupressur auszuschalten ist nur sinnvoll, wenn das Warnsignal Schmerz ernstgenommen wird. Und das heißt: Zum Zahnarzt gehen! Manchmal scheinen Zahnprobleme von selbst zu vergehen; das ist aber meist nur der Fall, wenn der Nerv abgestorben ist – und dann werden die Probleme noch schwerwiegender.

Doch bis zum Zahnarzttermin wollen Sie natürlich nicht leiden. Dafür gibt es ein paar hilfreiche Akupressurpunkte, die Ihnen nicht die Zahnarztbehandlung ersparen – aber sie machen die Wartezeit und auch die Behandlung erträglicher. Ein besonders hilfreicher Punkt liegt auf dem Dreifachen Erwärmer. Drücken Sie diesen Punkt vor oder möglichst auch während der Behandlung:

3E 5: Sie finden diesen Punkt auf der Oberseite des Unterarms. Er liegt ungefähr zwei Fingerbreit über der Mitte der Handgelenksfalte zwischen Elle und Speiche. Drücken Sie 3E 5 mindestens drei Minuten lang mit mäßigem Druck und führen Sie kleine Kreisbewegungen gegen den Uhrzeigersinn aus.

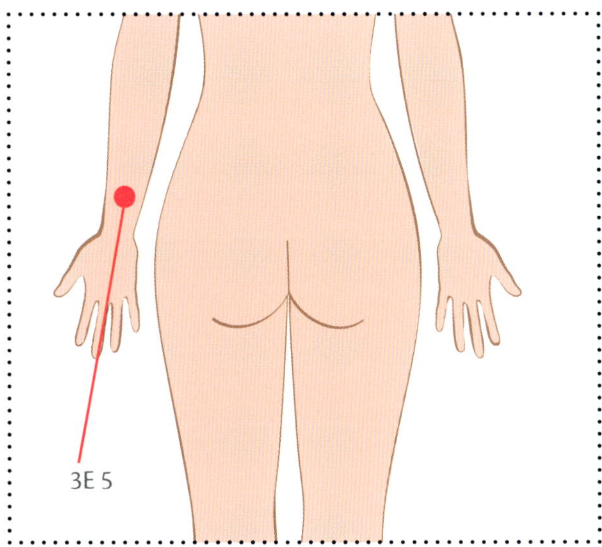

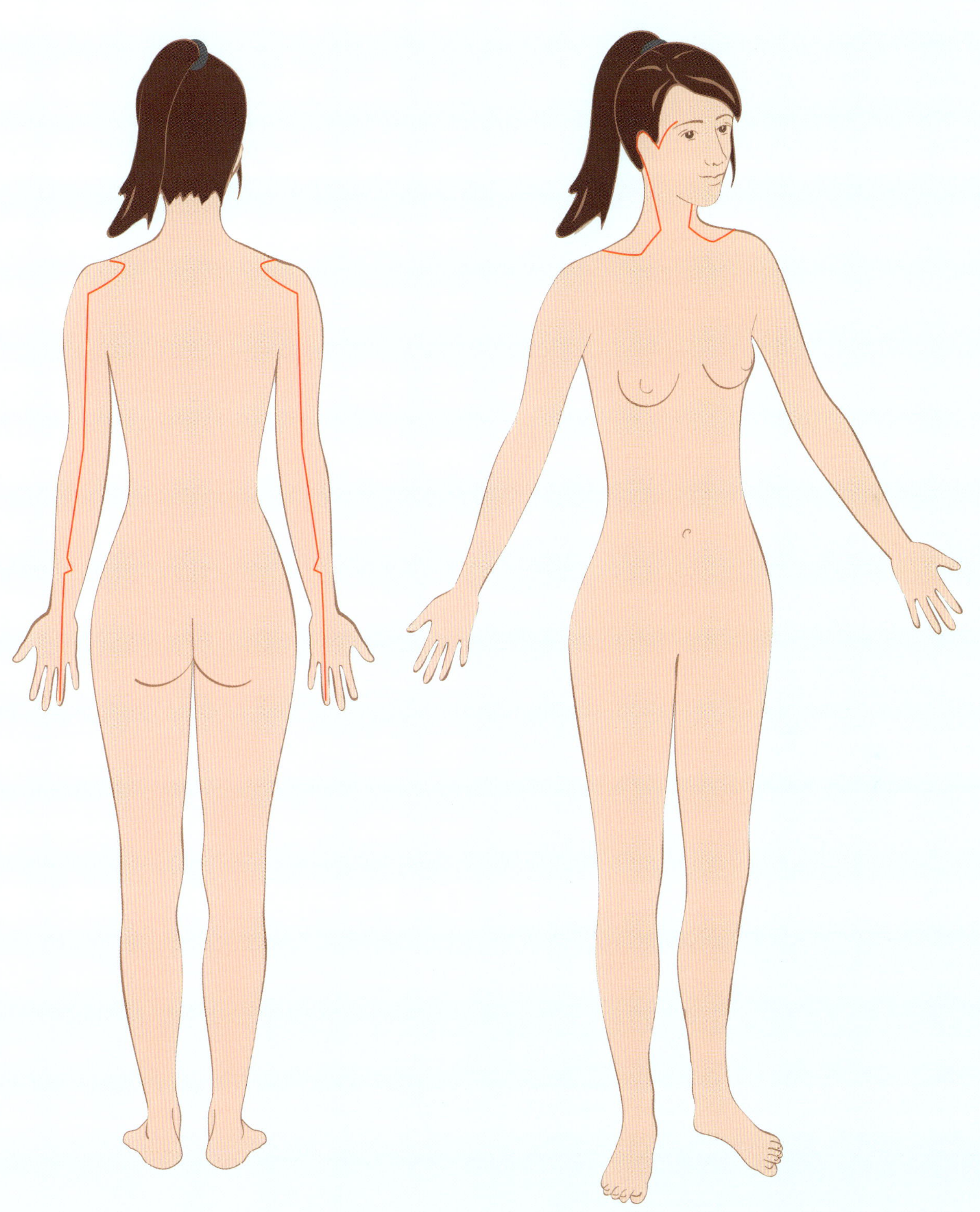

Der Dreifache Erwärmer

Das Konzeptionsgefäß (Dienergefäß, Ren Mai)

Verlauf: Das Konzeptionsgefäß (KG) zählt zu den Yin-Meridianen; es verläuft über die Körpervorderseite, nämlich senkrecht über die Körpermitte. Der Meridian, der auch »Dienergefäß« genannt wird, entspringt zwischen Anus und den äußeren Geschlechtsorganen, also am Damm und zieht sich über Bauch, Brust, Hals und Unterkiefer senkrecht nach oben, wo er unterhalb der Unterlippe endet.

Wirkungsbereich: Das Konzeptionsgefäß wird als »Sondermeridian« bezeichnet, da es nicht wie die anderen Meridiane paarig angelegt ist und keinem Organkreis zugeordnet wird. In der TCM wird das Konzeptionsgefäß oft als »Sammelbecken aller Yin-Organe« bezeichnet. Der Einfluss des Konzeptionsgefäßes auf den Organismus ist groß, da dieser Meridian alle sechs Yin-Meridiane kontrolliert.

Therapie: Die Druckpunkte auf dem Konzeptionsgefäß werden bei unterschiedlichsten Beschwerden wie beispielsweise Brustschmerzen, Asthma, Bauchschmerzen, Blähungen, Magenproblemen, aber auch bei vielen anderen Erkrankungen sowie zur allgemeinen Stärkung der allgemeinen Gesundheit behandelt.

Menstruationsbeschwerden

Fast jede zweite Frau leidet unter Menstruationsbeschwerden. Dabei kommt es zu sehr unangenehmen Schmerzen im Unterbauch oder Rücken, Verstopfung oder Blähungen, Brustspannen, Müdigkeit oder Kopfschmerzen. Nicht wenige Frauen sind überdies vom PMS – dem prämenstruellen Syndrom – betroffen; einem Stimmungstief bis hin zur Depression, das kurz vor der Periode auftritt.

In vielen Fällen kann Akupressur helfen. Die wichtigsten beiden Punkte liegen auf dem Konzeptionsgefäß:

KG 4: Dieser Punkt hilft bei Krämpfen und Schmerzen im Bauch- und Beckenbereich und kann zu starke Regelblutungen lindern. Sie finden diesen Punkt etwa drei Fingerbreit unterhalb des Bauchnabels auf dem Konzeptionsgefäß, das senkrecht über die Bauchmitte läuft. Stimulieren Sie den Punkt mindestens vier Minuten lang mit sanften Kreisbewegungen gegen den Uhrzeigersinn.

KG 6: Die Behandlung dieses Punktes löst Energiestaus im Bauchraum und hilft bei schmerzhafter Periode sowie Verdauungsstörungen, die mit der Menstruation zusammenhängen. Dieser Punkt liegt ein wenig höher als KG 4. Sie finden ihn etwas unterhalb des Bauchnabels in der Mitte des Bauches. Üben Sie mindestens drei Minuten lang sanften Druck auf diesen Punkt aus und führen Sie dabei Kreisbewegungen gegen den Uhrzeigersinn aus.

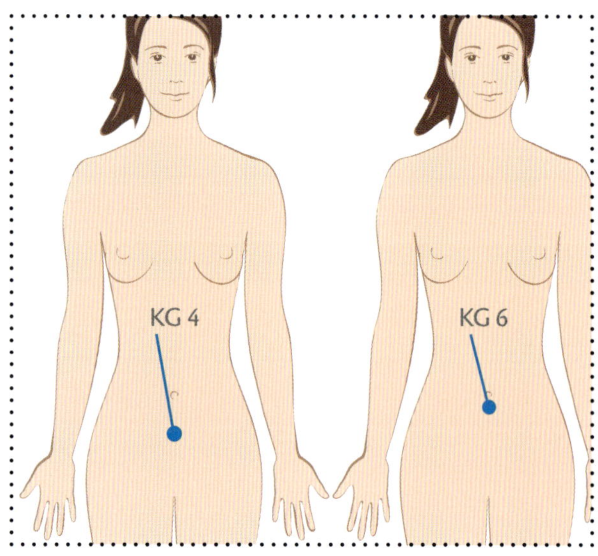

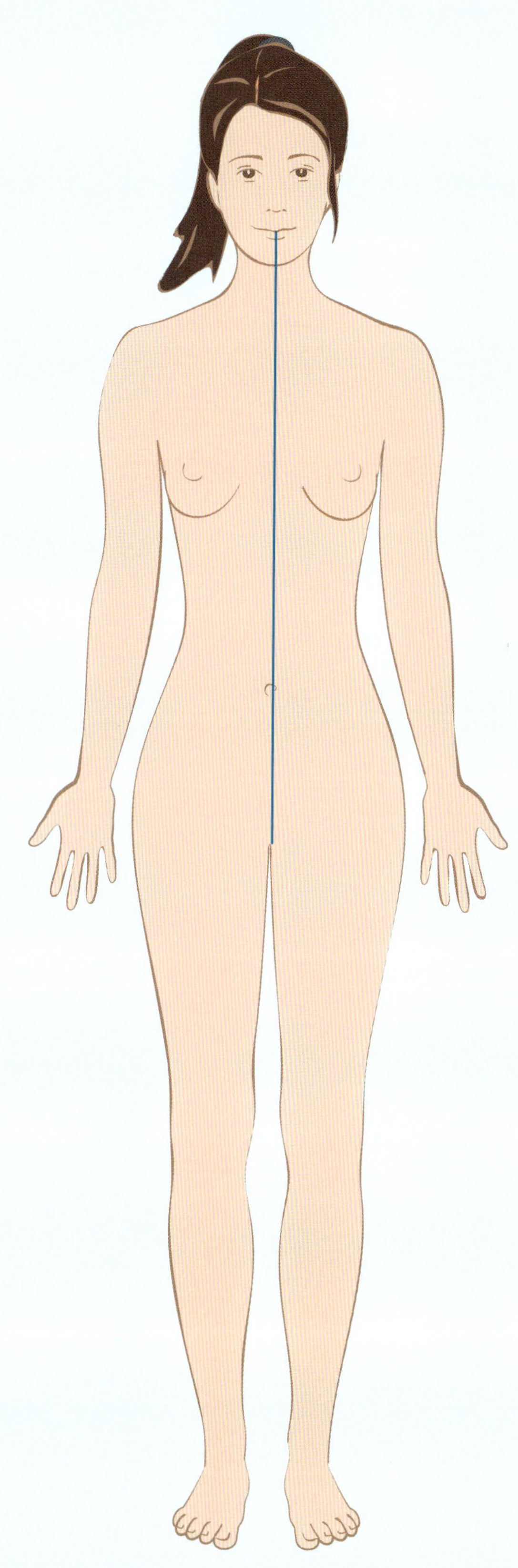

Das Konzeptionsgefäß

Das Lenkergefäß (Gouverneurgefäß, Du Mai)

Verlauf: Das Lenkergefäß (LG) ist der zweite wichtige Sondermeridian. Auch dieser Meridian ist nicht paarig angeordnet und verläuft über die Körpermitte. Das Lenkergefäß – eine Yang-Leitbahn beginnt am Damm, zwischen Anus und äußeren Genitalien und läuft über Steißbein und Kreuzbein senkrecht an der Wirbelsäule entlang nach oben zum Kopf, wo es über Hinterkopf und Schädeldach entlang nach vorne über Stirn und Nase führt. Der Meridian endet oberhalb der Oberlippe in Höhe des Zahnfleisches.

Wirkungsbereich: Das Lenkergefäß – auch als Gouverneurgefäß bezeichnet – bildet den Gegenpol zum Dienergefäß. Gemeinsam bilden die beiden Sondermeridiane einen Energiekreislauf durch die Körpermitte, der für den Fluss der Qi-Energie in allen Meridianen von großer Bedeutung ist. Das Lenkergefäß herrscht über die sechs Yang-Meridiane und wirkt sich auf den allgemeinen Gesundheitszustand und das Immunsystem aus.

Therapie: An eine Behandlung des Lenkergefäßes sollte bei unterschiedlichsten Problemen wie beispielsweise Kopfschmerzen, Migräne, Nackenschmerzen, Hexenschuss, Infektionskrankheiten, Wechseljahresbeschwerden, Blutdruckstörungen, aber auch bei vielen anderen, insbesondere chronischen Leiden sowie bei Erschöpfungszuständen gedacht werden.

Konzentrationsstörungen

Die Reizüberflutung, der wir heute ausgesetzt sind, macht es schwer, sich auf das Wesentliche zu konzentrieren. Sehr selten sind Konzentrations- und Gedächtnisstörungen auf Durchblutungsstörungen des Gehirns zurückzuführen; meist ist es aber eher ein Mangel an Interesse, Ziellosigkeit, das Fehlen lohnender Ziele und/oder der Konsum gehirnschädigender Substanzen.

Mit Akupressur kann man Gedächtnis- und Konzentrationsstörungen oft bessern. Zwei wichtige Punkte liegen auf dem Lenkergefäß:

LG 20: Der Punkt befindet sich auf dem Scheitelpunkt des Kopfes. Wenn Sie sich eine Linie vorstellen, die von einem Ohr zum anderen waagrecht über den Kopf läuft, liegt LG 20 genau in der Mitte dieser Linie. Üben Sie nur mäßigen Druck auf diesen Punkt des Lenkergefäßes aus. Kreisen Sie mit den Fingerkuppen der Finger, mit denen Sie die Behandlung ausführen, gegen den Uhrzeigersinn; zwei Minuten genügen.

LG 26: Der Punkt liegt oberhalb der Oberlippe, und zwar in der kleinen Vertiefung zwischen Oberlippe und der Mitte der Nase. Akupressieren Sie diesen Punkt mit der Zeigefingerkuppe etwa zwei Minuten lang mit sanftem Kreisen gegen den Uhrzeigersinn.

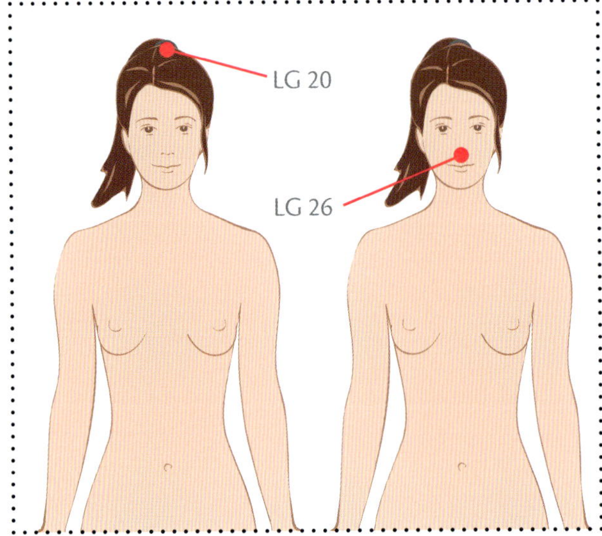

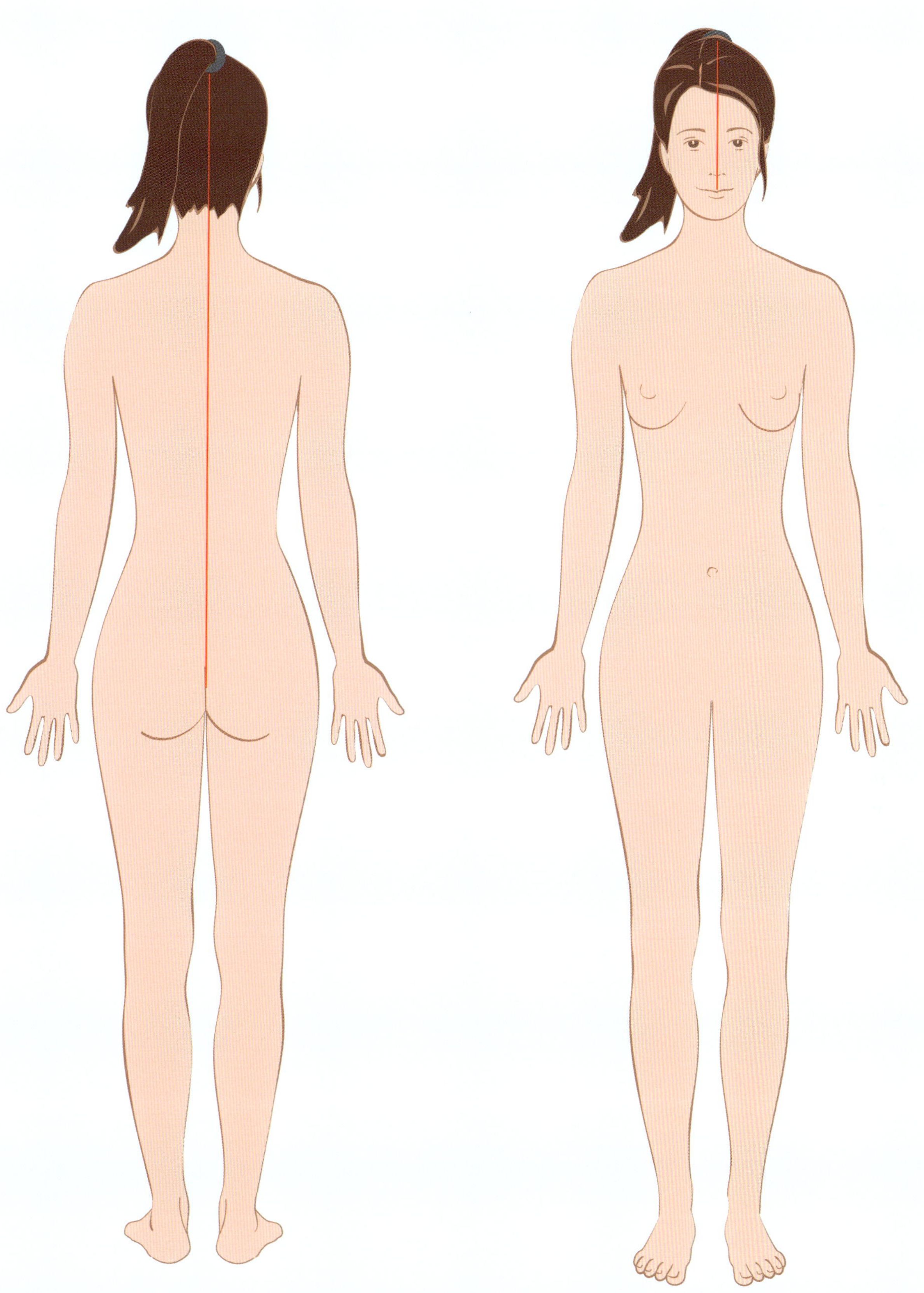

Das Lenkergefäß

Die Fünf Elemente

Das Universum besteht nach Ansicht der TCM aus fünf Elementen: Wasser, Feuer, Holz, Erde und Metall. Wie bei den »Organen« ist es wichtig, diese »Elemente« nicht mit den chemischen Elementen zu verwechseln; es sind Prinzipien, die sich auf unterschiedlichste Art und Weise ausdrücken. Die Bewegungen dieser Elemente und ihre Wechselwirkungen verursachen alle Entwicklungen und Wandlungen im Universum.

Die Zang-Organe sind die »festen« Organe, nämlich: Leber, Herz, Milz, Lunge und Niere.

Die Fu-Organe sind die Hohlorgane, nämlich: Gallenblase, Dünndarm, Magen, Dickdarm und Blase.

Die fünf Elemente unterstützen und fördern sich gegenseitig. Holz erzeugt Feuer, wenn es verbrannt wird. Feuer erzeugt aus dem Verbrannten Erde. Erde liefert Metall. Metall fängt das Wasser auf, das zu Boden fällt. (Dazu muss man wissen, dass Gestein in der chinesischen Antike dasselbe war wie Metall.) Wasser nährt das Wachstum des Holzes (siehe Abbildung links unten).

Anderseits kontrollieren die fünf Elemente sich gegenseitig. Feuer schmilzt Metall. Metall schneidet Holz. Holz laugt die Erde aus. Erde blockiert den Fluss des Wassers. Wasser löscht Feuer aus (siehe Abbildung rechts unten).

Der Balance zwischen den fünf Elementen entspricht die Harmonie. Doch wenn eines zu schwach oder zu stark ist, verschiebt sich die Balance und alle anderen Elemente sind betroffen.

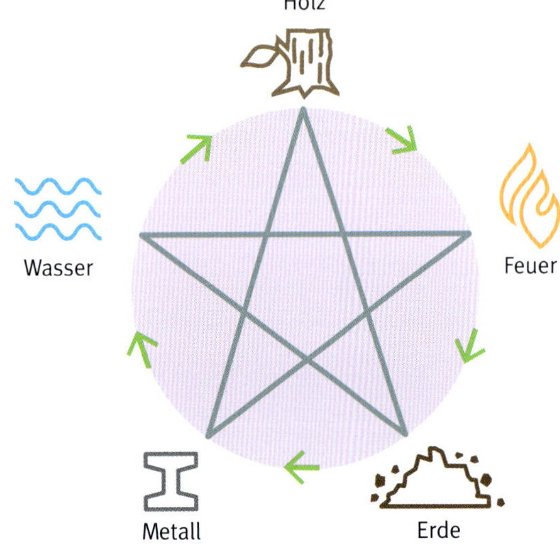

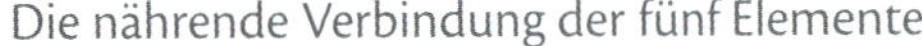
Die nährende Verbindung der fünf Elemente

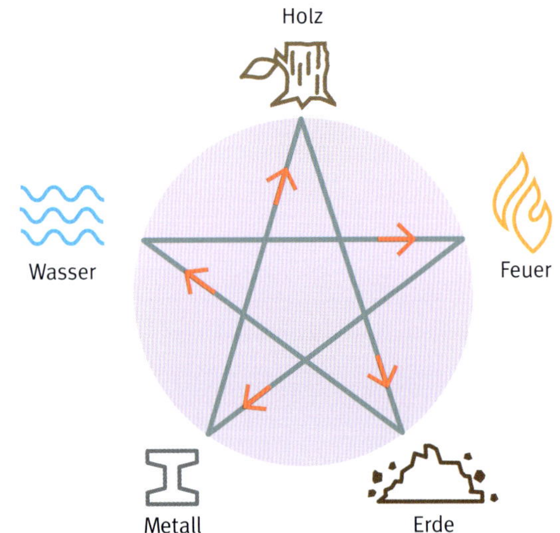

Die kontrollierende Verbindung der fünf Elemente

Element	Zang-Organ	Fu-Organ	Geschmack	Emotion
Holz	Leber	Gallenblase	sauer	Ärger
Feuer	Herz	Dünndarm	bitter	Freude
Erde	Milz	Magen	süß	Sorge
Metall	Lunge	Dickdarm	scharf	Trauer
Wasser	Niere	Blase	salzig	Angst

Krankheitserreger

In der westlichen Medizin werden vor allem Bakterien und Viren zu den Krankheitserregern (Pathogenen) gezählt. In der TCM gelten jedoch auch alle ungünstigen Umweltfaktoren, zum Beispiel Kälte, Hitze, Wind, Feuchtigkeit und Nässe als Pathogene. Sie können nicht nur über Mund und Nase, sondern auch über die Haut in den Körper eindringen. Überdies gibt es noch seelische Pathogene, wie Wut oder Angst, die über die Sinnesorgane oder durch die Eigentätigkeit des Gehirns wirksam werden.

Genau wie die Elemente, sind auch die Organe eng miteinander verbunden. Sie nähren und kontrollieren einander. Die Verhältnisse zwischen den Organen sind dieselben wie die zwischen den entsprechenden Elementen.

Komplexe Wechselwirkungen

Jetzt wird es etwas komplizierter. Doch letztlich begegnen wir bei den fünf Elementen immer wieder den gleichen Kreisläufen:

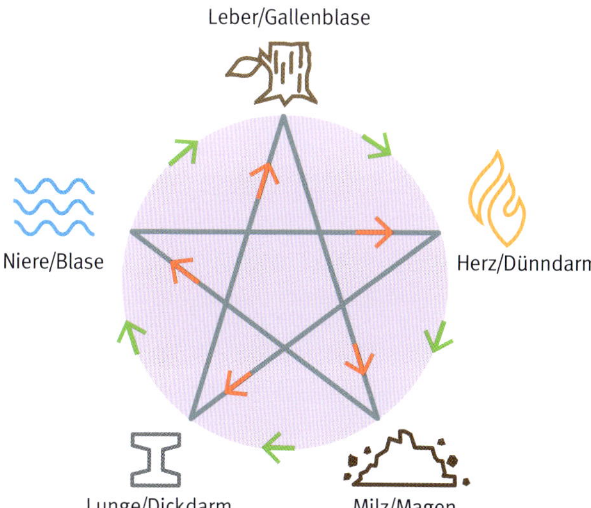

Die fünf Elemente im Wechselspiel ihrer nährenden und kontrollierenden Verbindungen

- Die Niere (Wasser) nährt die Leber (Holz), und die Leber nährt ihrerseits das Herz (Feuer). Übermäßiges Lungen-Qi (Metall) unterdrückt die Leber.
- Die Leber (Holz) nährt das Herz (Feuer), und das Herz nährt die Milz (Erde). Übersteigendes Nieren-Qi (Wasser) schadet dem Herzen.
- Das Herz (Feuer) nährt die Milz (Erde), und die Milz nährt die Lunge (Metall). Übersteigendes Leber-Qi (Holz) schadet der Milz.
- Die Milz (Erde) nährt die Lunge (Metall), und die Lunge nährt die Niere (Wasser). Übersteigendes Herz-Qi (Feuer) unterdrückt die Lunge.
- Die Lunge (Metall) nährt die Niere (Wasser), und die Niere nährt die Leber (Holz). Übermäßiges Milz-Qi (Erde) schadet den Nieren.

In der chinesischen Medizin gibt es keine eindeutigen Ursache-Wirkungs-Zusammenhänge, sondern es wird stets der ganze Energiekörper in die Überlegungen mit einbezogen. Daher ist die TCM insbesondere bei chronischen Erkrankungen, die nicht auf eine einzelne Ursache oder ein einzelnes Organ zurückzuführen sind, so erfolgreich.

Es ist etwa so, wie wenn man eine Symphonie hört: Man kann die einzelnen Töne und Instrumente analysieren – das kann wichtig und interessant sein. Doch das ist eben nicht dasselbe, wie das Musikstück als Ganzes zu erfassen, den Eindruck, den es vermittelt und die Botschaft, die es in sich trägt.

Akupressur

Die Meridiane, die den Körper durchziehen, können an besonderen Stellen behandelt werden. In der Traditionellen Chinesischen Medizin geschieht das durch Nadeln (Akupunktur), Wärme (Moxibustion), Fingerdruck (Akupressur) oder Bewegung (Qi Gong).

Wir wollen Ihnen hier die zwei Formen zeigen, die sich für die Selbstbehandlung eignen: Akupressur und Qi Gong.

Akupressur ist die Behandlung einzelner Punkte auf den Meridianen mittels Fingerdruck. Sie haben nun schon gesehen, dass es Wissen und Erfahrung braucht, um herauszufinden, welche Punkte behandelt werden müssen. Unter anderem muss man feststellen, wo der Energiefluss zu stark und wo er zu schwach ist, man muss den gesamten Energiezustand kennen, man muss wissen, welche Punkte angeregt und welche beruhigt werden müssen; dabei spielen die Elemente, der Kontroll- und der Nährungszyklus eine Rolle – es ist also ohne ein eingehendes Studium der Traditionellen Chinesischen Medizin nicht so leicht.

Wir werden Ihnen deshalb, wenn es um die Praxis geht, zu einer Reihe von Beschwerden die notwendigen Punkte angeben. Bei den Meridianen haben Sie bereits einige wichtige Punkte für weitverbreitete Beschwerden kennengelernt.

Zunächst sehen wir uns aber einmal an, wie die Meridianpunkte behandelt werden sollen:

- Ihre Hände sind Ihr wichtigstes Werkzeug: Wärmen Sie sie vor der Massage durch kräftiges Aneinanderreiben auf, lockern Sie sie, indem Sie sie ausschütteln und dehnen, und achten Sie auf gut gekürzte Fingernägel.
- Die Druckstärke ist entscheidend für die Wirksamkeit: Sie darf weder zu stark noch zu leicht sein. Beginnen Sie mit sanftem Druck und steigern Sie ihn, solange es nicht schmerzt. Achten Sie aber auf den durchaus erwünschten »therapeutischen« Schmerz, der bei manchen Punkten die richtige Druckstärke erst anzeigt und oft entlang des Meridians ausstrahlt. Im Gesicht, bei Kindern oder bei sensiblen, älteren oder geschwächten Personen massiert man immer sanft und vorsichtig.
- Das Drücken mit den Fingerspitzen ist die wichtigste Grundtechnik der Akupressur. Dabei wird der Akupressurpunkt mit der Spitze von Zeigefinger, Mittelfinger oder Daumen massiert. Der Druck erfolgt mit leicht gebeugtem Finger senkrecht zur Körperoberfläche. Es gibt zwei Varianten des Drückens:
  1. Beim gleichmäßigen Drücken wird der Punkt nur senkrecht gedrückt. Beginnen Sie dabei sanft und steigern Sie den Druck, bis Sie die gewünschte Stärke erreicht haben. Nun können Sie den Druck entweder über mehrere Atemzüge hinweg aufrechterhalten oder dem Atemrhythmus anpassen: beim Ausatmen stärker, beim Einatmen sanfter drücken.
  2. Beim kreisenden Drücken setzen Sie die Fingerkuppe ebenfalls im Zentrum des Akupressurpunktes an, massieren dann aber in kleinen Kreisbewegungen. Behalten Sie dabei festen Hautkontakt: Der Finger bewegt sich nicht über die Haut, sondern die Haut wird durch das Kreisen des Fingers mitbewegt.
- Die Häufigkeit der Behandlung hängt von den Beschwerden ab: Bei akuten Beschwerden empfehlen sich ein bis zwei Behandlungen täglich,

bei chronischen Leiden ein bis zwei ausgiebigere Behandlungen pro Woche.

- Achten Sie auf Ihre eigenen beziehungsweise die Reaktionen Ihres Partners. Der Körper signalisiert, wie die Behandlung am besten für uns ist. Dazu müssen wir aber auch auf diese Signale achten. Wohlgefühl, Entspannung und auch der bereits erwähnte »therapeutische« Schmerz zeigen Ihnen, dass Sie gerade das Richtige tun.

Zehn Akupressur-Regeln

1. Auch wenn Sie nur wenig Zeit für die Akupressur haben: Setzen Sie sich nicht unter Zeitdruck!
2. Nehmen Sie eine bequeme Haltung ein, am besten im Sitzen. Der behandelte Körperteil sollte auf einer stabilen Unterlage liegen.
3. Wärmen Sie Ihre Hände vor der Akupressur an, und achten Sie darauf, dass Ihre Fingernägel kurz geschnitten sind.
4. Entspannen Sie ganz bewusst den behandelten Körperteil, um die Wirkung der Akupressur voll und ganz aufzunehmen oder geben Sie, wenn Sie jemand anderen behandeln, die Anleitung, den behandelten Körperteil zu entspannen.
5. Konzentrieren Sie sich während der Behandlung auf den harmonischen Energiefluss in Ihrem Körper, nicht auf Beschwerden.
6. Fast alle Akupressurpunkte sind symmetrisch auf beiden Körperseiten angeordnet – behandeln Sie immer beide Punkte, wenn möglich sogar gleichzeitig.
7. Passen Sie die Druckstärke an Ihr Befinden und an die Gegebenheiten an: auf Muskeln kräftigeren, im Gesicht und über Nervenaustrittsstellen sanfteren Druck ausüben.
8. Achten Sie auf Ihre Empfindungen beim Massieren – beenden Sie die Massage, wenn Ihr Gefühl Ihnen dazu rät, auch wenn die geplante Massage-Zeit noch nicht vorüber ist, und drücken Sie nicht stärker als nötig.
9. Massieren Sie nicht zu viele Punkte direkt nacheinander. Nehmen Sie sich Zeit, um herauszufinden, welche Punkte oder Punkt-Kombinationen bei Ihnen persönlich am effektivsten zum Erfolg führen.
10. Lassen Sie Ihrem Körper Zeit, um auf die Akupressur zu reagieren. Manchmal stellt sich die Wirkung nicht sofort ein, sondern erst im Verlauf von bis zu 20 Minuten.

Wann nicht mit Akupressur behandelt werden sollte

• Wenn während der Behandlung Gefühle von Unruhe, Kälte, Spannungen oder echte Schmerzen auftreten, sollte sie abgebrochen werden.
• Im Bereich von Verbrennungen oder Erfrierungen, noch nicht vollständig verheilten (Operations-) Wunden, Entzündungen oder direkt auf Krampfadern darf keine Akupressur angewandt werden.
• Schwere Erkrankungen wie Krebsleiden, Epilepsie, schwere Herz- oder Kreislauf-Erkrankungen sollte nur ein erfahrener Therapeut behandeln.
• Die folgenden Punkte sollten während der Schwangerschaft nicht behandelt werden: DI 4, BL 60 sowie alle Punkte im Bereich des Unterleibs!

PRAXIS: Akupressur bei Beschwerden

Abwehrschwäche

Ein gut funktionierendes Immunsystem ist Voraussetzung für einen optimalen Gesundheitszustand. Das körpereigene Abwehr- und Immunsystem hat die Aufgabe, den Organismus vor Krankheitserregern zu schützen und unerwünschte Eindringlinge möglichst schnell zu beseitigen. Eine wenig körperbewusste Lebensweise, Ernährungsfehler, Bewegungsmangel sowie eine Verschlechterung der Luftqualität führen heute bei vielen Menschen zu einer Schwächung des Immunsystems.

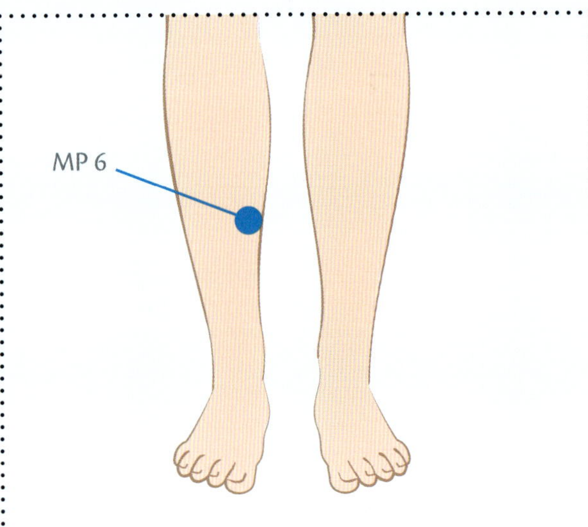

Behandeln Sie die folgenden Punkte eine Stunde vor dem Mittagessen. Die gesamte Akupressurbehandlung dauert etwa zehn Minuten.

MP 6: Der Punkt liegt direkt hinter dem Schienbein, und zwar drei bis vier Fingerbreit über dem Innenknöchel. Massieren Sie den Punkt mindestens eine Minute lang mit Kreisbewegungen im Uhrzeigersinn.

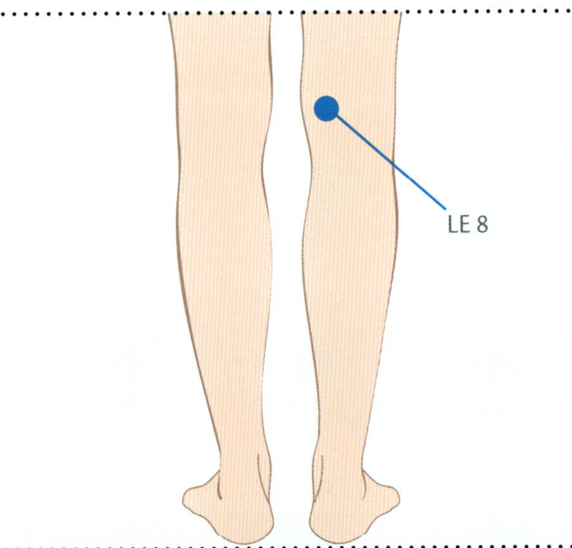

LE 8: Dieser Punkt liegt in Höhe des Kniegelenks, und zwar genau an der Innenseite der Kniekehle auf der Falte in der Kniebeuge. Üben Sie etwa zwei Minuten lang kräftigen Druck auf diesen Punkt aus. Kreisen Sie im Uhrzeigersinn.

GB 20: Die Punkte befinden sich im Nacken und sind relativ schmerzempfindlich. Sie liegen am Haaransatz am unteren Schädelrand und sind als leichte Vertiefungen unter den Hinterhaupthöckern spürbar. Stimulieren Sie die Punkte auf beiden Körperseiten gleichzeitig mit sanftem Druck, den Sie nur allmählich steigern sollten; drei Minuten genügen.

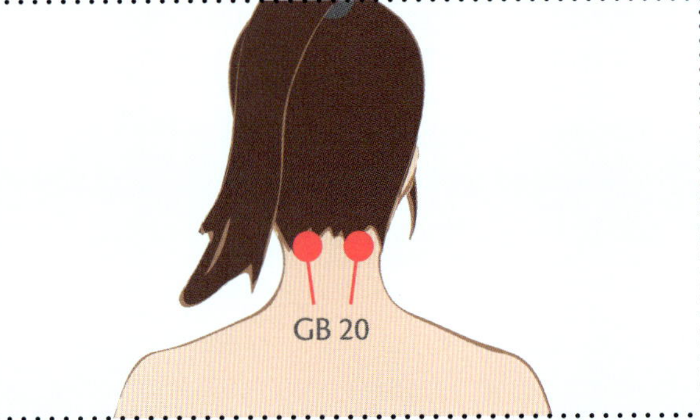

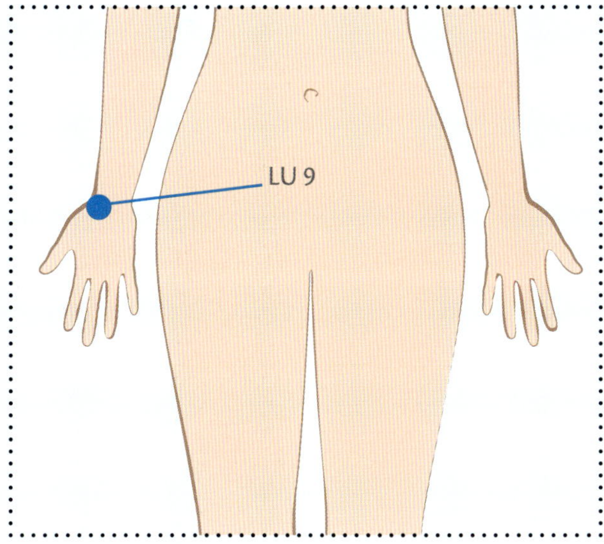

LU 9: Der Punkt liegt an der Daumenseite des Handgelenks in der Vertiefung der Handgelenksfalte. Stimulieren Sie den Akupressurpunkt mindestens eine Minute lang, wobei Sie kleine Kreisbewegungen im Uhrzeigersinn ausführen.

Allergien

Allergien sind Erkrankungen, die sich im Bereich des Immunsystems abspielen. Das Abwehrsystem allergischer Menschen bildet Antikörper auf ein Allergen, wodurch es zu allergischen Reaktionen kommt. Praktisch jede Substanz kann zu einem Allergen werden, wenn es durch einen Fehlalarm des Immunsystems als Allergen markiert wird. Ein solcher Fehlalarm des Immunsystems ist eigentlich selten, wird aber immer häufiger; vermutlich hängt das mit der Zunahme an Umweltgiften zusammen.

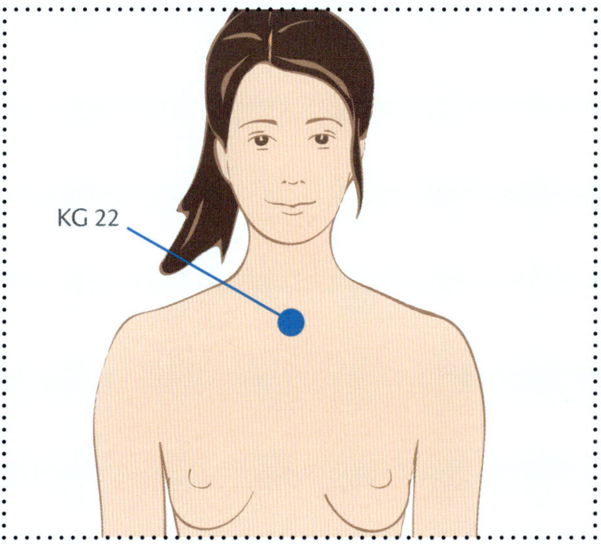

Interessanterweise wird das Entstehen von Allergien oft weniger durch das Auftreten aggressiver Substanzen als vielmehr durch eine allzu hygienische und sterile Lebensweise begünstigt, die es dem Organismus unmöglich macht, seine natürlichen Abwehrkräfte gegen Umwelteinflüsse zu trainieren.

Gerade Methoden der Traditionellen Chinesischen Medizin sind bei der Behandlung allergischer Erkrankungen hilfreich. Die Akupunktur kann gute Erfolge bei Heuschnupfen und allergischem Asthma vorweisen – die Akupressur baut auf denselben Prinzipien auf, und so ist es möglich, allergische Symptome »wegzudrücken«. Manchmal benötigt man etwas Geduld, je nachdem, wie lange die Allergie schon besteht und wie stark die Reaktion des Immunsystems ist. Wichtig ist, die Behandlung weiterzuführen, auch wenn der Erfolg nicht sofort spürbar wird.

Folgende Punkte sind sinnvoll:

KG 22: Der Punkt liegt in der Brustmitte, unmittelbar in der Vertiefung oberhalb des Brustbeins. Er sollte mehrmals täglich sanft stimuliert werden.

Kreisen Sie dabei jeweils mindestens eine Minute lang gegen den Uhrzeigersinn.

LU 7: Der Punkt liegt auf der Daumenseite des Unterarms zwischen Elle und Speiche, und zwar knapp drei Fingerbreit oberhalb der Handgelenksfalte; an dieser Stelle können Sie auch den Pulsschlag spüren. Massieren Sie den Punkt 30 Sekunden lang mit kräftigem Druck. Üben Sie die Kreisbewegungen im Uhrzeigersinn aus.

DI 4: Sie finden den Akupressurpunkt auf dem Handrücken zwischen Zeigefinger und Daumen. Er liegt auf dem höchsten Punkt der Muskelwölbung, die entsteht, wenn Sie die beiden Finger zusammenpressen. Akupressieren Sie den Punkt ein bis zwei Minuten lang mit kräftigem Druck und führen Sie dabei Kreisbewegungen im Uhrzeigersinn aus.

Zusätzliche Behandlungspunkte

LE 8: Dieser Leberpunkt liegt in Höhe des Kniegelenks, und zwar genau an der Innenseite der Kniekehle auf der Falte in der Kniebeuge. Drücken Sie eine Minute lang fest auf den Punkt und kreisen Sie im Uhrzeigersinn.

DI 11: Der Punkt liegt auf der Oberseite des Armes in Höhe des Ellbogens, und zwar auf der Daumen-

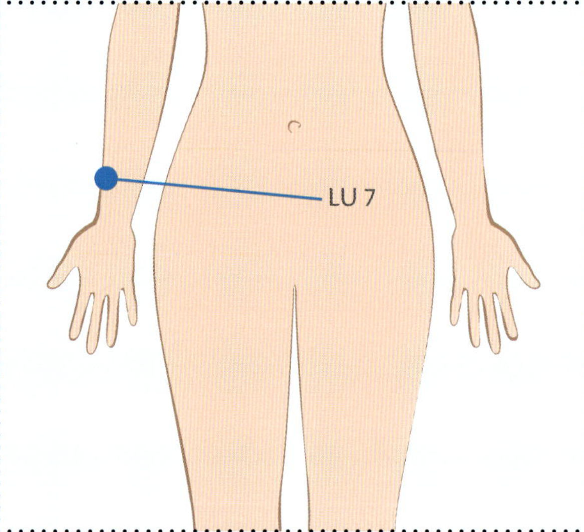

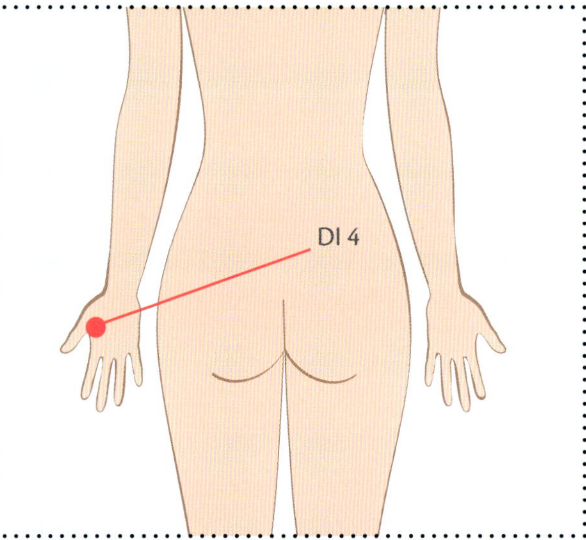

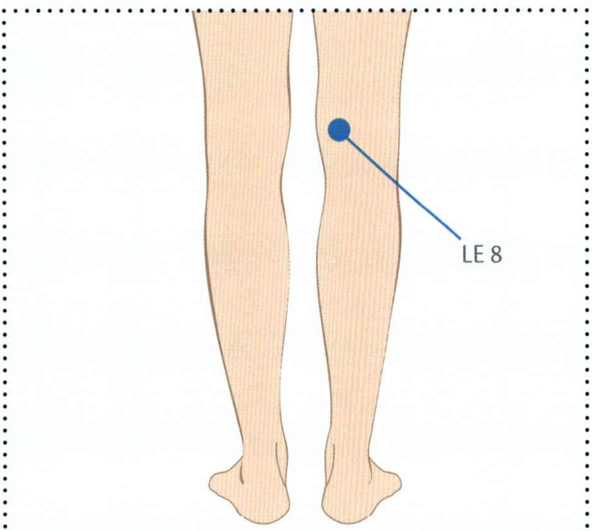

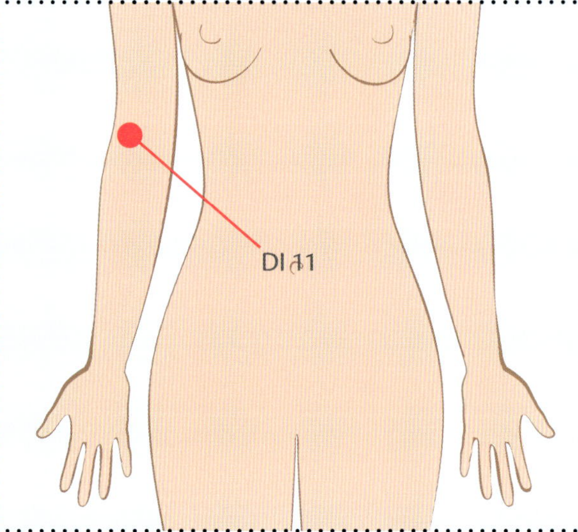

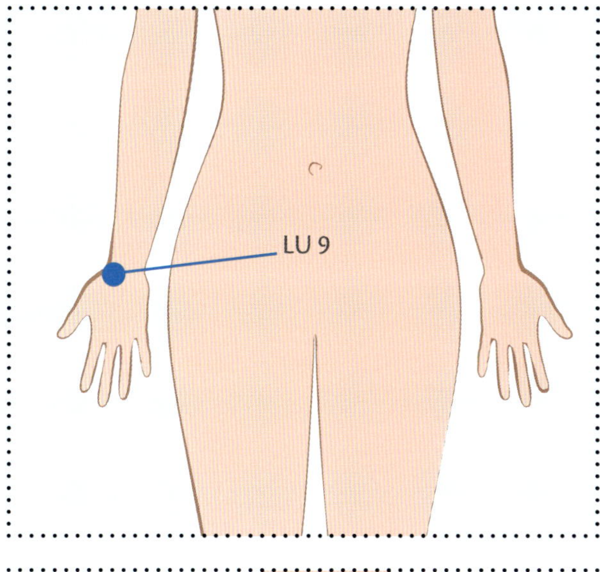

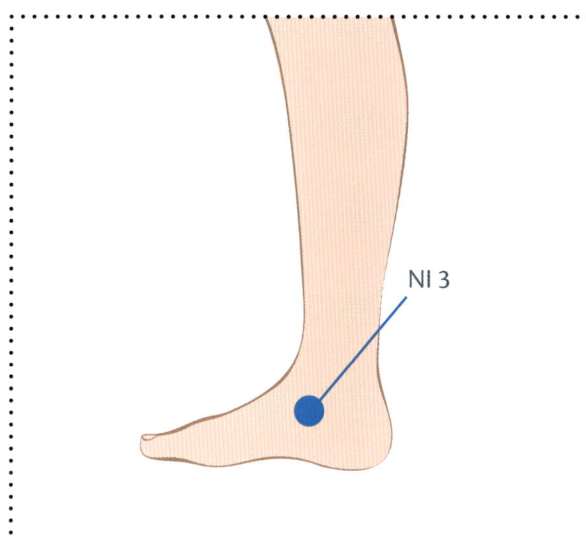

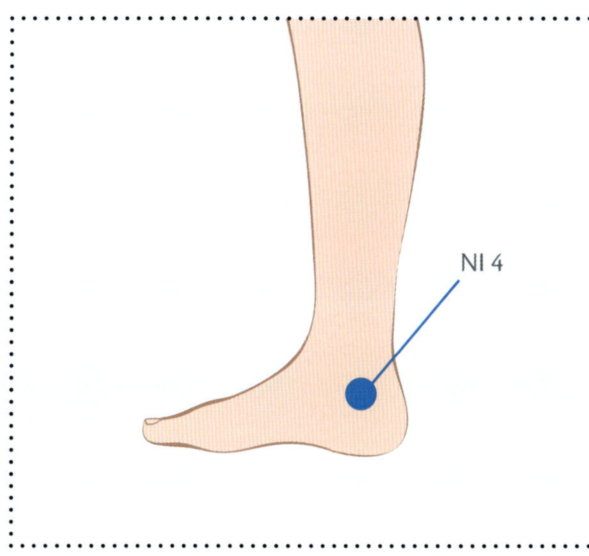

seite der Ellenbeuge. Wenn Sie den Unterarm anwinkeln, können Sie den Punkt am Ende der Beugefalte, die dabei entsteht, spüren. Stimulieren Sie den Punkt intensiv mindestens eine Minute lang. Kreisen Sie dabei im Uhrzeigersinn.

LU 9: Der Lungenpunkt liegt an der Daumenseite des Handgelenks in der Vertiefung der Handgelenksfalte. Üben Sie mindestens eine Minute lang kraftvoll Druck auf diesen Punkt aus. Führen Sie zugleich kleine Kreisbewegungen im Uhrzeigersinn aus.

Ängste

Siehe auch: Herz-Meridian, S. 84

Langfristig wirken sich Ängste sehr negativ auf den Organismus aus, da Angst den Körper mit Stresshormonen flutet und den Energiekörper durcheinanderbringt. Akupressur hilft, die Entspannung zu fördern, regt die Lebensenergie an und stärkt das (Selbst-)Vertrauen – das mindert die Ausschüttung von Stresshormonen und fördert die Harmonie im Energiekörper.

Es gibt jedoch auch eine Reihe von Akupressurpunkten, die angstmindernd, entspannend und beruhigend wirken.

NI 3: Der Punkt liegt direkt unterhalb des inneren Fußknöchels kurz vor der Achillessehne. Üben Sie ein bis zwei Minuten intensiven Druck auf den Punkt aus.

NI 4: Sie finden den Punkt ebenfalls unterhalb des inneren Fußknöchels, und zwar etwa zwei Fingerbreit unter NI 3 kurz vor der Achillessehne. Drücken Sie etwa eine Minute lang kräftig auf den Akupressurpunkt und üben Sie dabei kleine Kreisbewegungen im Uhrzeigersinn aus.

Arthritis, Arthrose

Bei der Arthritis handelt es sich um eine Gelenkentzündung, die an einzelnen oder mehreren Gelenken auftreten kann. Die Arthritis gehört zu den Autoimmunkrankheiten, die mit einer Fehlsteuerung des Immunsystems einhergehen. Es kommt zu Schwellungen, Rötungen und Schmerzen – typisch sind die Morgensteifigkeit sowie das Auftreten von Rheumaknoten in den Gelenken. Vor allem Finger- und Handgelenke sowie Ellbogen, Knie und Sprunggelenke sind betroffen.

Als Ursache kommen Krankheitsherde, wie etwa chronische Mandelentzündungen oder Zahnvereiterungen, aber auch Knochenmarksentzündungen, Gelenktuberkulose und rheumatische Erkrankungen sowie Spätfolgen von Streptokokkeninfektionen infrage. Nicht zuletzt scheinen auch seelische Faktoren an der Entstehung der Erkrankung beteiligt zu sein.

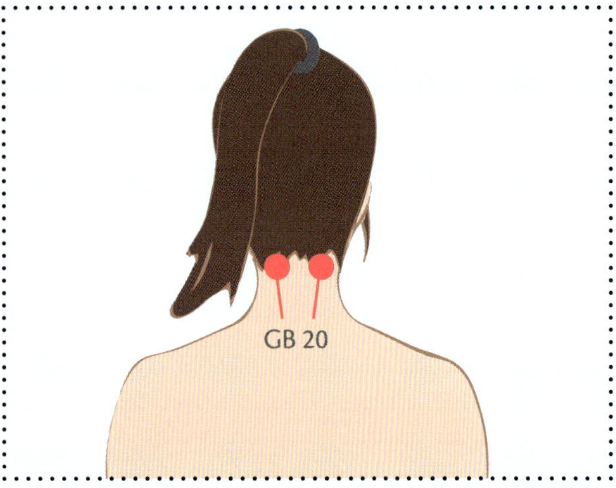

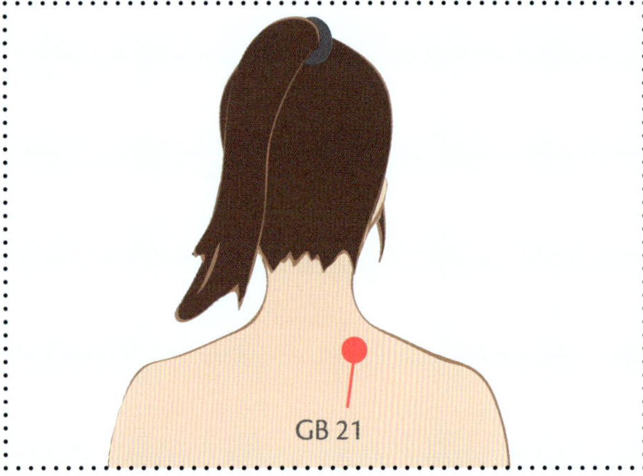

Bei einer akuten Arthritis ist sofort ein Arzt aufzusuchen, da sonst die Gefahr besteht, dass die Erkrankung chronisch wird.

Bei der Arthrose kommt es ebenfalls zu Schmerzen und Schwellungen in den Gelenken – vor allem in den Knie- und Hüftgelenken. Im Gegensatz zur Arthritis handelt es sich bei der Arthrose jedoch um eine Alterserscheinung beziehungsweise um eine Abnutzungserscheinung der Gelenke. Vor allem Schwerarbeiter oder Spitzensportler sind betroffen. Die Krankheit entwickelt sich langsam und bereitet anfangs kaum Schmerzen.

Durch ganzheitliche Massagetechniken können Schmerzen in den Gelenken gut gelindert werden. Darüber hinaus wird das Immunsystem gestärkt, was gerade bei der Behandlung der Arthritis eine große Rolle spielt. Auch die seelische Verfassung verbessert sich, der Heilungsprozess wird aktiviert.

Bei akuten Schmerzen und Entzündungen sollten Sie je nach Beschwerden folgende Punkte akupressieren:

GB 20: Stimulieren Sie diesen Akupressurpunkt bei Schmerzen in der Halswirbelsäule. Er befindet sich im Nacken am unteren Schädelrand und ist leicht zu finden, da er leicht vertieft am Haaransatz liegt und meist ziemlich schmerzempfindlich ist. Üben Sie mittelstarken Druck aus und kreisen Sie mit dem Finger dabei gegen den Uhrzeigersinn. Die optimale Dauer liegt bei zwei Minuten.

GB 21: Sind Schulter oder Ellbogen von Arthritis oder Arthrose befallen, massieren Sie GB 21. Der Punkt liegt zwischen dem siebten Halswirbel und dem Außenrand des Schulterblattes. Sie finden ihn oben auf der Schulter in der Vertiefung vor dem

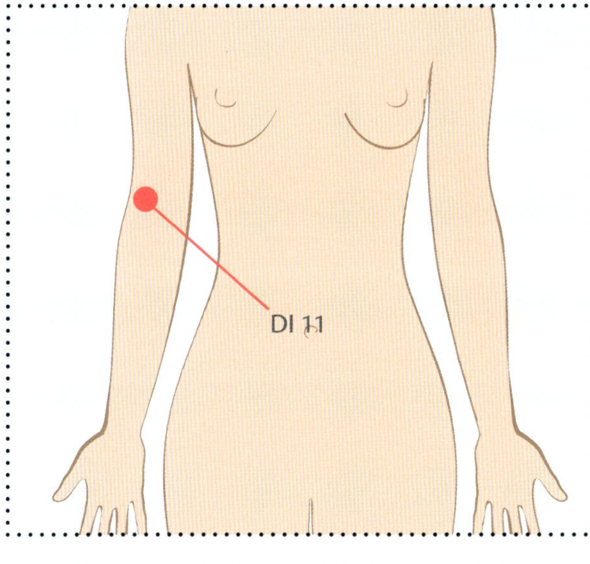

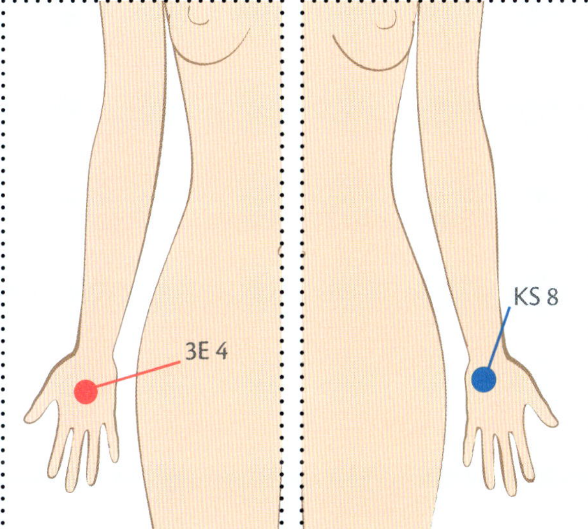

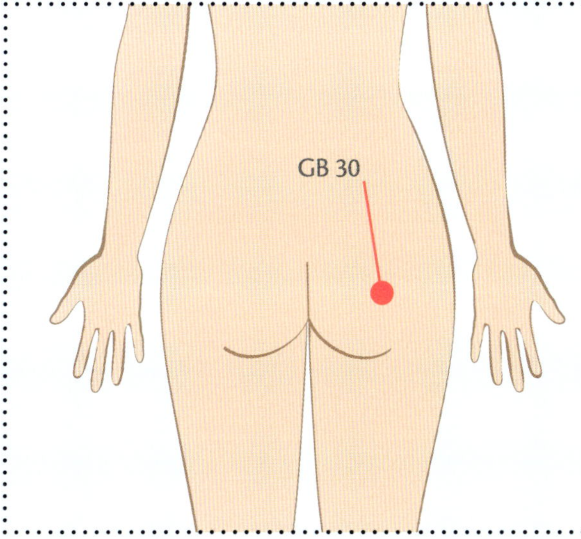

Trapezmuskel. Üben Sie ein bis zwei Minuten lang kräftigen Druck aus.

DI 11: Bei Schmerzen im Ellbogen massieren Sie DI 11. Der Punkt liegt auf der Oberseite des Armes in Höhe des Ellbogens, und zwar auf der Daumenseite der Ellenbeuge. Sie spüren den Akupressurpunkt, wenn Sie den Unterarm anwinkeln; er liegt am Ende der Beugefalte, die dabei entsteht. Stimulieren Sie den Punkt kraftvoll mindestens eine Minute lang mit kreisenden Bewegungen im Uhrzeigersinn.

3E 4: Bei Schmerzen und Entzündungen im Handgelenk behandeln Sie den Punkt, der in der Mitte des Handgelenks auf der Oberseite der Hand liegt. Der Akupressurpunkt liegt auf der Handgelenksfalte in einem kleinen Grübchen. Üben Sie etwa drei Minuten lang mittelstarken Druck auf den Punkt aus.

KS 8: Bei Beschwerden in den Fingergelenken und in der Hand stimulieren Sie den Punkt KS 8, der in der Mitte der Handfläche liegt. Sie finden den Punkt zwischen dem dritten und vierten Mittelhandknochen auf der Querfalte der Herzlinie. Üben Sie mindestens zwei bis drei Minuten lang intensiven Druck auf den Punkt aus. Benützen Sie dazu den Daumen und stützen Sie die Hand mit den anderen Fingern am Handrücken. Führen Sie kleine Kreisbewegungen im Uhrzeigersinn aus.

GB 30: Bei Schmerzen im Hüftgelenk sollten Sie GB 30 massieren. Der Punkt liegt am obersten Punkt des Oberschenkelknochens. Sie finden ihn an der Außenseite des Gesäßmuskels hinter dem Gelenk- oder Hüftkopf. Behandeln Sie den Akupressurpunkt mit mäßigem Druck drei Minuten lang tonisierend, also mit Kreisbewegungen im Uhrzeigersinn.

MP 9: Wenn Sie Probleme mit dem Kniegelenk haben, sollten Sie MP 9 behandeln. Der Punkt liegt auf der Innenseite des Unterschenkels zwischen dem Wadenmuskel und dem Schienbein. Sie finden ihn in der kleinen Mulde, in der das Schienbein in das Knie übergeht. Behandeln Sie den Punkt mit kräftigem Druck und Kreisbewegungen im Uhrzeigersinn mindestens zwei Minuten lang.

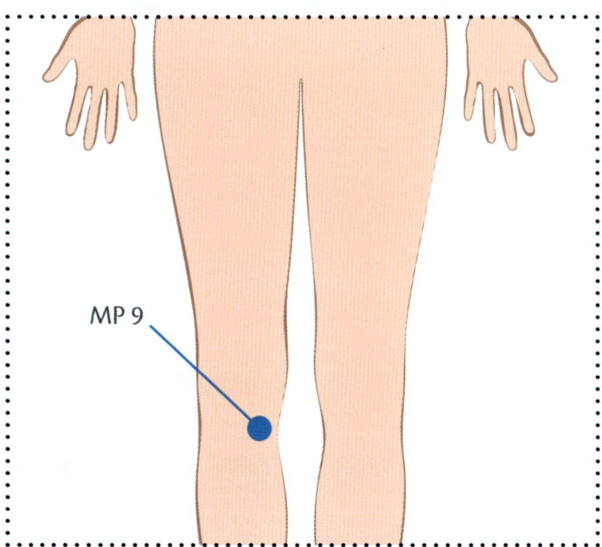

Asthma

Asthma kann alle möglichen Ursachen haben. Es kann bei einer allergischen Reaktion auftreten, mit einer Infektion der Atemwege einhergehen, durch chemische und physikalische Reize wie Zigarettenrauch oder Feinstaub zustande kommen. Bei Asthma verengen sich die Atemwege, da vermehrt Schleim abgesondert wird, die Bronchialmuskulatur verkrampft und Ödeme an der Bronchialschleimhaut entstehen. Dann ist die Atmung erschwert oder es kommt sogar zum Gefühl des Erstickens. Wie auch immer das Asthma verursacht wird: Je häufiger ein Asthmaanfall auftritt, desto empfindlicher werden die Bronchien. Je früher man mit einer Behandlung einsetzt, desto besser ist es also – die Bronchien werden dann gar nicht erst weiter sensibilisiert.

In der chinesischen Medizin wird Asthma mit einer Schwächung der Yin-Energie in Verbindung gebracht. Akupressurbehandlungen bewirken auf energetischem Wege, dass sich die Bronchien entkrampfen, weniger Schleim abgesondert und die Atmung erleichtert wird.

LU 9: Sie finden den Akupressurpunkt in der Vertiefung der Handgelenksfalte an der Daumenseite des Handgelenks. Behandeln Sie den Punkt mit relativ wenig Druck etwa drei Minuten lang.

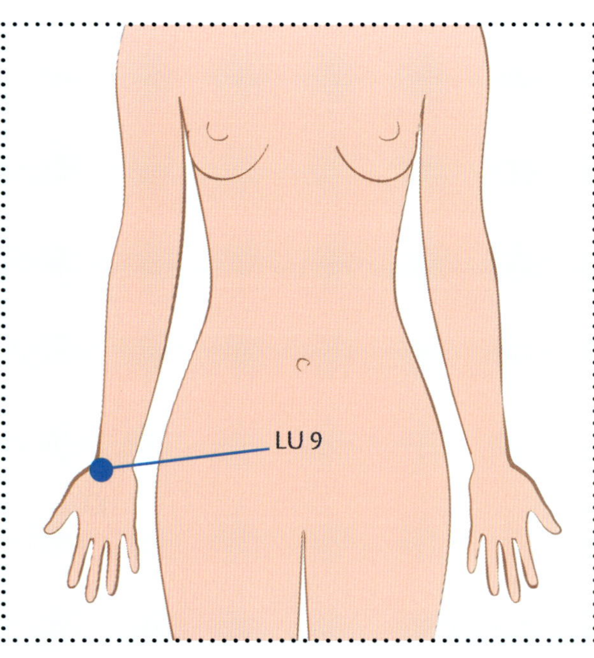

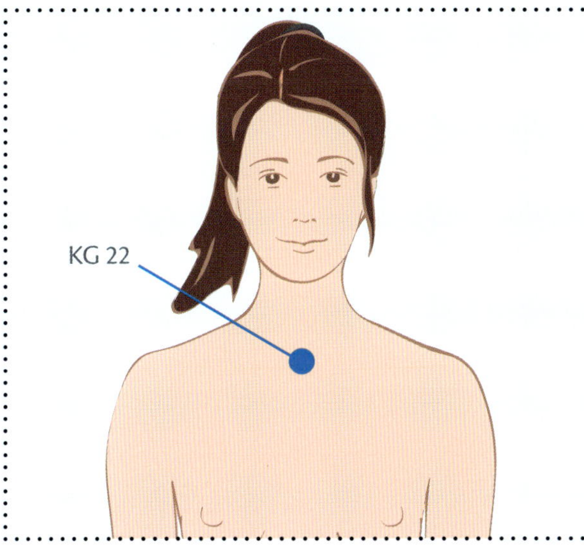

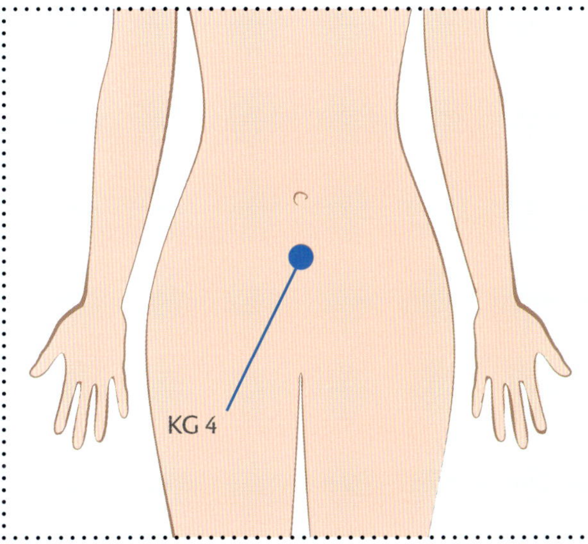

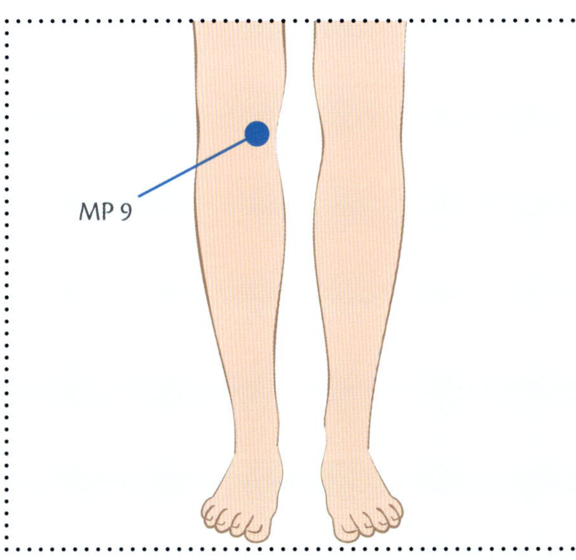

KG 22: Der Akupressurpunkt liegt in der Brustmitte, unmittelbar in der Vertiefung oberhalb des Brustbeins. Führen Sie kleine Kreisbewegungen gegen den Uhrzeigersinn aus und üben Sie nur wenig Druck aus. Massieren Sie den Punkt mindestens zwei Minuten lang.

Bauchbeschwerden: Schmerzen, Koliken, Blähungen

Siehe auch: Milz-Meridian, S. 88

Bauchschmerzen, Krämpfe und Blähungen, die der chinesischen Medizin zufolge auf ein Stocken der Lebensenergie zurückzuführen sind, können über die Massage des folgenden Punktes erfahrungsgemäß häufig beruhigt werden.

KG 4: Sie finden den Punkt etwa drei Fingerbreit unterhalb des Bauchnabels. Er liegt auf einer imaginären Linie, die senkrecht vom Bauchnabel abwärts zum Schambein verläuft. Üben Sie zwei bis drei Minuten lang sanften Druck auf diesen Punkt aus und führen Sie dabei kleine Kreise gegen den Uhrzeigersinn aus.

Zusätzliche Behandlungspunkte

Um energetischen Problemen, die mit Ihren Bauchschmerzen zusammenhängen, noch besser zu begegnen, können Sie die folgenden Punkte zusätzlich zu dem oben genannten behandeln:

MP 9: Der Punkt liegt auf der Innenseite des Unterschenkels. Sie können ihn in einer kleinen Mulde zwischen Wadenmuskel und Schienbein ertasten. Es ist die Stelle, wo das Schienbein in das Knie übergeht. Behandeln Sie den Punkt mit mäßig starkem Druck zwei bis drei Minuten lang.

MP 4: Der Punkt befindet sich in der Mitte des Fußinnenbogens am Übergang zwischen Fußrücken und Fußsohle. Er liegt etwa ein bis zwei Fingerbreit hinter dem langen Großzehenknochen und ist relativ schmerzempfindlich und daher leicht zu finden. Diesen Punkt sollten Sie mit intensivem Druck massieren, und zwar mindestens eine Minute lang. Kreisen Sie die Fingerkuppe dabei im Uhrzeigersinn.

DI 4: Auf dem Handrücken zwischen Zeigefinger und Daumen finden Sie DI 4. Der Punkt liegt auf der Wölbung, die durch das Zusammenpressen von Daumen und Zeigefinger sichtbar wird. Akupressieren Sie DI 4 mindestens eine Minute lang kräftig, und führen Sie dabei kleine Kreisbewegungen im Uhrzeigersinn aus.

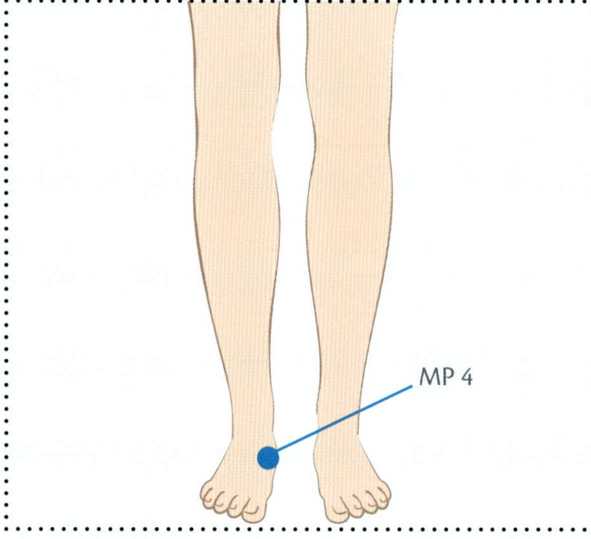

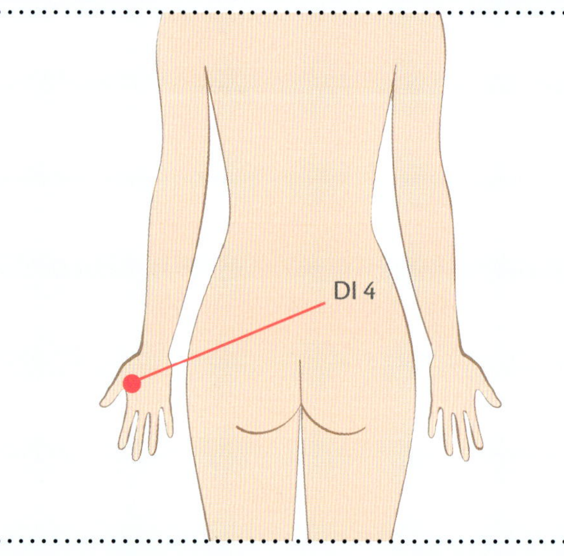

Blasenentzündung

Eine Entzündung der Harnblase führt zu Schmerzen, einem vermehrten Harndrang und einer trüben Verfärbung des Urins. Um Komplikationen auszuschließen, sollte eine Blasenentzündung möglichst frühzeitig behandelt werden, damit nicht die Nieren in Mitleidenschaft gezogen werden. Wenn Sie die Entzündung schon bei den ersten Anzeichen behandeln und Ihr Körper gut darauf anspricht, können Sie mit ein paar Akupressurbehandlungen, viel Wasser Trinken und Wärme die Entzündung in den Griff bekommen, sodass Antibiotika nicht notwendig werden.

Die beiden wichtigsten »Erste-Hilfe-Punkte« bei einer Blasenentzündung sind BL 60 und NI 3:

BL 60: Der Punkt liegt an der Fußaußenseite hinter dem Knöchel, und zwar in der Mitte zwischen der Achillessehne und der höchsten Stelle des Knöchels. Massieren Sie BL 60 mit kraftvollem Druck etwa eine Minute lang. Tonisieren Sie den Punkt, indem Sie Kreisbewegungen im Uhrzeigersinn ausführen.

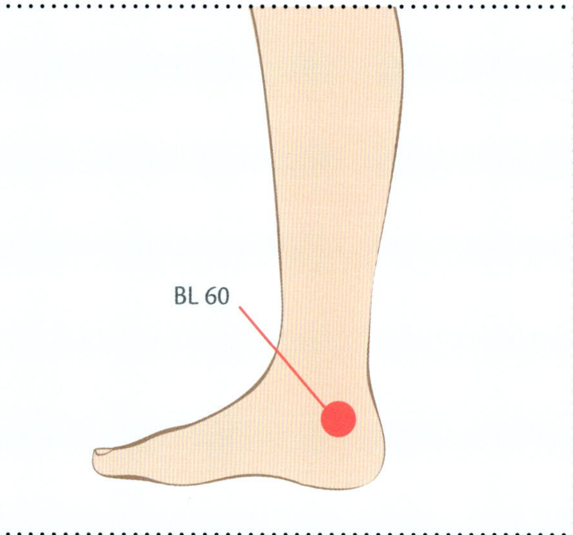

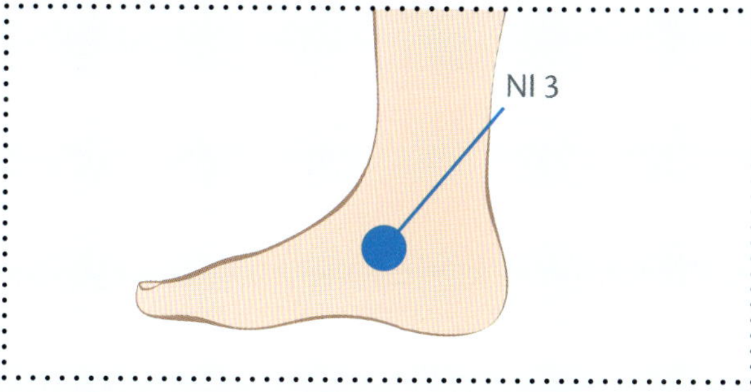

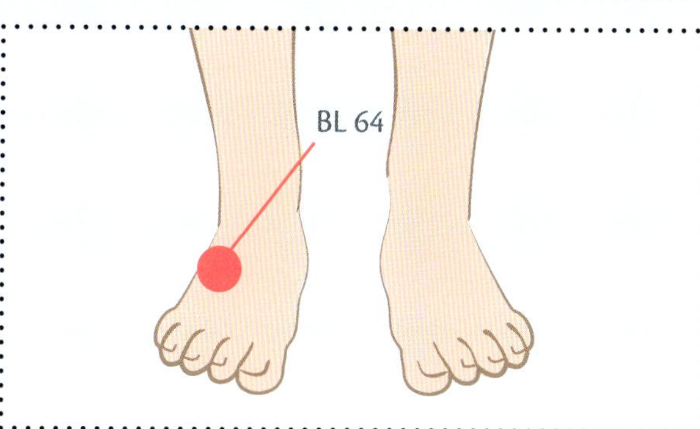

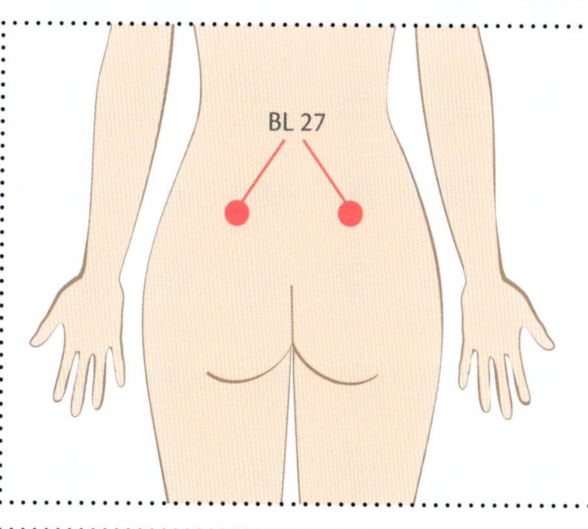

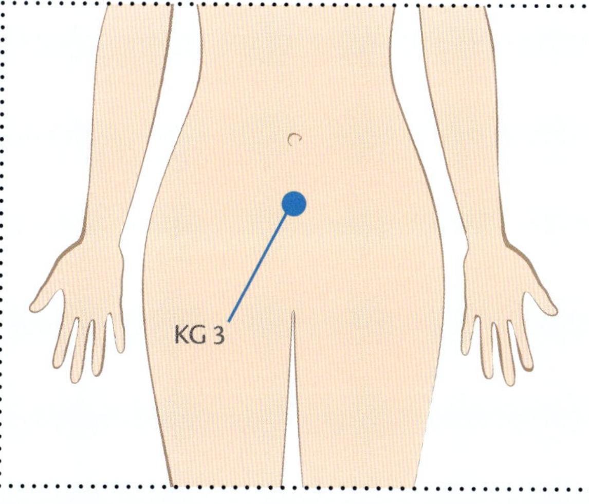

NI 3: Auch dieser Punkt liegt genau in der Mitte zwischen Achillessehne und Knöchel, allerdings an der Innenseite des Fußes, also neben dem Innenknöchel. Massieren Sie NI 3 ebenfalls etwa eine Minute lang kräftig und führen Sie Kreisbewegungen im Uhrzeigersinn aus.

Zusätzliche Behandlungspunkte

Es gibt noch einige weitere wichtige Akupressurpunkte, die bei Blasenbeschwerden hilfreich sind:

BL 64: Dieser Punkt liegt auf der Außenseite des Fußes – etwa auf Höhe des fünften Mittelfußknochens. Wenn Sie sich eine Linie vorstellen, die von der Spitze der kleinen Zehe bis zum Ende der Ferse verläuft, befindet sich BL 64 in der Mitte dieser Linie. Üben Sie ein bis zwei Minuten lang intensiven Druck auf diesen Punkt aus.

BL 27: Zwar liegt dieser Blasen-Meridianpunkt auf dem Rücken, allerdings so tief, dass Sie ihn ohne Weiteres noch selbst massieren können. Sie finden den Punkt einen Fingerbreit neben der Lendenwirbelsäule in Höhe der ersten Kreuzbeinvertiefung. Massieren Sie BL 27 mit sanften Kreisbewegungen gegen den Uhrzeigersinn mindestens drei Minuten lang.

KG 3: Der Punkt liegt auf dem Konzeptionsgefäß, das die Mitte der Körpervorderseite senkrecht durchläuft. Sie finden den Akupressurpunkt gut vier Fingerbreit unterhalb des Bauchnabels, also knapp über dem Rand des Schambeins. Massieren Sie diesen Punkt in derselben Weise wie BL 27, also mit sanftem Kreisen gegen den Uhrzeigersinn. Die Dauer sollte wiederum mindestens drei Minuten betragen.

NI 1: Der Punkt liegt in der Mitte der Fußsohle, also zwischen dem zweiten und dritten Mittelfußknochen in einer Vertiefung, die leicht zu ertasten ist. Stimulieren Sie die Energie im Nieren-Meridian, indem Sie mindestens 30 Sekunden lang kräftigen Druck auf den Punkt ausüben. Sie sollten diese Technik an jedem Fuß mehrmals hintereinander wiederholen.

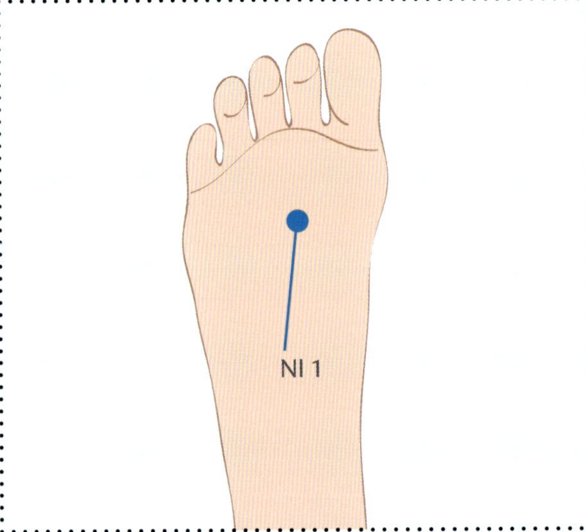

Bluthochdruck

Siehe auch: Nieren-Meridian, S. 96

Hoher Blutdruck kann zahlreiche Auslöser haben. Oft spielen mehrere Faktoren zusammen; einige hängen mit der Lebensweise zusammen, wie Übergewicht, Alkohol- und Nikotinkonsum, Bewegungsmangel und Hektik im Alltag. Doch auch die Vererbung oder Krankheiten wie Gicht und Diabetes können die Entwicklung der Hypertonie begünstigen. Fast immer spielt aber auch Stress eine Rolle.

Nach Auffassung der chinesischen Medizin weist Bluthochdruck auf ein Übermaß an Yang-Energie hin. Innere Unruhe, ein cholerisches Temperament sowie Herz- und Kreislauf-Probleme sind die Folge. Um als »Erste Hilfe« den Fluss der Lebensenergie wieder in Harmonie zu bringen, drücken Sie folgende Punkte:

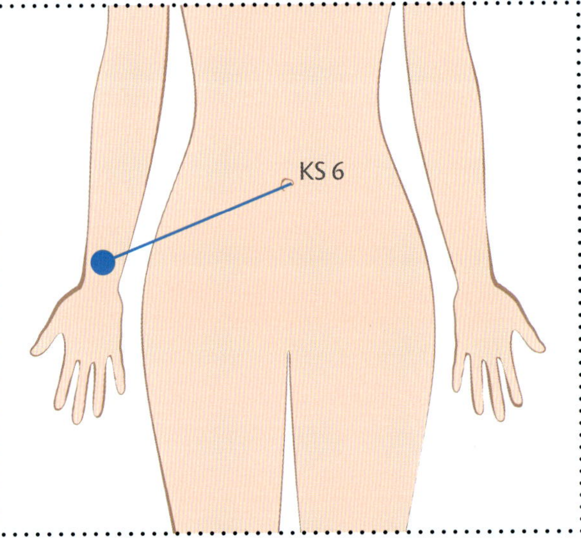

KS 6: Der Punkt befindet sich auf der Innenseite des Unterarms zwei Fingerbreit oberhalb des Handgelenks. Sie finden ihn genau in der Mitte des Unterarms zwischen den beiden Sehnen. Üben Sie fünf Minuten lang sanften Druck auf diesen Akupressurpunkt aus.

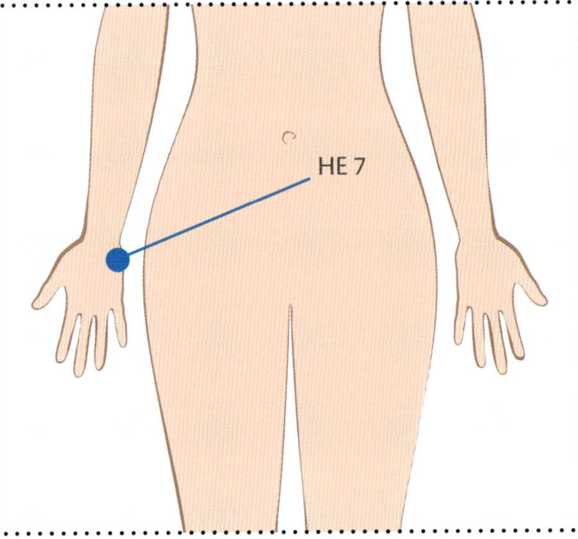

HE 7: Der Akupressurpunkt liegt knapp unterhalb der Mitte der Handgelenksfalte auf der Seite des kleinen Fingers am Übergang zwischen Handballen und Unterarm, also am Ellenansatz des Handgelenks (neben dem Erbsenbein). Behandeln Sie den Akupressurpunkt mindestens drei Minuten lang mit mäßig starkem Druck. Führen Sie dabei Kreisbewegungen gegen den Uhrzeigersinn aus.

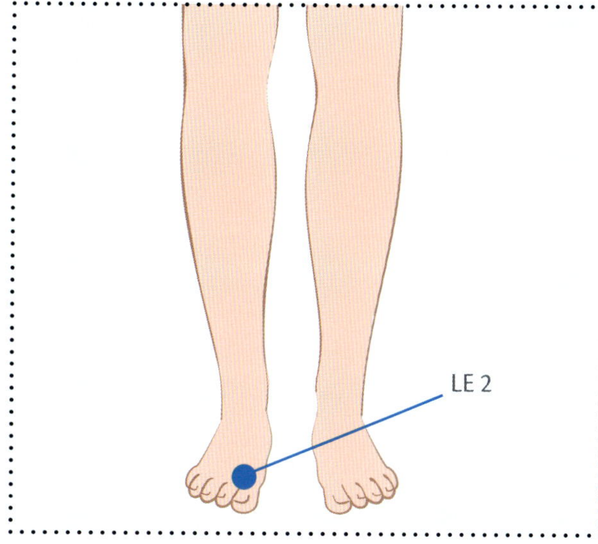

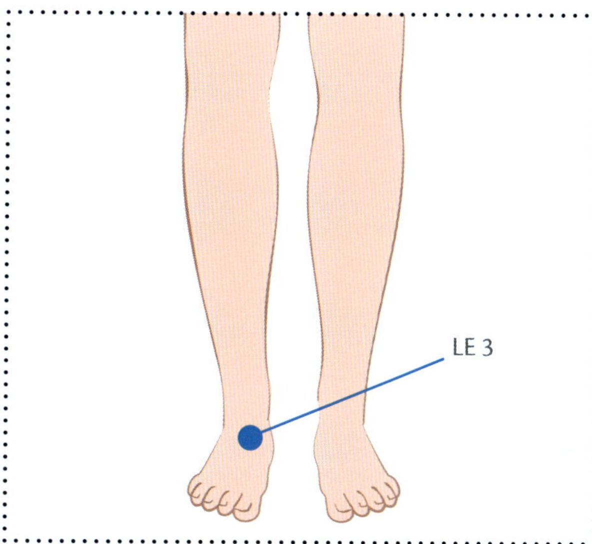

Zusätzliche Behandlungspunkte

Bei der Behandlung der Hypertonie ist etwas Geduld erforderlich. Erfolge zeigen sich nicht sofort nach einer Behandlung. Neben der Massage der oben genannten Punkte, durch die auftretenden Beschwerden schnell entgegengewirkt werden kann, sollten Sie über einige Monate einmal täglich die folgenden Punkte stimulieren. Auf diese Weise können Sie eine langfristige Verbesserung erzielen.

LE 2: Der Punkt liegt oberhalb des ersten Zehenzwischenraums, und zwar an der Hautstelle zwischen dem großen und dem zweiten Zeh. Üben Sie ein bis zwei Minuten lang mäßigen Druck auf diese Stelle aus.

LE 3: Sie finden den Punkt auf dem Fußrücken, und zwar an der Stelle, wo die Mittelfußknochen der großen und der zweiten Zehe zusammenlaufen. LE 3 liegt in einer Vertiefung und reagiert meist sehr sensibel auf Druck. Massieren Sie den Punkt drei Minuten lang mit sanftem Druck.

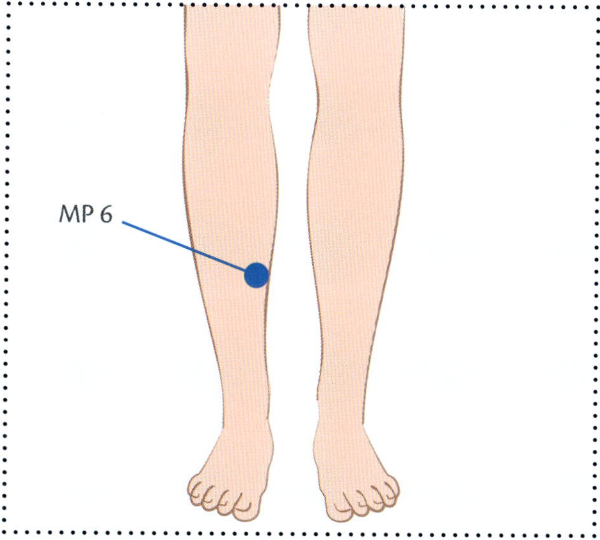

MP 6: Der Akupressurpunkt liegt an der Innenseite des Unterschenkels unmittelbar hinter dem Schienbein, etwa drei Fingerbreit über dem Innenknöchel. Üben Sie zwei Minuten lang mäßigen Druck auf den Akupressurpunkt aus und kreisen Sie mit dem Finger dabei gegen den Uhrzeigersinn.

Blutdruck, niedriger

Siehe auch: Perikard-Meridian, S. 100

Ein niedriger Blutdruck deutet darauf hin, dass das Gleichgewicht von Yin und Yang gestört ist und ein allgemeiner Mangel an Qi herrscht. Die Massage der folgenden Punkte unterstützt die Behandlung der Hypotonie effektiv:

KG 6: Sie finden den Punkt auf dem Konzeptionsgefäß, etwas unterhalb des Bauchnabels. Üben Sie mindestens drei Minuten lang mäßigen Druck auf diesen Punkt aus und kreisen Sie dabei gegen den Uhrzeigersinn.

MP 6: Dieser Akupressurpunkt befindet sich hinter dem Schienbein, und zwar drei bis vier Fingerbreit über dem Innenknöchel. Massieren Sie MP 6 mindestens zwei Minuten lang intensiv mit Kreisbewegungen im Uhrzeigersinn.

MA 36: Der Punkt liegt am Unterschenkel, und zwar an der Außenseite des Schienbeins. Sie finden ihn drei bis vier Fingerbreit unterhalb der Kniescheibe zwischen dem großen Streckmuskel und dem Schienbeinmuskel. Üben Sie fünf Minuten lang kraftvollen Druck auf den Punkt aus.

KS 9: Sie finden den Punkt am Mittelfinger. Er liegt am oberen Rand des Nagelbetts auf der Zeigefingerseite des Fingers. Stimulieren Sie den Akupressurpunkt, indem Sie ihn 30 Sekunden lang kräftig mit der Daumenkuppe der anderen Hand drücken.

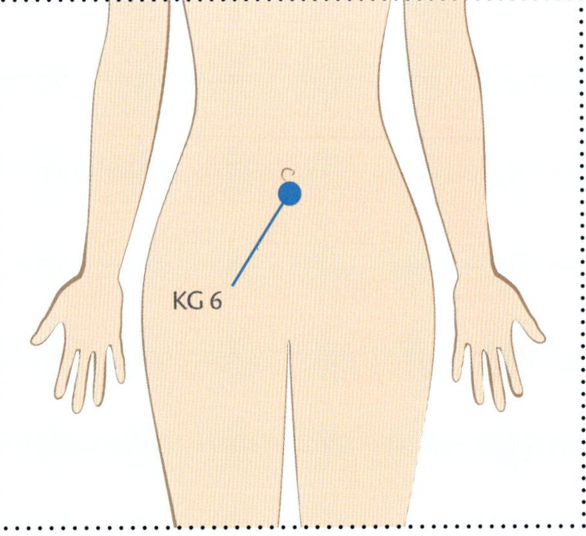

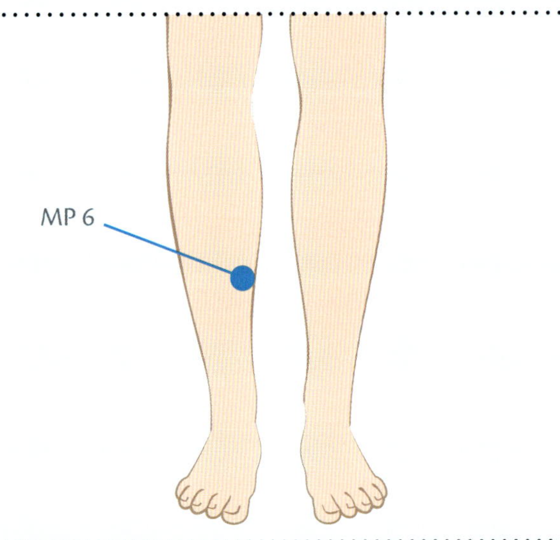

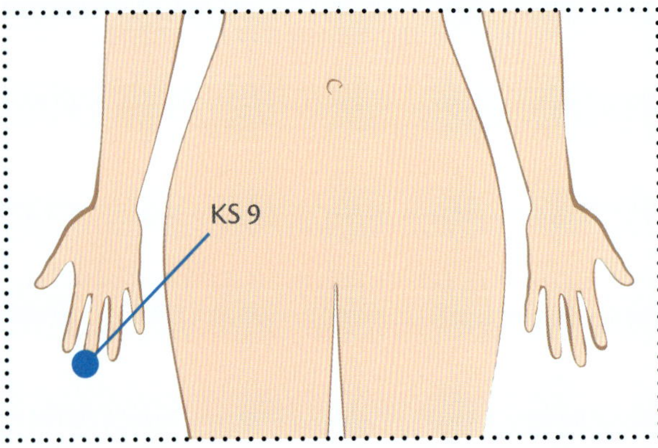

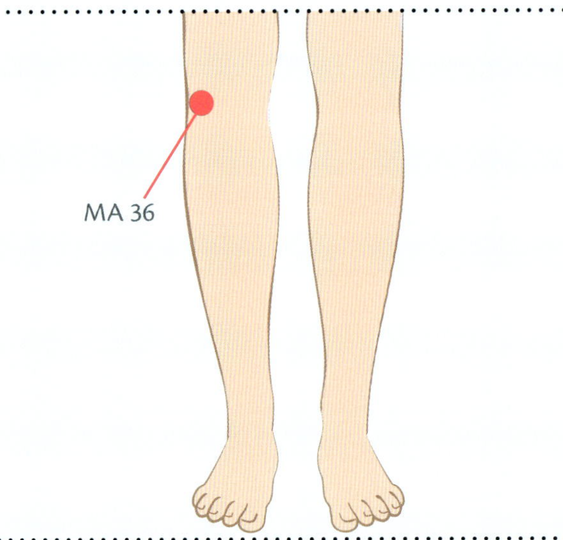

Depressive Verstimmungen

Wer depressiv ist, fühlt sich niedergedrückt – und das ist auch die Wurzel des Wortes »Depression«. Natürlich kennt jeder Mensch Zeiten, in denen er sich kraftlos und niedergedrückt fühlt. Depressive Verstimmungen sind in der Regel eine Folge von Stress, beispielsweise durch gravierende äußere Ereignisse wie der Verlust des Arbeitsplatzes oder des Partners, durch Mobbing, Burnout, Ängste oder schlechte Bewältigungsstrategien.

Eine schwere Depression, vor allem wenn sie ohne äußere Ursache aufzutreten scheint, ist eine ernsthafte Krankheit, die von einem Facharzt behandelt werden sollte. Gleichzeitig ist eine Psychotherapie wichtig, die hilft, mit der Depression umzugehen.

Die TCM kann die Behandlung sinnvoll unterstützen und bei leichteren depressiven Verstimmungen sogar die Beschwerden beheben.

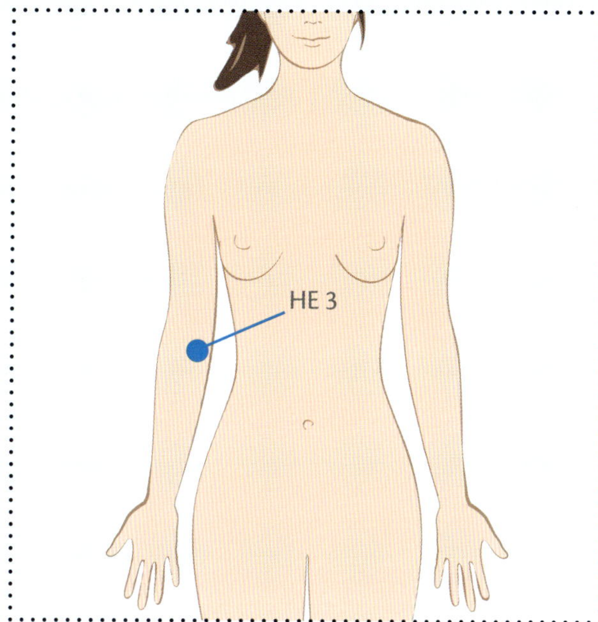

HE 3: Der Punkt liegt an der inneren Beugefalte des Ellbogens, also an der Innenseite des Ellbogengelenks. Massieren Sie den Akupressurpunkt fünf Minuten lang mit sanftem Druck und kreisenden Bewegungen gegen den Uhrzeigersinn.

Check: Leiden Sie unter depressiven Verstimmungen?

Je mehr der folgenden Fragen Sie mit »Ja« beantworten müssen, desto größer ist Ihre Anfälligkeit für depressive Verstimmungen. Wenn Sie mehr als vier Fragen positiv beantworten, sollten Sie daran denken, professionelle Hilfe in Anspruch zu nehmen.

- Fühlen Sie sich oft kraftlos und verlieren Sie leicht den Mut?
- Haben Sie häufig Schuldgefühle?
- Sind Sie oft traurig?
- Ziehen Sie sich gerne in Ihr Schneckenhaus zurück?
- Gehen Ihre Nerven leicht mit Ihnen durch und sind Sie oft gereizt?
- Leiden Sie unter Schlafstörungen?
- Ist Ihre sexuelle Lust gering?

Wenn Sie mehr als zwei Fragen bejahen mussten, sollten Sie die folgenden Punkte behandeln.

LU 9: Sie finden diesen Punkt an der Daumenseite des Handgelenks, und zwar in der Vertiefung der Handgelenksfalte. Stimulieren Sie den Akupressurpunkt mindestens zwei Minuten lang kräftig, wobei Sie kleine Kreisbewegungen im Uhrzeigersinn ausführen.

MA 36: Sie finden diesen Akupressurpunkt am Unterschenkel an der Außenseite des Schienbeins. Er liegt gut drei Fingerbreit unterhalb der Kniescheibe zwischen dem großen Streckmuskel und dem Schienbeinmuskel. Drücken Sie den Punkt eine Minute lang kraftvoll.

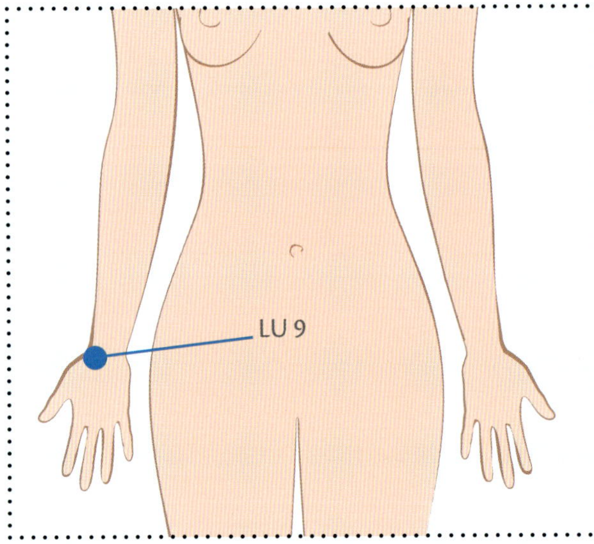

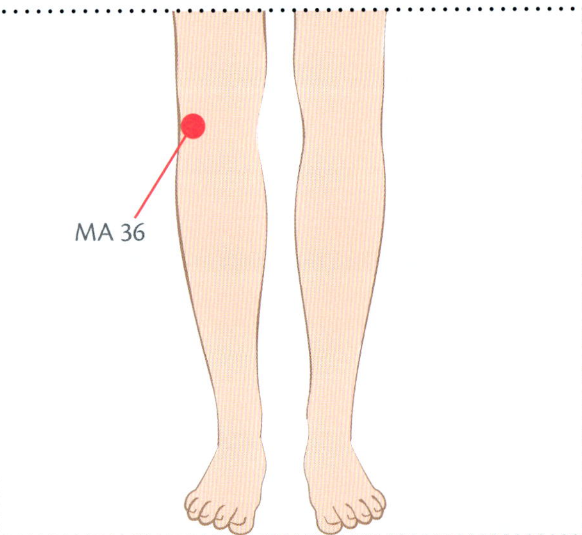

Durchfall

Siehe auch: Magen-Meridian, S. 90

Von Durchfall spricht man, wenn mehrmals täglich dünnflüssiger Stuhl auftritt. Da sich auch ernsthafte Erkrankungen hinter den Beschwerden verstecken können, sollte ein Arzt konsultiert werden, wenn der Durchfall länger als zwei Tage andauert oder von Fieber begleitet wird.

Durch die Behandlung dieses wichtigen Akupressurpunktes auf dem Magen-Meridian lässt der Durchfall meist schnell nach.

MA 25: Der Punkt liegt seitlich neben dem Bauchnabel auf der Bauchdecke. Sie finden ihn etwa ein bis zwei Fingerbreit vom Bauchnabel entfernt. Stimulieren Sie die beiden Punkte auf der linken und rechten Seite des Bauchnabels gleichzeitig mit sanften kreisenden Bewegungen gegen den Uhrzeigersinn, und zwar mindestens vier Minuten lang. Am besten benützen Sie dazu jeweils die aneinandergelegten Fingerkuppen der Zeige- und Mittelfinger.

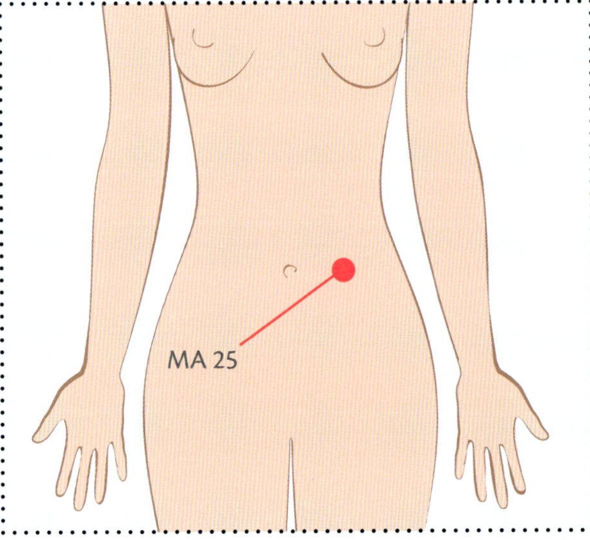

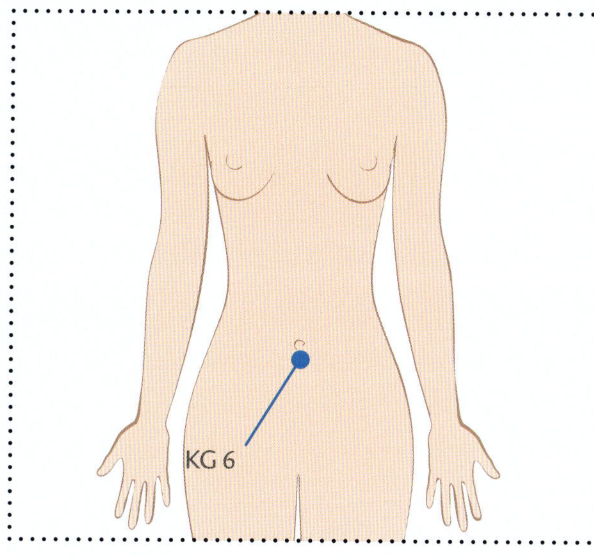

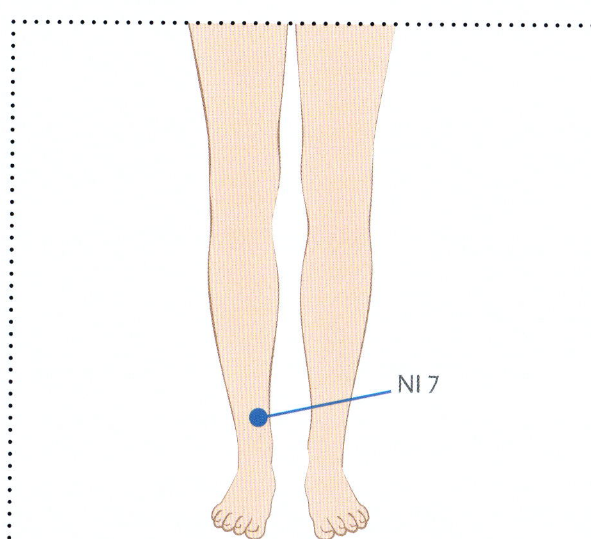

Zusätzliche Behandlungspunkte

Ist der Durchfall hartnäckiger, behandeln Sie zusätzlich zwei weitere Punkte:

KG 6: Der Punkt liegt auf dem Konzeptionsgefäß, und zwar etwas unterhalb des Bauchnabels in der Mitte des Bauches. Üben Sie mindestens drei Minuten lang sanften Druck auf diesen Punkt aus. Führen Sie dabei kleine Kreisbewegungen gegen den Uhrzeigersinn aus.

NI 7: Sie finden den Punkt auf der Innenseite des Unterschenkels. Er liegt etwa zwei Fingerbreit oberhalb des Fußknöchels kurz vor der Achillessehne. Stimulieren Sie NI 7 mit kräftigem Druck, den Sie etwa eine Minute lang halten sollten.

Erektile Dysfunktion, Impotenz, sexuelle Probleme

Mit »Impotenz« oder »erektiler Dysfunktion« wird die völlige oder teilweise Unfähigkeit zu einer Erektion bezeichnet. Gerade wenn eine erektile Dysfunktion plötzlich auftaucht, sollte möglichst schnell untersucht werden, ob es zugrunde liegende physische Ursachen gibt. Bis vor wenigen Jahren glaubte man, dass psychische Ursachen hauptverantwortlich sind – heute weiß man, dass Impotenz nur selten ausschließlich physische oder ausschließlich psychische Gründe hat. Ab 50 Jahren sind allerdings zu 80 % physische Ursachen verantwortlich.

Doch wie gesagt: Die Psyche spielt beinahe immer auch eine Rolle. Nicht selten liegt die Unfähigkeit, eine Erektion zu bekommen, gerade in dem starken Wunsch, diese zu erlangen. Auch Daueranspannung und Stress im Alltag können Potenzprobleme zur Folge haben.

In der chinesischen Medizin werden sexuelle Störungen vor allem durch die Stimulierung des Nieren-Meridians und des Konzeptionsgefäßes behandelt. Die sexuelle Energie hängt eng mit dem Zustand der Nieren zusammen. Neben Kälte und Nässe können einem vor allem das Gefühl der Überforderung und partnerschaftliche Probleme »an die Nieren gehen«.

Zur Steigerung der sexuellen Energie behandeln Sie folgende Akupressurpunkte:

NI 7: Der Punkt liegt auf der Innenseite des Unterschenkels, und zwar ungefähr zwei Fingerbreit oberhalb des Fußknöchels kurz vor der Achillessehne. Stimulieren Sie den Akupressurpunkt mit kräftigem Druck, den Sie mindestens zwei Minuten lang halten sollten. Führen Sie dabei Kreisbewegungen im Uhrzeigersinn aus.

NI 3: Der Punkt befindet sich genau in der Mitte zwischen Achillessehne und Knöchel an der Innenseite des Fußes. Sie finden ihn neben dem Innenknöchel. Massieren Sie NI 3 ebenfalls mindestens zwei Minuten lang kräftig und führen Sie dabei wieder Kreisbewegungen im Uhrzeigersinn aus.

KG 6: Dieser Punkt liegt etwas unterhalb des Bauchnabels in der Mitte des Bauches auf dem Konzeptionsgefäß. Üben Sie fünf Minuten lang sanften Druck auf diesen Punkt aus und kreisen Sie dabei mit der Fingerkuppe gegen den Uhrzeigersinn.

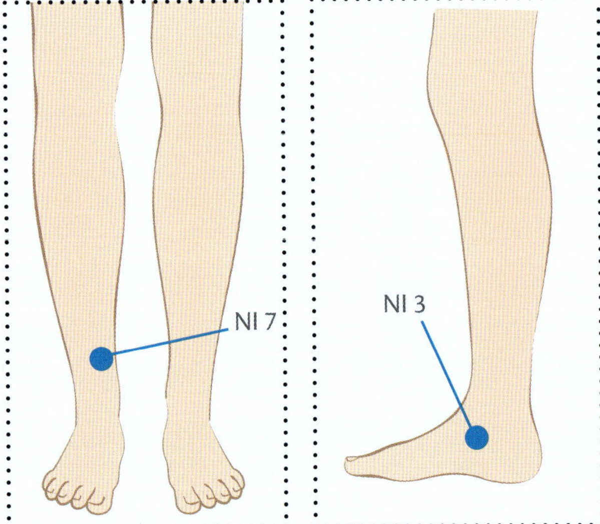

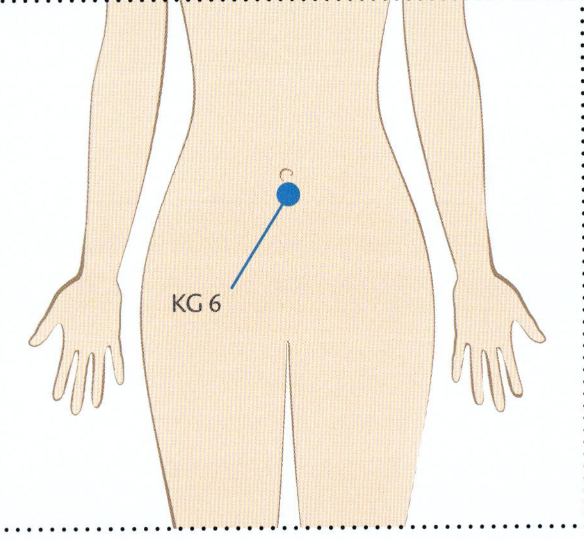

Erkältungen, Schnupfen

Siehe auch: Lungen-Meridian, S. 92

Da Schnupfen der chinesischen Medizin zufolge eine »Kältekrankheit« ist, sollten Sie die wärmende Yang-Energie steigern:

DI 11: Der Akupressurpunkt liegt auf der Armoberseite in Höhe des Ellbogens, und zwar auf der Daumenseite der Ellenbeuge. Sie finden DI 11 leichter, wenn Sie den Unterarm anwinkeln; der Punkt liegt am Ende der Beugefalte, die dabei entsteht. Massie-

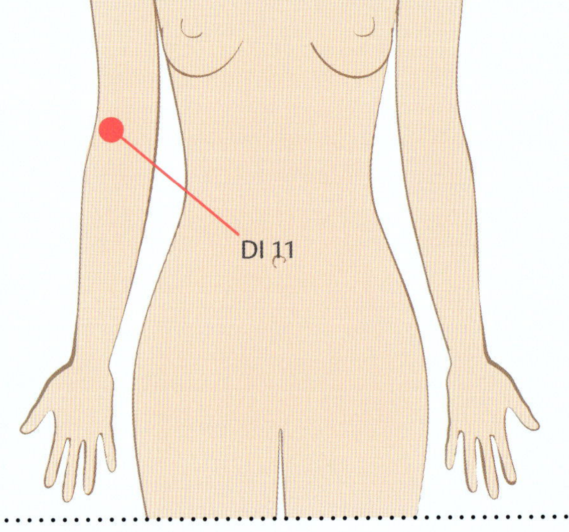

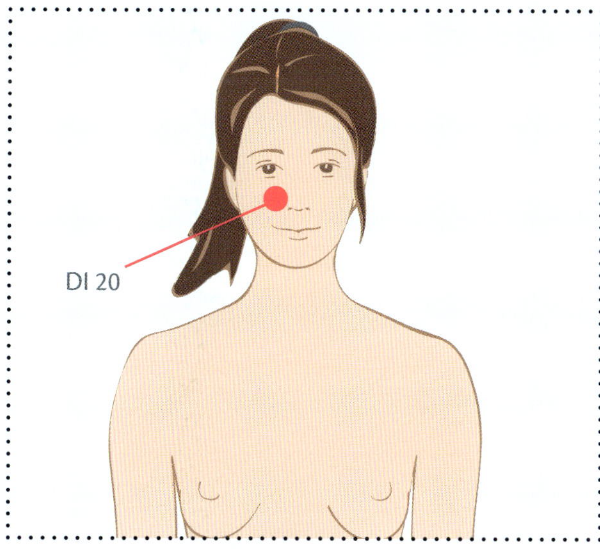

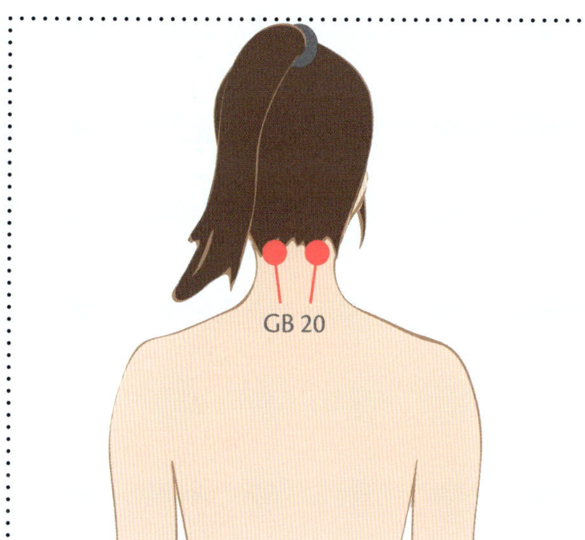

ren Sie DI 11 mindestens eine Minute lang mit intensivem Druck und Kreisbewegungen im Uhrzeigersinn.

DI 20: Dieser Punkt befindet sich im Gesicht, direkt neben den Nasenflügeln am untersten Nasenrand. Da er in einer kleinen Vertiefung liegt, ist er leicht zu finden. Sie können DI 20 auf beiden Seiten der Nase gleichzeitig massieren. Am einfachsten ist es, dazu die Zeigefingerkuppe zu benutzen. Stimulieren Sie die Punkte, indem Sie sie mindestens 30 Sekunden lang kräftig drücken.

GB 20: Sie finden diesen Punkt im Nacken am unteren Schädelrand. Er ist leicht aufzuspüren, da er in einer Vertiefung direkt am Ansatz der Nackenmuskeln beziehungsweise am Haaransatz liegt und meist relativ schmerzempfindlich ist. Üben Sie starken Druck aus und kreisen Sie beim Massieren mindestens eine Minute lang im Uhrzeigersinn.

Erschöpfung, Abgespanntheit

Bis zu einem gewissen Grad sind Energieschwankungen innerhalb des Biorhythmus normal und es gibt keinen Grund zur Panik, wenn Sie sich einmal alles andere als fit fühlen. Andererseits sind Erschöpfung und Abgespanntheit Warnsignale. Meist liegen die Ursachen für Erschöpfungszustände in Ernährungsfehlern, Alkohol-, Medikamenten- oder Drogenmissbrauch, mangelnder Bewegung und anderen schlechten Gewohnheiten. Die chinesische Medizin ist oft erfolgreich dabei, die Energie wieder zum Fließen zu bringen und sie unterstützt auch das Loslassen schlechter Gewohnheiten. In seltenen Fällen sind aber auch ernsthafte akute Erkrankungen ein Grund für das Energiedefizit – wenn Akupressur oder Übungen wie Baduanjin (siehe Seite 154–165) keinen Erfolg zeigen, sollte ärztlich abgeklärt werden, ob akute physische Probleme vorliegen.

Die Akupressur kann gute Erfolge verzeichnen, wenn es darum geht, dem Körper Energie zuzuführen, Lebenskraft und Lebensfreude zu stärken und die Belastbarkeit zu trainieren. Behandeln Sie die folgenden Akupressurpunkte regelmäßig, um Körper, Seele und Geist zu aktivieren:

KG 6: Der Punkt liegt etwas unterhalb des Bauchnabels auf dem Konzeptionsgefäß, das die Vorderseite des Körpers wie eine senkrechte Linie durchläuft. Üben Sie drei Minuten lang mittelstarken Druck auf diesen Punkt aus.

KG 12: Auch dieser Punkt liegt auf dem Konzeptionsgefäß. Wenn Sie sich eine senkrechte Linie vorstellen, die von der Spitze des Brustbeins zum Nabel hinabläuft, liegt KG 12 in der Mitte dieser Linie, also etwa vier Fingerbreit oberhalb des Bauchnabels. Stimulieren Sie den Energiefluss im Konzeptionsgefäß, indem Sie drei Minuten lang mittelstarken Druck auf den Akupressurpunkt ausüben.

MP 6: Der Punkt befindet sich hinter dem Schienbein, etwa drei bis vier Fingerbreit oberhalb des inneren Fußknöchels. Massieren Sie diesen Akupressurpunkt eine Minute lang mit kräftigem Druck und führen Sie dabei Kreisbewegungen im Uhrzeigersinn aus.

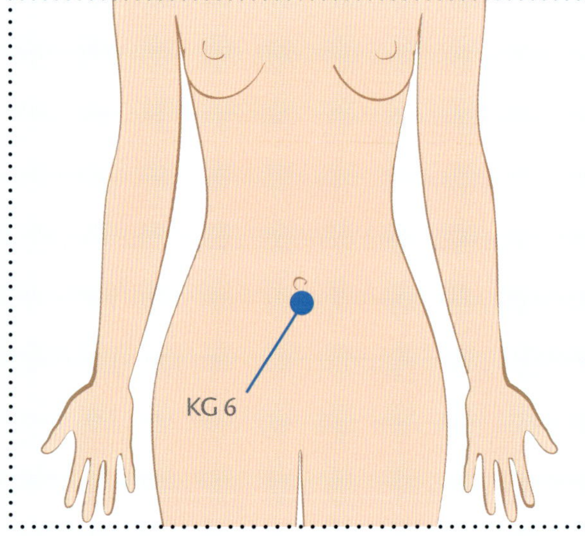

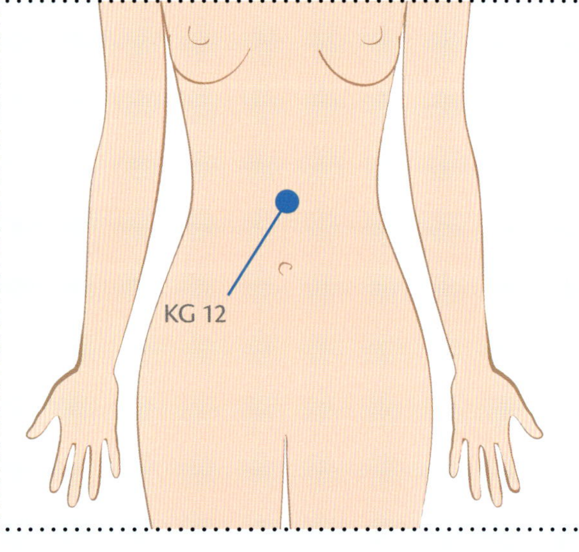

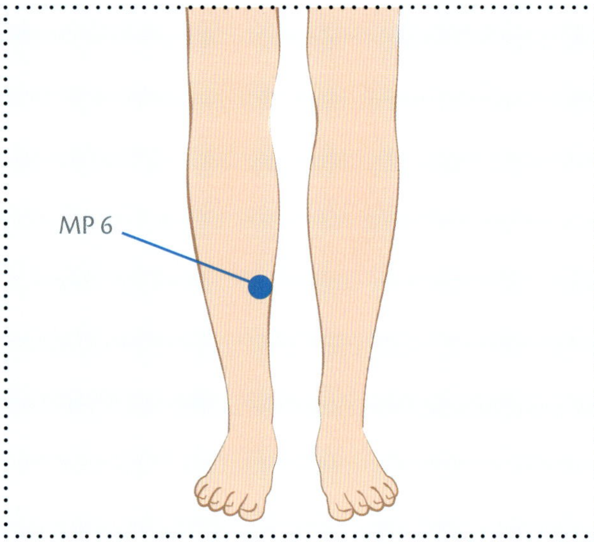

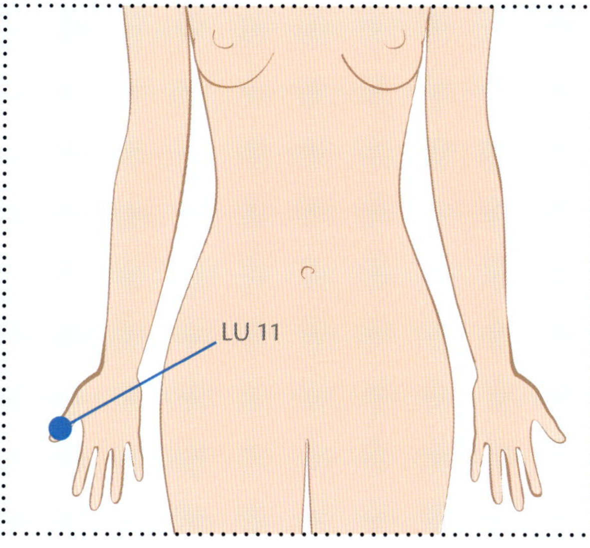

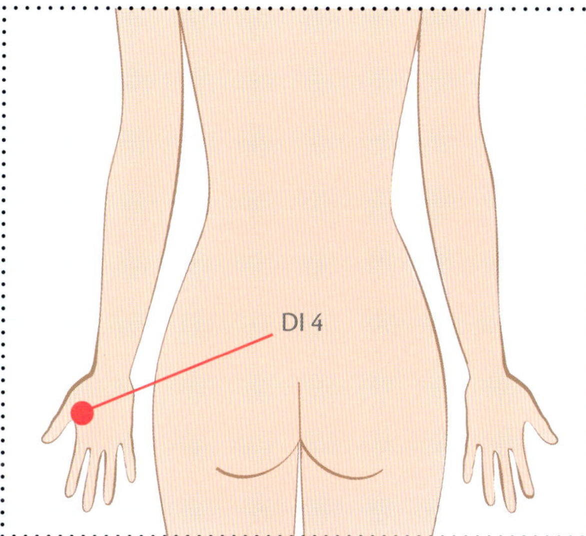

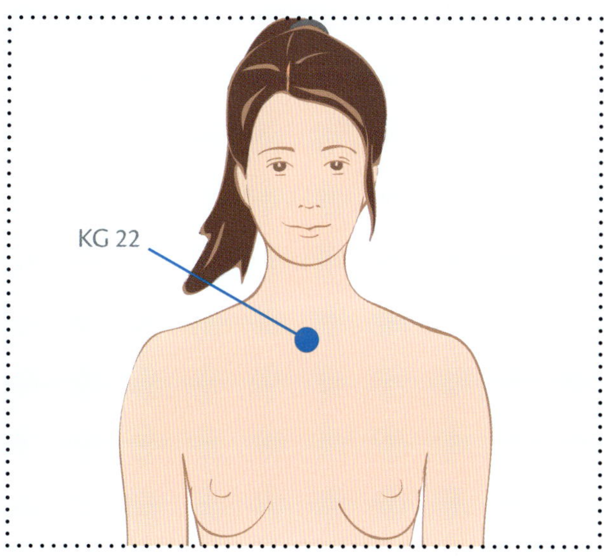

Halsschmerzen

Siehe auch: Dünndarm-Meridian, S. 86

Gegen Schluckbeschwerden und Halsschmerzen hilft die Massage der folgenden drei Punkte besonders gut:

LU 11: Der Punkt liegt an der Außenseite des Daumens, und zwar direkt neben dem äußeren Rand des Nagelbetts. Stimulieren Sie ihn drei Minuten lang, ohne dabei allzu festen Druck auszuüben.

DI 4: Sie finden den Akupressurpunkt auf dem Handrücken. Er befindet sich zwischen Zeigefinger und Daumen, am höchsten Punkt der Muskelwölbung, die beim Zusammenpressen von Zeigefinger und Daumen entsteht. Akupressieren Sie DI 4 mindestens eine Minute lang mit kräftigem Druck. Lassen Sie den Finger dabei im Uhrzeigersinn kreisen.

Zusätzliche Behandlungspunkte

Wenn die Halsschmerzen nach der Behandlung der oben genannten Akupressurpunkte nicht schnell nachlassen, sollten Sie zusätzlich noch die nächsten drei Punkte massieren.

KG 22: Dieser Punkt liegt in der Brustmitte, direkt in der Vertiefung oberhalb des Brustbeins, dort wo die beiden Schlüsselbeine zusammenlaufen. Stimulieren Sie KG 22, indem Sie mit der Fingerkuppe drei Minuten lang sanfte Kreisbewegungen gegen den Uhrzeigersinn ausführen.

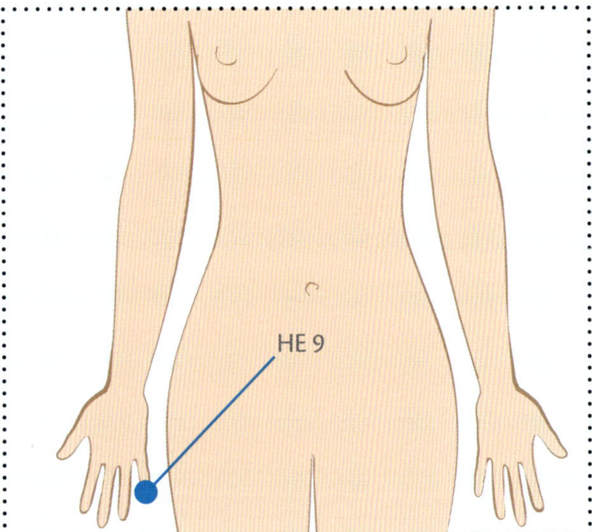

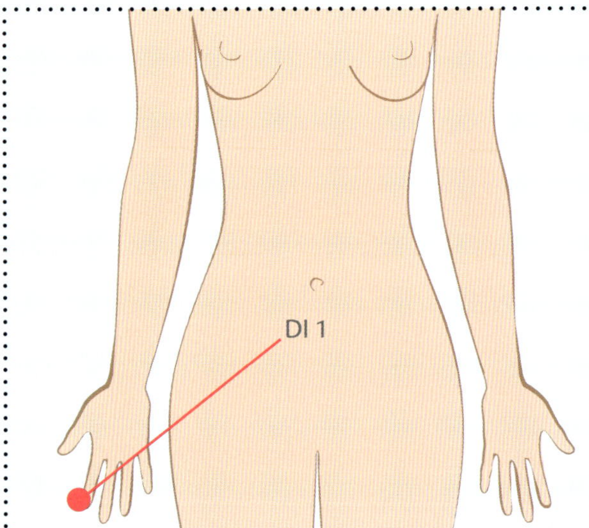

HE 9: Der Punkt liegt unmittelbar über der inneren, dem Ringfinger zugewandten Nagelecke des kleinen Fingers. Üben Sie mit der Zeigefingerkuppe der anderen Hand starken Druck auf HE 9 aus. 30 Sekunden genügen.

DI 1: Der Punkt liegt am Zeigefinger, knapp oberhalb des Fingernagels auf der Daumenseite des Fingers. Stimulieren Sie den Akupressurpunkt, indem Sie ihn 30 Sekunden lang kräftig drücken.

Hexenschuss, Ischiasbeschwerden

Siehe auch: Blasen-Meridian, S. 98

Wenn es darum geht, Rückenschmerzen zu lindern, zählt die Akupunktur zu den effektivsten Möglichkeiten; doch auch mit Akupressur kann man schon einiges erreichen. In der chinesischen Medizin wird davon ausgegangen, dass es wichtig ist, das Qi im Blasen-Meridian zu stärken, um Hexenschuss- und Ischiasbeschwerden entgegenzuwirken.

Prinzipiell gilt für sämtliche Rückenprobleme, dass sofort ein Arzt zurate gezogen werden muss, wenn Taubheitsgefühle oder gar Lähmungserscheinungen auftreten.

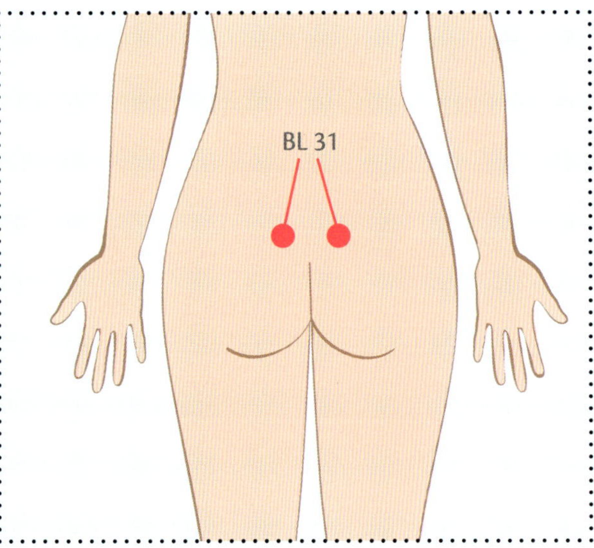

BL 31: Der Punkt liegt direkt auf dem Kreuzbein in der Vertiefung oberhalb des Gesäßes, die auch als

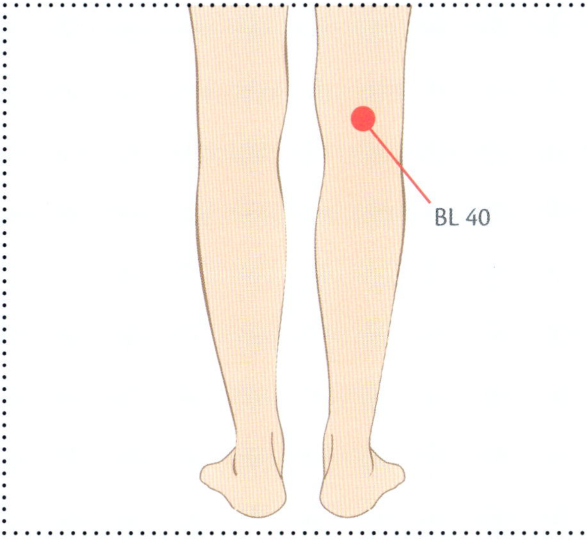

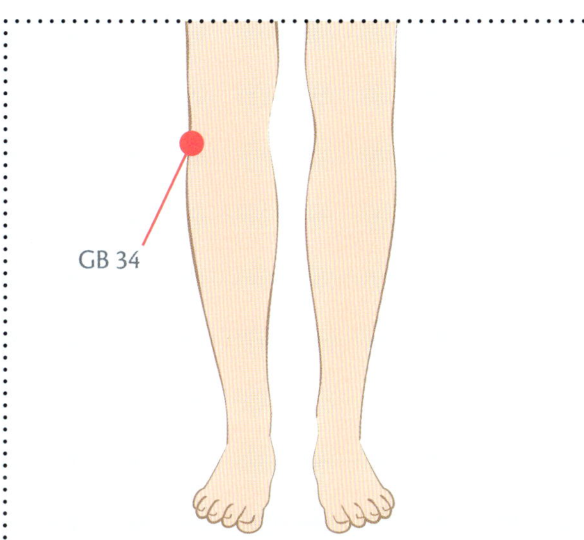

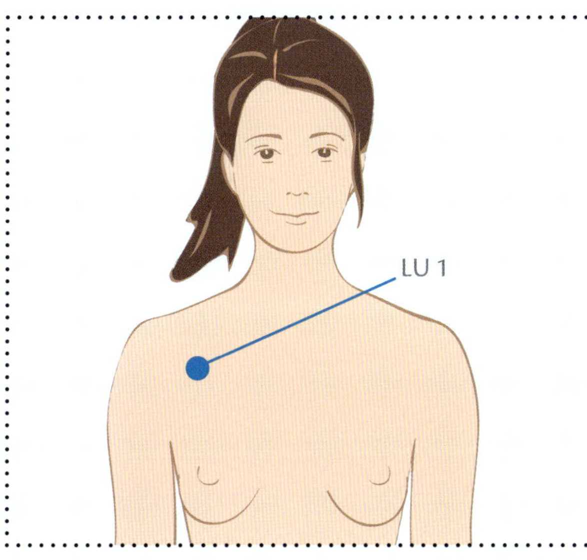

erste »Sakralvertiefung« bezeichnet wird. Massieren Sie BL 31 mindestens drei Minuten lang mit sanften Kreisbewegungen gegen den Uhrzeigersinn.

Zusätzliche Behandlungspunkte

Wenn die Schmerzen im unteren Rücken stärker sind, sollten Sie sich mehr Zeit nehmen und auch die folgenden Akupressurpunkte massieren:

BL 40: Der Punkt liegt auf der hinteren Seite des Beines, und zwar mitten in der Kniekehle. Akupressieren Sie BL 40 mit leichtem Druck mindestens eine Minute lang.

GB 34: Sie finden den Punkt an der Außenseite des Beines unter dem Knie. Er liegt in der Vertiefung direkt vor dem Ende des oberen Wadenbeins, das als kleiner Höckerknochen hervorsteht. Massieren Sie den Punkt mit sanften Kreisbewegungen gegen den Uhrzeigersinn, und zwar mindestens eine Minute lang.

Husten, Bronchitis

Husten ist keine Erkrankung, sondern zunächst einmal ein Reflex, der dazu dient, die Atemwege freizuhalten. Es gibt viele verschiedene Arten des Hustens und ebenso viele mögliche Ursachen. Der krampfartige, kratzende Husten ist oft Ausdruck asthmatischer Beschwerden und kann sich bis zur Atemnot steigern. Reizhusten ist ein trockener, manchmal schmerzhafter Husten, der oft durch Kältereize oder Rauch(en) ausgelöst wird. Bei der Bronchitis, die zu den häufigsten Infektionen der Atemwege zählt, kommt es meist zu sehr starkem, schmerzhaftem Husten. Die Entzündung der Bronchien kann außerdem mit Fieber und brennenden Brustschmerzen einhergehen.

Vorsicht: Wenn Ihr Husten trotz der aufgeführten Massage- und natürlichen Behandlungstipps nicht nachlässt oder wenn gar hohes Fieber oder blutiger Auswurf auftreten, sollten Sie dringend einen Arzt zurate ziehen, da hier der Verdacht auf eine Lungenentzündung oder andere ernste Erkrankungen besteht!

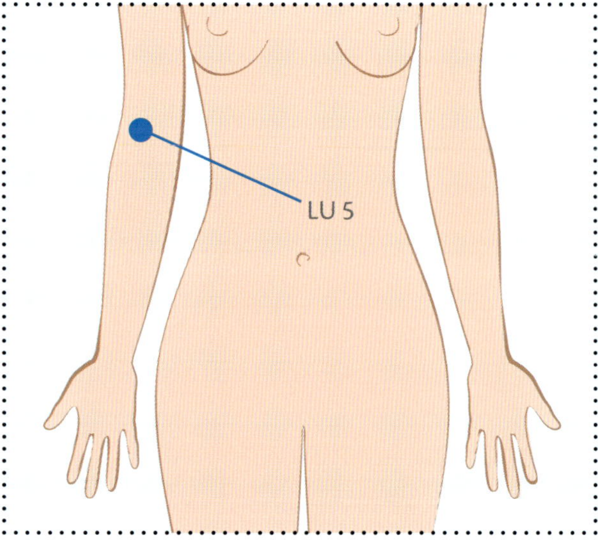

Gleichgültig ob Sie unter Reizhusten, Bronchitis oder krampfartigem Husten leiden, auf jeden Fall sollten Sie hier den Lungen-Meridian behandeln und den Fluss der Lebensenergie Qi anregen. Durch das Stimulieren der folgenden Akupressurpunkte wird die Atmung erleichtert, Schleim wird gelöst und Hustenkrämpfe werden gelindert.

LU 1: Der Punkt liegt auf der Seite der Brust. Sie finden ihn zwischen der ersten und zweiten Rippe. Wenn Sie sich eine Linie vorstellen, die von den Brustwarzen senkrecht nach oben zur Mitte des Schlüsselbeins verläuft, liegt LU 1 genau auf dieser imaginären Linie, und zwar etwa zwei Fingerbreit unterhalb des Schlüsselbeins in einer kleinen Vertiefung (siehe Abbildung Seite 133 unten). Massieren Sie den Punkt mindestens drei Minuten lang. Üben Sie dabei wenig Druck aus und lassen Sie die Finger gegen den Uhrzeigersinn kreisen.

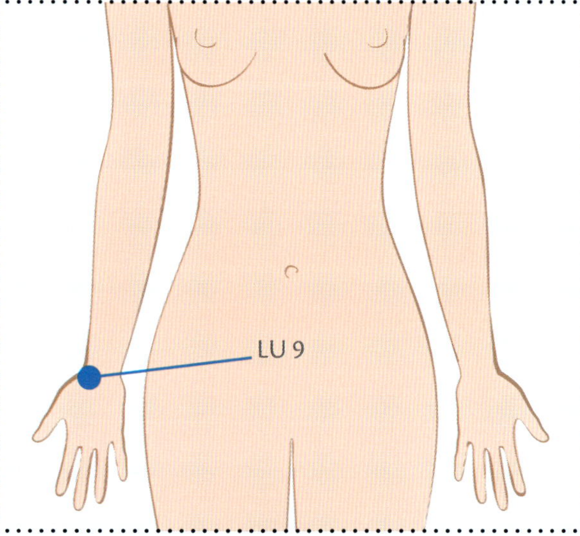

LU 5: Wenn Sie Ihren Unterarm anwinkeln, entsteht an der Innenseite des Arms eine Ellbogenfalte. In der Mitte dieser Falte, dort, wo die Sehne des Bizeps verläuft, liegt LU 5. Sedieren Sie den Punkt, indem Sie ihn zwei bis drei Minuten lang mit sanften Kreisbewegungen gegen den Uhrzeigersinn massieren.

LU 9: Sie finden den Akupressurpunkt in der Vertiefung der Handgelenksfalte an der Daumenseite des Handgelenks. Behandeln Sie den Punkt mit relativ wenig Druck zwei bis drei Minuten lang.

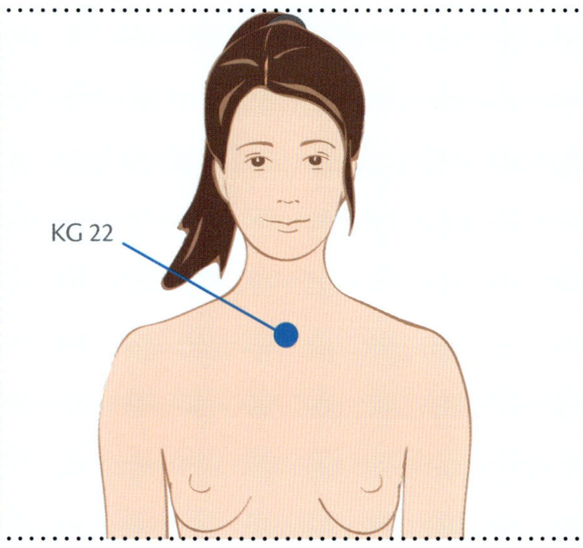

KG 22: Der Akupressurpunkt liegt in der Brustmitte, unmittelbar in der Vertiefung oberhalb des Brustbeins. Führen Sie kleine Kreisbewegungen gegen

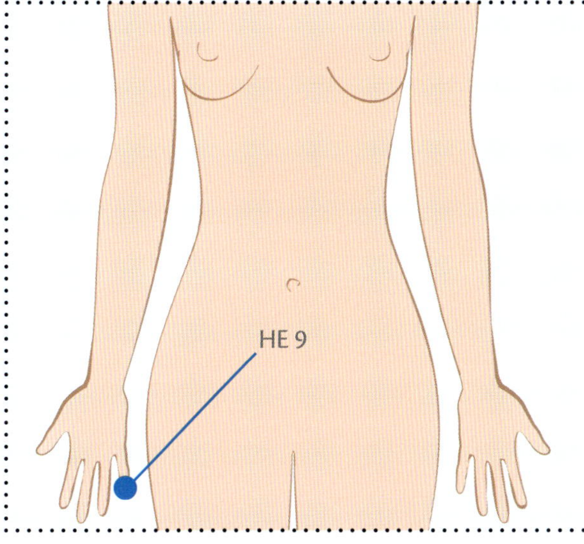

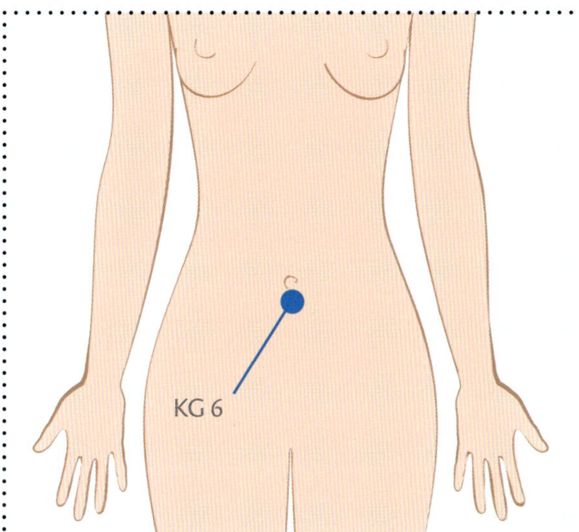

den Uhrzeigersinn aus und üben Sie nur wenig Druck aus. Massieren Sie den Punkt mindestens zwei Minuten lang

Konzentrationsstörungen, Gedächtnisschwäche

Siehe auch: Lenkergefäß, S. 106

Wenn Konzentration und Gedächtnis gestört sind, ist das ein sicheres Zeichen dafür, dass der Fluss der Energie im Energiekörper stockt. Mit Akupressur kann man oft eine Besserung erreichen.

HE 9: Sie finden den Akupressurpunkt unmittelbar über der inneren, dem Ringfinger zugewandten Nagelecke des kleinen Fingers. Üben Sie mit der Zeigefingerkuppe der anderen Hand drei Minuten lang mäßigen Druck auf den Punkt aus.

KG 6: Dieser Akupressurpunkt liegt auf dem Konzeptionsgefäß in der Bauchmitte. Sie finden ihn etwas unterhalb des Bauchnabels. Üben Sie drei Minuten lang vorsichtigen Druck auf diesen Punkt aus. Führen Sie dabei kleine Kreisbewegungen gegen den Uhrzeigersinn aus.

Zusätzliche Behandlungspunkte

Auch in den Fingern liegen Akupressurpunkte, die mit den geistigen Funktionen in Verbindung stehen (siehe auch das Kapitel über Reflexzonen). Um die Konzentration vor wichtigen Prüfungen zu steigern oder auch wenn es darum geht, dem Gedächtnis auf die Sprünge zu helfen, sollten Sie eine Fingermassage ausführen.

Massieren Sie zunächst jeden einzelnen Finger kräftig durch. Gehen Sie vom Daumen bis zum kleinen Finger. Beginnen Sie am linken Daumen: Um den linken Daumen gründlich zu massieren, ist es am einfachsten, ihn mit Daumen, Zeige- und Mittelfinger der rechten Hand wie mit einer Zange zu umgreifen und ihn mit der rechten Daumenkuppe kräftig vom Knöchel aus in Richtung Fingerkuppe zu reiben. Wenden Sie diese Technik zuerst bei allen Fingern der linken und dann auch bei denen der rechten Hand an.

Kopfschmerzen, Migräne

Siehe auch: Leber-Meridian, S. 80

Akupunktur und Akupressur sind sehr erfolgreich bei der Behandlung von Kopfschmerzen und Migräne; sie sprechen einerseits die Symptome direkt an, aber wirken darüber hinaus auch den Ursachen entgegen, indem sie Blockaden im Energiekörper auflösen.

Die Behandlung der folgenden Akupressurpunkte hilft in den meisten Fällen:

GB 20: Die beiden Punkte befinden sich rechts und links neben der Halswirbelsäule im Nacken. Sie liegen am Haaransatz am unteren Schädelrand und sind ziemlich schmerzempfindlich. Sie können die Punkte als leichte Vertiefungen unter den Hinterhauptshöckern ertasten. Üben Sie fünf Minuten lang sanften Druck auf die Punkte aus.

LG 20: LG 20 liegt auf dem Scheitelpunkt des Schädels. Stellen Sie sich eine Linie vor, die von einem Ohr zum anderen waagrecht über den Kopf läuft. In der Mitte dieser imaginären Linie liegt LG 20. Üben Sie nur mäßigen Druck auf diesen Punkt des Lenkergefäßes aus und führen Sie dabei zwei bis drei Minuten lang kleine Kreisbewegungen gegen den Uhrzeigersinn aus.

DI 4: Bei Migräneanfällen ist DI 4 ein besonders wichtiger Akupressurpunkt. Er liegt auf dem Handrücken zwischen Zeigefinger und Daumen. Sie finden den Punkt an der höchsten Stelle der Wölbung, die entsteht, wenn Sie Daumen und Zeigefinger fest zusammendrücken. Massieren Sie DI 4 mindestens eine Minute lang kräftig, und führen Sie dabei kleine Kreisbewegungen im Uhrzeigersinn aus.

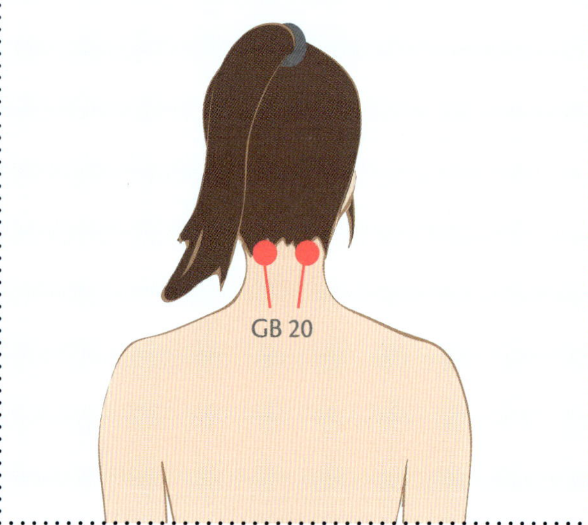

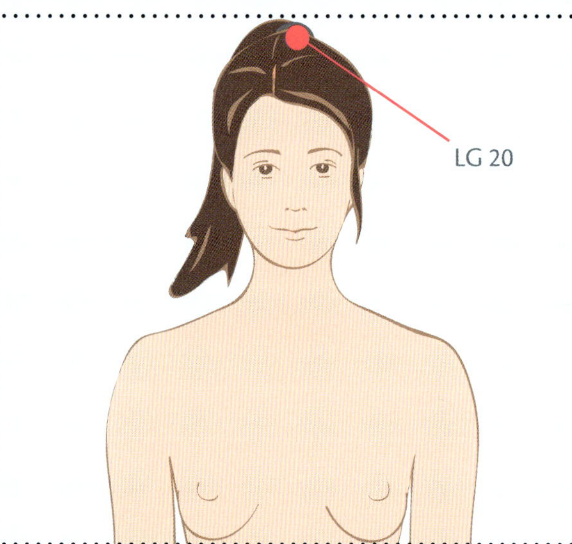

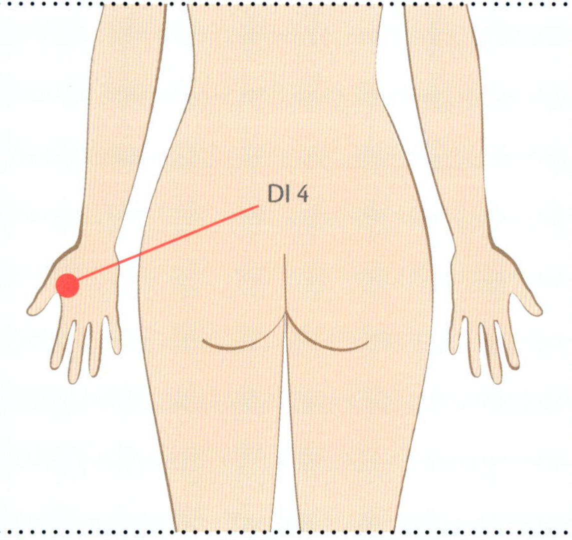

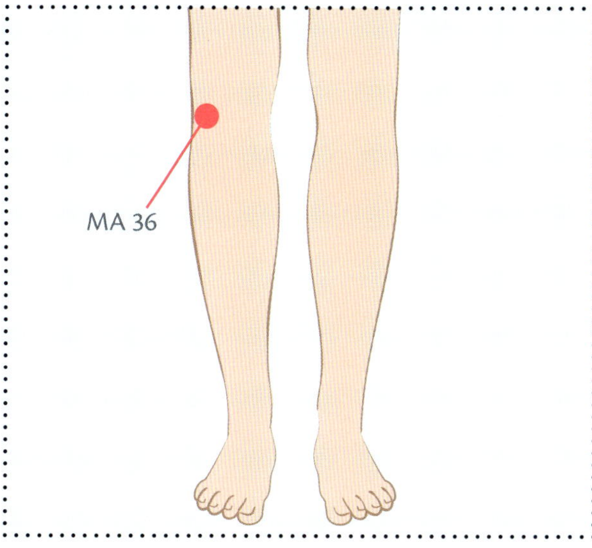

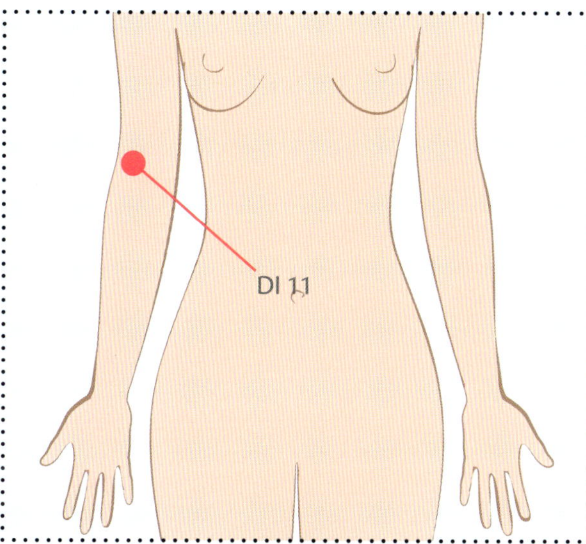

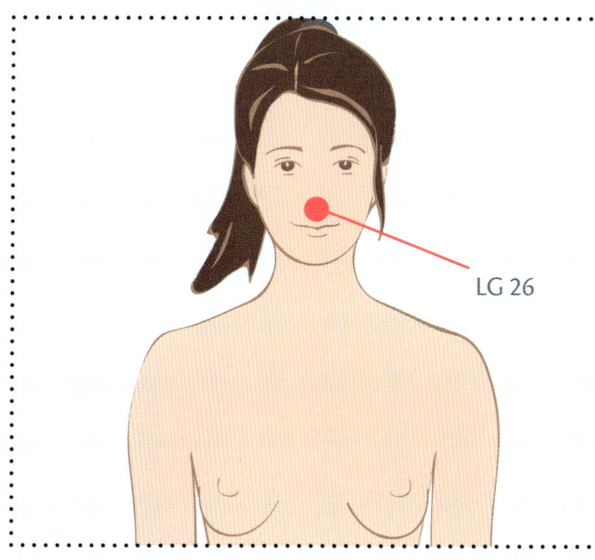

Zusätzliche Behandlungspunkte
Insbesondere bei Migräne massieren Sie zusätzlich die folgenden Punkte:

MA 36: Dieser Akupressurpunkt liegt am Unterschenkel, und zwar an der Außenseite des Schienbeins. Sie finden ihn zwischen dem großen Streckmuskel und dem Schienbeinmuskel, etwa drei bis vier Fingerbreit unterhalb der Kniescheibe. Üben Sie mindestens zwei Minuten lang mäßigen Druck auf MA 36 aus und kreisen Sie dabei gegen den Uhrzeigersinn.

DI 11: Sie finden DI 11 auf der Oberseite des Armes in Höhe des Ellbogens, und zwar auf der Daumenseite der Ellenbeuge. Wenn Sie den Unterarm anwinkeln, können Sie den Punkt am oberen Ende der Beugefalte, die dabei entsteht, spüren. Massieren Sie den Punkt mindestens zwei Minuten lang, jedoch ohne dabei allzu viel Druck auszuüben.

LG 26: Sie finden den Punkt in der kleinen Vertiefung zwischen Oberlippe und Nase. Akupressieren Sie ihn mit der Zeigefingerkuppe etwa zwei Minuten lang mit sanftem Kreisen gegen den Uhrzeigersinn.

Magenbeschwerden, Sodbrennen

Magenbeschwerden können viele unterschiedliche Ursachen haben.

Akupressur fördert die Heilung von Magenschleimhautentzündungen, Sodbrennen und anderen Magenbeschwerden. Sollte jedoch auch nach einigen Behandlungstagen keine Besserung eintreten, sollten Sie einen Arzt (Gastroenterologen) aufsuchen, um die Ursachen abzuklären.

Aus Sicht der chinesischen Medizin treten Magenbeschwerden und Sodbrennen infolge einer Schwächung des Qi im Magenbereich auf. Unausgewogenheiten in der Ernährung wie zu viel, zu schnelles, zu kaltes oder heißes Essen stören den Fluss der Energie, sodass es früher oder später zu Erkrankungen kommt. Bei akuten Magenproblemen sollten Sie folgende Akupressurpunkte behandeln:

MA 44: Sie finden den Punkt auf dem Fußrücken genau zwischen dem zweiten und dritten Zeh, und zwar auf der Außenseite des zweiten Zehs. Üben Sie mit der Zeigefingerkuppe eine Minute lang intensiven Druck auf diesen Akupressurpunkt aus.

MA 36: Der Punkt liegt am Unterschenkel, und zwar an der Außenseite des Schienbeins. Sie können ihn drei bis vier Fingerbreit unterhalb der Kniescheibe ertasten. Massieren Sie MA 36 mindestens drei Minuten lang mit sanftem Druck und führen Sie dabei Kreisbewegungen gegen den Uhrzeigersinn aus.

Zusätzliche Behandlungspunkte

Das Meridiansystem der Traditionellen Chinesischen Medizin ist sehr viel komplexer, als man auf Anhieb meinen möchte. Dies ist auch der Grund dafür, dass Organstörungen fast nie ausschließlich über einen einzelnen Meridian behandelt werden. Magenprobleme können beispielsweise nicht nur über den Magen-Meridian, sondern auch über den Dreifachen-Erwärmer- und Milz-Meridian sowie über das Konzeptionsgefäß geheilt werden. Die Wirkungsbereiche der einzelnen Meridiane sind weit gefächert und greifen oft ineinander über.

Vor allem bei häufig auftretenden oder chronischen Magenproblemen sollten Sie zusätzlich zu den obigen auch noch die folgenden Akupressurpunkte behandeln:

KG 10: Sie finden diesen Punkt auf dem Konzeptionsgefäß, das senkrecht über den Vorderkörper läuft. KG 10 liegt etwa zwei Fingerbreit oberhalb des Bauchnabels. Massieren Sie den Punkt sehr sanft mit kreisenden Bewegungen gegen den Uhr-

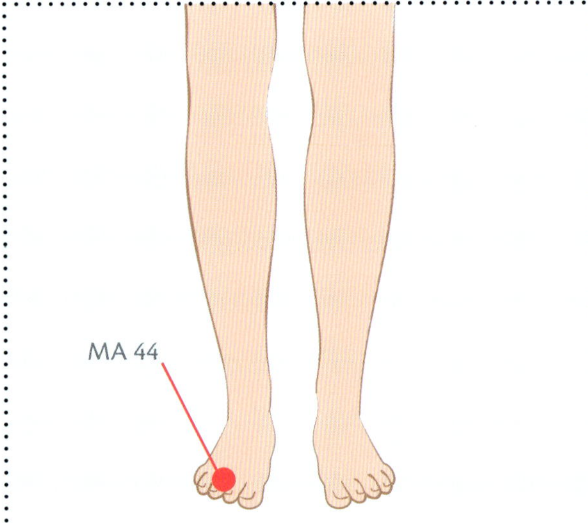

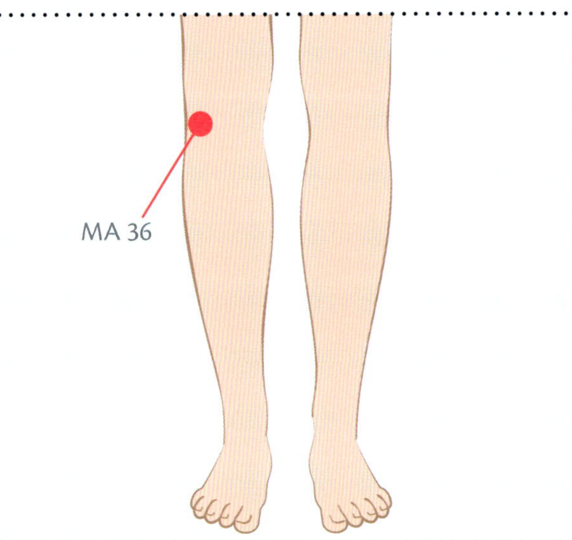

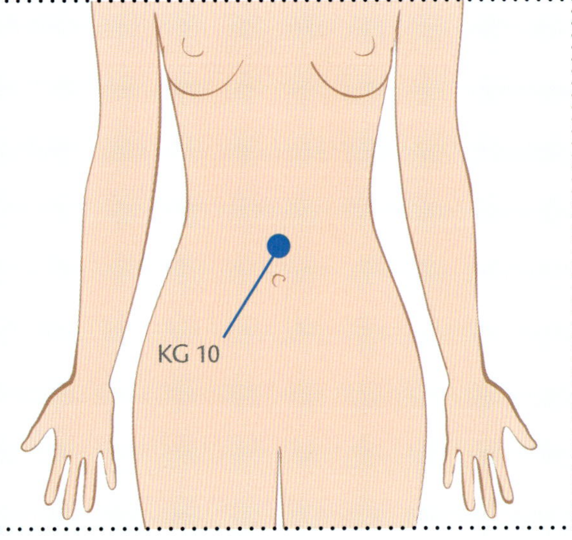

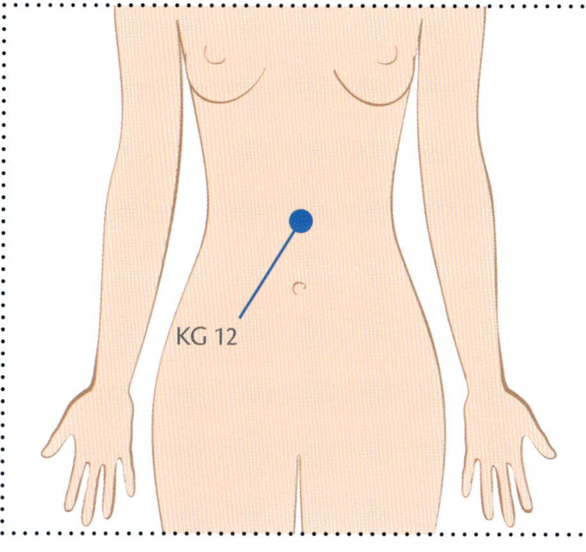

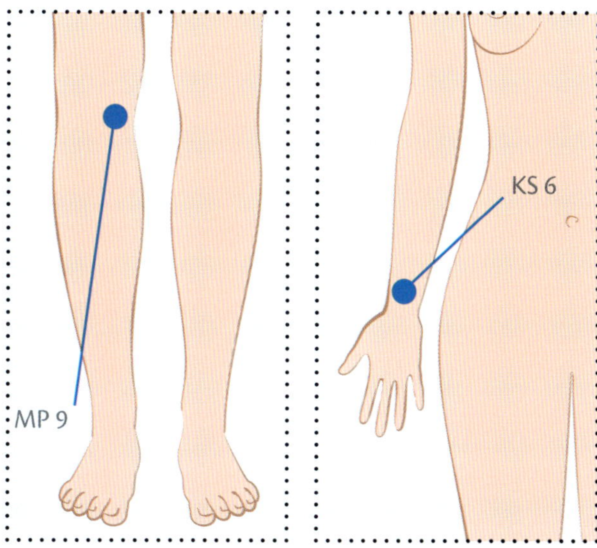

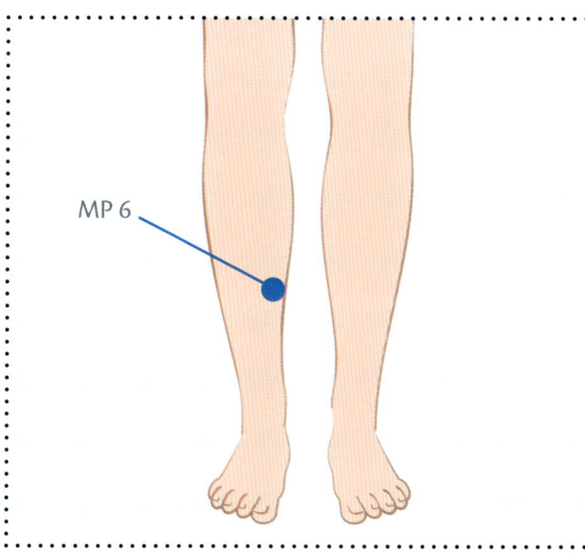

zeigersinn. Behandeln Sie KG 10 mindestens drei Minuten lang.

KG 12: Auch dieser Punkt liegt auf dem Konzeptionsgefäß und zwar etwas oberhalb von KG 10. Der Akupressurpunkt befindet sich vier bis fünf Fingerbreit über dem Bauchnabel. Stimulieren Sie ihn in derselben Weise wie KG 10, also mit sanften Kreisbewegungen gegen den Uhrzeigersinn. Auch hier sollten Sie mindestens drei Minuten lang massieren.

MP 9: Der Punkt liegt auf der Innenseite des Unterschenkels zwischen Wadenmuskel und Schienbein, und zwar in der kleinen Mulde – dort, wo das Schienbein in das Knie übergeht. Behandeln Sie den Punkt mit sanftem Druck mindestens zwei Minuten lang.

KS 6: Der Punkt liegt ungefähr zwei Fingerbreit über dem Handgelenk auf der Innenseite des Unterarms, und zwar zwischen den beiden Sehnen in der Mitte des Unterarms. Üben Sie zwei Minuten lang sanften Druck auf KS 6 aus.

Menstruationsbeschwerden

Siehe auch: Konzeptionsgefäß, S. 104

Durch Akupressur lassen sich die meisten Beschwerden der Periode sowie das PMS, das prämenstruelle Syndrom, lindern. Wenn die Beschwerden andauern, ist es aber sinnvoll, vom Arzt organische Ursachen abklären zu lassen.

Die Behandlung der folgenden Punkte eignet sich vor allem, um körperlichen Symptomen wie Bauchkrämpfen, Rücken- und Kopfschmerzen, Mattigkeit und Ähnlichem entgegenzuwirken.

MP 6: Die Stimulierung dieses Akupressurpunktes verbessert das Allgemeinbefinden kurz vor und während der Menstruation. Er befindet sich direkt hinter dem Schienbein, und zwar ungefähr drei Fingerbreit über dem inneren Fußknöchel. Üben

Sie zwei Minuten lang mäßigen Druck auf den Akupressurpunkt aus.

Zusätzliche Behandlungspunkte

Sie können den Erfolg der Selbstbehandlung steigern, indem Sie sich etwas mehr Zeit für die Akupressur nehmen und die folgenden Punkte massieren, die dazu dienen, das Hormon- und Energiesystem wieder ins Gleichgewicht zu bringen.

BL 31: Dieser Punkt liegt genau auf dem Kreuzbein, und zwar in der Sakralvertiefung oberhalb des Gesäßes. Massieren Sie BL 31 mindestens drei Minuten lang mit sanften Kreisbewegungen gegen den Uhrzeigersinn.

MP 1: Sie finden den Punkt oben auf der großen Zehe. Er liegt direkt neben der Krümmung des Nagelbetts an der Innenseite des Fußes. Üben Sie mindestens eine Minute lang kraftvollen Druck auf MP 1 aus. Am besten benützen Sie dazu die Zeigefingerkuppe.

LE 3: Der Akupressurpunkt liegt oben auf dem Fußrücken, und zwar dort, wo die Mittelfußknochen der großen und der zweiten Zehe zusammenlaufen. Sie finden LE 3 in einer Vertiefung, die relativ schmerzempfindlich ist. Massieren Sie den Punkt mindestens eine Minute lang mit kräftigem Druck. Führen Sie dabei Kreisbewegungen im Uhrzeigersinn aus.

LE 8: Dieser Punkt liegt an der Innenseite der Kniekehle, und zwar direkt am Gelenk auf der Beugefalte des Knies. Massieren Sie LE 8 eine Minute lang mit kräftigem Druck.

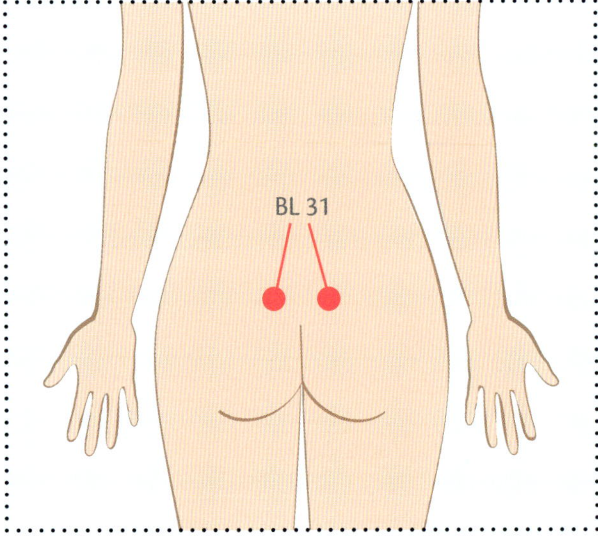

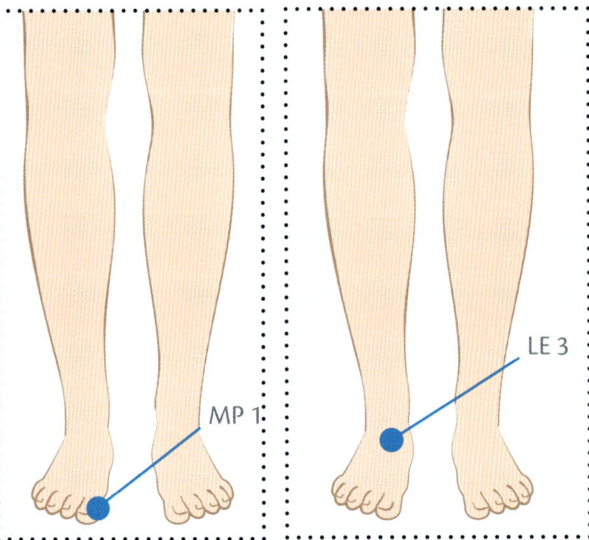

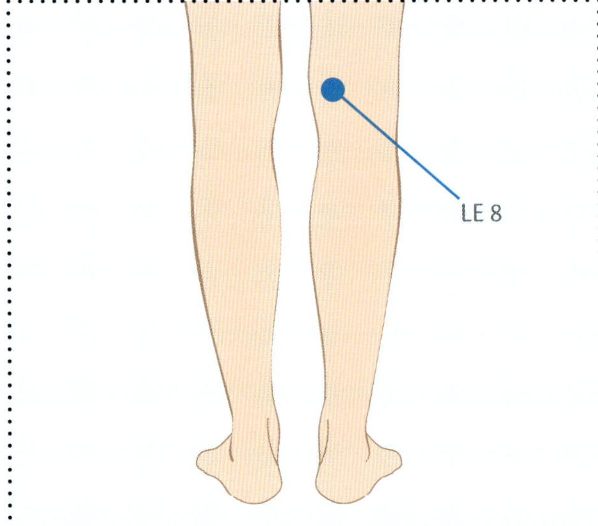

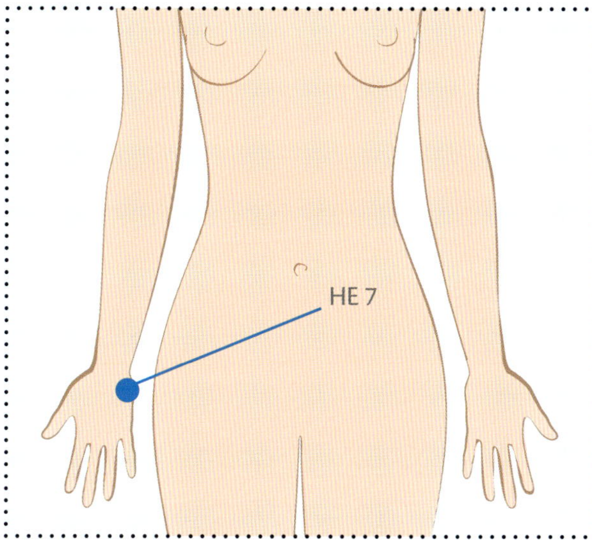

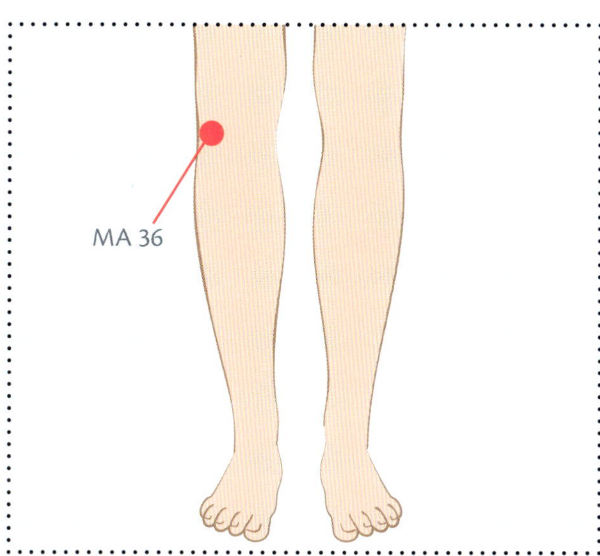

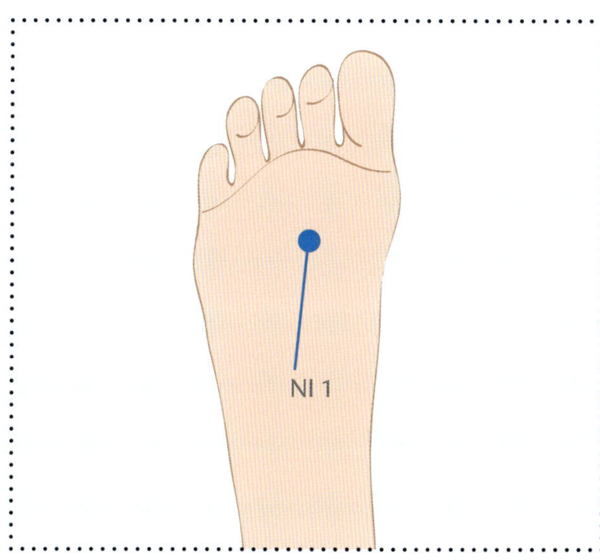

Nervosität, innere Unruhe, Stress

Bei akuter Nervosität, etwa vor einer Prüfung oder einem Bewerbungsgespräch, können Sie die Balance zwischen Yin und Yang wiederherstellen und Ihre Ausgeglichenheit wiederfinden, indem Sie folgende Punkte behandeln:

HE 7: Der Punkt liegt am Ellenansatz des Handgelenks (neben dem Erbsenbein), dort wo der Unterarm in den Handballen übergeht. Sie finden ihn unterhalb der Handgelenksfalte auf der Seite des kleinen Fingers. Behandeln Sie HE 7 mindestens drei Minuten lang mit sanftem Druck.

MA 36: Dieser Akupressurpunkt liegt am Unterschenkel, und zwar an der Außenseite des Schienbeins. Sie finden MA 36 ungefähr drei bis vier Fingerbreit unterhalb der Kniescheibe zwischen dem großen Streckmuskel und dem Schienbeinmuskel. Üben Sie nur mäßigen Druck aus und lassen Sie die Finger dabei gegen den Uhrzeigersinn kreisen. Behandeln Sie den Punkt mindestens zwei Minuten lang.

NI 1: Genau in der Mitte der Fußsohle liegt NI 1. Sie finden den Punkt zwischen dem zweiten und dritten Mittelfußknochen in einer Vertiefung, die leicht zu ertasten ist. Behandeln Sie den Akupressurpunkt eine Minute lang mit kräftigem Druck.

Ohrenschmerzen

In der chinesischen Medizin wird ein Energiemangel im Dreifachen-Erwärmer-Meridian für Ohrenbeschwerden verantwortlich gemacht. Doch auch die Behandlung des Dünndarm-Meridians ist nützlich, wenn es darum geht, Problemen mit den Ohren entgegenzuwirken.

3E 5: Sie sollten diesen Punkte nicht nur bei Ohrenschmerzen, sondern auch bei Schwerhörigkeit und Ohrensausen stimulieren. 3E 5 liegt auf der Oberseite des Unterarms, und zwar etwa zwei Fingerbreit über der Mitte der Handgelenksfalte. Der Akupressurpunkt befindet sich zwischen Elle und Speiche. Drücken Sie diesen Punkt sehr sanft, jedoch mindestens fünf Minuten lang. Führen Sie dabei kleine Kreisbewegungen gegen den Uhrzeigersinn aus.

3E 20: Die Behandlung dieses Punktes hilft vor allem gegen Ohrengeräusche und -entzündungen. Sie finden 3E 20 direkt neben dem oberen Ansatz der Ohrmuschel. Wenn Sie vom äußeren Ende der Augenbraue eine waagrechte Linie zur Ohrmuschel ziehen, liegt der Punkt am Ende dieser Linie in einer kleinen Vertiefung neben der Ohrmuschel. Stimulieren Sie 3E 20 mit sanftem Kreisen gegen den Uhrzeigersinn. Führen Sie die Massage mindestens fünf Minuten lang durch.

DÜ 19: Sowohl bei Mittelohrentzündungen als auch bei Schwerhörigkeit und Tinnitus bietet sich die Akupressur dieses Punktes an. Er liegt neben der Ohröffnung, allerdings leicht nach unten versetzt. Sie finden ihn in der kleinen Mulde, die beim Öffnen des Mundes zwischen Kiefergelenk und der Vorderseite des Ohres ertastbar wird. Üben Sie nur wenig Druck auf diesen Punkt aus, und zwar zwei Minuten lang.

Zusätzliche Behandlungspunkte

Die folgenden Punkte sind besonders zur Behandlung leichterer Ohrenbeschwerden geeignet und verbessern darüber hinaus das Gehör.

Wärmende Massage: Reiben Sie Ihre Handballen, genauer gesagt die Ballen, die unter den Daumen liegen, eine Minute lang kräftig aneinander, bis sie sich sehr warm anfühlen. Legen Sie die Daumenballen dann auf die Ohrmuscheln und spüren Sie die Wärme, die von den Handflächen in die Ohren strahlt. Lassen Sie die Hände mindestens eine Minute lang entspannt auf den Ohrmuscheln auflie-

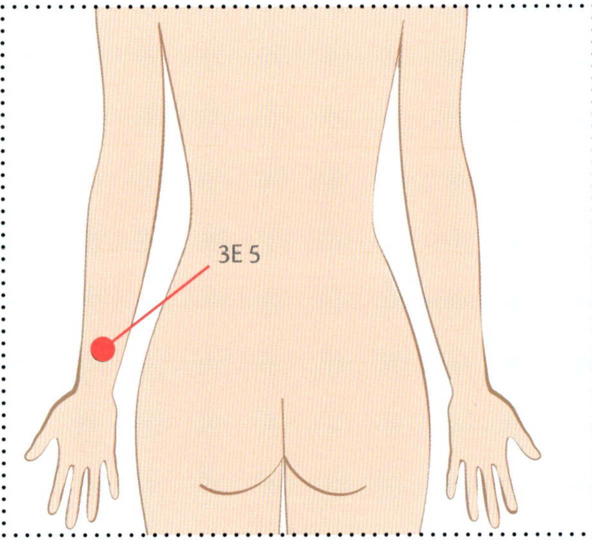

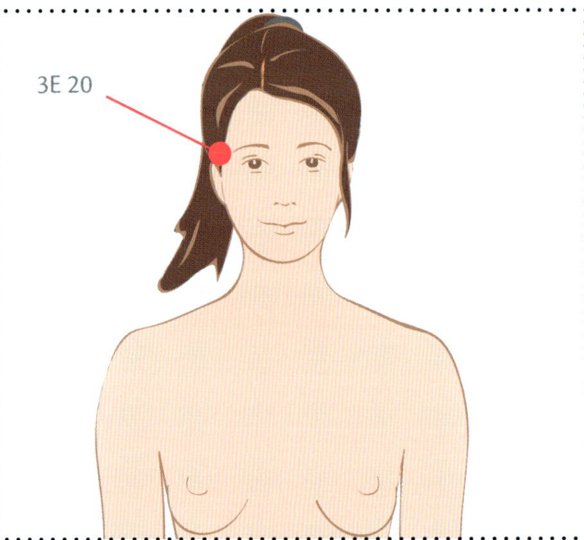

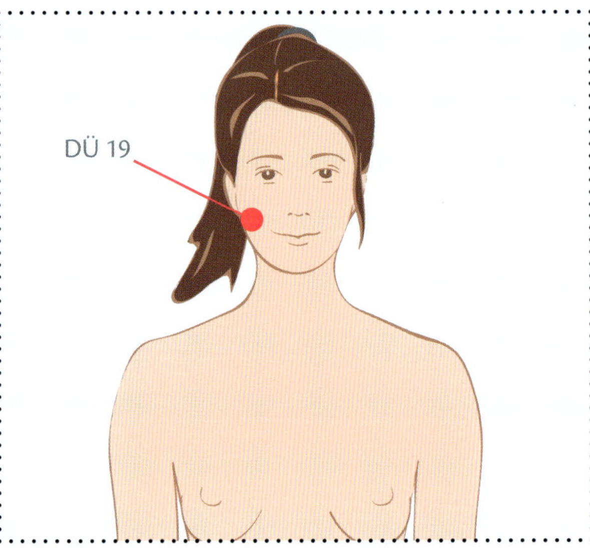

gen und lassen Sie Ihre Aufmerksamkeit auf das Wärmegefühl gerichtet. Wiederholen Sie diese Technik insgesamt dreimal.

Die »Himmlische Trommel«: Diese Übung aus dem alten China verbessert die Hörkraft, hilft gegen Schmerzen und kann in einigen Fällen lästiges Ohrensausen schnell zum Verschwinden bringen. Legen Sie die Handflächen dazu mit etwas Druck auf die Ohrmuscheln, wobei die Finger nach hinten zeigen und am Hinterkopf aufliegen. Legen Sie die Zeigefinger dann auf die Mittelfinger und lassen Sie sie 24-mal vom Mittelfinger aus nach unten auf den Hinterkopf schnellen, sodass Sie innerlich ein »Trommeln« hören können, weshalb die Übung auch als »Himmlische Trommel« bezeichnet wird.

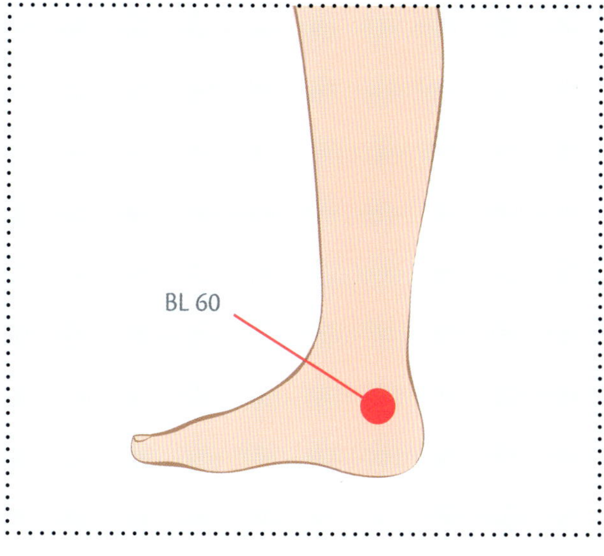

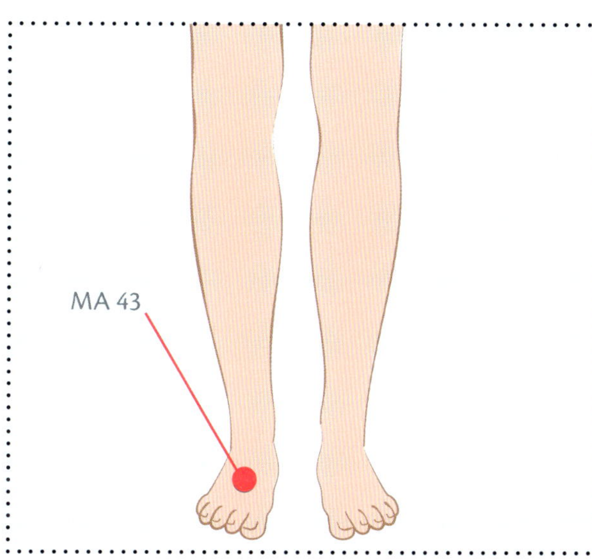

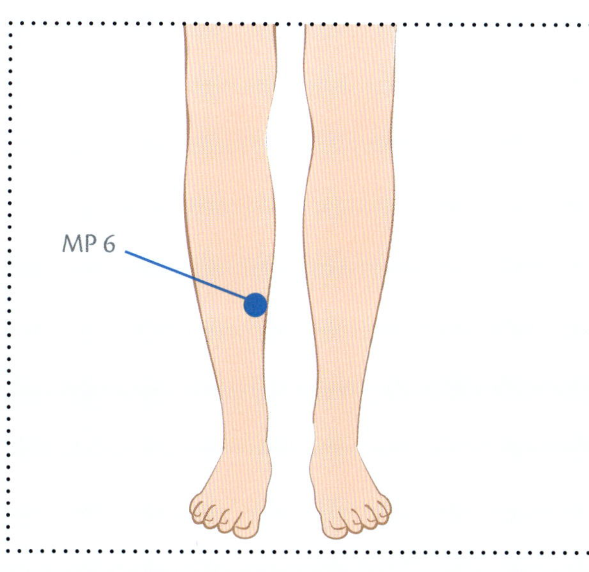

Rheumatische Beschwerden

Es gibt viele unterschiedliche Formen von »Rheuma«. So vielfältig die Beschwerden sind, so viele Ursachen können hinter rheumatischen Erkrankungen stecken. So kommen nicht nur Ernährungsfehler, Erbanlagen und chronische Eiterherde, sondern beispielsweise auch jahrzehntelange Überbeanspruchung der Gelenke, Pilzinfektionen und Allergien als Auslöser infrage.

Mit Akupressur lassen sich bei der Behandlung rheumatischer Beschwerden oft gute Erfolge erzielen. Allerdings sollten Sie die Akupressur über einen Zeitraum von mehreren Wochen täglich konsequent einsetzen. Zwei- bis dreimal täglich sollten Sie die Behandlung der genannten Punkte durchführen. Behandeln Sie dabei nur jene Akupressurpunkte, die sich auf den betroffenen Körperbereich beziehen. Die Behandlung wird von unten nach oben beschrieben.

Füße und Fußgelenke

BL 60: Sie finden den Punkt an der Außenseite des Fußes hinter dem Knöchel. Er liegt in der Mitte zwischen der Achillessehne und der höchsten Stelle des Knöchels (siehe Abbildung Seite 143 oben). Massieren Sie den Akupressurpunkt drei Minuten lang mit kräftigem Druck.

MA 43: Sie finden diesen Punkt auf dem Fußrücken, und zwar zwischen dem zweiten und dritten Mittelfußknochen in einer kleinen Vertiefung. Üben Sie drei Minuten lang kräftigen Druck auf MA 34 aus (siehe Abbildung Seite 143 Mitte).

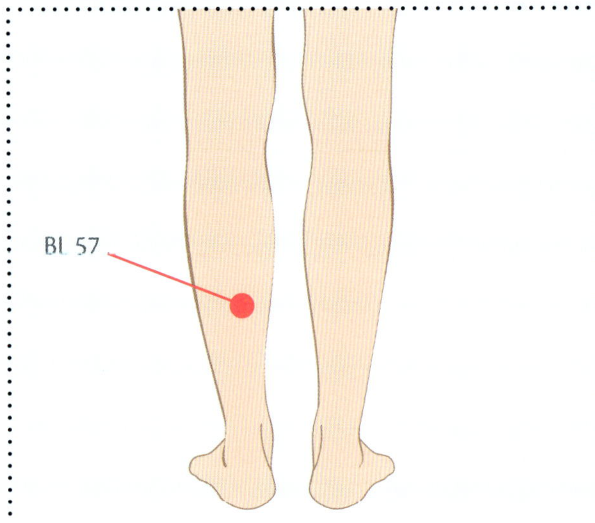

Unterschenkel

MP 6: Der Punkt liegt auf der Innenseite des Beines, direkt hinter dem Schienbein. Er befindet sich drei bis vier Fingerbreit über dem Innenknöchel. Massieren Sie den Punkt drei Minuten lang intensiv. Lassen Sie den Finger dabei im Uhrzeigersinn kreisen (siehe Abbildung Seite 143 unten).

BL 57: Der Punkt liegt auf der Wade. Wenn Sie sich eine Linie vorstellen, die von der Ferse zur Kniekehle senkrecht nach oben verläuft, finden Sie BL 57 in der Mitte dieser Linie auf dem Wadenmuskel. Akupressieren Sie den Punkt drei Minuten lang kräftig.

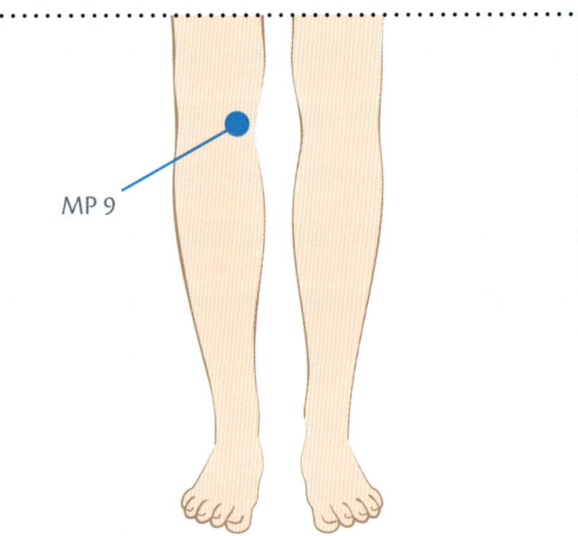

Knie

MP 9: Der Punkt liegt auf der Innenseite des Unterschenkels zwischen dem Wadenmuskel und dem Schienbein, und zwar in einer kleinen Vertiefung – dort, wo das Schienbein in das Knie übergeht. Behandeln Sie den Punkt drei Minuten lang mit kräftigem Druck und Kreisbewegungen im Uhrzeigersinn.

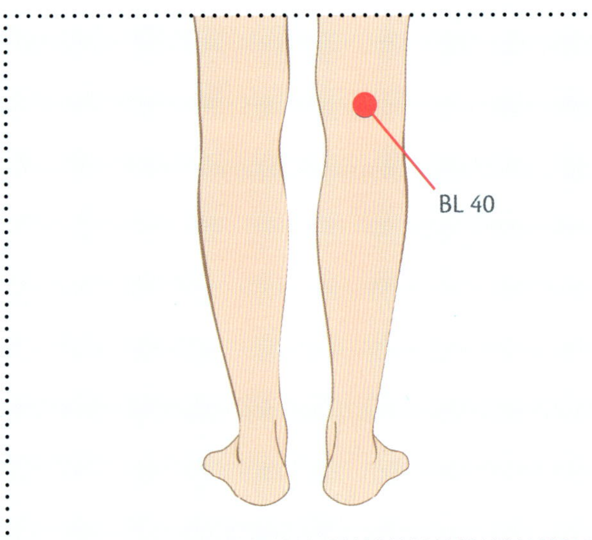

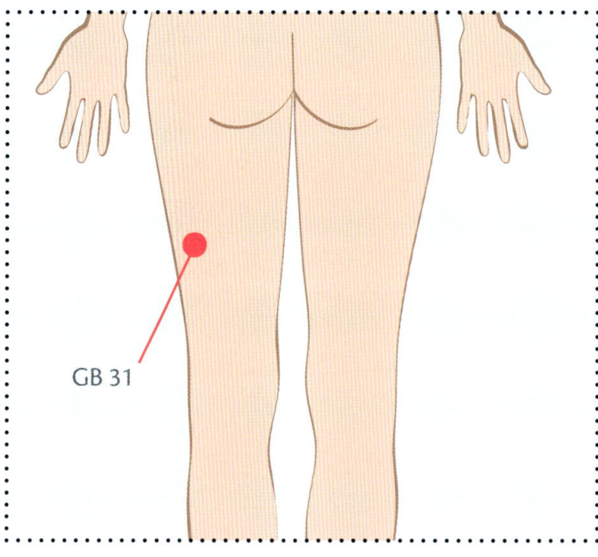

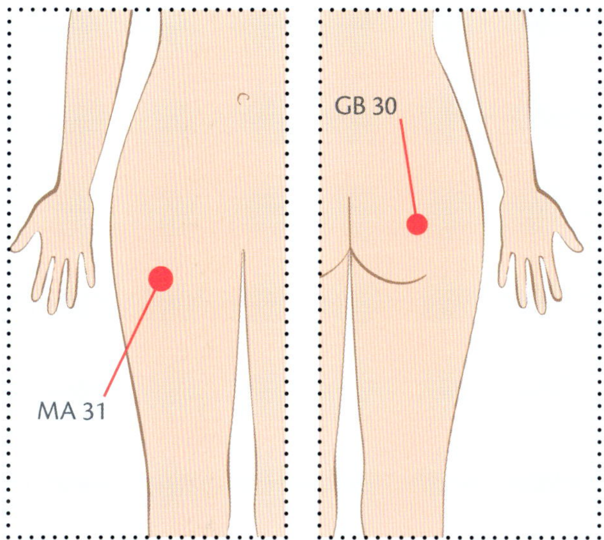

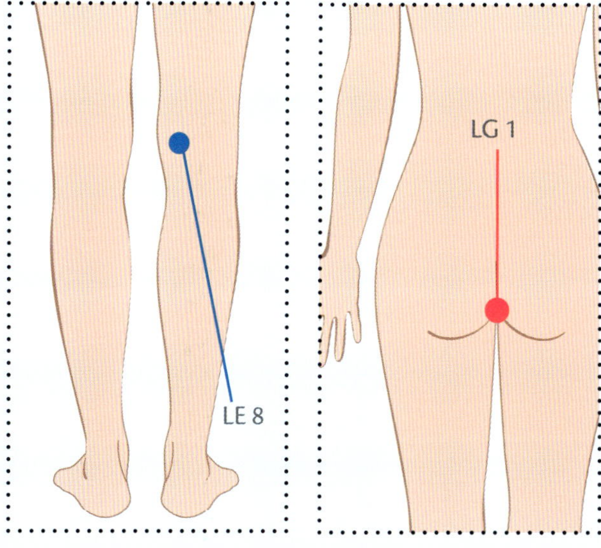

BL 40: Sie finden diesen Akupressurpunkt auf der hinteren Seite des Beines, und zwar in der Mitte der Kniekehle auf der Beugefalte (siehe Abbildung Seite 144). Akupressieren Sie BL 40 mit kraftvollem Druck drei Minuten lang.

Oberschenkel

GB 31: Der Punkt liegt auf der Außenseite der Oberschenkel, und zwar ungefähr auf halber Strecke zwischen Hüftknochen und Knie. Massieren Sie den Punkt drei Minuten lang kräftig, und führen Sie dabei kleine Kreisbewegungen im Uhrzeigersinn aus.

MA 31: Dieser Magen-Meridianpunkt liegt an der vorderen Seite des Oberschenkels, und zwar in der Mitte des Beines. Sie finden ihn gut eine Handbreit unterhalb der Falte der Pobacke. Massieren Sie MA 31 mindestens drei Minuten lang mit kräftigem Druck.

Hüften

GB 30: Am obersten Punkt des Oberschenkelknochens finden Sie GB 30. Er liegt an der Außenseite des Gesäßmuskels hinter dem Gelenk- oder Hüftkopf. Behandeln Sie den Akupressurpunkt mit starkem Druck drei Minuten lang.

LE 8: Sie finden den Punkt an der Innenseite der Kniekehle, und zwar direkt am Gelenk auf der Beugefalte des Knies. Massieren Sie ihn drei Minuten lang mit kräftigem Druck.

Unterer Rücken

LG 1: Dieser Akupressurpunkt liegt zwischen den Pobacken am untersten Ende des Steißbeins. Üben Sie fünf Minuten lang sanften Druck auf LG 1 aus.

BL 31: Direkt auf dem Kreuzbein – in der Vertiefung oberhalb des Gesäßes, die auch als erste »Sakralvertiefung« bezeichnet wird – liegt BL 31. Massieren Sie den Punkt mindestens drei Minuten lang mit sanften Kreisbewegungen gegen den Uhrzeigersinn.

Hände, Finger und Handgelenke

3E 4: Der Punkt liegt in der Mitte des Handgelenks auf der Oberseite der Hand. Sie finden ihn auf der Handgelenksfalte in einem kleinen Grübchen. Üben Sie drei Minuten lang starken Druck auf den Punkt aus.

KS 8: In der Mitte der Handfläche liegt KR 8. Sie finden den Punkt zwischen dem dritten und vierten Mittelhandknochen auf der Querfalte der Herzlinie. Üben Sie drei Minuten lang intensiven Druck auf den Punkt aus und kreisen Sie dabei im Uhrzeigersinn.

Unterarme

DI 10: Dieser Dickdarmpunkt befindet sich auf der Oberseite des Unterarms, und zwar auf der Daumenseite des Armes. Sie finden ihn etwa zwei bis drei Fingerbreit unterhalb des Ellbogengelenks beziehungsweise der Beugefalte des Ellbogens. Massieren Sie DI 10 mit kräftigem Druck. Führen Sie dabei Kreisbewegungen im Uhrzeigersinn durch – die Akupressur dieses Punktes sollte mindestens drei Minuten dauern.

Ellbogen

LU 5: Wenn Sie Ihren Unterarm anwinkeln, sehen Sie an der Innenseite Ihres Arms eine Ellbogenfalte. In der Mitte dieser Falte, dort, wo die Sehne des Bizeps verläuft, liegt der Akupressurpunkt. Massieren Sie LU 5 mindestens drei Minuten lang mit kräftigem Druck und Kreisbewegungen im Uhrzeigersinn.

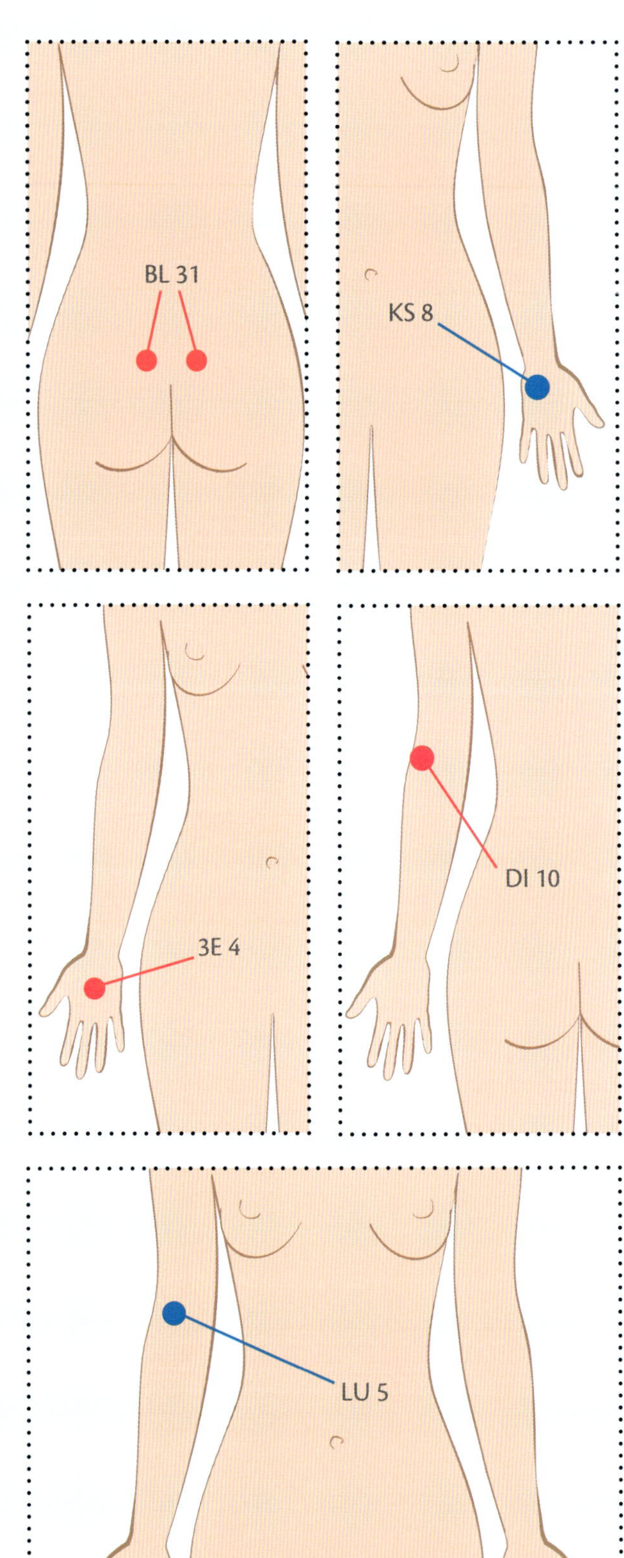

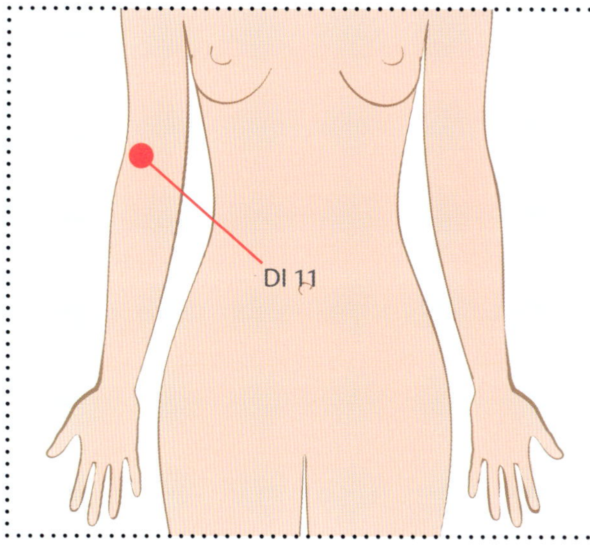

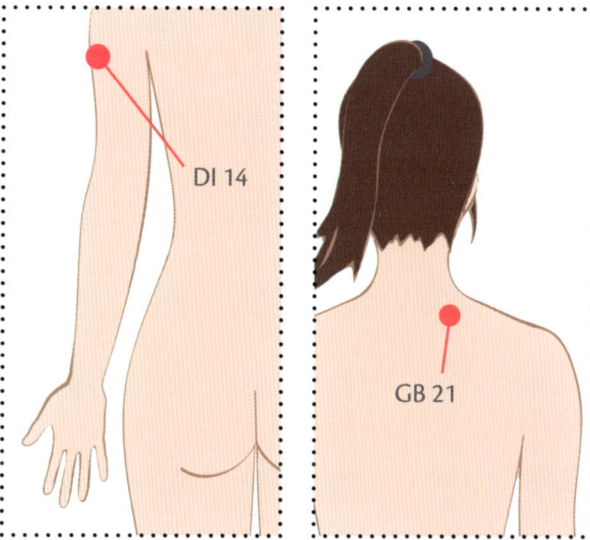

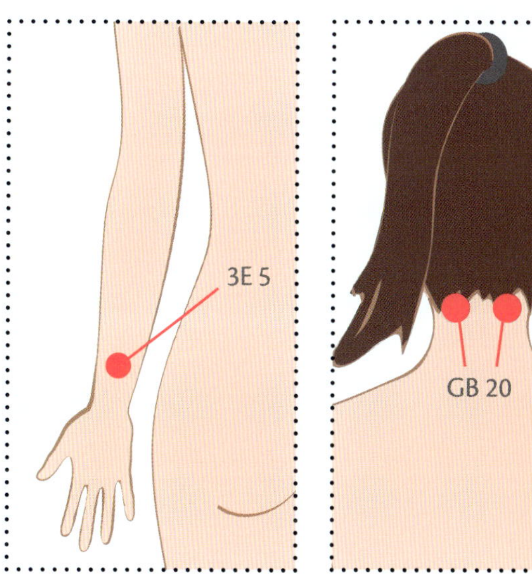

DI 11: Dieser Akupressurpunkt liegt auf der Oberseite des Armes in Höhe des Ellbogens, und zwar auf der Daumenseite der Ellenbeuge. Sie spüren DI 11, wenn Sie den Unterarm anwinkeln; er liegt am Ende der Beugefalte, die dabei entsteht. Stimulieren Sie den Punkt kraftvoll drei Minuten lang mit kreisenden Bewegungen im Uhrzeigersinn.

Oberarme

DI 14: Sie finden DI 14 an der Außenseite des Oberarms. Er liegt am unteren Ansatz des Deltamuskels. Wenn Sie den Arm seitlich in die Waagrechte heben, spüren Sie an der richtigen Stelle eine kleine Vertiefung. Stimulieren Sie DI 14 mit kräftigem Druck, und zwar mindestens drei Minuten lang.

Schultern

GB 21: Bei Schmerzen in der Schulter, aber auch bei Ellbogenbeschwerden massieren Sie GB 21. Der Akupressurpunkt liegt zwischen dem siebten Halswirbel und dem Außenrand des Schulterblattes. Sie finden ihn oben auf der Schulter in der Vertiefung vor dem Trapezmuskel. Üben Sie drei Minuten lang kräftigen Druck aus. Führen Sie Kreisbewegungen im Uhrzeigersinn aus.

3E 5: Sie finden 3E 5 auf der Oberseite des Unterarms. Der Punkt liegt etwa zwei Fingerbreit über der Mitte der Handgelenksfalte, also zwischen Elle und Speiche. Üben Sie drei Minuten lang intensiven Druck auf den Punkt aus und lassen Sie den Finger, mit dem Sie die Behandlung durchführen, im Uhrzeigersinn kreisen.

Nacken und Hals

GB 20: Im Nacken, und zwar links und rechts neben der Halswirbelsäule am unteren Schädelrand, liegt GB 20. Die Punkte sind leicht zu finden, da sie leicht vertieft am Haaransatz liegen und meist ziemlich schmerzempfindlich sind. Üben Sie drei Minuten lang kräftigen Druck aus und kreisen Sie mit den Fingern dabei im Uhrzeigersinn.

DÜ 8: Der Punkt liegt in der kleinen Vertiefung direkt hinter dem Ellbogen, und zwar an der Innenseite des Ellbogengelenks. Sie spüren die Mulde besonders gut, wenn Sie den Unterarm anwinkeln. Behandeln Sie den Punkt drei Minuten lang mit kräftigem Druck.

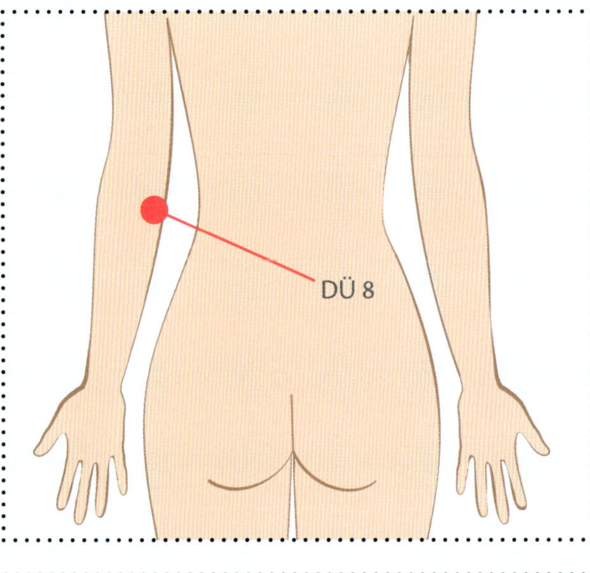

Rückenschmerzen

Rückenbeschwerden sind sehr häufig und werden leider oft nicht rechtzeitig behandelt. Der Orthopäde kann dann meist nur eine Spritze gegen die Schmerzen geben. Akupunktur kann die Schmerzen meist ebenfalls blockieren, aber darüber hinaus das energetische Ungleichgewicht angehen.

Auch Akupressur ist bei leichten bis mittleren Rückenschmerzen erfolgreich – vor allem, wenn rechtzeitig behandelt wird. Die Behandlung der folgenden Punkte löst Blockaden auf energetischer Ebene – die Schmerzen werden gelindert. Bei Bedarf können Sie die Akupressurpunkte mehrmals täglich massieren.

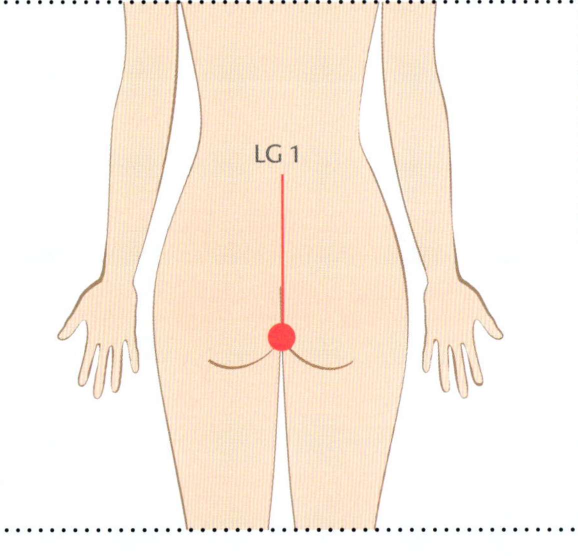

LG 1: Dieser Akupressurpunkt liegt zwischen den Pobacken, und zwar am untersten Ende des Steißbeins. Massieren Sie den Punkt mit wenig Druck, dafür aber mindestens fünf Minuten lang. Führen Sie währenddessen Kreisbewegungen gegen den Uhrzeigersinn aus.

BL 67: Sie finden diesen Punkt auf der Oberseite des Fußes. Er liegt auf der kleinen Zehe, und zwar direkt neben dem äußeren Nagelbett. Stimulieren Sie BL 67 mit kräftigem Druck – am besten benützen Sie dazu die Zeigefingerkuppe. Führen Sie ein bis zwei Minuten lang kreisende Bewegungen im Uhrzeigersinn aus.

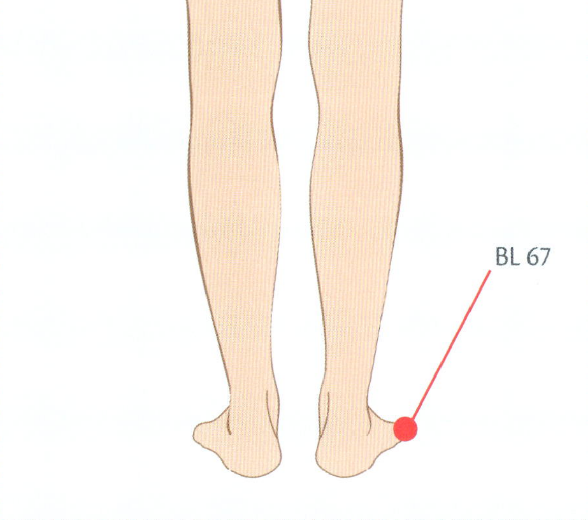

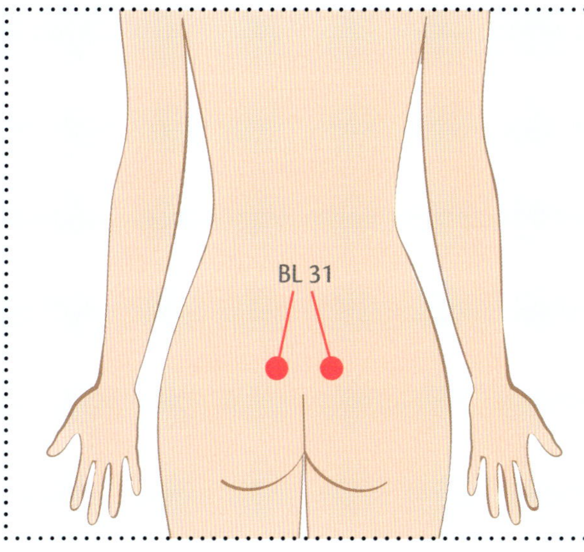

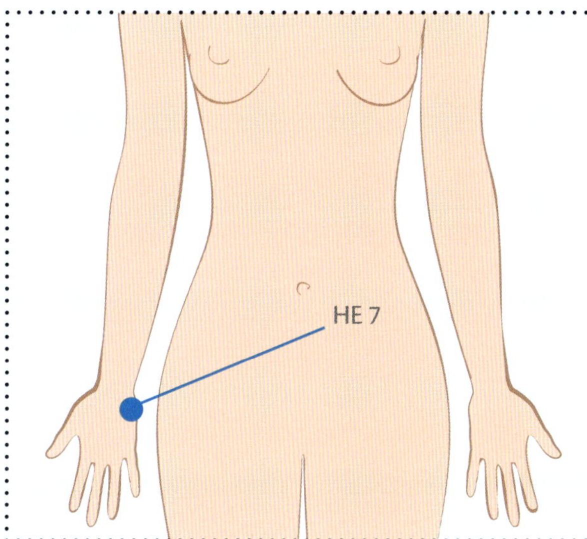

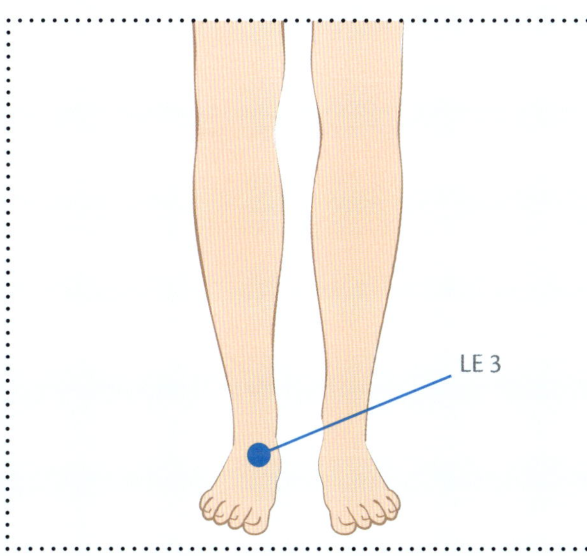

BL 31: Genau auf dem Kreuzbein, in der Vertiefung oberhalb des Gesäßes, die auch als erste »Sakralvertiefung« bezeichnet wird, liegt BL 31. Massieren Sie den Akupressurpunkt etwa fünf Minuten lang mit sanften Kreisbewegungen gegen den Uhrzeigersinn.

Schlafstörungen

Nicht richtig schlafen zu können, beeinträchtigt die Lebensqualität und den Fluss der Energie im Energiekörper stark. Der Griff zur Schlaftablette ist nur selten sinnvoll und Schlafmittel führen oft zur Abhängigkeit.

Die chinesische Medizin kennt einige Möglichkeiten, Schlafstörungen zu begegnen. Chinesische Ärzte sehen den Grund für Schlafprobleme in einem Ungleichgewicht zwischen Yin und Yang. Der Yang-Pol, der mit Aktivität und Bewegung zusammenhängt, ist im Vergleich zum Yin-Pol, der für Ruhe und Entspannung steht, überbetont. Behandeln Sie die folgenden Akupressurpunkte unmittelbar vor dem Zubettgehen:

HE 7: Sie finden diesen Akupressurpunkt knapp unterhalb der Mitte der Handgelenksfalte. Er liegt auf der Seite des kleinen Fingers – dort wo der Unterarm in den Handballen übergeht, also am Ellenansatz des Handgelenks (neben dem Erbsenbein). Üben Sie mindestens vier Minuten lang sanften Druck auf HE 7 aus.

LE 3: Dieser Akupressurpunkt befindet sich auf dem Fußrücken. Sie finden ihn in der kleinen Vertiefung, wo die Mittelfußknochen der großen und der zweiten Zehe zusammenlaufen. Achtung, der Punkt ist recht schmerzempfindlich. Massieren Sie LE 3 mindestens drei Minuten lang mit sanftem Druck. Lassen Sie die Finger dabei gegen den Uhrzeigersinn kreisen.

LU 9: An der Daumenseite des Handgelenks, genauer gesagt in der Vertiefung der Handgelenksfalte, liegt LU 9. Stimulieren Sie diesen Akupressurpunkt mindestens drei Minuten lang mit sanften Kreisbewegungen gegen den Uhrzeigersinn.

NI 1: Sie finden den Punkt genau in der Mitte der Fußsohle. Er befindet sich zwischen zweitem und drittem Mittelfußknochen in einer kleinen Vertiefung. Massieren Sie NI 1 mit sanften kreisenden Bewegungen gegen den Uhrzeigersinn, und zwar mindestens drei Minuten lang.

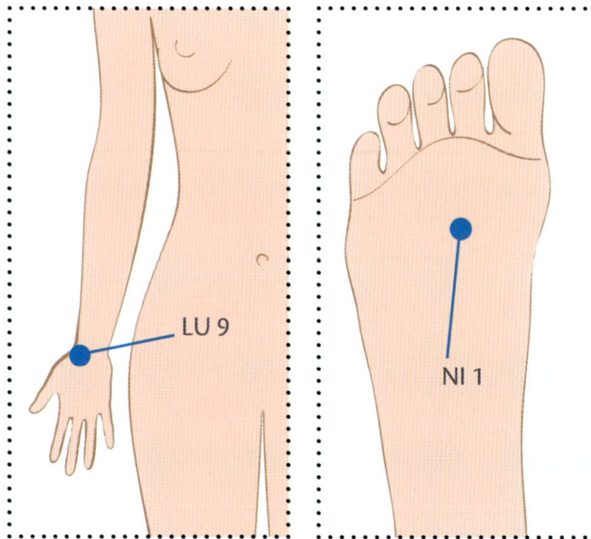

Übergewicht

Siehe auch: Gallenblasen-Meridian, S. 82

Eine abgestimmte Akupunkturbehandlung von Übergewicht bedarf großer Erfahrung und ist sehr individuell. Mit ein paar Akupressurpunkten können Sie aber auch schon viel erreichen; vor allem durch die Behandlung von Punkten, die den Appetit bei einer Heißhungerattacke beruhigen.

MA 45: Der Punkt liegt auf dem Fußrücken, genauer gesagt auf der zweiten Zehe. Sie finden ihn am oberen Rand des Nagelbetts, und zwar auf der Seite, die neben der dritten Zehe liegt. Massieren Sie den Punkt mit sanften Kreisbewegungen gegen den Uhrzeigersinn. Behandeln Sie ihn mindestens vier Minuten lang.

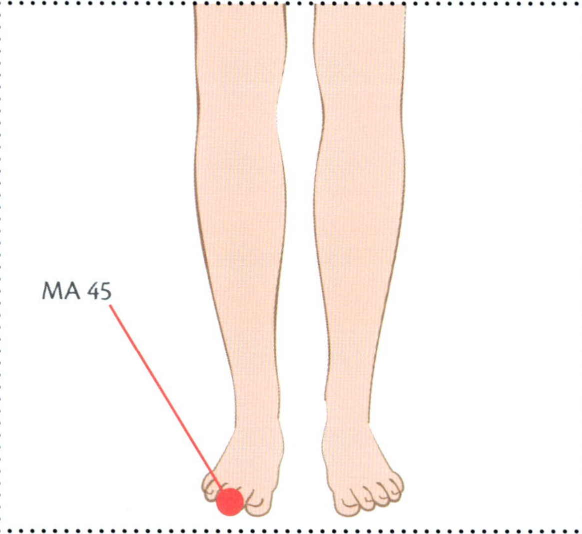

KG 12: Dieser Akupressurpunkt befindet sich auf dem Konzeptionsgefäß, das senkrecht über der Mitte der Körpervorderseite verläuft. Sie finden ihn etwa vier Fingerbreit über dem Bauchnabel; wenn Sie sich eine senkrechte Linie vorstellen, die vom unteren Ende des Brustbeins zum Bauchnabel hinabläuft, liegt KG 12 genau in der Mitte dieser Linie. Üben Sie zunächst sanften Druck auf diesen Punkt aus und lassen Sie den Druck dann allmählich kräftiger werden. Die Dauer der Akupressur sollte ein bis zwei Minuten betragen.

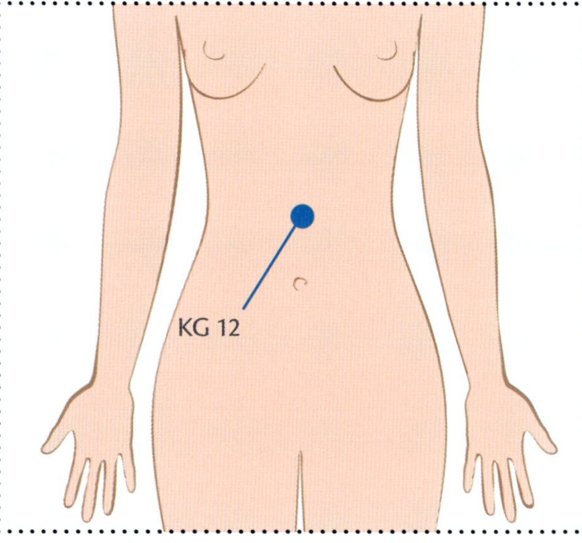

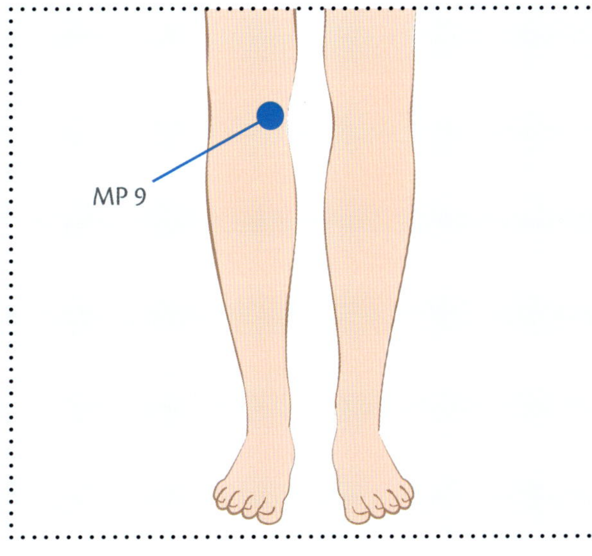

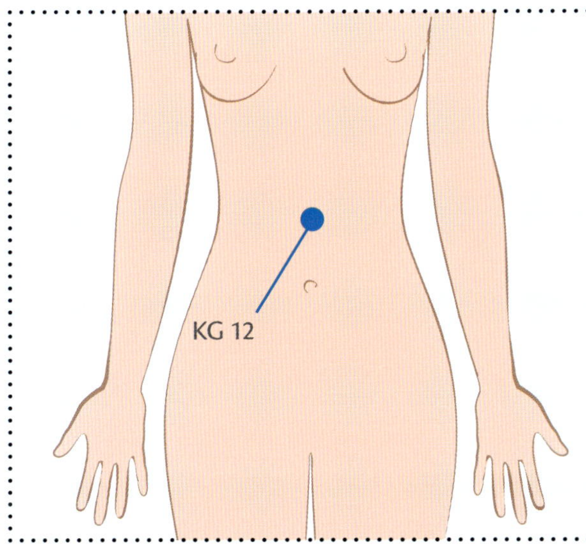

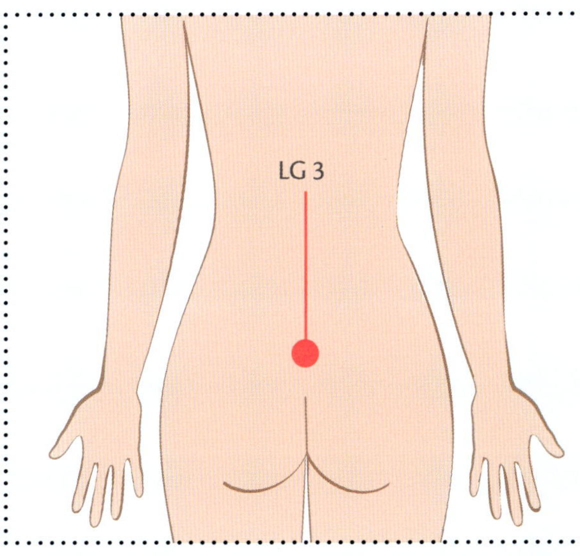

Verstopfung

Siehe auch: Dickdarm-Meridian, S. 94

Über die Meridiane können Sie die Ausscheidung durch die Stimulation einiger Akupressurpunkte anregen:

MP 9: Dieser Punkt befindet sich auf der Innenseite des Unterschenkels, und zwar zwischen dem Wadenmuskel und dem Schienbein. Sie können ihn in der kleinen Mulde ertasten, in der das Schienbein in das Knie übergeht. Behandeln Sie MP 9 mindestens vier bis fünf Minuten lang mit mittelstarkem Druck.

KG 12: Der Punkt liegt etwa vier Fingerbreit über dem Bauchnabel. Stellen Sie sich eine senkrechte Linie vor, die vom unteren Ende des Brustbeins senkrecht nach unten zum Bauchnabel läuft: In der Mitte dieser Linie liegt KG 12. Stimulieren Sie diesen Punkt, indem Sie mit sanftem Druck beginnen, den Sie ganz allmählich stärker werden lassen. Üben Sie den Druck insgesamt etwa zwei Minuten lang aus.

Wechseljahresbeschwerden

Durch hormonelle Veränderungen kommt es in den Wechseljahren (Klimakterium) der Frau zu körperlichen und seelischen Reaktionen, die oft unangenehm sind. Ursache dafür ist die reduzierte Hormonproduktion der Eierstöcke etwa ab dem 40. Lebensjahr. Manche Frauen haben Glück und haben kaum Beschwerden, doch die meisten Frauen erleben in den Wechseljahren Hitzewallungen, Kreislaufstörungen, Schwindel, Nachtschweiß, Haarausfall oder Blasenbeschwerden.

In der chinesischen Medizin haben die Wechseljahresbeschwerden mit einer Einschränkung der Yin-Energie zu tun. Durch die Behandlung von Lenkergefäß, Nieren-, Blasen- und Gallenblasen-Meridian lässt sich das energetische Gleichgewicht wieder herstellen.

LG 3: Der Punkt befindet sich auf der Wirbelsäule, und zwar zwischen dem vierten und fünften Lendenwirbel. Wenn Sie sich eine Linie vorstellen, die vom Bauchnabel aus durch den Körper zum Rücken verläuft, liegt LG 3 etwa zwei Fingerbreit unterhalb dieser Linie (siehe Abbildung Seite 151 unten). Der Akupressurpunkt ist auch bei der Selbstbehandlung noch gut erreichbar. Massieren Sie den Punkt drei Minuten lang mit sanftem Druck.

BL 31: Dieser Akupressurpunkt liegt direkt auf dem Kreuzbein, und zwar in der Vertiefung oberhalb des Gesäßes, die auch als erste »Sakralvertiefung« bezeichnet wird. Stimulieren Sie den Punkt, indem Sie drei bis vier Minuten lang sanfte Kreisbewegungen gegen den Uhrzeigersinn ausführen.

NI 1: Genau in der Mitte der Fußsohle liegt NI 1. Der Punkt befindet sich zwischen dem zweiten und dritten Mittelfußknochen in einer kleinen Mulde. Massieren Sie NI 1 mindestens drei bis vier Minuten lang mit mittelstarkem Druck und führen Sie währenddessen kreisende Bewegungen gegen den Uhrzeigersinn aus.

GB 34: Der Akupressurpunkt liegt an der Außenseite des Beines. Sie finden ihn unter dem Knie an der Stelle, an der Sie eine Vertiefung spüren können. GB 34 liegt direkt vor dem Ende des oberen Wadenbeins, das als kleiner Höckerknochen hervorsteht. Massieren Sie den Punkt etwa drei Minuten lang mit wenig Druck.

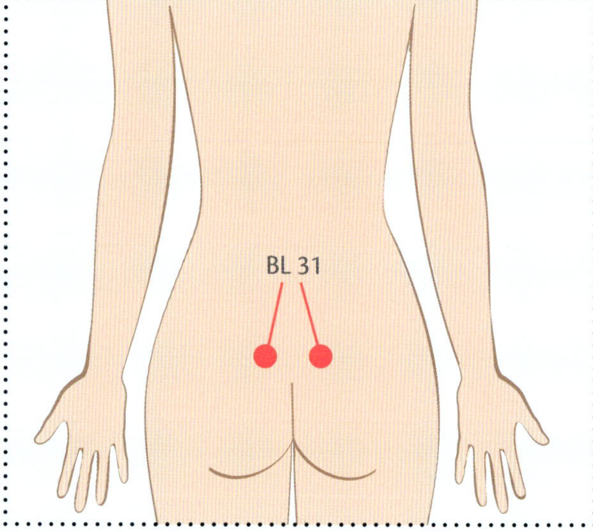

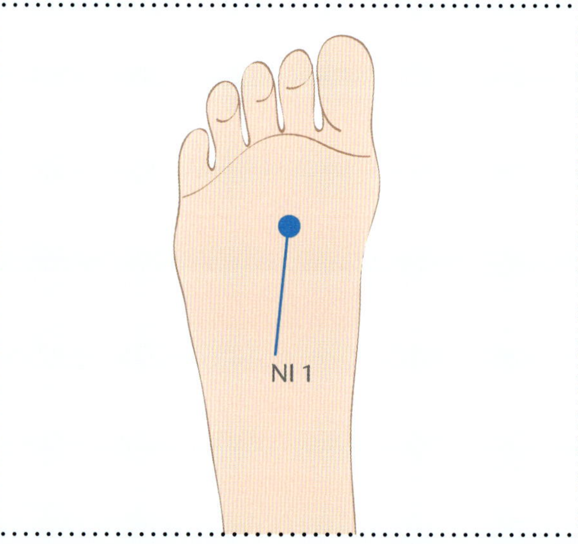

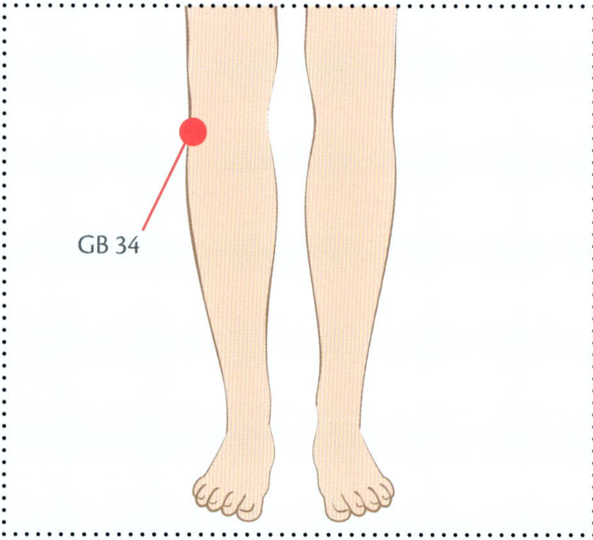

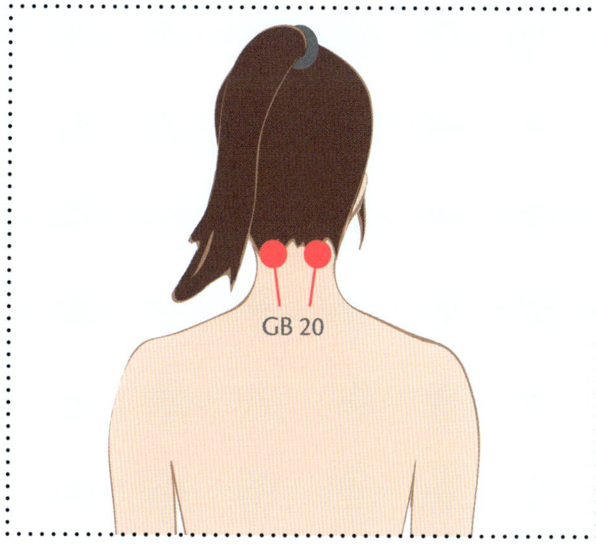

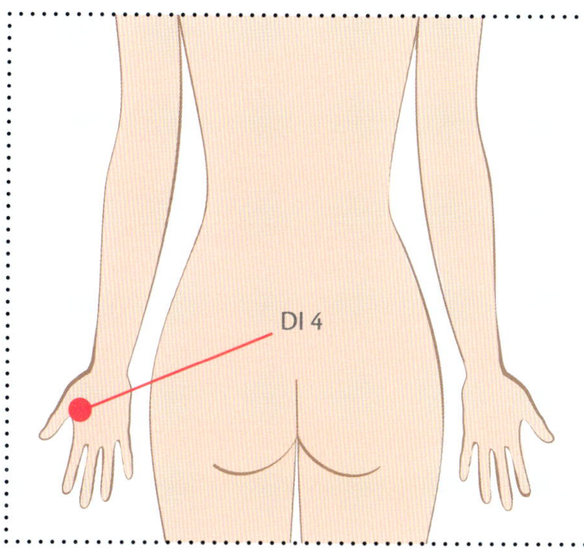

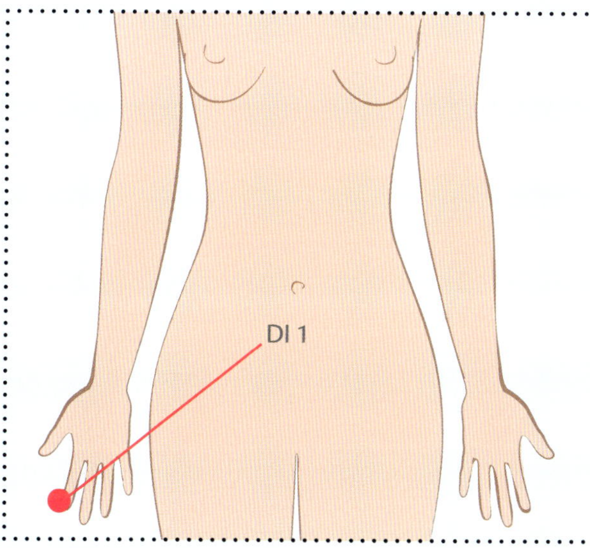

GB 20: Sie finden GB 20 im Nacken am unteren Schädelrand. Der Punkt liegt leicht vertieft am Haaransatz neben der Halswirbelsäule und ist ziemlich schmerzempfindlich. Üben Sie zunächst sanften, dann allmählich stärker werdenden Druck auf diesen Punkt aus. Insgesamt sollten Sie GB 20 mindestens zwei Minuten lang massieren, wobei Sie den Punkt auf der linken und rechten Nackenseite gleichzeitig behandeln können.

Zahnschmerzen

Siehe auch: Dreifache-Erwärmer-Meridian, S. 102

Es gibt ein paar hilfreiche Akupressurpunkte, die Ihnen zwar nicht eine notwendige Zahnarztbehandlung ersparen, die jedoch die Wartezeit und auch die Behandlung erträglicher machen. Drücken Sie vor oder wenn möglich auch während der Behandlung einen der folgenden Punkte.

DI 4: Auf dem Handrücken, zwischen Zeigefinger und Daumen, liegt DI 4. Sie finden den Punkt auf der höchsten Stelle der Wölbung, die entsteht, wenn Sie Daumen und Zeigefinger zusammendrücken. Massieren Sie den Punkt zwei Minuten lang mit kräftigem Druck und Kreisbewegungen im Uhrzeigersinn.

DI 1: Dieser Akupressurpunkt liegt auf dem Zeigefinger, und zwar unmittelbar oberhalb des Fingernagels auf der Daumenseite des Fingers. Stimulieren Sie den Akupressurpunkt, indem Sie ihn etwa 30 Sekunden lang kräftig drücken. Ausnahmsweise sollten Sie dazu nicht die Daumenkuppe, sondern den Daumennagel benutzen. Obwohl die Behandlung relativ schmerzhaft sein darf, sollten Sie doch nicht so fest drücken, dass die Haut dabei verletzt wird.

PRAXIS: Baduanjin – Die Acht Brokatübungen

Neben der Akupressur gibt es noch eine völlig andere Methode, das Meridiansystem in Harmonie zu bringen: Qi Gong. Qi Gong sind bestimmte Bewegungsabläufe, ähnlich wie Taijiquan oder eine Tanzchoreografie. Qi-Gong-Übungen gibt es schon sehr lange. Bereits vor über 1000 Jahren wurden einige dieser Übungen aufgezeichnet – nachdem sie schon lange Zeit von Generation zu Generation innerhalb der Familien weitergegeben worden waren.

Die Acht Brokatübungen (Baduanjin) sind eine besonders wertvolle Qi-Gong-Übungsfolge. Das chinesische Gesundheitsministerium hat sogar eine Kampagne durchgeführt, um Baduanjin in China möglichst weit zu verbreiten, da es sehr wirkungsvoll ist und nicht nur die Gesundheit schützt, sondern auch das Wohlbefinden fördert.

Der große Vorteil von Baduanjin ist nicht nur, dass diese Übungsfolge alle Leitbahnen der Energie anregt und von Blockaden befreit, sondern, dass diese Qi-Gong-Form besonders leicht zu erlernen ist. Die Wirkung dieser Übungsform ist gar nicht zu überschätzen: Baduanjin regt alle Organe an, hält den Fluss der Energie aufrecht, indem es Blockaden im Energiekörper auflöst, es hilft, gesund zu bleiben oder gesund zu werden, und schenkt Jugendlichkeit und Flexibilität.

Jede der acht Übungen wird siebenmal ausgeführt, bevor man zur nächsten übergeht. Bei den Übungen, die zu beiden Seiten ausgeführt werden, wird jede Seite siebenmal geübt. Wichtig ist, die Bewegungen nicht zu schnell zu machen und ihnen achtsam zu folgen. Es hat wenig Sinn, die Bewegungen rein mechanisch durchzuführen – der Energiekörper wird nur angesprochen, wenn der Geist mit dabei ist und achtsam geübt wird.

Die gesamt Abfolge von Baduanjin dauert 10 bis 15 Minuten.

1. Die Hände stützen den Himmel, um den San Jiao zu besänftigen

- Wir beginnen entspannt stehend, mit aufrechtem Rücken und geraden, aber nicht durchgestreckten Beinen. Die Füße sollten parallel und etwa schulterbreit auseinander stehen. Die Arme hängen locker an den Seiten herab. Der Blick ist entspannt nach vorne gerichtet, die Zunge berührt sanft den Gaumen und der Atem fließt ganz natürlich und gleichmäßig.
- Während Sie tief einatmen, werden die Hände vor dem Körper nach oben bis auf Brusthöhe geführt. Die Handflächen zeigen zueinander, die Fingerspitzen der rechten zeigen zu denen der linken, Daumen und Zeigefinger bilden ein hukou, ein »Tigermaul« (siehe Abbildung Seite 155 links).
- Immer noch einatmend werden die Hände weiter gehoben, ein wenig zur Seite geführt und die Handflächen nach oben gewendet. Die Ellenbogen zeigen nun zu den Seiten, während die Handflächen nach oben weisen. Die Fingerspitzen zeigen zu den Ohren.
- Nun folgt das Ausatmen; dabei werden die Hände mit den Handflächen nach oben, zum Himmel, gestreckt.
- Beim folgenden Einatmen wird die Streckung noch ein Stück weiter durchgeführt, indem die Fersen vom Boden gehoben werden, sodass man nun auf den Fußballen steht (siehe Abbildung Seite 155 rechts).
- Schließlich werden mit dem folgenden Ausatmen die Hände in einem großen Bogen über die

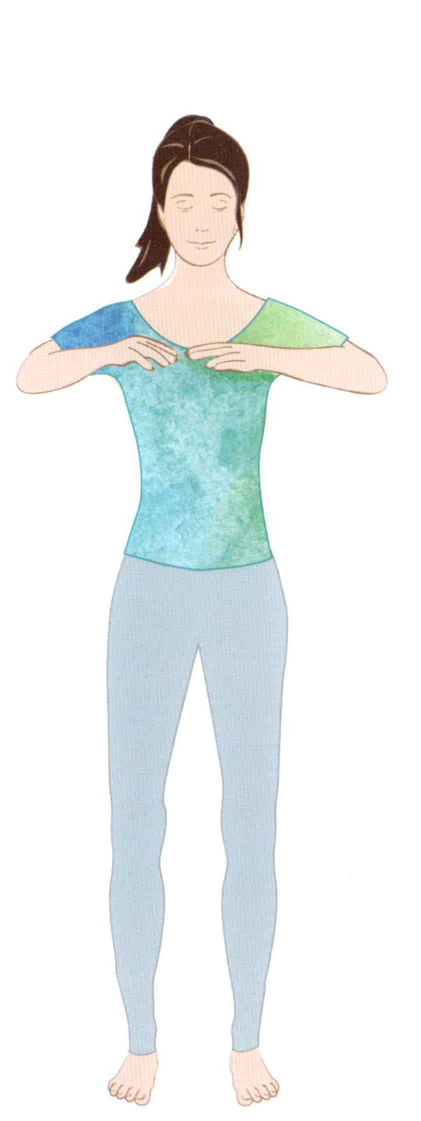

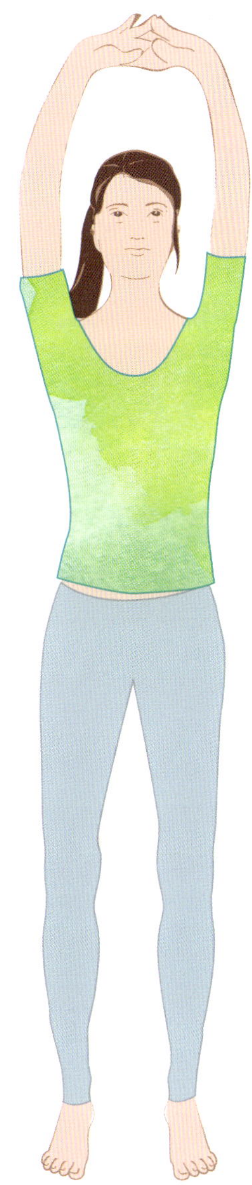

Seiten zurück in die Ausgangsstellung geführt und die Fersen wieder auf den Boden abgesenkt.

Diese Übung wird siebenmal ohne Unterbrechung wiederholt.

Wirkung: Die Übung harmonisiert die Leitbahn San Jiao, den »Dreifachen Erwärmer«. Durch die Bewegung kommt die Energie ins Fließen und man fühlt sich sofort energiegeladener und entspannter.

»Den Himmel stützen« ist auch als Einzelübung zwischendurch sehr hilfreich. Insbesondere bei sitzenden Tätigkeiten kann die Übung Rücken- und Nackenbeschwerden verhindern und neue Energie verleihen.

2. Den Bogen spannen, um den Falken zu schießen

- Wir beginnen wieder aufrecht und entspannt stehend und atmen tief durch.
- Beim Einatmen wird das Gewicht nach rechts verlagert und der linke Fuß einen Schritt nach links gesetzt, sodass die Füße dann etwas mehr als schulterbreit auseinander stehen. Gleichzei-

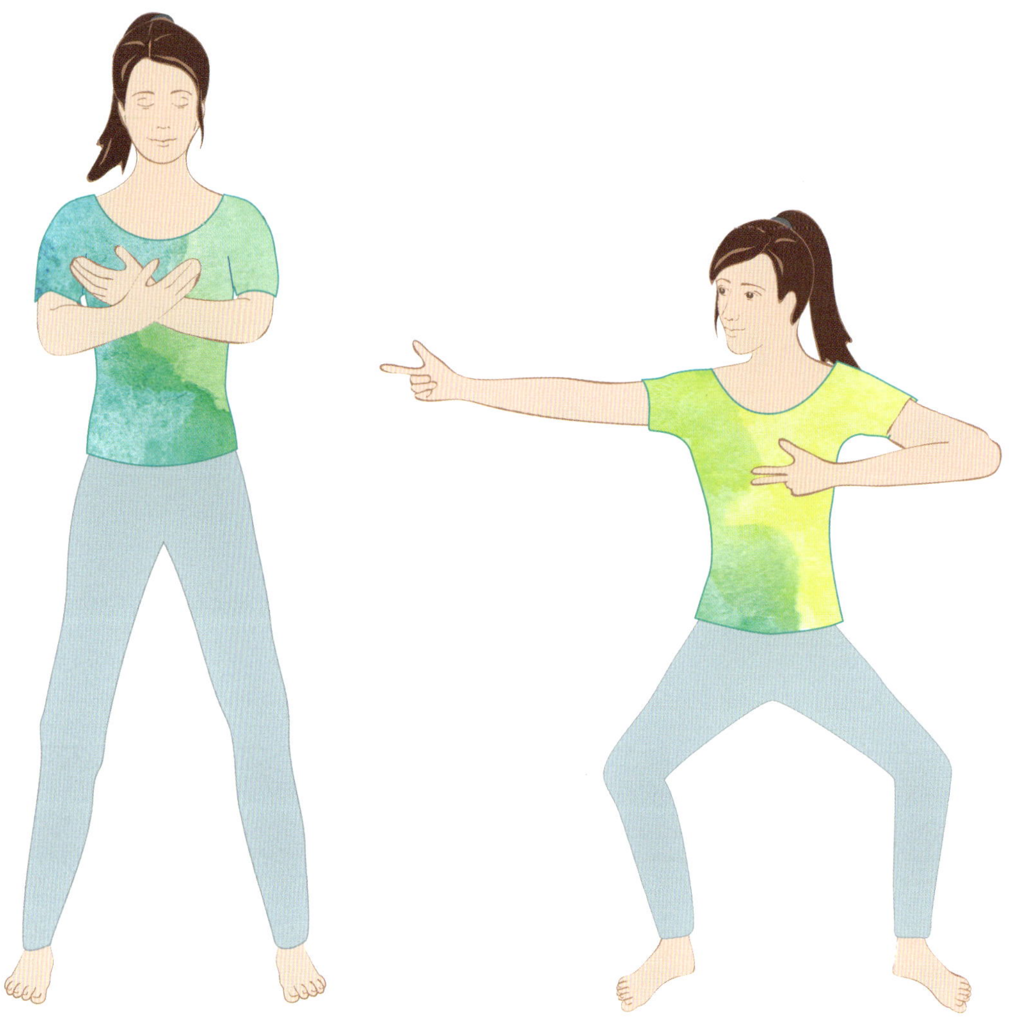

tig werden die Arme gehoben und die Hände vor der Brust gekreuzt, sodass die Handgelenke übereinander liegen und die Unterarme einen rechten Winkel bilden. Die linke Hand ist dabei innen und die Handflächen weisen zur Brust (siehe Abbildung links oben).

- Während Sie tief ausatmen, verlagern Sie das Gewicht nun wieder in die Mitte. Der Blick geht entspannt nach vorne.
- Beim nächsten tiefen Einatmen werden die Ellbogen bis auf Schulterhöhe gehoben, wobei die Hände locker bleiben – die Hände sind also weiterhin vor der Brust, doch nun weisen die Handrücken zueinander und die Finger hängen nach unten. Ohne Unterbrechung, weiter einatmend, wird die Bewegung weitergeführt, indem der linke Arm zur linken Seite gestreckt wird und die linke Hand gehoben wird, sodass die linke Handfläche jetzt nach außen weist. Der Zeigefinger zeigt dabei nach oben, der Daumen wird vom gestreckten Zeigefinger rechtwinklig abgespreizt, und die anderen Finger werden eingerollt. Der Blick folgt der linken Hand. Gleichzeitig mit der Bewegung der linken Hand wird die rechte Hand geschlossen und so gedreht, dass der Handrücken nach vorn zeigt. Die Bewegung wird flüssig

– weiter einatmend! – weitergeführt, indem wir »den Bogen spannen«. Das heißt, dass die rechte Hand nach rechts zieht, als würde man eine Bogensehne spannen; gleichzeitig wird die linke Hand kraftvoll nach links gedrückt, als hielte man den Bogen und drückte gegen den Zug der rechten Hand. Gleichzeitig mit dem »Bogenspannen« werden die Knie ein wenig gebeugt. Der Blick ist auf den linken Zeigefinger gerichtet (siehe Abbildung Seite 156 rechts).

- Schließlich wird mit dem Ausatmen die entspannte linke Hand in einer sanften Kreisbewegung erst nach unten und dann vor die Brust geführt, während die rechte Hand in einem kleineren Kreis ebenfalls vor die Brust gebracht wird. Die Hände sind nun also wieder vor der Brust gekreuzt, doch diesmal liegt die rechte Hand innen. Gleichzeitig wird das Gewicht wieder erst nach rechts verlagert, um mit dem linken Fuß einen Schritt auf den rechten zuzumachen; dann wird das Gewicht wieder zur Mitte hin verlagert, die Beine gestreckt und der Kopf wieder nach vorne gewendet. Mit dem letzten Rest der Luft beim Ausatmen sinken die Arme wieder an die Seite.
- Nun wird die Bewegung zur anderen Seite hin wiederholt.

Insgesamt wird der Bogen siebenmal zu jeder Seite gespannt.

Wirkung: Das »Bogenspannen« tonisiert den Körper, macht wach und entspannt. Es vertieft den Atem und hilft bei Nackenproblemen. »Den Bogen spannen« kann sehr gut als kleine Übung zwischendurch ausgeführt werden und verleiht, wie alle Übungen des Baduanjin, mehr Energie, da der Energiekörper von Blockaden befreit wird.

3. Den Arm heben, um Magen und Milz zu harmonisieren

- Die Füße stehen nebeneinander, der Stand ist aufrecht und entspannt.
- Mit dem Einatmen werden die Hände vor die Brust gehoben und die Handflächen aufeinander gelegt (siehe Abbildung Seite 158 links).
- Beim folgenden Ausatmen drücken die Hände ein wenig gegeneinander.
- Beim nächsten Einatmen werden die Hände auf den Handflächen gegeneinander gedreht, bis die rechte Hand oben und die linke Hand unten ist. Die Bewegung geht ohne Unterbrechung weiter, indem die rechte Handfläche nach oben und die linke nach unten gewendet wird. Die Hand geht dann nach oben über den Kopf; gleichzeitig drückt die linke Hand nach unten. Während sich die Hände nach oben und unten bewegen, wird das Gewicht ganz auf das rechte Bein verlagert, die linke Ferse vom Boden gehoben und der Körper um 90 Grad nach links gewendet. Der Blick folgt dabei der Bewegung (siehe Abbildung Seite 158 rechts).
- Tief ausatmend werden die Hände fest nach unten beziehungsweise oben gedrückt.
- Beim folgenden Einatmen werden die Hände wieder vor der Brust gefaltet, die Ferse gesenkt, der Blick und der Körper nach vorn gerichtet und das Gewicht in die Mitte verlagert.
- Die gesamte Bewegung wird nun zur anderen Seite durchgeführt. Die Hände drücken gegeneinander. Dann drehen die Handflächen gegeneinander, doch diesmal liegt die rechte Hand unten. Die linke Hand geht nach oben, die rechte nach unten. Das Gewicht wird auf das linke Bein verlagert, die rechte Ferse gehoben und der Körper nach rechts gedreht. Fest nach unten und oben

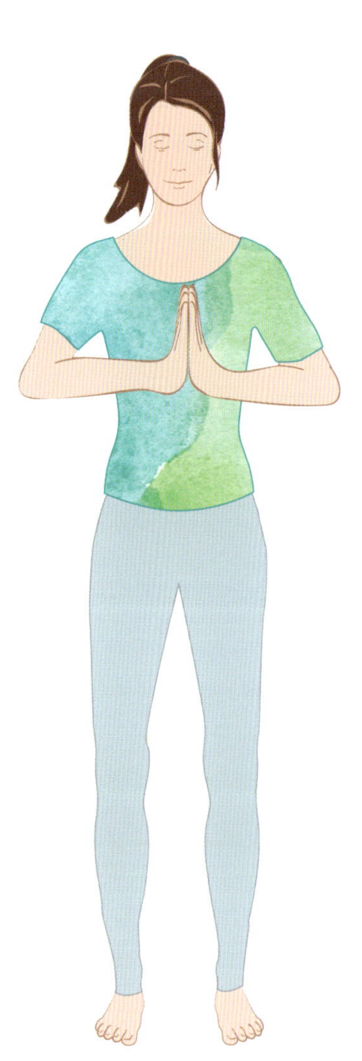

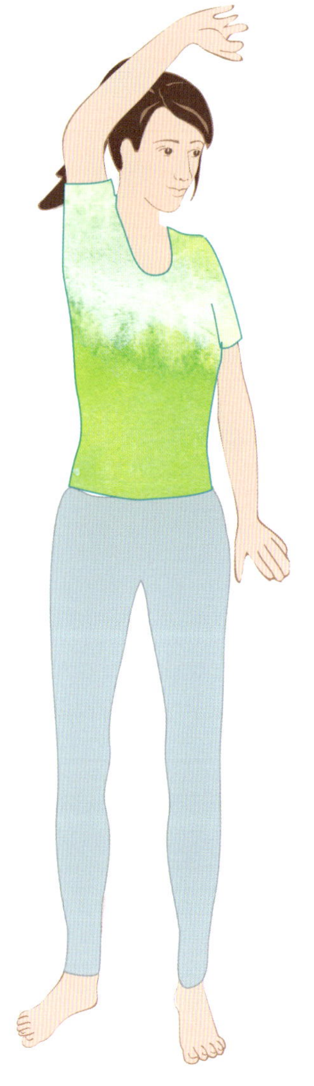

drücken. Beim abschließenden Einatmen wird dann wieder die Grundstellung eingenommen.

Die Übung wird insgesamt siebenmal zu jeder Seite hin wiederholt.

Wirkung: Diese sehr kraftvolle Übung zentriert Körper und Geist. Nach der Übung wird man sich stärker und konzentrierter fühlen. Als Einzelübung tut sie immer dann gut, wenn besondere Konzentrationsfähigkeit verlangt ist. Sie hilft dabei, sich ohne Stress gut fokussieren zu können.

4. Zurückblicken, um die fünf Anstrengungen und sieben Betrübnisse zu lindern

- Die Füße stehen nebeneinander, der Stand ist aufrecht und entspannt.
- Mit dem Einatmen werden die Hände vor der Brust gekreuzt, dass das rechte Handgelenk über dem linken liegt (siehe Abbildung Seite 159 links).
- Beim folgenden Ausatmen schwingt der linken Arm zur linken Seite, bis die Hand auf Höhe der Schulter ist. Die linke Hand bildet eine »Hakenhand«: Die Spitzen des Daumens und der Finger berühren sich und hängen nach unten. Gleichzei-

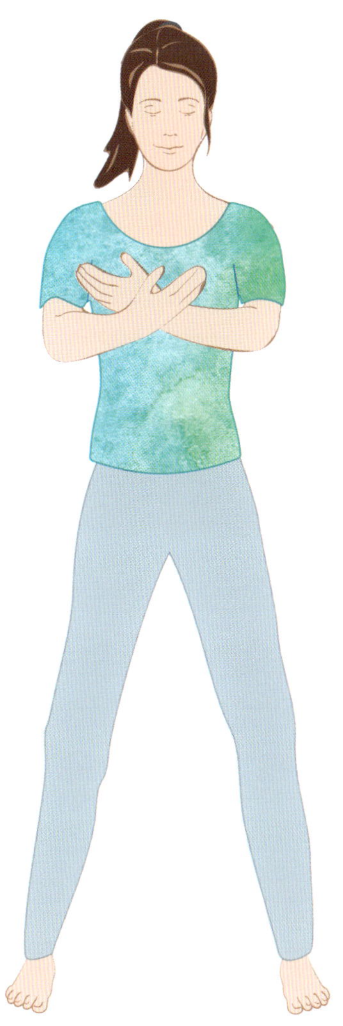

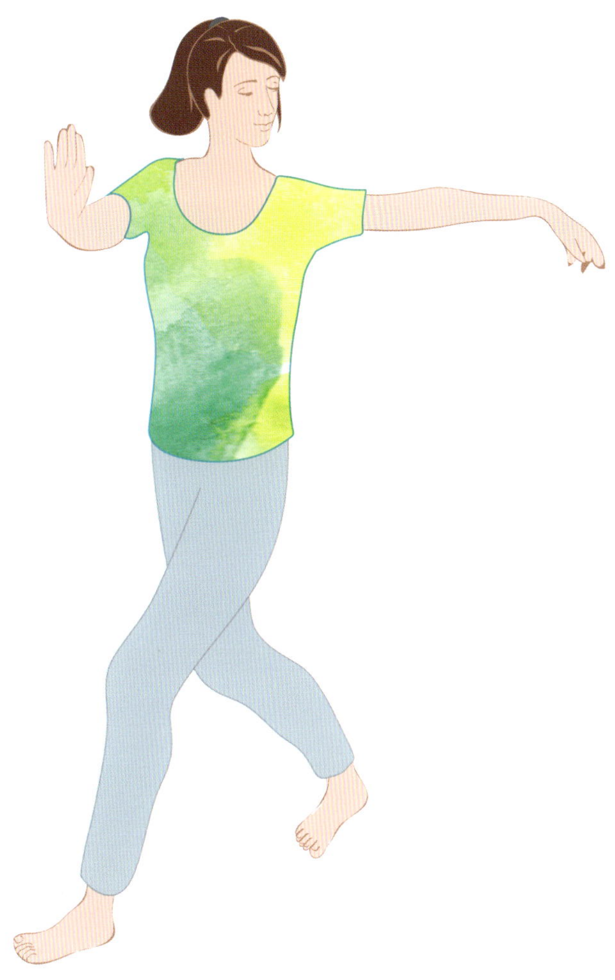

tig wird die rechte Hand mit der Handfläche nach vorn geschoben; die Finger sind dabei geschlossen. Mit der Bewegung der Arme bewegen sich auch die Beine. Das Gewicht wird zunächst auf das linke Bein verlagert, dann kreuzt der rechte Fuß hinter dem linken und wird mit dem Ballen aufgesetzt. Das Gewicht ist nun wieder gleichmäßig auf beide Beine verteilt und die Beine werden ein wenig gebeugt. Der Blick geht zur Hakenhand, nach links (siehe Abbildung rechts oben).

- Beim Einatmen wird der rechte Fuß wieder zum schulterbreiten Stand zurückgeführt. Gleichzeitig kommen die Arme wieder vor die Brust, sodass die Handgelenke vor der Brust gekreuzt sind. Der rechte Arm liegt dabei über dem linken und die Handflächen zeigen zum Körper.
- Beim nächsten Ausatmen werden die Arme zur linken und zur rechten Körperseite zurückgeführt. Dann drehen sich die Handflächen erst nach vorn, dann etwas nach außen. Gleichzeitig wird der Kopf nach rechts gewendet.
- Schließlich wird beim Einatmen der Kopf wieder zur Mitte zurückgedreht und die Spannung aus den Armen genommen. Weiter einatmend wird

die Übung nun zur anderen Seite hin ausgeführt; das beginnt damit, dass die Hände wieder vor der Brust gekreuzt werden, doch diesmal mit dem linken Handgelenk über dem rechten.

Die Übung wird insgesamt siebenmal zu jeder Seite wiederholt.

Wirkung: Die Übung ist hervorragend für die Koordination. In der TCM sagt man, dass man durch die Übung »fünf Anstrengungen und sieben Betrübnisse« besiegen kann. Es wird nicht so genau gesagt, was nun diese »Anstrengungen und Betrübnisse« sind, doch man kann vereinfacht sagen, dass das »Zurückblicken« die Heilung aller seelischen und körperlichen Schwächezustände unterstützt und den Fluss der Energie im Energiekörper von Blockaden befreit.

5. Kopf und Hüfte schwingen, um das Herzfeuer zu löschen

- Wir beginnen in der gewohnten, entspannten Ausgangsstellung.
- Mit dem Einatmen verlagern wir nun das Gewicht nach rechts und setzen den linken Fuß ein Stück nach links, sodass die Füße etwas mehr als schulterbreit auseinanderstehen. Dann verlagern wir das Gewicht zurück in die Mitte.
- Mit dem Ausatmen werden die Knie ein wenig gebeugt und die Hände auf die Oberschenkel gelegt. Weiter ausatmend beschreiben wir nun mit dem Rumpf einen Halbkreis. Zunächst hinunter zum linken Knie – während sich das rechte Bein streckt und die rechten Hand gegen den rechten Oberschenkel drückt. Die Kreisbewegung des Rumpfes geht weiter nach unten, zur Mitte und nach rechts über das Knie. Die Verlagerung des Gewichtes folgt der Bewegung. Am Ende dieser Ausatmung liegt das Gewicht vor allem auf dem rechten Fuß und das linke Bein ist gestreckt (siehe Abbildung links unten).
- Mit dem Einatmen setzen wir die Bewegung ohne Unterbrechung fort. Der Rumpf kreist jetzt nach oben, leicht nach hinten, bis zurück zur Mitte. Auch der Schwerpunkt liegt nun in der Mitte (siehe Abbildung Seite rechts unten).

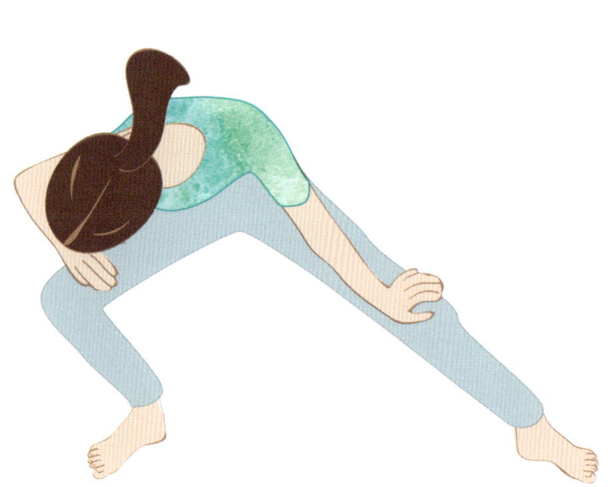

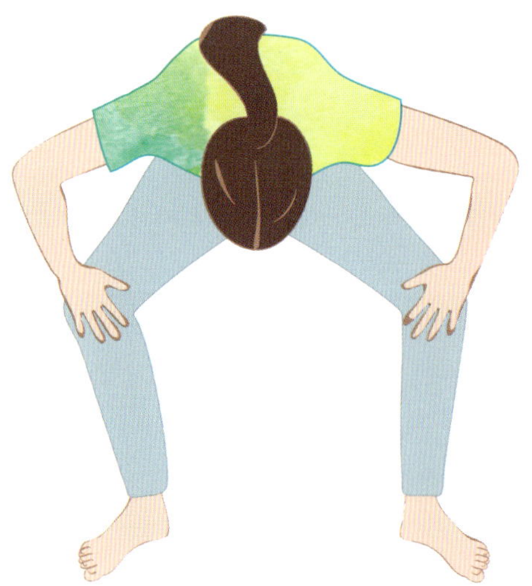

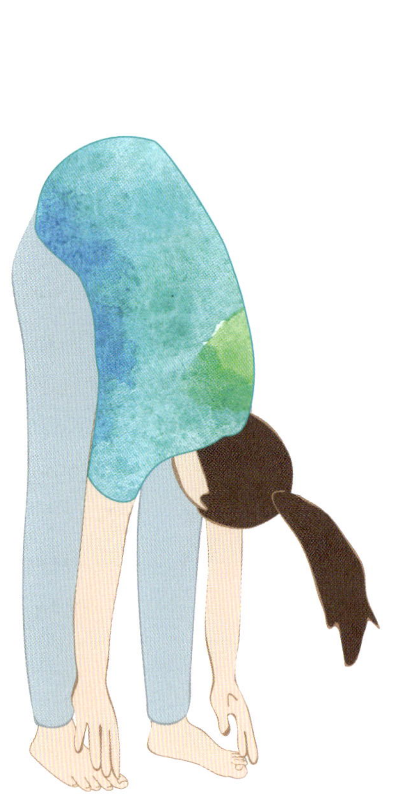

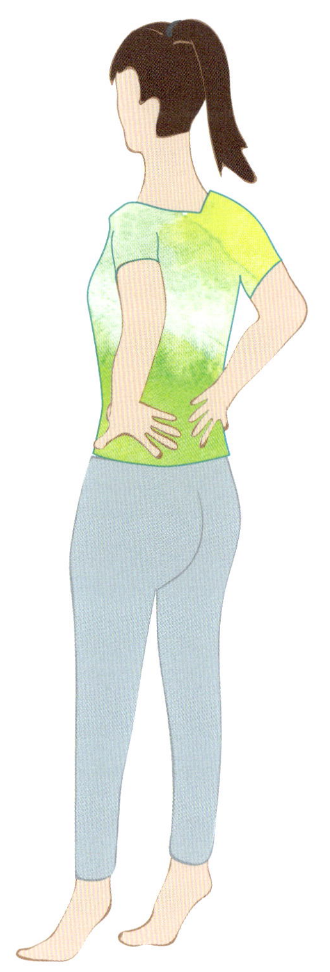

- Beim folgenden Ausatmen wird die Bewegung nun andersherum ausgeführt. Die Knie werden ein wenig gebeugt und der Rumpf beschreibt wieder einen Halbkreis; diesmal nach rechts.
- Mit dem Einatmen geht die Bewegung fließend weiter: Der Rumpf kreist jetzt nach oben, leicht nach hinten, bis zurück zur Mitte, bis auch der Schwerpunkt wieder in der Mitte liegt.

Dieser gesamt Bewegungsablauf wird siebenmal wiederholt, sodass man siebenmal nach links und siebenmal nach rechts kreist.

Wirkung: »Kopf und Hüfte schwingen« bringt den Kreislauf in Schwung, verbessert die Durchblutung und hilft bei Unruhe, Nervosität und zu viel Grübeln – sie löscht das schädliche »Herzfeuer«. Davon profitiert unter anderem auch die Haut, die besser durchblutet und frischer wird. Kleinere Falten glätten sich und die Spannungen, die aus Unruhe, Nervosität und Grübelei entstehen und die zu tiefen Falten führen, lösen sich auf.

6. Die Hände streichen die Füße, um die Nieren zu stärken

- Wir stehen entspannt in der Ausgangsstellung, die Füße nebeneinander und die Arme locker an den Seiten. In dieser Stellung atmen wir einige Male ruhig ein und aus.
- Tief einatmend werden die Hände so gedreht, dass die Handflächen nach außen weisen. Gleichzeitig werden die Arme seitlich bis über den Kopf

gehoben, bis sich die Handflächen berühren. Der Kopf folgt dabei der Bewegung und schließlich geht der Blick nach oben zu den zusammengeführten Handflächen.

- Beim folgenden Ausatmen werden die Arme auf die Oberschenkel abgesenkt. Die Hände streichen nun an der Vorderseite des Beines über die Knie und die Schienbeine nach unten, weiter über die Innenseite der Knöchel, über die innere Seite der Fußrücken, bis zu den großen Zehen (siehe Abbildung Seite 161 links).
- Einatmend, ohne die Bewegung zu unterbrechen streichen die Hände nun weiter über die Zehen, an der äußeren Seite der Fußrücken entlang zu den Außenseiten der Sprunggelenke. Nun, weiterhin einatmend, richtet sich der Körper langsam wieder auf, während die Hände über die Fersen, die Waden und die Oberschenkel, über den Po, bis zur Nierengegend streichen. Dann greifen die Hände schalenförmig über die Nieren. Am Ende des Einatmens werden die Fersen etwas vom Boden abgehoben (siehe Abbildung Seite 161 rechts).
- Beim Ausatmen kommen die Fersen wieder auf den Boden zurück, während sich die Hände so drehen, dass sie nach vorne und unten weisen. Dabei streifen sie mit festem Druck von den Nieren über den Bauch bis zu den Oberschenkeln. Die Übung beginnt hier ohne Unterbrechung von vorn.

Wirkung: Dieser Teil von Baduanjin ist nicht nur für die Nieren gut, sondern für den gesamten Hormonhaushalt – die Übung hilft dabei, ein gutes hormonelles Gleichgewicht zu erreichen. Das ist beispielsweise in den Wechseljahren sehr wichtig, aber auch bei allen anderen Zuständen, in denen Hormone eine Rolle spielen, beispielsweise bei Diabetes.

7. Faustkampf mit funkelnden Augen, um das Qi zu stärken

- Wir stehen wieder in der gewohnten Ausgangsstellung. Entspannt stehend, reiben wir die Hände aneinander, bis sie sich heiß anfühlen, und legen dann die Handballen auf die geschlossenen Augen – und spüren, wie die Wärme die Augen entspannt. Dann sinken die Hände wieder locker zur Seite und wir öffnen die Augen.
- Mit dem Einatmen verlagern wir das Gewicht nach rechts und setzen den linken Fuß einen Schritt nach links. Gleichzeitig wird der rechte Arm vor dem Körper ausgestreckt und bis in Brusthöhe gehoben. Die rechte Handfläche zeigt nach links, die Fingerspitzen zeigen – so weit das geht – nach oben. Die linke Hand wird zur Hüfte geführt und zur Faust geschlossen; dabei dreht sich die Hand, sodass die Handfläche nach oben weist. Weiterhin einatmend wird nun der Oberkörper ein wenig nach links gewendet; der rechte Arm bleibt jedoch stehen, wo er ist. Der Blick ist auf die linke Hand neben der Taille gerichtet (siehe Abbildung Seite 163 links).
- Kraftvoll ausatmend wird die rechte Hand zur Faust geschlossen und zur rechten Hüfte gezogen, wobei sich die Faust dreht, sodass die Handinnenfläche nach oben zeigt. Gleichzeitig wird der Oberkörper zurück zur Mitte gedreht und die linke Faust stößt kraftvoll nach vorn.
- Beim Einatmen öffnet sich die linke Faust, sodass die Handfläche nach rechts zeigt; die Finger werden ein wenig gehoben, sodass sie möglichst nach oben weisen. Weiter einatmend wird der Oberkörper etwas nach rechts gewendet, wobei die linke Hand stehenbleibt (siehe Abbildung Seite 163 rechts).
- Kraftvoll ausatmend wird die linke Hand zur Faust geschlossen und zur linken Hüfte gezogen,

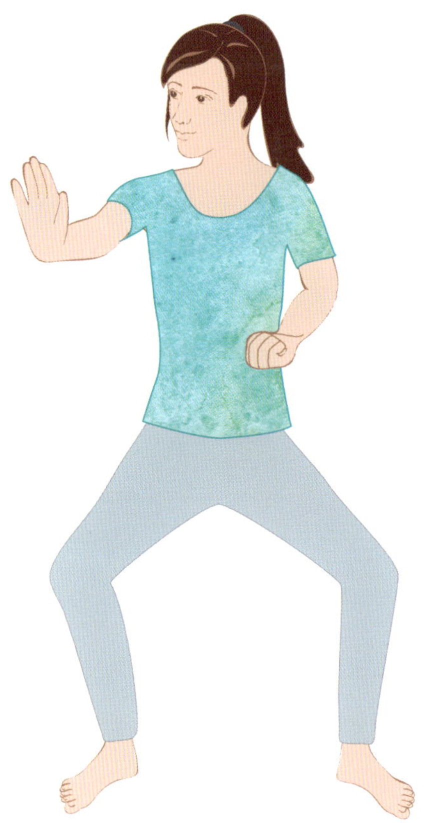

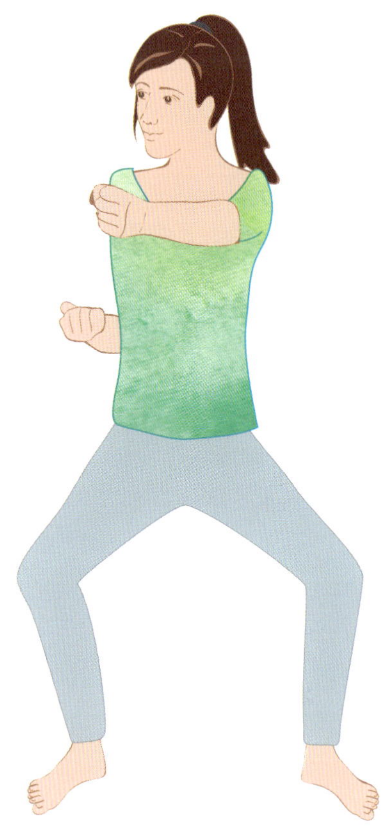

wobei sich die Faust dreht, sodass die Handinnenfläche nach oben zeigt. Gleichzeitig wird der Oberkörper zurück zur Mitte gedreht und die rechte Faust stößt kraftvoll nach vorn.

- Dieser Bewegungsablauf wird siebenmal wiederholt. Dann kommen wir in die Grundstellung zurück und wiederholen die gesamte Übung, diesmal mit einem Schritt nach rechts beginnend.

Wirkung: Diese Übung kommt, wie man leicht erkennen kann, aus den Kampfkünsten. Doch hier geht es natürlich überhaupt nicht um Kampf, sondern um die Aktivierung des Energiekörpers. Der »Faustkampf mit funkelnden Augen« wirkt aktivierend, ohne hektisch oder nervös zu machen – im Gegenteil, die Übung führt zu mehr innerer Ruhe und so besserer Konzentration.

8. Siebenmal die Ferse heben, um die hundert Leiden schmelzen zu lassen

- Wir beginnen in der entspannten, aufrechten Ausgangsstellung, bei der die Arme entspannt an der Seite gehalten werden.
- Beim Einatmen schwingen nun die Hände, Handflächen nach oben weisend, nach vorn. Dabei werden die Fersen vom Boden abgehoben, sodass wir nun auf den Fußballen stehen (siehe Abbildung Seite 164 links).
- Mit dem Ausatmen wenden sich die Handflächen nach unten und die Hände werden fallen gelassen. Gleichzeitig werden die Wadenmuskeln entspannt, sodass die Fersen mit dem gesamten Körpergewicht auf den Boden fallen (siehe Abbildung Seite 164 rechts).

Wiederholen Sie die Übung siebenmal.

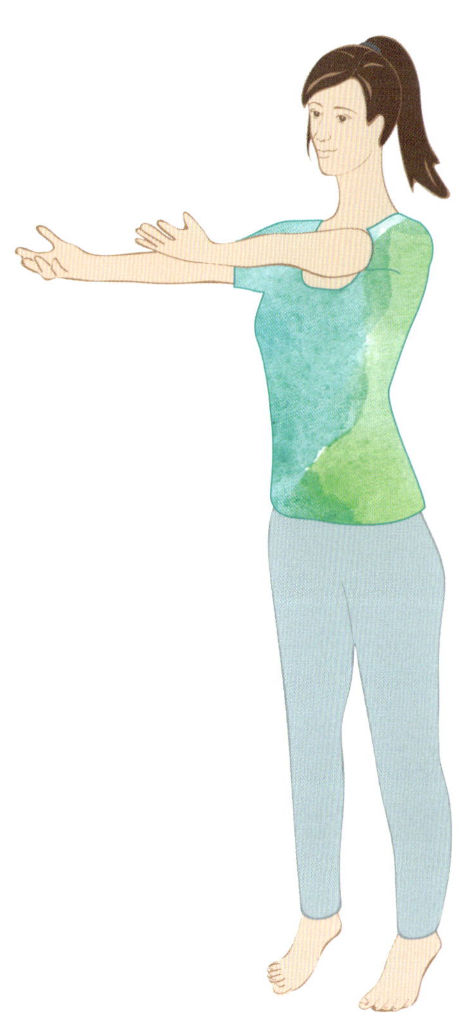

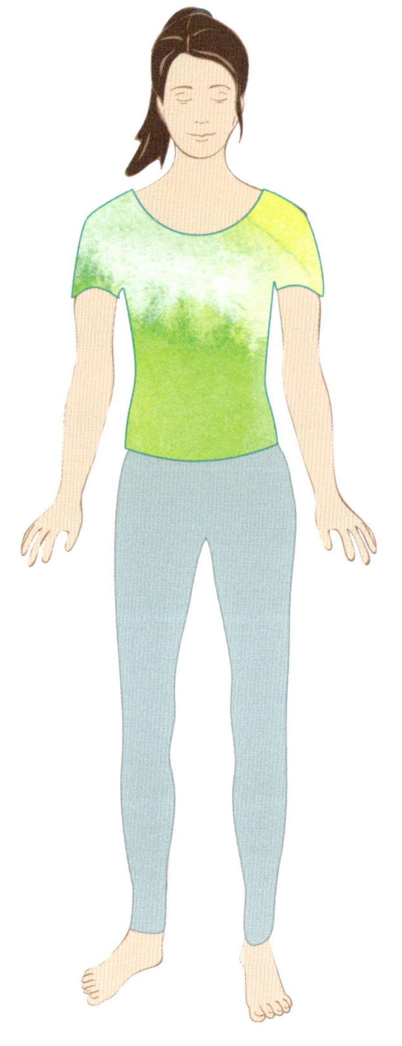

Wirkung: Dieser Übungsteil schließt Baduanjin ab, beruhigt den ganzen Körper und bringt den Energiekörper in Harmonie. Der Name der Übung besagt, dass sie »hundert Leiden wie Schnee schmelzen« lässt. »Hundert« steht dabei für »alle nur vorstellbaren«. Das ist natürlich nicht ganz wörtlich zu nehmen – doch diese Übung, wohl die einfachste in der Baduanjin-Übungsreihe, hat wahrhaft erstaunlich Wirkungen auf den Energiekörper, da sie Blockaden in allen Leitbahnen auflösen kann. Bei schweren Problemen mit den Knien oder der Wirbelsäule sollte die Übung allerdings vorsichtig ausgeführt werden, da die Erschütterung möglicherweise schaden kann. In diesem Fall sollten die Fersen nur ganz vorsichtig und leicht vom Boden abgehoben werden.

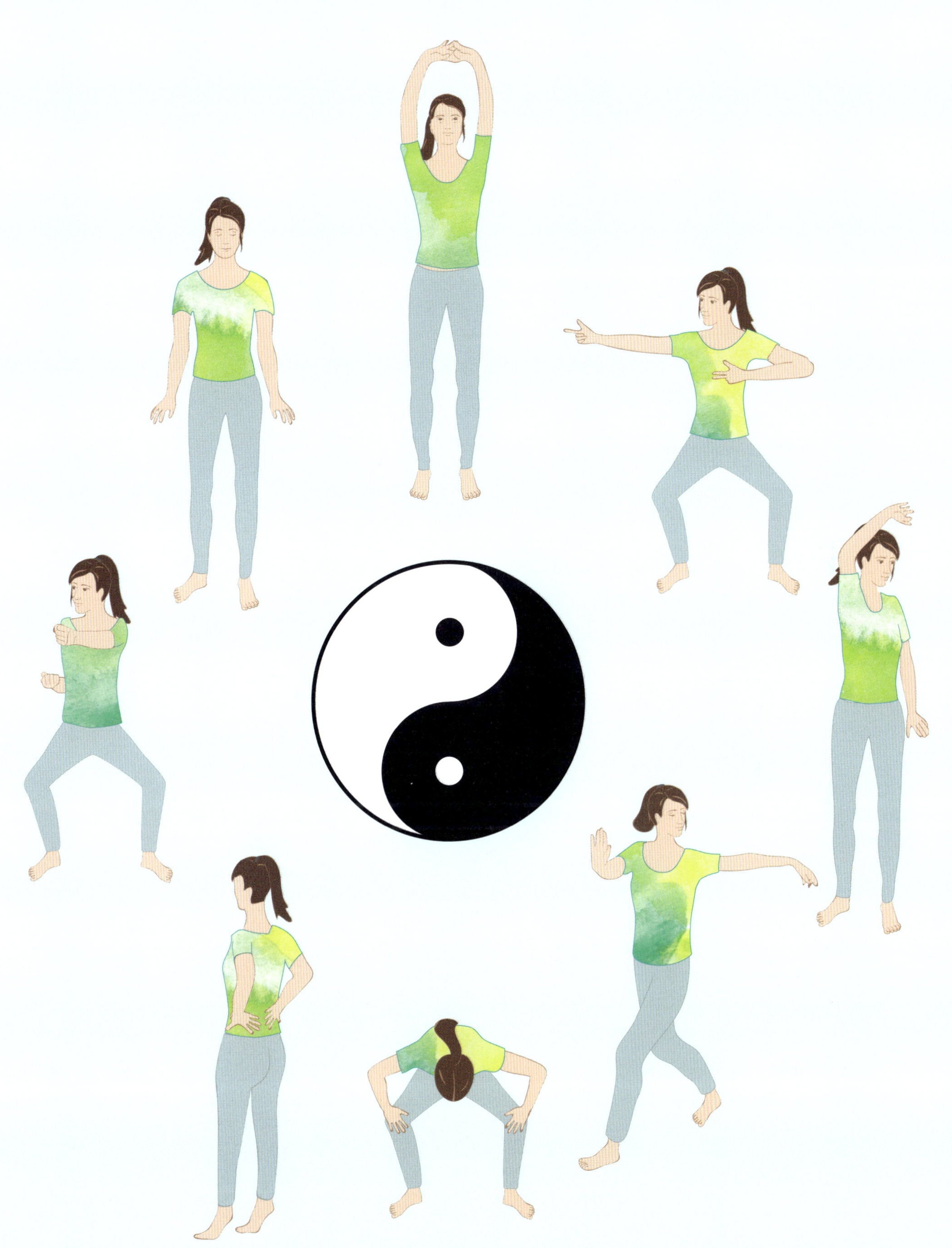

Die Acht Brokatübungen

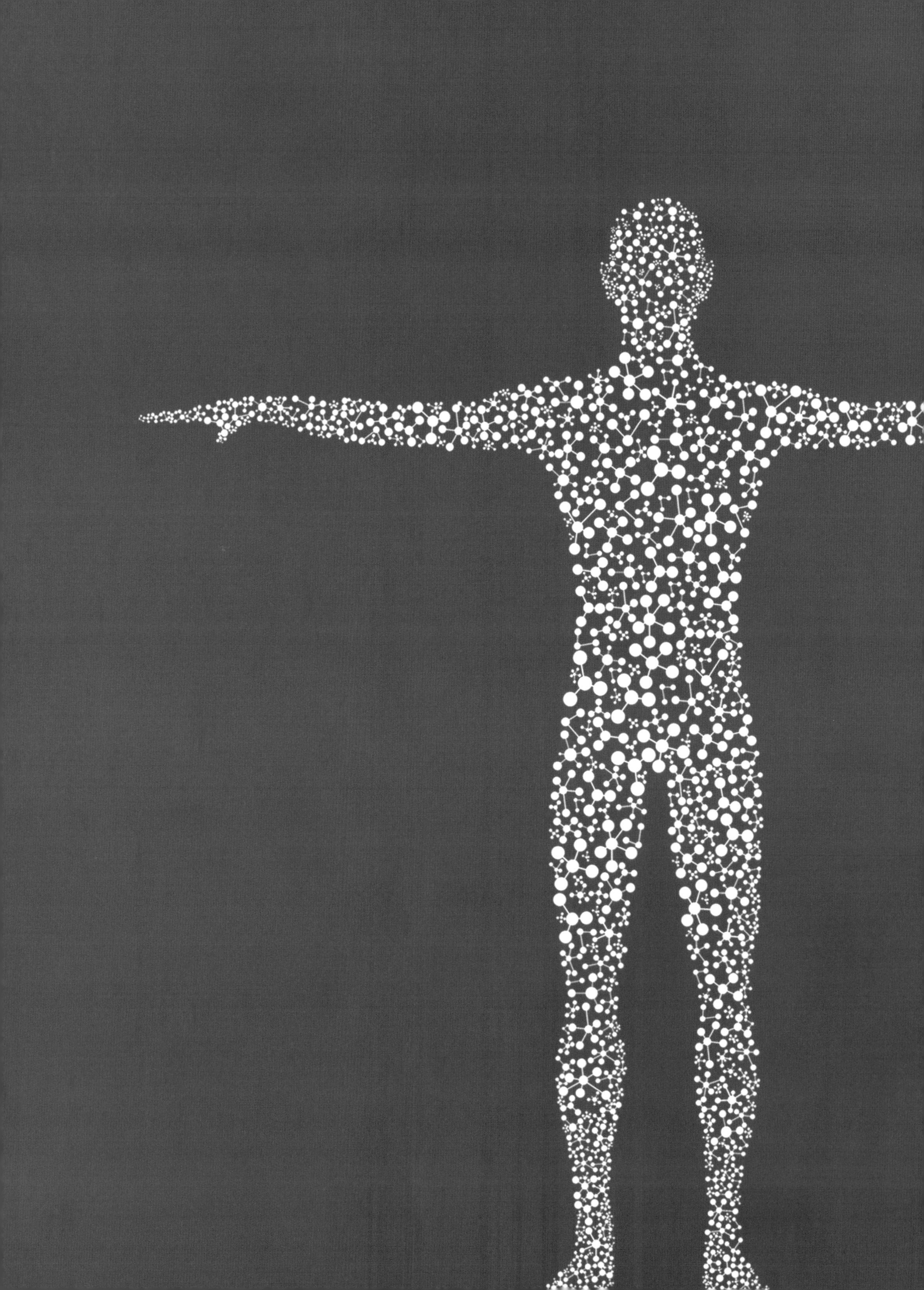

Die Reflexzonen

Die Reflexzonenmassage zählt zu den Klassikern der Energieheilung. Seit vielen Jahrzehnten ist sie ein wichtiger Pfeiler der Alternativmedizin – und da sie leicht zu erlernen ist, wird sie nicht nur von Therapeuten, sondern zunehmend auch von Laien eingesetzt, um Beschwerden zu lindern oder die Selbstheilungskräfte anzuregen. Ebenso wie die Akupressur ist auch die Reflexzonentherapie ein ganzheitliches Verfahren, bei der immer der ganze Mensch behandelt wird, auch wenn sie oft nur genutzt wird, um gezielt einzelne Symptome zu beseitigen.

Wie »funktioniert« die Reflexzonentherapie?

Die Reflexzonenmassage geht von der Beobachtung aus, dass es reflektorische Beziehungen zwischen einzelnen Reflexzonen und den verschiedenen Organen beziehungsweise Körperbereichen gibt. Durch die Stimulierung der Reflexzonen an Füßen und Händen kann der ganze Organismus positiv beeinflusst werden. Auch wenn es gewisse Ähnlichkeiten zur chinesischen Akupressur gibt, so gründet die Reflexzonenmassage doch teilweise auf vollkommen anderen Prinzipien. Insbesondere die Erkenntnis, dass sich in unseren Händen und Füßen unser ganzer Körper widerspiegelt, macht diese Methode wohl einzigartig.

Tatsächlich hat die Erfahrung gezeigt, dass sich durch Massagereize im Bereich der Füße oder Hände viele Körperbereiche und -funktionen indirekt stimulieren und harmonisieren lassen. Die Behandlung der Reflexzonen gibt Ihnen somit eine einfache Möglichkeit an die Hand, durch die Sie Ihre Gesundheit stärken, Ihr Wohlbefinden erhöhen und den Fluss der Lebensenergie im ganzen Körper aktivieren können.

Der Ursprung der Reflexzonenmassage

Die Massage gehört zu den ältesten Heilmethoden überhaupt, und insbesondere die Behandlung der Füße und Hände war in vielen alten Kulturen bekannt. Varianten der Fußreflexzonentherapie finden wir in einigen fernöstlichen Therapien, insbesondere in der Thai-Massage und im Ayurveda. Man vermutet, dass die Reflexzonenmassage etwa zur gleichen Zeit wie die Akupressur, also vor gut 4000 Jahren entstanden ist. Wir wissen heute, dass Vorläufer der »Zonenmassage« auch bei den Inkas in Südamerika und einigen nordamerikanischen Indianerstämmen bekannt waren. Doch schon im alten Ägypten, und somit zu einem wesentlich früheren Zeitpunkt, dürften Reflexzonen an Händen und Füßen in der Heilkunst eine wichtige Rolle gespielt haben, worauf Wandgemälde aus Grabstätten in Sakkara hindeuten.

Die heutige Reflexzonenmassage hat sich erst vor gut 100 Jahren entwickelt. Als Pionier dieser Methode gilt der US-amerikanische HNO-Arzt Dr. William H. Fitzgerald (1872–1942), der sich intensiv mit der indianischen Volksmedizin beschäftigt hat. Fitzgerald entdeckte, dass der Druck auf spezielle Zonen an Händen und Füßen Schmerzen in entfernt gelegenen Körperregionen lindert. Nach jahrelanger Forschung teilte er den menschlichen Körper in zehn Längszonen ein, die er proportional auf die Füße übertrug (jeweils fünf pro Fuß). Mit diesem Konzept wurde bereits 1917 der Grundstein für die heutige Reflexzonentherapie gelegt.

In den Dreißigerjahren des vergangenen Jahrhunderts erschien das Buch »Stories the feet can tell« (»Geschichten, die die Füße erzählen«) – Verfasserin war die amerikanische Masseurin Eunice D. Ingham, die die Fußreflexzonenmassage in den Mittelpunkt ihrer Arbeit stellte. Unter dem englischen Begriff »Reflexology« wurde ihre Methode insbesondere in den USA in den folgenden 20 Jahren sehr populär.

Über Amerika und England erreichte die Reflexzonenmassage schließlich auch Deutschland, wo die Krankenschwester Hanne Marquardt die Fußreflexzonenmassage auf Basis von Inghams Buch seit 1958 weiterentwickelte und inzwischen weit über 70 000 Fachkräfte ausgebildet hat.

Wie wirkt die Reflexzonenmassage?

Da sämtliche Organe und Körperbereiche über Reflexzonen behandelt werden können, sind die Anwendungsgebiete der Reflexzonenmassage entsprechend groß. Die Tafeln mit den Fuß- und Handreflexzonen helfen Ihnen, sich zu orientieren und die Heilung bestimmter Beschwerden gezielt zu unterstützen. Hören Sie dabei jedoch immer auf Ihre Intuition. Vergessen Sie nicht, dass die Reflexzonentherapie auf Erfahrungen beruht – vertrauen Sie daher in erster Linie auch Ihren eigenen Erfahrungen.

Nicht jeder Punkt liegt bei jedem Menschen an der gleichen Stelle, und auch was den Ablauf der Massage und die Intensität der Stimulation betrifft, sollten Sie auf Ihre Bedürfnisse achten. Nehmen Sie bei der Behandlung engen Kontakt zu Ihrem Körper auf – spüren Sie, was Ihnen guttut und achten Sie auf alle Signale, die Ihr Körper (oder der Ihres Partners, den Sie behandeln) aussendet.

Verschiedenste Beschwerden können durch eine kurze Reflexzonenmassage gelindert werden. Heilpraktiker, Physiotherapeuten und Alternativmediziner wenden diese Methode an, um

- Schmerzen zu lindern
- Stress abzubauen und das Wohlbefinden zu erhöhen
- Schlafstörungen entgegenzuwirken
- Herz und Kreislauf zu schützen oder den Blutdruck zu harmonisieren
- die Immunabwehr zu stärken
- die Behandlung chronischer Krankheiten zu unterstützen
- Menstruationsbeschwerden zu lindern
- die Verdauung und die Entgiftung anzuregen
- Müdigkeit und Erschöpfung zu vertreiben
- Allergien entgegenzuwirken

Massagetechniken und Empfehlungen für die Praxis

In der Reflexzonentherapie werden verschiedene Drucktechniken eingesetzt. Es ist darauf zu achten, dass der Reiz, der durch den jeweiligen Druck ausgeübt wird, wohldosiert ist, und dabei gibt es nur eine Möglichkeit, herauszufinden, ob die »Dosis« stimmt: Bleiben Sie achtsam, hören Sie in den Körper hinein, achten Sie auf Ihre Grenzen und insbesondere auf das Schmerzempfinden. Zwar darf eine Fußreflexzonenbehandlung auch schon einmal leichte Schmerzen bereiten, doch meist gilt: Weniger (Druck) ist mehr (Wirkung)! Lernen Sie zu unterscheiden, welche Arten von Schmerz gut sind, um etwas in Bewegung zu bringen, und wann ein zu intensiver Druck einfach nur unangenehm und sinnlos ist.

Unten finden Sie die wichtigsten Techniken, durch die Sie einzelne Zonen behandeln können. Bleiben Sie beim Behandeln möglichst entspannt, arbeiten Sie nicht mit Kraft, sondern mit Gewicht, und achten Sie darauf, dass Ihre Fingergelenke beim Drücken leicht gebeugt bleiben und nicht durchgedrückt werden.

Vor der Behandlung sollten Sie für eine angenehme Atmosphäre sorgen: Der Raum sollte gut gelüftet und warm genug sein. Gedämpftes Licht, aromatische Düfte und eine entspannende Hintergrundmusik können die positive Wirkung unterstützen.

Grundsätzlich können Sie die Reflexzonenmassage entweder an sich selbst oder an einem Partner ausüben.

Wichtig für die Selbstbehandlung:
Sorgen Sie für eine gute Sitzposition. Beispielsweise können Sie auf einem Stuhl sitzen und den rechten Fuß über das linke Knie schlagen (oder umgekehrt). Die Reflexzonen lassen sich besonders gut massieren, wenn Sie den oberen Fuß entspannt ablegen können. Ebenso können Sie auch im Schneidersitz auf dem Boden – möglichst auf einer Decke oder Matte – sitzen und den zu behandelnden Fuß an den Körper heranziehen. Wichtig ist, dass Sie die Fußsohle gut erreichen können, dass Sie stabil sitzen und Ihre Dehngrenze beachten.

Wichtig für die Partnerbehandlung:
Ihr Partner sollte möglichst bequem liegen. Am besten lagern Sie seine Füße in Ihrem Schoß, während er auf einem Fernseh- oder Liegesessel sitzt. Auch ein Fußschemel kann hilfreich sein. Und natürlich kann Ihr Partner sich auch auf den Bauch oder eine Liege legen, wobei Sie ein Kissen unter seine Unterschenkel legen sollten, damit Sie die Füße gut erreichen können.

Die Grundtechniken

Prinzipiell werden bei der Fuß- und Handreflexzonenmassage die Fußsohlen, Zehen und Fußränder beziehungsweise die Handflächen, Finger und Handrücken durch Drücken und Reiben massiert. Reflexzonentherapeuten verfügen über eine Vielzahl unterschiedlicher Griffe, doch schon mit eini-

Kontraindikationen / Warnhinweise

Obwohl die Reflexzonenmassage eine sehr sanfte Methode ist, gibt es doch einige Fälle, in denen Sie vorsichtshalber auf die Behandlung verzichten sollten. Stimulieren Sie keine Reflexzonen, wenn Sie oder der Partner, den Sie behandeln wollen

- unter starkem Bluthochdruck leidet
- unter Fußpilz leidet oder Hauterkrankungen oder Wunden im zu behandelnden Bereich hat
- eine lebensbedrohende Krankheit hat
- an akuten Venenentzündungen, Krampfadern oder »diabetischem Fuß« leidet
- Fieber hat

Verzichten Sie außerdem während der Schwangerschaft auf jede Form der Reflexzonentherapie.

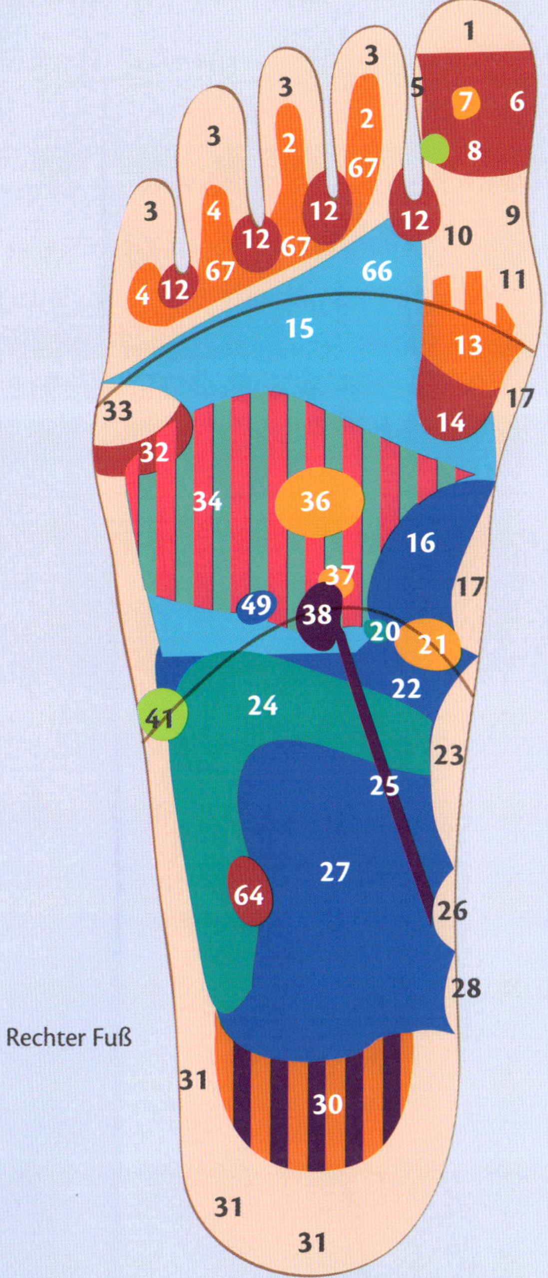

Linker Fuß

1 Schädeldach
2 Augen
3 Stirnhöhle, Kieferhöhle, Zähne
4 Ohr, seitliche Lymphstränge
5 Schläfen, seitliche Kiefer
6 Großhirn
7 Hirnanhangsdrüse, Hypophyse
8 Kleinhirn
9 Schädelbasis
10 Nacken
11 Halswirbelsäule
12 Obere Lymphwege
13 Schilddrüse, Hals
14 Herz
15 Luft- und Speiseröhre, Bronchien
16 Magen
17 Brustwirbelsäule
18 Mageneingang
19 Magen, Leber
20 Magenausgang
21 Bauchspeicheldrüse
22 Zwölffingerdarm
23 Lendenwirbelsäule
24 Dickdarm
25 Harnleiter
26 Kreuzbein
27 Dünndarm
28 Steißbein
29 Mastdarm
30 Kleines Becken
31 Beckenraum
32 Lymphknoten
33 Schultergelenk
34 Leber
35 Lunge
36 Solarplexus, Zwerchfell
37 Nebennieren
38 Nieren
39 Milz
40 Oberarm
41 Ellbogen
42 Unterer Rippenrand
43–48 Siehe Fußrücken bzw. Außen-/Innenseite
49 Gallenblase
50–63 Siehe Fußrücken bzw. Außen-/Innenseite
64 Wurmfortsatz
65 Siehe Fußrücken bzw. Außen-/Innenseite
66 Thymusdrüse
67 Ohrtrompeten

Reflexzonen der Fußsohlen

gen wenigen Grundtechniken können Sie sich oder einen Partner effektiv behandeln. Wichtiger als jede Technik ist es ohnehin, bewusst, achtsam und intuitiv vorzugehen. Nehmen Sie sich ein wenig Zeit, um zu experimentieren. Allmählich werden Sie dann zu Ihrer eigenen Form der Reflexzonenmassage finden.

Bevor Sie anfangen, sollten Sie Ihre Hände aufwärmen, indem Sie die Handflächen eine Weile aneinander reiben. Anschließend lockern Sie Ihre Hände, indem Sie sie kurz kräftig ausschütteln. Nehmen Sie dann zunächst Kontakt zur Fußsohle oder Handfläche, die Sie behandeln wollen auf, indem Sie den Bereich mit den Fingerkuppen und der ganzen Handfläche behutsam ausstreichen. Grundsätzlich gilt:

- Um Müdigkeit, Erschöpfung, Energiemangel oder depressive Stimmungen zu vertreiben, sollten Sie Energie zuführen. Arbeiten Sie mit anregendem, intensivem und kräftigem Druck und wechseln Sie häufiger die Zonen – bringen Sie Bewegung und Dynamik in die Massage.
- Um Nervosität, Unruhe, Entzündungen oder Stress zu bekämpfen, sollten Sie weniger Druck anwenden, langsamere Bewegungen ausführen und den Druck auf einzelne Zonen auch länger aufrechterhalten.

Die Daumentechnik

Der Daumen ist der kräftigste Finger und eignet sich besonders gut für die Massage. Setzen Sie möglichst nur die Daumenkuppe und die Außenfläche des ersten Daumengliedes ein.

Üben Sie zunächst nur sanften Druck aus und steigern Sie den Druck, indem Sie immer tiefer in das Gewebe hineingehen, bis die Schmerzgrenze erreicht ist. Lassen Sie den Druck dann wieder langsam schwächer werden. Bewegen Sie Ihren Daumen auf diese Weise von Zone zu Zone weiter, ohne den Hautkontakt aufzugeben, sodass eine fließende Massage entsteht, bei der Sie zwischen Druck und Entspannung abwechseln. Diese Methode ist auch als »Raupentechnik« bekannt, da das abwechselnde Strecken und Krümmen des Daumengelenks und das »Wandern« über die Fußsohlen oder Handflächen an die Bewegung einer Raupe erinnert.

Anwendung der Daumentechnik an der Fußsohle

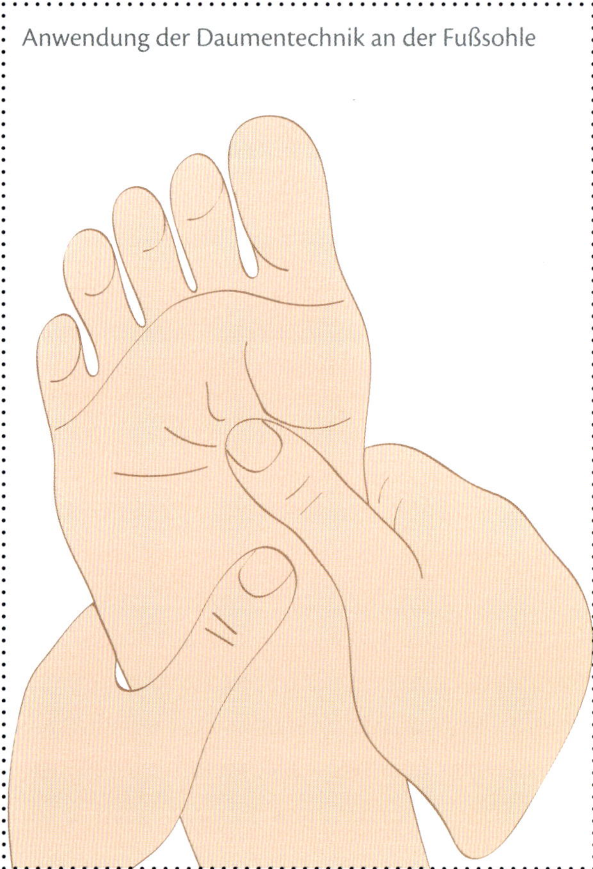

Die Kreismassage

Bei dieser Technik werden mit den Daumen- und/oder Zeigefingerkuppen kleine kreisende Bewegungen auf der Reflexzone ausgeführt. Die Kreismassage wirkt sowohl anregend als auch harmonisierend – üben Sie dabei relativ wenig Druck aus.

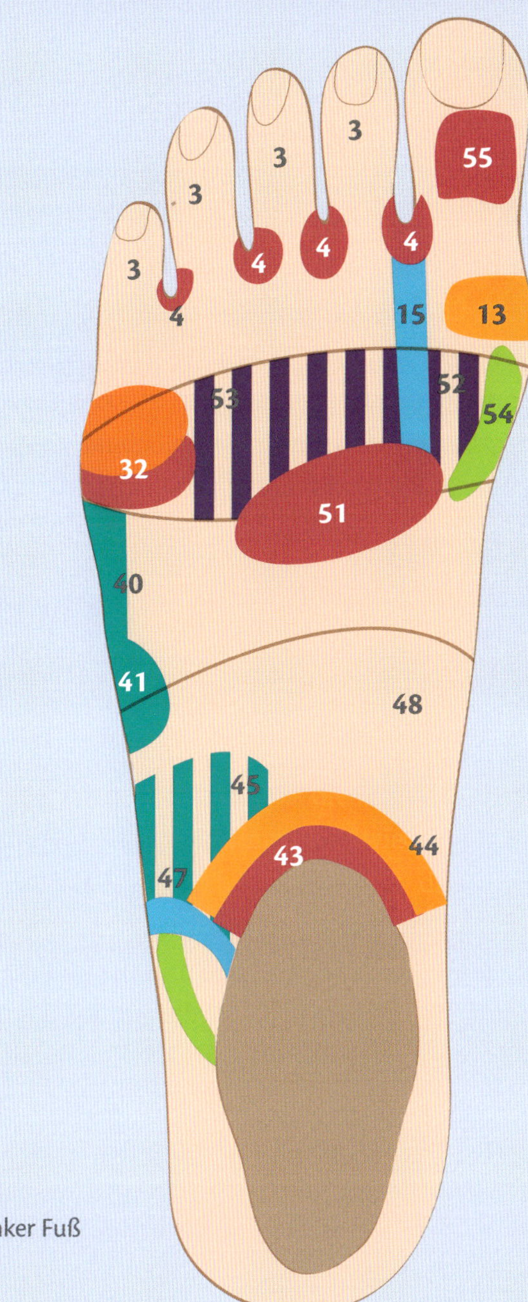

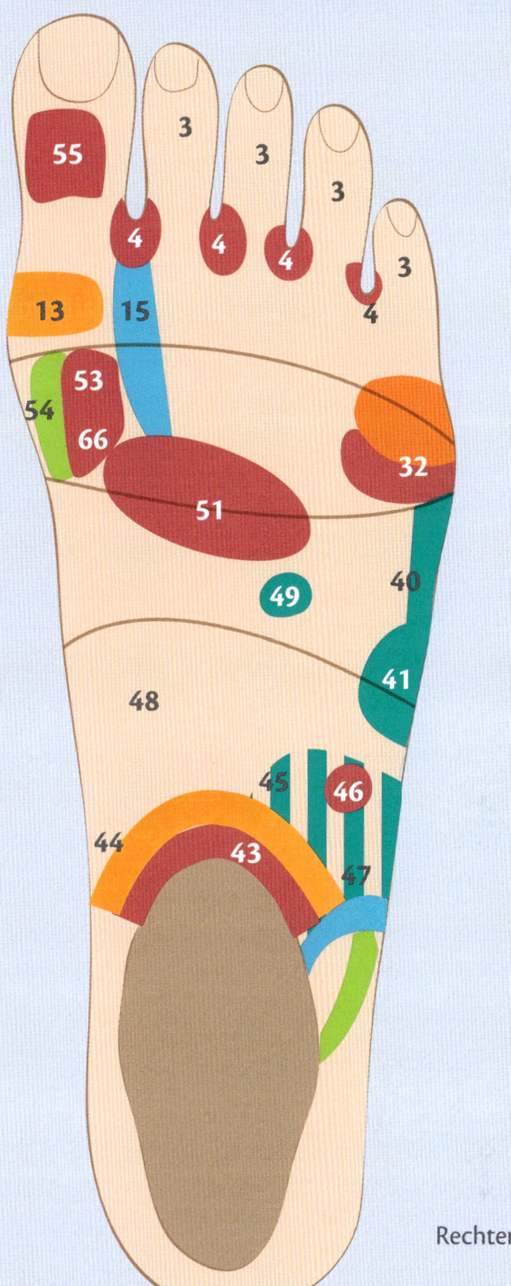

3 Stirnhöhle, Kieferhöhle, Zähne
4 Ohr, Tonsillen (Mandeln), seitliche Lymphstränge
13 Schilddrüse, Hals
15 Luft- und Speiseröhre, Bronchien
32 Lymphknoten
40 Oberarm
41 Ellbogen
43 Lymphknoten, Leiste
44 Leistenkanal, Eileiter
45 Beckenbereich, Unterbauch
46 Appendix (Wurmfortsatz)
47 Hüftgelenk
48 Bauchdecke
49 Gallenblase
51 Brustdrüsen
52 Schultergelenk
53 Herz (Bezugszone)
54 Brustbein
55 Nasen-, Rachenraum, Mundhöhle
66 Thymusdrüse

Reflexzonen der Fußriste

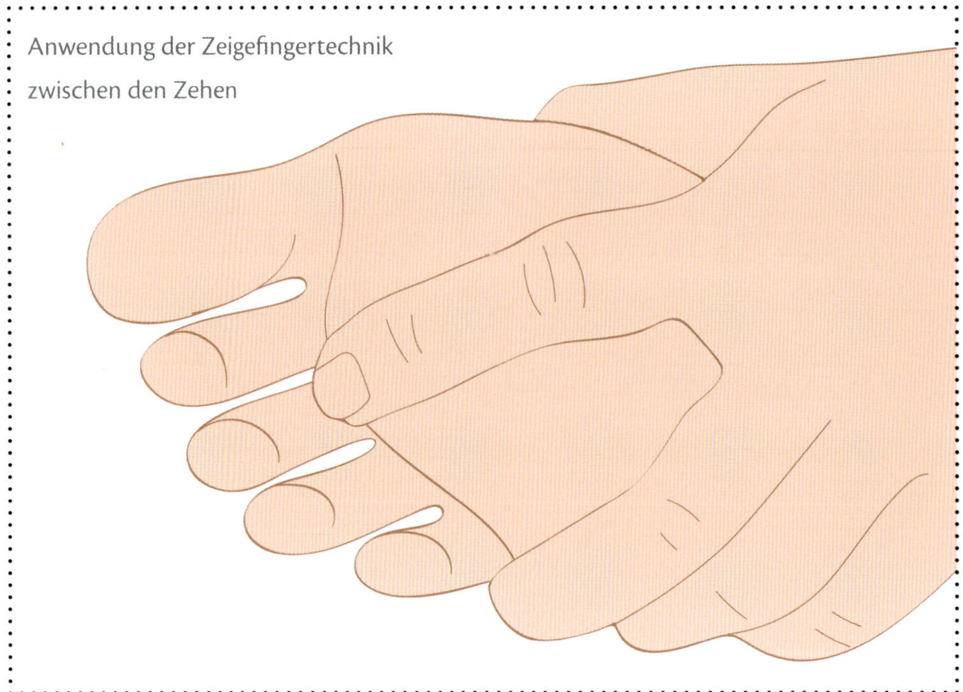
Anwendung der Zeigefingertechnik zwischen den Zehen

Die Zeigefingertechnik

Der Zeigefinger wird in der Reflexzonenmassage nur selten und vor allem dort eingesetzt, wo Sie mit dem Daumen nicht gut hinkommen, wie etwa an oder zwischen den Zehen. Auch bei dieser Technik sollten Sie nur mit der Fingerkuppe arbeiten.

Der schmerzdämpfende Griff

Dieser Griff wird vor allem angewendet, um Schmerzen zu lindern. Drücken Sie mit Daumen oder Zeigefinger kräftig in die entsprechende Reflexzone und halten Sie ihn mindestens eine Minute lang aufrecht.

Kurzprogramm für die Fußreflexzonen

Auch wenn Sie nur einige wenige Reflexzonen behandeln wollen, ist es meist sinnvoller, dies im Rahmen eines kurzen Grundprogramms zu tun. Im folgenden Programm werden systematisch alle wichtigen Reflexzonen stimuliert, Energieblockaden werden abgebaut und die Lebensenergie wird angeregt. Je nach Beschwerden können Sie innerhalb des Kurzprogramms dann gezielt entsprechende Zonen längere Zeit behandeln.

Vorbereitend massieren Sie den Fuß gründlich durch – reiben Sie ihn warm und streichen Sie die Fußsohle aus. Während die aktive Hand nun die Drucktechniken anwendet, benützen Sie die andere, passive Hand als Stützhand. Wenn Sie schmerzempfindliche Stellen aufspüren, sollten Sie dort so lange Druck ausüben, bis der Schmerz langsam verschwindet.

Massieren Sie erst den rechten, dann den linken Fuß, und gehen Sie dabei jeweils von oben nach unten vor, also von den Zehen in Richtung Ferse wandernd. Die folgende Reihenfolge hat sich bewährt.

Außenseite linker Fuß

Außenseite rechter Fuß

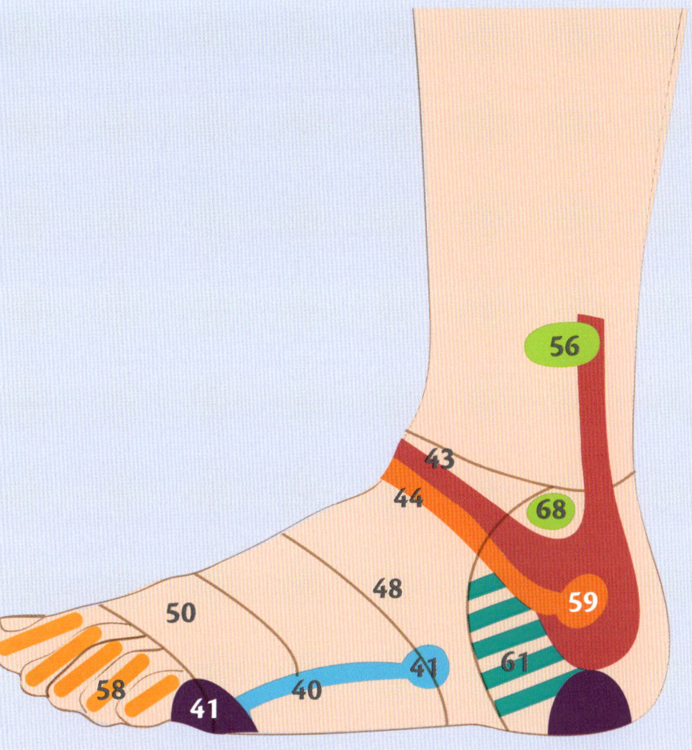

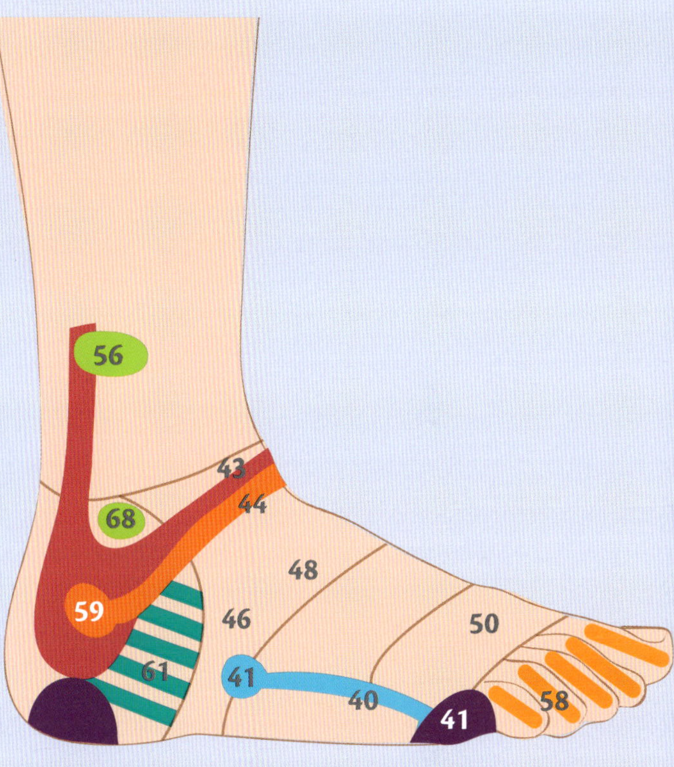

40 Oberarm
41 Ellbogen
43 Lymphknoten, Leiste
44 Leistenkanal, Eileiter
46 Appendix (Wurmfortsatz)
48 Bauchdecke

50 Rippen
56 Knie
58 Kopf
59 Eierstöcke, Hoden (Bezugszone)
61 Gesäßzone
68 Symphyse

Reflexzonen der Fußaußenseiten

1. Der Kopfbereich

Beginnen Sie mit den Zehen, wo sich die Reflexzonen des Kopfes befinden. Besonders wichtig sind die großen Zehen, stimulieren Sie jedoch auch die anderen Zehen und den Zehenzwischenraum. Nehmen Sie jede einzelne Zehe zwischen Daumen und Zeigefinger und lassen Sie sie langsam kreisen. Anschließend massieren Sie die Zehen kräftig von jeder Seite (mit Daumen- oder Zeigefingertechnik).

2. Wirbelsäule und Bewegungsapparat

Weiter geht es mit den Reflexzonen für die Wirbelsäule, den Nacken und die Schultern. Der Energiefluss in der Wirbelsäule ist für die körperliche und geistige Gesundheit sehr wichtig. Beginnen Sie mit der Massage der entsprechenden Zonen an den Fußinnenseiten. Massieren Sie zunächst die Zonen der Halswirbelsäule vom ersten Gelenk bis zum Grundgelenk der großen Zehe. Wandern Sie dann von oben nach unten an den Zonen für Brust- und Lendenwirbelsäule entlang. Gehen Sie an der Fußinnenseite bis zum Ende des Fersenbeins hinab, wo sich die Reflexzonen für Kreuz- und Steißbein befinden; hier können Sie besonders kräftigen Druck ausüben. Behandeln Sie anschließend die Nacken- und Schulterzonen. Diese laufen entlang der Zehengrundgelenkslinie über die ganze Fußsohle und den Fußrücken. Führen Sie kreisende Bewegungen aus, ohne zu starken Druck.

3. Atmung, Herz und Kreislauf

Konzentrieren Sie sich nun auf die Zonen, die mit den Atmungsorganen sowie Herz und Kreislauf zusammenhängen. Beginnen Sie mit der Lungenzone im Bereich der Fußballen unterhalb des großen Zehs. Bewegen Sie Ihren Daumen oder Zeigefinger dann an der Schulter-Linie entlang, die knapp unterhalb des Fußballens verläuft. Den Herzbereich können Sie dann an der Innenkante des linken Fußes stimulieren. Die Atemwegszonen dürfen Sie auch kräftig anregen, doch im Herzbereich sollten Sie behutsam vorgehen – am wichtigsten ist, dass Sie immer wieder auf Ihr Bauchgefühl hören.

4. Die Verdauungsorgane

Die Zonen für Speiseröhre, Magen, Zwölffingerdarm, Dünndarm, Dickdarm, Blinddarm, Leber und Gallenblase liegen alle im mittleren und unteren Fußbereich. Um den Energiefluss im Verdauungssystem zu harmonisieren, wandern Sie mit der Daumentechnik in einer Diagonale von der Zwerchfell-Linie hinauf zur Schulter-Linie. Anschließend massieren Sie den Bereich zwischen Taillen- und Zwerchfell-Linie von unten nach oben.

5. Nieren, Harnwege und Geschlechtsorgane

Beenden Sie die Massage des rechten Fußes, indem Sie die Zonen der Nieren und der Harnwege anregen. Die Nierenzone liegt genau in der Fußmitte – je nach Bedarf können Sie sanfte Druckimpulse oder auch den schmerzdämpfenden Griff anwenden. Behandeln Sie anschließend die Harnleiterzone am Innenrand des Fußes von oben nach unten absteigend – bewegen Sie den Daumen dabei sehr langsam vorwärts. Gehen Sie dann zu den Zonen für die Geschlechtsorgane und Drüsen über: Die Zonen für Hypophyse, Schilddrüse, Nebenschilddrüse, Nebennieren und Bauchspeicheldrüse liegen auf den Fußsohlen. Rund um den Knöchel befinden sich die Zonen, die mit den Eierstöcken beziehungsweise Hoden in Verbindung stehen. Stimulieren Sie die Punkte um den Knöchel mit kräftigem Druck.

Zum Abschluss wird der Fuß noch einmal sanft ausgestrichen. Führen Sie nun die Massage in der gleichen Reihenfolge am linken Fuß durch.

Innenseite rechter Fuß

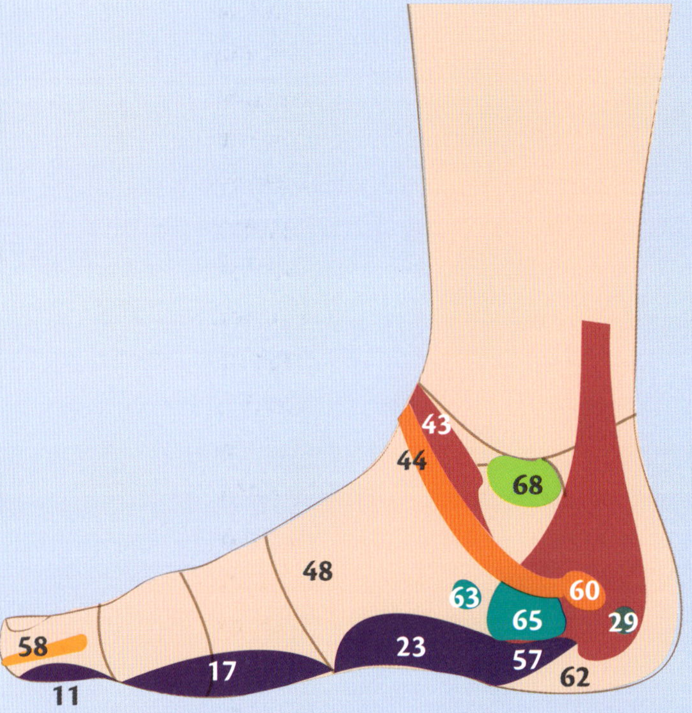

Innenseite linker Fuß

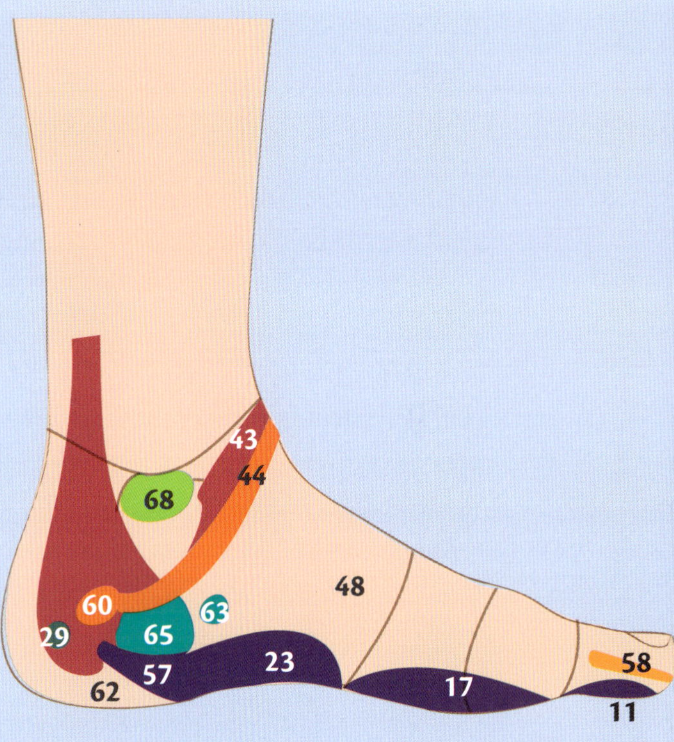

11 Halswirbelsäule	57 Blase
17 Brustwirbelsäule	58 Kopf
23 Lendenwirbelsäule	60 Uterus (Gebärmutter), Prostata, Hoden
29 Mastdarm, After	62 Steißbein
43 Lymphknoten, Leiste	63 Kreuzbein-, Darmbeinfuge
44 Leistenkanal, Eileiter	65 Männliche und weibliche Genitalien
48 Bauchdecke	68 Symphyse

Reflexzonen der Fußinnenseiten

Kurzprogramm für die Handreflexzonen

Die Handreflexzonenmassage ist weitaus weniger bekannt, als die Behandlung der Füße. Das dürfte daran liegen, dass die Reflexe in den Handflächen tiefer als auf der Fußsohle liegen und daher weniger stark auf eine Behandlung ansprechen, sofern sie nicht mit kräftigem Druck stimuliert werden. Andererseits hat die Handreflexzonenmassage auch viele Vorteile: Im Gehirn sind die Hände überdurchschnittlich stark repräsentiert und sie sind mit einem dichten Netz von Nervenbahnen durchzogen, was auf die außergewöhnliche Bedeutung und Sensitivität der Hände hindeutet. Gerade im Bereich der Energieheilung, etwa bei der Behandlung der Chakras und der Aura, bei den Mudras oder beim Handauflegen, spielen die Hände eine enorm wichtige Rolle.

Die Handreflexzonenmassage hat den Vorteil, dass Sie sie überall und nahezu jederzeit ausüben können. Über die Behandlung der Hände können Sinnesfunktionen wie Sehen, Hören oder Schmecken ebenso gut angeregt werden wie geistige Funktionen – etwa die Konzentrationskraft, Wachheit oder das logische Denken. Durch das folgende Kurzprogramm stärken Sie Ihren gesamten Organismus. Zusätzlich können Sie Erschöpfung und Trägheit vertreiben, indem Sie Ihre Sinne anregen oder Ihre Konzentration vor wichtigen Terminen verbessern.

Auch bei der Handreflexzonenmassage sollten Sie in erster Linie den Daumen einsetzen – vor allem die Zonen in der Handfläche können Sie so optimal behandeln. Wechseln Sie während der Massage zwischen statischem Druck und kleinen kreisenden Bewegungen ab, und setzen Sie dort, wo es einfacher für Sie ist, den Zeige- und Mittelfinger ein.

Behandeln Sie zuerst die rechte, dann die linke Hand. Die folgende Reihenfolge hat sich dabei gut bewährt.

1. Die Organe

Konzentrieren Sie sich zunächst auf die Zonen für die inneren Organe. Gehen Sie dabei fließend von Zone zu Zone weiter, und üben Sie mit dem Daumen immer wieder starken, intensiven Druck auf einzelne Punkte aus. Am besten beginnen Sie bei den Lungen- und Brustzonen in der Handmitte und gehen dabei immer von außen nach innen vor. Während sich die Handfläche vor allem mit dem Daumen gut behandeln lässt, können die Punkte auf dem Handrücken meist mit dem Zeigefinger besser behandelt werden. Üben Sie insbesondere auf die Zonen für das Herz und die Lungen kräftigen Druck aus.

Jetzt massieren Sie die Reflexpunkte für die Verdauungsorgane in den Handflächen. Die Darmzonen finden Sie an den Handinnenseiten auf Höhe der Mittelhandknochen, während die Zonen für Magen und Bauchspeicheldrüse unterhalb des Daumenansatzes beginnen und bis in die Mitte der Handfläche hineinreichen. Die Leberzone können Sie auf halber Höhe der rechten Handfläche unterhalb des kleinen Fingers und des Ringfingers aufspüren.

2. Die Wirbelsäule

Nach den Organzonen sollten Sie sich auf die Zonen für die Wirbelsäule konzentrieren. So können Sie auf indirektem Weg Verspannungen in der Lenden-, Brust- und Halswirbelsäule entgegenwirken und Schmerzen, die durch eine schlechte Haltung verursacht werden, lindern. Die Wirbelsäulenzonen liegen an der äußeren Seite der beiden Dau-

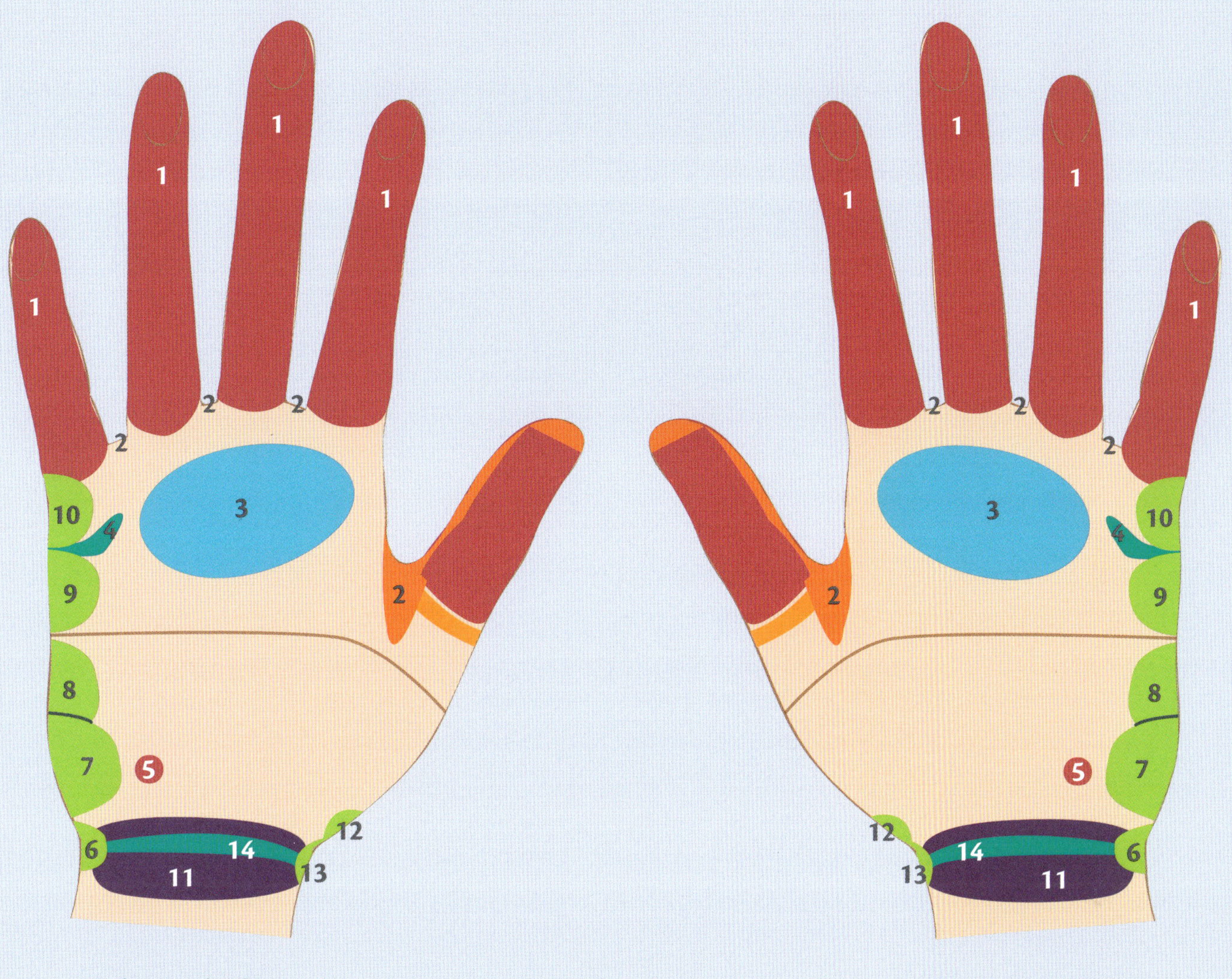

Linker Handrücken

Rechter Handrücken

1 Zähne
2 Obere Lymphe
3 Brust
4 Achsellymphknoten
5 Ileosakralgelenk
6 Eierstöcke
7 Hüftgelenk
8 Knie
9 Arm
10 Schultergelenk
11 Leistenlymphe
12 Kreuzbein
13 Steißbein
14 Lendenwirbelsäule/Ischias

Reflexzonen der Handrücken

men – massieren Sie sie von oben nach unten, also vom oberen Daumengelenk aus bis hinunter zur Handwurzel. Massieren Sie anschließend die Außenseite des Handballens, wo wichtige Reflexzonen für die gesamte Wirbelsäule liegen. Vergessen Sie auch nicht, die Zonen für den Ischiasnerv entlang des Handgelenks zu stimulieren.

3. Sinne, Wahrnehmung, Geist

Zum Abschluss der Behandlung der rechten Hand massieren Sie jeden Finger einzeln kräftig durch, indem Sie ihn mit Daumen, Zeige- und Mittelfinger ergreifen und von allen Seiten reiben. Massieren Sie jeden Finger immer von unten nach oben, also in Richtung der Fingerkuppe. Auch wenn die Zonen der Finger auf anatomischer Ebene vor allem mit den Zähnen und dem Lymphfluss zusammenhängen, können über die Finger und insbesondere Fingerkuppen auch die geistigen Funktionen aktiviert werden. Durch die Massage der Finger können Sie Ihre Wahrnehmung verfeinern, Ihre Achtsamkeit verbessern und Ihr Konzentrationsvermögen stärken. Entsprechend der Verteilung der Zonen in den beiden Gehirnhälften liegen die Reflexzonen in der jeweils entsprechenden Hand. Daher ist es wichtig, immer beide Hände zu behandeln und sich nach der Behandlung der rechten auch der linken Hand zuzuwenden.

Die Ohrreflexzonen

Die Übertragung der Reflexzonenidee auf die Ohren dauerte ziemlich lange – obwohl es in der Traditionellen Chinesischen Medizin Vorbilder dafür gab. Doch erst 1951 entwickelte der französische Arzt und Professor für medizinische Physik an der medizinischen Fakultät von Lyon Dr. Nogier die westliche Ohrakupunktur. Und erst 1956 erschien die erste Veröffentlichung zu diesem Thema. Nogier entdeckte den Reflex auriculo-cardiale, der »Nogier-Puls« genannt wird, und entwickelte in den folgenden Jahren die Aurikulotherapie.

So fand die Reflexzonentherapie schließlich ihren Weg zum Ohr – denn auch im Ohr findet sich der ganze Körper wieder. Die Form des Ohres entspricht der des Embryos.

Die Reflexzonen am Ohr überlappen sich daher immer stärker, wenn der Mensch heranwächst, sodass eine gezielte Behandlung einzelner Organe nicht mehr mit Massage, sondern bestenfalls noch mit Akupunkturnadeln möglich ist. Dennoch hat die Reflexzonenmassage am Ohrläppchen nicht nur ihre Berechtigung, sondern ebenso wie die Fuß- und Handreflexzonenmassage ihre ganz besondere Bedeutung.

Gerade durch die starke Überschneidung von Kopf- und Körperzonen tritt ein besonderes ganzheitliches Phänomen auf: Bestimmten Zonen, auf denen sich Kopf- und Organbereiche überlagern, können bestimmte Gefühlszustände zugeordnet werden. Dabei unterscheiden sich das rechte und linke Ohr, da sie mit unterschiedlichen Gehirnhemisphären, und damit auch Bewusstseinszuständen, korrespondieren.

Damit können am Ohr auch psychische Leiden leichter diagnostiziert und behandelt werden, als alleine an den Füßen oder Händen. Damit vervollständigt die Ohrreflexzonenmassage die Reflexzonenmassage an Füßen und Händen und wird zu einer ganzheitlichen Methode, die alle Aspekte des Menschen berücksichtigt.

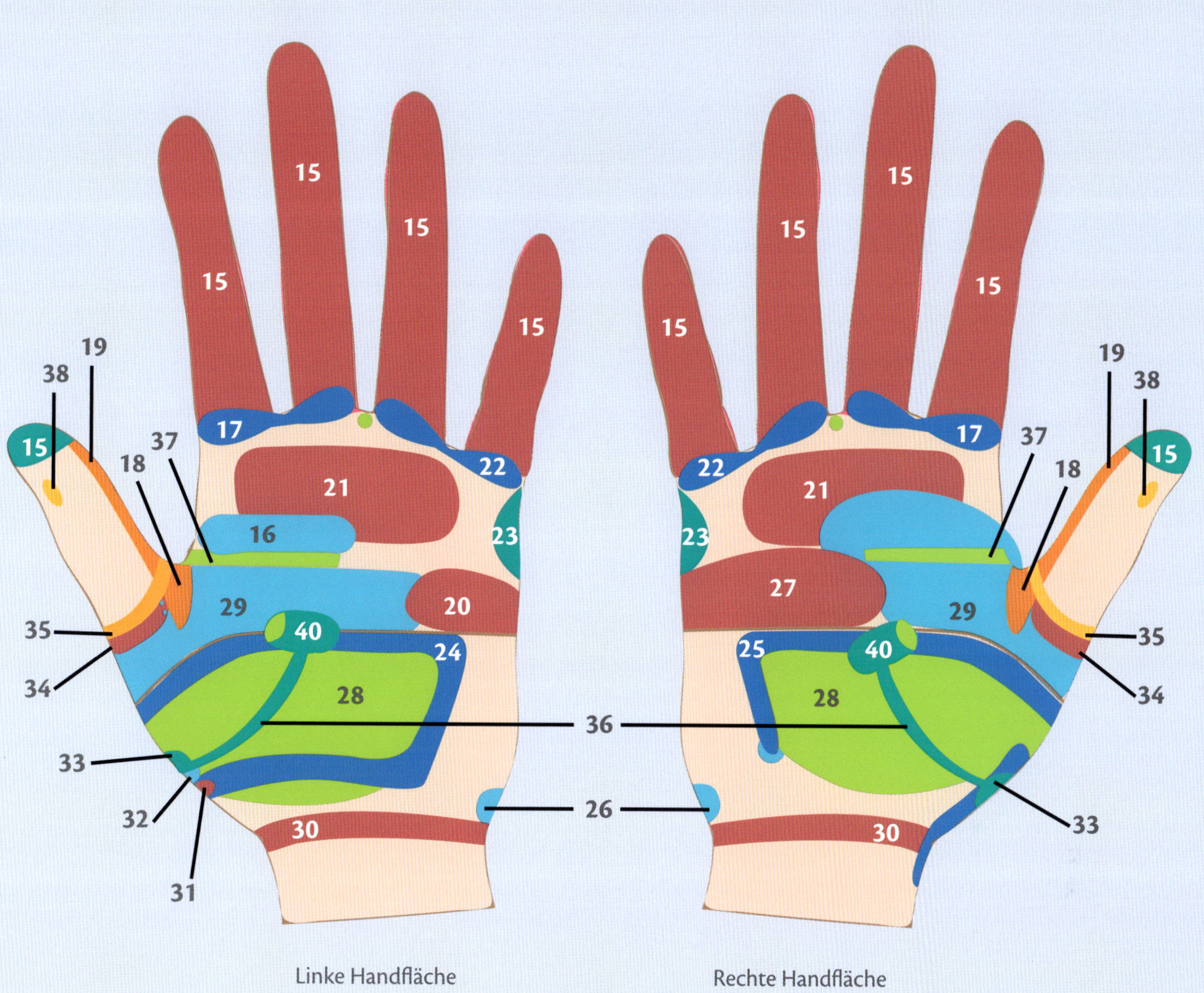

Linke Handfläche

Rechte Handfläche

15 Kopfbereich, Gehirn
16 Herz
17 Augen
18 Lymphe
19 Seite Kopf/Gehirn
20 Milz
21 Lunge
22 Ohren
23 Schulter
24 Absteigender Dickdarm
25 Aufsteigender Dickdarm
26 Eierstöcke, Hoden
27 Leber
28 Dünndarm
29 Magen/Bauchspeicheldrüse
30 Ischiasnerv
31 Mastdarm
32 Prostata
33 Harnblase
34 Schilddrüse
35 Nacken
36 Harnleiter
37 Sonnengeflecht
38 Hirnanhangsdrüse
39 Oberseite Kopf/Gehirn
40 Nebennieren

Reflexzonen der Handflächen

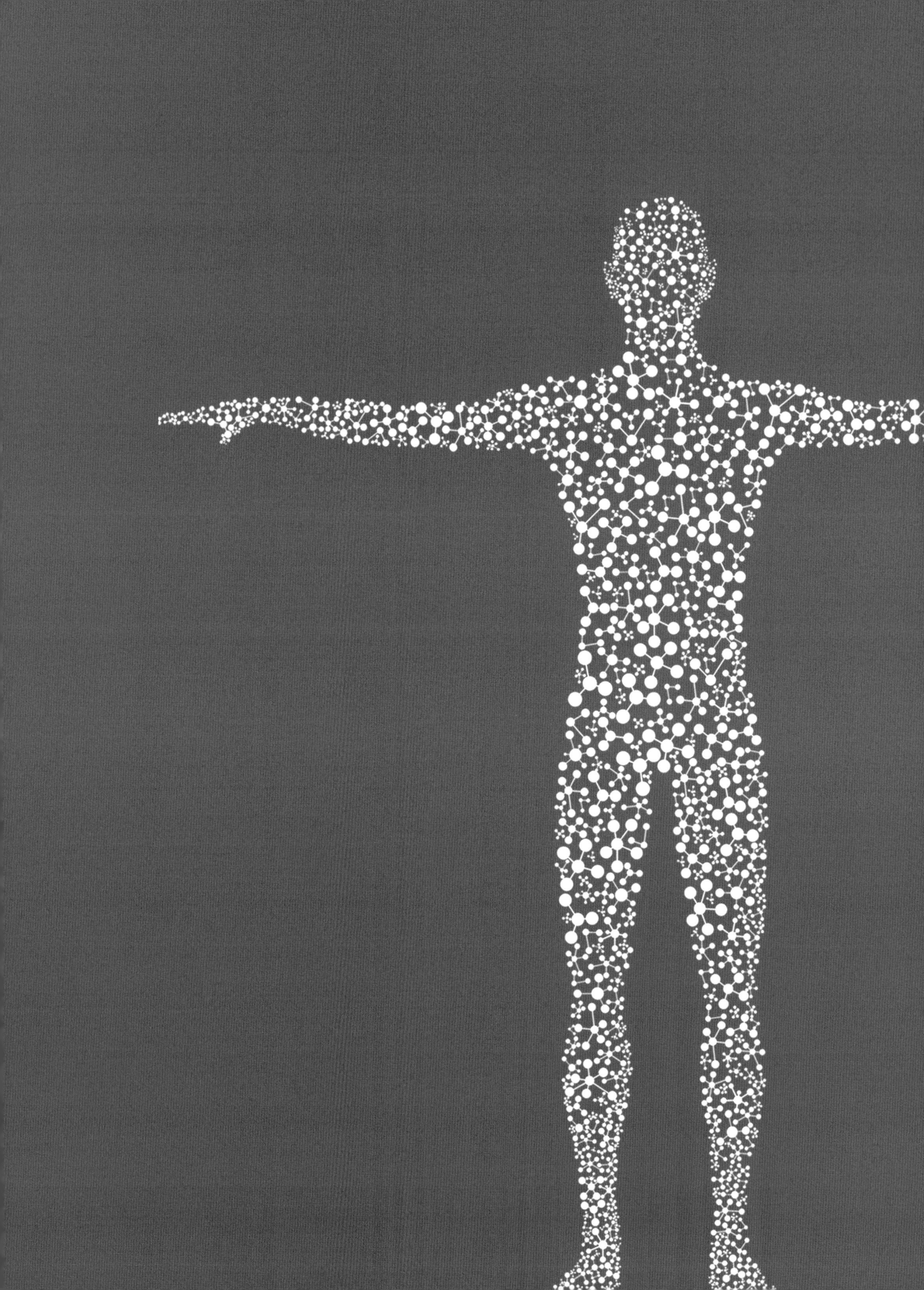

Unsere energetische Hülle – Die Aura

Das faszinierende Phänomen der Aura und ihrer Schichten zeigt, dass die grobstoffliche und die feinstoffliche Welt nicht immer klar voneinander getrennt werden können.

Doch was ist die Aura überhaupt? In erster Linie versteht man darunter ein feinstoffliches Energiefeld, das alle Lebewesen umhüllt. Die Aura ist etwas ganz Natürliches – und wir alle sind mit der Fähigkeit geboren, die Aura mit unseren inneren Sinnen wahrzunehmen.

Auch wenn Sie sich bisher noch nie mit feinstofflichen Energien befasst haben, so haben Sie sicherlich schon intuitiv gespürt, dass jeder Mensch eine ganz bestimmte Ausstrahlung verströmt. Vielleicht fällt Ihnen auch sofort jemand ein, der ganz automatisch eine positive, heitere Stimmung verbreitet, der eine »gute Energie« und Charisma hat. Und auch das Gegenteil haben Sie vielleicht schon einmal erfahren: dass jemand von einer negativen, schädlichen, energieraubenden »Aura« umgeben ist.

Reife und Ausstrahlung

Wie die Aura beschaffen ist, hängt in hohem Maße mit der spirituellen Reife des jeweiligen Menschen zusammen.

Das Äußere macht sicherlich einen Teil der persönlichen Ausstrahlung aus: die äußere Erscheinung, die Körperhaltung, der Gesichtsausdruck und das Auftreten prägen die Ausstrahlung. Doch weitaus stärker, obwohl weitaus weniger offensichtlich, sind es innere Dinge, die einem Menschen Ausstrahlung verleihen: Selbstbewusstsein, Klarheit, Gelassenheit, Heiterkeit – ein Mensch, der in harmonischer seelischer Verfassung ist, strahlt dies auch aus. Und wenn unser inneres Auge offen ist, können wir erkennen, dass dieser Mensch von einer hellen, strahlenden und reinen Aura umgeben ist.

Wer seine Aura entwickelt, entwickelt dabei gleichzeitig im wortwörtlichen Sinne seine Ausstrahlung – und zwar auf harmonische Weise. Auch die Fähigkeit, die Aura anderer Lebewesen – von Pflanzen über Tiere bis hin zu Mitmenschen – zu erkennen, hängt damit zusammen, in welchem Maße unsere eigene Aura entwickelt ist.

Die spirituelle Entwicklung

Grundsätzlich gibt es zwei Möglichkeiten, die inneren Sinne zu schärfen und den Energiekörper – und mit ihm die Aura – wahrzunehmen und zu entwickeln:

Die erste Möglichkeit besteht darin, gezielt zu üben:

Jeder Mensch verfügt über innere Sinne. Nur sind sie meist wenig entwickelt und eingeschlafen. Um sie zu wecken, zu stärken und zu verfeinern, können Sie mit den Sinnen beginnen, die Ihnen vertraut und bewusst sind: Sehen, Hören, Tasten und Fühlen. Indem Sie Ihre Sinne verfeinern, üben Sie nicht nur eine begrenzte »Funktion«, wie beispielsweise beim Muskeltraining. Indem Sie »tiefer blicken«, werden Sie auch eine tiefere, vielschichtigere Persönlichkeit entwickeln. Unterstützt wird diese Entwicklung durch eine andere Art von Übungen – Übungen, bei denen Sie lernen, die Energien, die in Ihnen schlummern, zu wecken, in die richtigen Bahnen zu lenken und zu Heilung und Selbstheilung einzusetzen. Energie-Heilung ist Heilung auf der grundlegendsten Ebene der Wirklichkeit – denn die Aura und ihre Energie ist eben keine bloße Vorstellung, sondern eine wirksame Kraft.

Die zweite Möglichkeit besteht darin, spirituell zu leben:

Spirituell zu leben bedeutet, sich von negativen Gedanken, Gefühlen und Verhaltensweisen zu befreien. Indem Sie die sieben Tugenden Aufrichtigkeit, Dankbarkeit, Mitgefühl, Nachsicht, Offenheit, Heiterkeit und Liebe kultivieren und sich vor den drei Fallen Hass, Neid und Ichbezogenheit hüten, entwickeln Sie Ihre inneren Kräfte und Ihr gewaltiges Potenzial, das in Ihnen schlummert, noch mehr als durch Übungen. An der Aura und der Aura-Wahrnehmung zu »arbeiten« ist also mehr, als seinen Fähigkeiten nur eine weitere hinzuzufügen – es ist ein wunderbares, bereicherndes und vielschichtiges Abenteuer.

Die drei Hindernisse vermeiden

Die drei Hindernisse sind keine beliebige Auswahl aus der Vielzahl an möglichen negativen Verhaltensweisen. Überlegen Sie nur einmal, welche Hindernisse es sonst noch geben könnte – und Sie werden feststellen, dass sie alle ihre Wurzel in Hass, Neid oder Ichbezogenheit haben.

Hass

Indem wir hassen, vergiften wir unsere Seele und erzeugen wiederum Hass. Das gilt schon in jeder Alltagssituation. Auch dann, wenn wir einem unangenehmen Kollegen mit Abneigung begegnen, wenn wir über den aggressiven Autofahrer schimpfen, wenn wir Menschen mit einer bestimmten Weltanschauung verachten – stets schaden wir uns selbst.

Beobachten Sie sich selbst: Wann immer Sie Gefühle wie Wut, Hass, Aggression und Abneigung in sich spüren, besinnen Sie sich. Achten Sie darauf, wie diese Gefühle in Ihnen entstehen und wie sie wieder vergehen, wenn Sie sie nicht nähren.

Neid

Neid weist darauf hin, dass in den Tiefen des Bewusstseins noch einiges in Unordnung ist und von negativen Kräften beherrscht wird. Es ist sehr wichtig daran zu arbeiten, auch wenn Neid zunächst einmal nicht besonders schlimm erscheint. Neid ist nämlich der Keim von Aggression, Gier und Eigensucht – Neid erleichtert es den negativen Kräften, Fuß zu fassen.

Wie unnötig und hinderlich Neid doch ist! Jeder, der in irgendeiner Hinsicht weiter ist als man selbst, ist doch ein Grund zur Freude! Menschen, die noch mitunter von Neid beherrscht werden, ist dieser Gedanke vielleicht fremd; ein anderer Aspekt wird jedoch jedem einleuchten: Jeder, der weiter ist, als man selbst, kann als Modell und Vorbild dienen und damit zu einer großen Hilfe und Motivation auf dem eigenen Weg werden.

Wenn Sie glückliche, erfolgreiche, talentierte, weise Menschen sehen und dabei andere Gefühle als Freude und Bewunderung in Ihnen hochkommen, sollten Sie diesen Gefühlen nachgehen und an ihren Wurzeln arbeiten. Beobachten Sie, was Sie davon abhält, Freude statt Neid zu empfinden.

Ichbezogenheit

Das größte Hindernis auf dem Weg ist die Ichbezogenheit. Es ist für den spirituellen Menschen von höchster Wichtigkeit, allmählich seine Ichbezogenheit abzubauen.

Die Ichbezogenheit ist deshalb ein so großes Hindernis, weil sie so schwer zu erkennen ist. Bis zu einem gewissen Grad ist sie ein ganz natürlicher Teil von uns und deshalb auch so schwer zu vermeiden.

Der Schlüssel zur Überwindung der Ichbezogenheit ist nicht etwa Altruismus. Natürlich ist es äußerst wertvoll, anderen Menschen beizustehen. Doch nur zu oft ist das Helfen-Wollen nur ein (wenn auch der positivste) Ausdruck von Ichbezogenheit. Das wichtigste Mittel gegen Ichbezogenheit ist Gelassenheit – sich dem natürlichen Lauf der Dinge nicht mit seinem Ich zu widersetzen, sich nicht in Handlungen zu verstricken, deren Folgen nicht absehbar sind.

Beginnen Sie gelassen damit, die Ichbezogenheit allmählich abzulegen und üben Sie sich an alltäglichen Dingen. Fragen Sie sich: »Ist es wirklich notwendig, dass ich meine Meinung zu diesem oder jenem abgebe? Muss ich tatsächlich über jeden kleinen Schmerz, den ich spüre, klagen? Ist es nicht anmaßend, meine Kollegen oder Familienmitglieder ständig zu belehren?«

Stellen Sie sich diese Fragen aber nicht auf eine verbissene Weise und üben Sie sich selbst gegenüber Nachsicht. Auch Verbissenheit auf dem spirituellen Weg ist eine Form der Ichbezogenheit. Überwinden Sie sie mit einem Lächeln.

ANATOMIE: Die sieben Koshas – Auraschichten des feinstofflichen Körpers

So wie es sieben Hauptchakras (siehe S. 25ff. »Energiezentren – Die Chakras«) gibt, besteht auch die Aura aus sieben Schichten. Die sieben feinstofflichen Körper sind Energiefelder unterschiedlicher Dichte. Da sie über den grobstofflichen Leib hinausgehen, werden sie oft auch als »Hüllen« bezeichnet.

Die erste Schicht entspricht der Ebene des physischen Körpers – es ist die physische Aura, die stärkste Verdichtung der kosmischen Urenergie. Die siebte Schicht entspricht der reinen kosmischen Energie – der göttlichen Ebene. Allerdings sind die sieben feinstofflichen Hüllen, aus der die Aura sich zusammensetzt, nicht wirklich voneinander getrennt, sondern sie berühren und durchdringen sich gegenseitig.

Alles was lebt, hat eine Aura. Doch die höheren Auraebenen (ab *Manomaya Kosha*, der dritten Ebene) sind nur bei Lebewesen mit einem Selbstbewusstsein ausgeprägt. Auch Pflanzen und Tiere haben eine wahrnehmbare Aura; allerdings sind bei ihnen nur die ersten beiden Schichten der Aura entwickelt. Die höheren Aura-Körper sind lediglich als Potenzial vorhanden. Sogar unbelebte Dinge haben oft eine Aura, wenn auch nur die erste Schicht, die überdies sehr dünn ist. Das ist ein Zeichen dafür, dass es keine wirklich »unbelebte Natur« gibt – alles ist von Leben durchdrungen. Alles ist eins im Göttlichen.

Die Aura kann in Form beeindruckender Farb- und Lichterscheinungen wahrgenommen werden. Oft erscheint die Aura als »Wolke aus Licht«, die den Menschen umhüllt.

Je höher die spirituelle Entwicklung und je stärker die inneren Kräfte eines Menschen sind, desto leuchtender erscheint seine Aura. Das Gleiche gilt für die Fähigkeit, die Aura wahrzunehmen: Je weiter ein Mensch auf dem spirituellen Weg vorangeschritten ist, desto deutlicher kann er die Aura anderer Menschen erkennen – und behandeln.

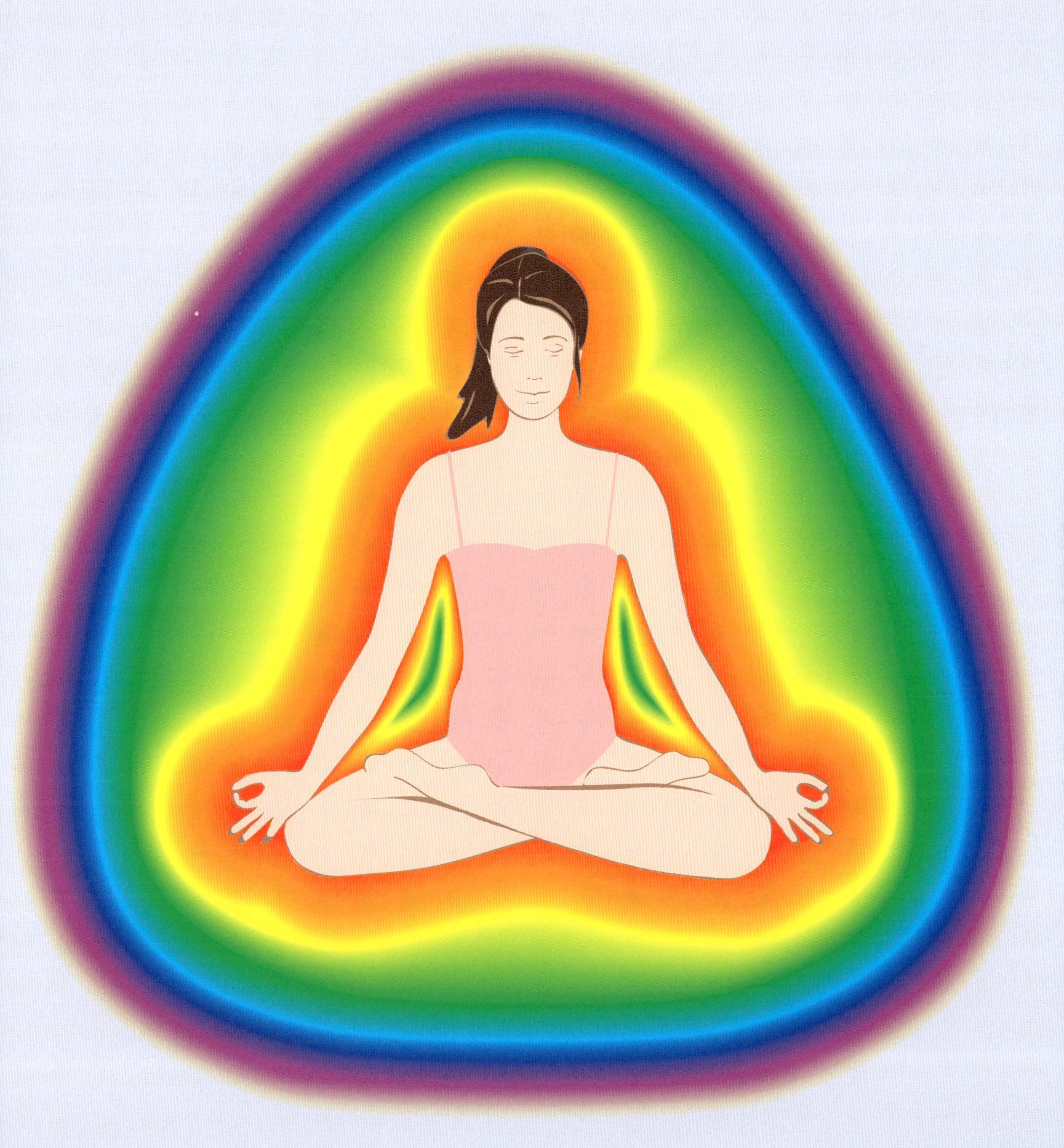

Die sieben Auraschichten

Erste Auraschicht: Anamaya Kosha

Die erste Schicht der Aura steht noch in sehr enger Verbindung zum grobstofflichen Leib. Sie ist die »physische Hülle«, in der die Urenergie am stärksten verdichtet ist. *Anamaya Kosha* bedeutet übersetzt »Nahrungs-Körper«. Diese Auraschicht bildet die nährende Hülle des Körpers, der von den Lebensphasen Geburt, Wachstum, Verfall und Tod beherrscht wird. Sie »ernährt« den grobstofflichen Körper mit der Kraft, die das Unbelebte belebt. Damit Materie wenigstens die grundlegenden Eigenschaften des Lebens zeigt, muss sie von einem Nahrungs-Körper durchdrungen sein; das macht auch den Unterschied zwischen einem lebenden und einem toten Lebewesen aus. Selbst ein Wurm oder ein frisch geschnittenes Blatt eines Baumes hat einen Nahrungs-Körper; ebenso natürlich ein Mensch, der hirntot ist und im tiefen, irreversiblen Koma liegt und der nur von Maschinen am Leben gehalten wird. Das Leben selbst wird natürlich nicht durch die Maschinen erhalten, sondern durch Anamaya Kosha – die Maschinen verhindern lediglich die Trennung des feinstofflichen vom grobstofflichen Leib.

In der ersten Schicht der Aura zeigen sich grundlegende stoffliche Probleme. Für Heiler ist Anamaya Kosha wichtig, da sich in der ersten Auraschicht schwere, lebensbedrohliche Krankheiten oft am deutlichsten zeigen.

Der Nahrungs-Körper ist so eng mit dem materiellen Körper verbunden, dass er sogar mit physikalischen Mitteln, wie der Kirlianfotografie »sichtbar« gemacht werden kann. Natürlich wird dabei nicht die Aura selbst grobstofflich sichtbar, sondern nur ihre Auswirkung!

Die Ausdehnung des Anamaya Kosha entspricht in etwa der Außenbegrenzung unseres physischen Körpers (daher auch »physische Hülle«) und ragt höchstens wenige Millimeter über ihn hinaus.

Die erste Auraschicht wird selbst von spirituell sehr wenig fortgeschrittenen Menschen oft spontan als eine dünne, leicht verschwommene Schicht über der Haut wahrgenommen. Diese Schicht ist im Alltag auch bei »unbelebten« Dingen sichtbar; das liegt daran, dass kleinste Lebensformen wie Bakterien oder Sporen überall vorhanden sind. Wer diese Aurahülle nicht sieht, kann es sehr schnell lernen – selbst ohne eigene spirituelle Entwicklung. Erst mit dem »Einschwingen« auf die feineren Ebenen jedoch kann die Aktivität der Aura wahrgenommen werden.

Anamaya-Meditation

Diese und die folgenden Aura-Meditationen helfen, die Aura zu heilen und das Bewusstsein für die jeweilige Schicht zu erhöhen.

Die Anamaya-Meditation ist die grundlegendste und einfachste der Aura-Meditationen. Diese Meditation wird im Stehen ausgeführt.

- Stehen Sie aufrecht, die Füße etwa schulterbreit auseinander. Die Knie sind ganz leicht gebeugt, sodass Sie nicht im Hohlkreuz stehen. Ihre Arme sind an der Seite; heben Sie die Arme ganz leicht, sodass die Achseln frei sind.
- Stehen Sie in dieser Haltung – wenn möglich mit geschlossenen Augen – sieben tiefe Atemzüge lang.

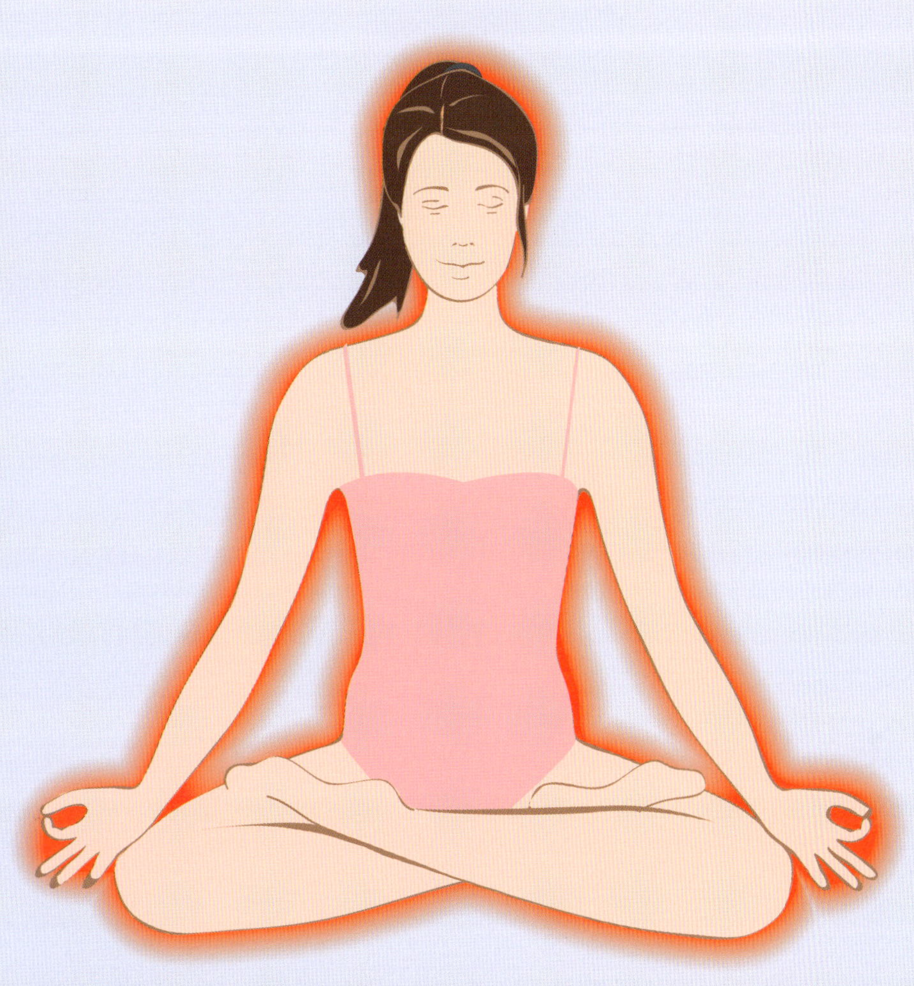

Anamaya Kosha

Zweite Auraschicht: Pranamaya Kosha

Die zweite Schicht ist die vitale oder ätherische Hülle, die den ätherischen Leib begrenzt. Die Verbindung zwischen Äther-Leib und grobstofflichem Körper ist schon weit weniger eng, als beim Nahrungs-Körper. *Pranamaya Kosha* bedeutet im Sanskrit in etwa »Vital-Körper« oder »Lebenshülle«. Der Vital-Körper ist, wie der Name schon andeutet, ebenfalls eng mit den grundlegenden Lebensvorgängen verbunden. Pranamaya Kosha aktiviert die (grob)energetischen Prozesse in unserem Körper, wie beispielsweise die Temperaturregulation, den Kreislauf, die hormonellen Abläufe oder die Atmung. Im Pranamaya Kosha entstehen die Wahrnehmungen, die zum Überleben notwendig sind und die nach Aktivität verlangen. Während Anamaya Kosha die autonomen, grundlegenden Lebensvorgänge belebt und kaum das Bewusstsein berührt, wirkt sich Pranamaya Kosha auf Bewusstsein oder Unterbewusstsein aus, um den grobstofflichen Leib in Bewegung zu versetzen. Wenn wir Kälte wahrnehmen, suchen wir nach Wärme, ist es heiß, die Abkühlung. Sind wir hungrig, suchen wir nach Nahrung, sind wir durstig, nach Wasser. Jeder Drang nach Bewegung, der mit der Erhaltung des physischen Körpers verbunden ist, geht auf Pranamaya Kosha zurück. Selbst die primitivsten Lebensformen haben einen Vital-Körper – ist er nicht aktiv, wären sie belebt, aber nicht überlebensfähig. So ist beispielsweise bei einem abgeschnittenen Blatt kein Vital-Körper mehr vorhanden. Im Vital-Körper werden also überlebenswichtige Reaktionen auf äußere, schädigende Vorgänge ausgelöst, indem Bewusstsein und Unterbewusstsein Informationen übermittelt werden, die dann zu Aktivitäten führen. Ohne Pranamaya Kosha würden wir beispielsweise auf Verletzungen nicht reagieren. Bei einer Vollnarkose wird der Kontakt des Vital-Körpers mit dem Bewusstsein blockiert – deshalb ist eine Operation unter Vollnarkose schmerzfrei.

Die Vital-Hülle hat dieselbe Form wie der stoffliche Leib, ist jedoch etwas größer. Da sie ziemlich dicht an der Hautoberfläche liegt, wird sie mitunter als ein zweiter, ätherischer Körper oder »ätherisches Double« wahrgenommen. Wie Anamaya Kosha lässt sich auch Pranamaya Kosha mit nur wenig Übung sehen. Auch sind keine großen Erfahrungen auf dem spirituellen Weg dafür notwendig.

Für die Aura-Heilung ist die Vital-Hülle von größter Bedeutung. Wer als Heiler tätig ist, muss mindestens in der Lage sein, Pranamaya Kosha deutlich wahrzunehmen.

Pranamaya-Meditation

Auch die Pranamaya-Meditation wird im Stehen ausgeführt.

- Sie stehen wiederum in aufrechter Position, die Füße sind ein Stück weiter auseinander als bei der Anamaya-Meditation, also etwas weiter als schulterbreit.
- Ihre Arme hängen an der Seite herab, ein wenig gehoben, sodass die Achseln frei sind. Wenn möglich schließen Sie die Augen.
- Heben Sie beim Einatmen die Arme bis in Schulterhöhe, wobei sich die Handflächen nach oben wenden. Beim Ausatmen senken Sie die Arme wieder. Bleiben Sie insgesamt dreimal sieben Atemzüge dabei.

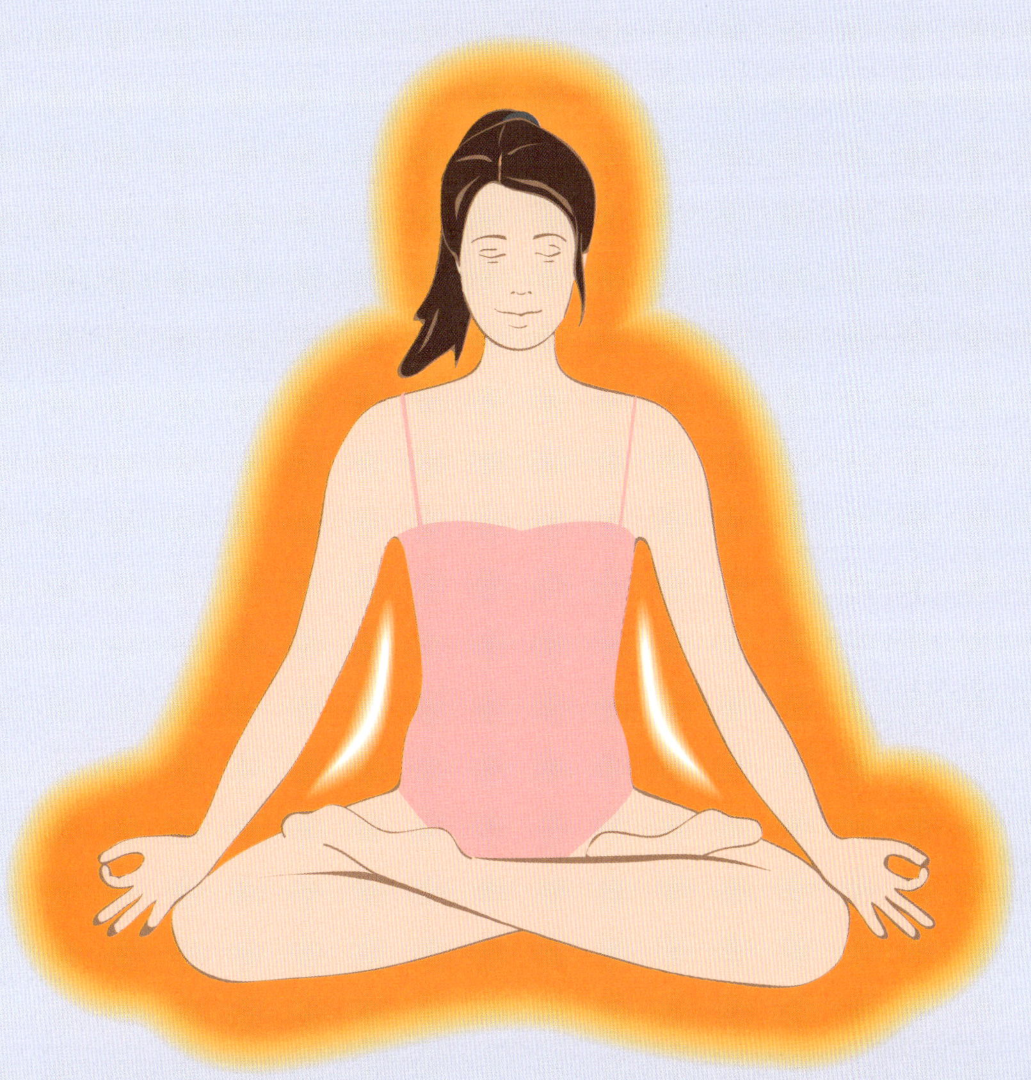

Pranamaya Kosha

Dritte Auraschicht: Manomaya Kosha

Mit dieser dritten Auraschicht sind bereits höhere feinstoffliche Funktionen verbunden, die mit der spirituellen Entwicklung einhergehen. Bei den meisten Tieren und Pflanzen sind lediglich die ersten beiden Ebenen des Astralkörpers ausgeprägt – Anamaya Kosha und Pranamaya Kosha. Manomaya Kosha ist also ein Merkmal eines zu spiritueller Entwicklung fähigen Wesens.

Manomaya Kosha bedeutet etwa »Geistes-Körper«. Im Westen wird diese Ebene der Aura meist als »emotionale Hülle« oder »Emotionalleib« bezeichnet. Dieser Begriff ist allerdings ein wenig irreführend, da der Geistes-Körper zwar auch bei menschlichen Emotionen und Gefühlen eine Rolle spielt – ebenso aber auch bei Gedanken, Wünschen, Träumen und den Aspekten des niederen Ego oder des »kleinen Ich«. Das »kleine Ich« ist das begrenzte, nicht spirituelle, individuelle Ich – im Gegensatz zum »großen Ich«, das das gewaltige Potenzial zu wecken sucht, das in jedem Menschen schlummert und nur auf das Erwachen wartet.

Im Manomaya Kosha zeigen sich das Denken, das Unterbewusstsein, Stimmungen, Gemütsbewegungen und die fünf niederen Sinne (Sehen, Hören, Riechen, Schmecken, Tasten). Diese Schicht der Aura ist für spirituelle Heiler von besonderer Bedeutung. In ihr kann der Sehende die Wurzeln von Krankheiten und Leiden erkennen; und über diese Auraebene werden auch tief greifende Heilungsprozesse in Gang gesetzt. Auch bei Krankheiten, die sich im grobstofflichen Leib manifestieren, kann ein spiritueller Heiler, der Manomaya Kosha mit einbezieht, mehr bewirken, als nur über die beiden ersten, besonders stark verdichteten, feinstofflichen Körper. Die Gestalt des Geistes-Körpers entspricht immer noch im Großen und Ganzen der Form des grobstofflichen Leibes. Er ist allerdings deutlich größer. Bei spirituell hoch entwickelten Menschen bildet Manomaya Kosha eine Sphäre, die den gesamten Menschen kugelförmig umgibt.

Jeder Mensch kann lernen, Manomaya Kosha wahrzunehmen. Da die feinstoffliche Schwingungsebene allerdings schon relativ hoch ist, ist eine spirituelle Einstimmung notwendig, um diese Ebene zu erfassen. Die Fähigkeit, den Geistes-Körper wahrzunehmen, markiert einen wichtigen Schritt in der spirituellen Entwicklung. Allerdings geht die spirituelle Entwicklung keineswegs immer mit der Fähigkeit, die höheren Aura-Ebenen wahrzunehmen, einher. Man kann es vielleicht mit einem Musiker vergleichen, der über ein sehr gutes Gehör verfügt: Das erleichtert ihm zwar, ein Instrument perfekt zu erlernen, aber es ist nicht notwendigerweise damit verbunden.

Manomaya-Meditation

Diese Aura-Meditation entspricht der Pranamaya-Meditation (siehe Seite 190), bis auf ein paar Kleinigkeiten:

- Die Füße stehen noch etwas weiter auseinander als bei der Pranamaya-Meditation. Sie heben beim Einatmen die Arme nun bis über den Kopf, bis sich die Fingerspitzen berühren. Beim Ausatmen senken Sie die Arme wieder. Bleiben Sie siebenmal sieben Atemzüge dabei.

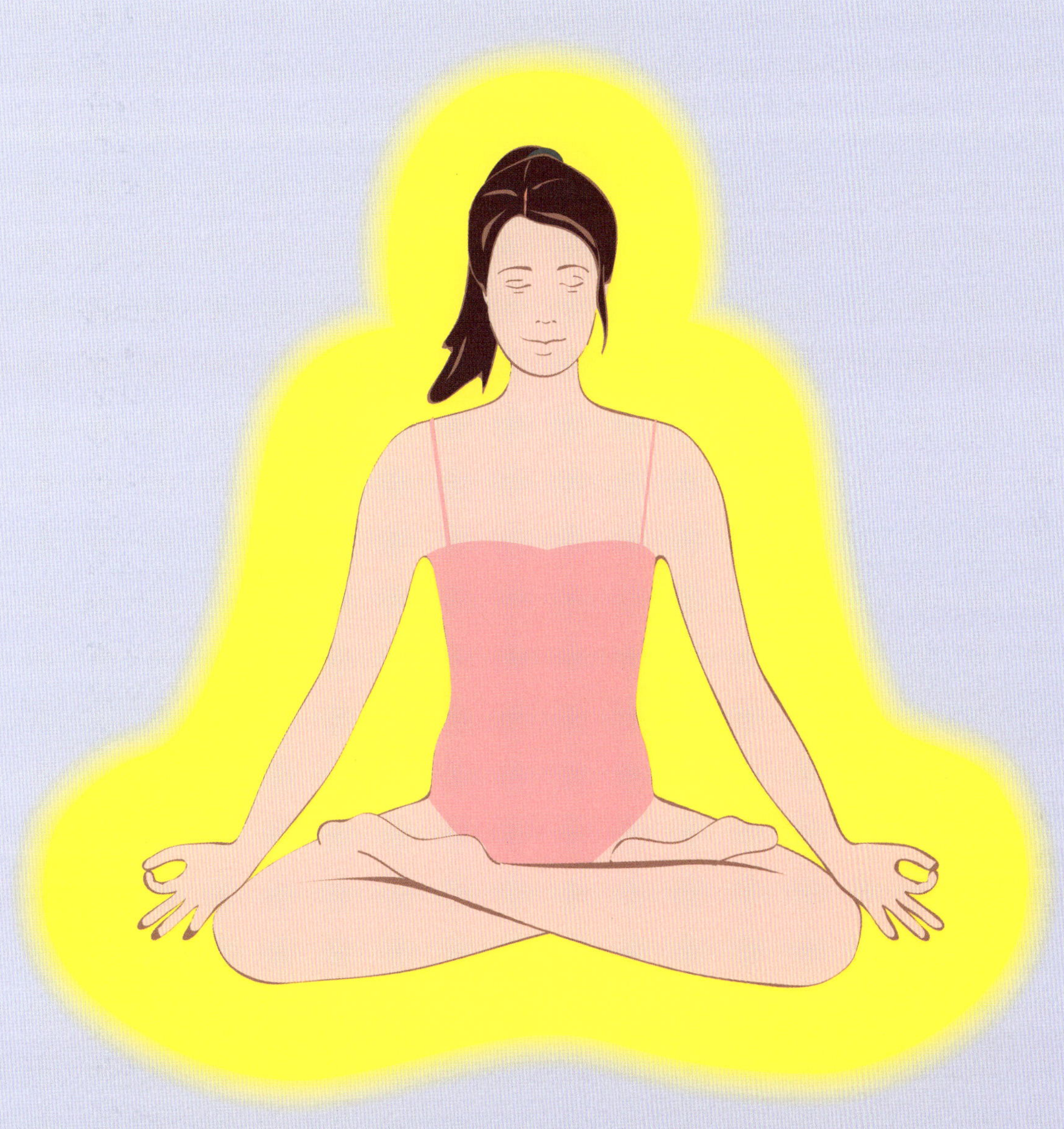

Manomaya Kosha

Vierte Auraschicht: Vijnanamaya Kosha

Diese vierte Ebene der Aura entspricht den lichteren, höheren Aspekten der Persönlichkeit. Vijnanamaya Kosha kann man mit »Wissens-Körper« übersetzen. Oft ist auch von der »mentalen Hülle« und dem »Mentalleib« die Rede.

Wie diese Namen schon andeuten, ist Vijnanamaya Kosha mit den Ideen und Gedanken verbunden. Auch bei der dritten Auraebene, dem Manomaya Kosha, war von Gedanken die Rede. Hier geht es jedoch nicht um die weitgehend vom Unbewussten bestimmten Gedanken und Begierden des »kleinen Ich«, sondern um Gedanken, die von geistiger Klarheit, Intuition und dem freien Willen getragen sind.

»Vijnana« wird manchmal falsch verstanden. Hiermit ist nicht Faktenwissen gemeint, das einfach, wie bei einem Computer, abgerufen werden kann. Vielmehr ist das wahre Wissen gemeint, das reflektiert ist und höhere Ebenen berührt, die über die fünf niederen Sinne hinausgehen.

Für die Aura-Heilung spielt Vijnanamaya Kosha eine weniger große Rolle. Lediglich bei schweren Geisteskrankheiten wird es notwendig, den Wissens-Körper direkt mit einzubeziehen.

Vijnanamaya Kosha umgibt den materiellen Leib in der Regel kugelförmig. Bei schweren geistigen Störungen kann die Kugelform jedoch deformiert erscheinen.

Die vierte Ebene der Aura wird nur Menschen sichtbar, die bereits ein gewisses Stück auf dem Weg zur spirituellen Vervollkommnung vorangeschritten sind. Alle großen Heiler haben die Fähigkeit, Vijnanamaya Kosha wahrzunehmen und auch auf dieser Ebene Einfluss zu nehmen.

Die höheren Auraschichten werden zwar nur von wenigen Menschen direkt wahrgenommen – doch da die höheren Ebenen die niedrigen modifizieren, können ihre Auswirkungen auch auf niedrigeren Ebenen indirekt bemerkt werden. Es ist so, wie der nicht sichtbare Wind die Oberfläche eines Sees kräuselt und dadurch indirekt sichtbar wird.

Vijnanamaya-Meditation

Die Vijnanamaya-Meditation überschreitet nun die materielle Ebene vollständig. Sie wird im Sitzen ausgeführt, idealerweise im Lotossitz.

- Die Hände liegen im Schoß, die rechte Hand liegt oben, die Handflächen zeigen nach oben und die Daumenspitzen berühren sich. Diese Haltung heißt »Dhyana Mudra«. In spirituellen Darstellungen wird durch diese Mudra tiefe Meditation ausgedrückt – schließlich ist Dhyana Patanjalis siebte Stufe des achtgliedrigen Pfades, in der alle Gedanken auf die Meditation gerichtet sind.

In der Vijnanamaya-Meditation sind alle Gedanken auf die Aura hin gerichtet. Beim Einatmen geht man in der Vorstellung durch die ersten vier Schichten der Aura. Beim Ausatmen bleibt die Vorstellung auf der vierten Aura-Schicht, die den Körper wie eine Sphäre umgibt. Die Meditation sollte mindestens zehn Minuten dauern.

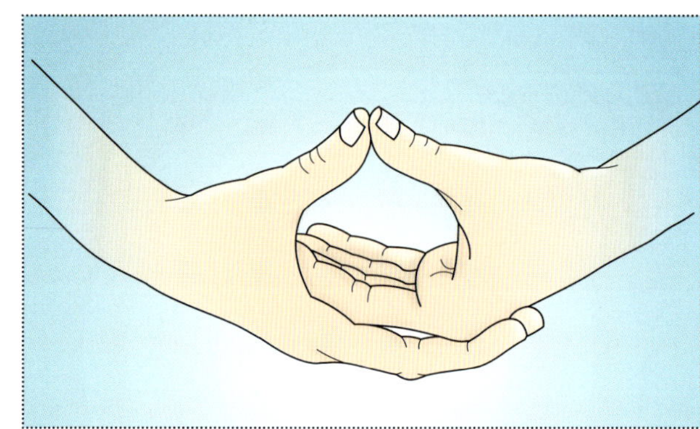

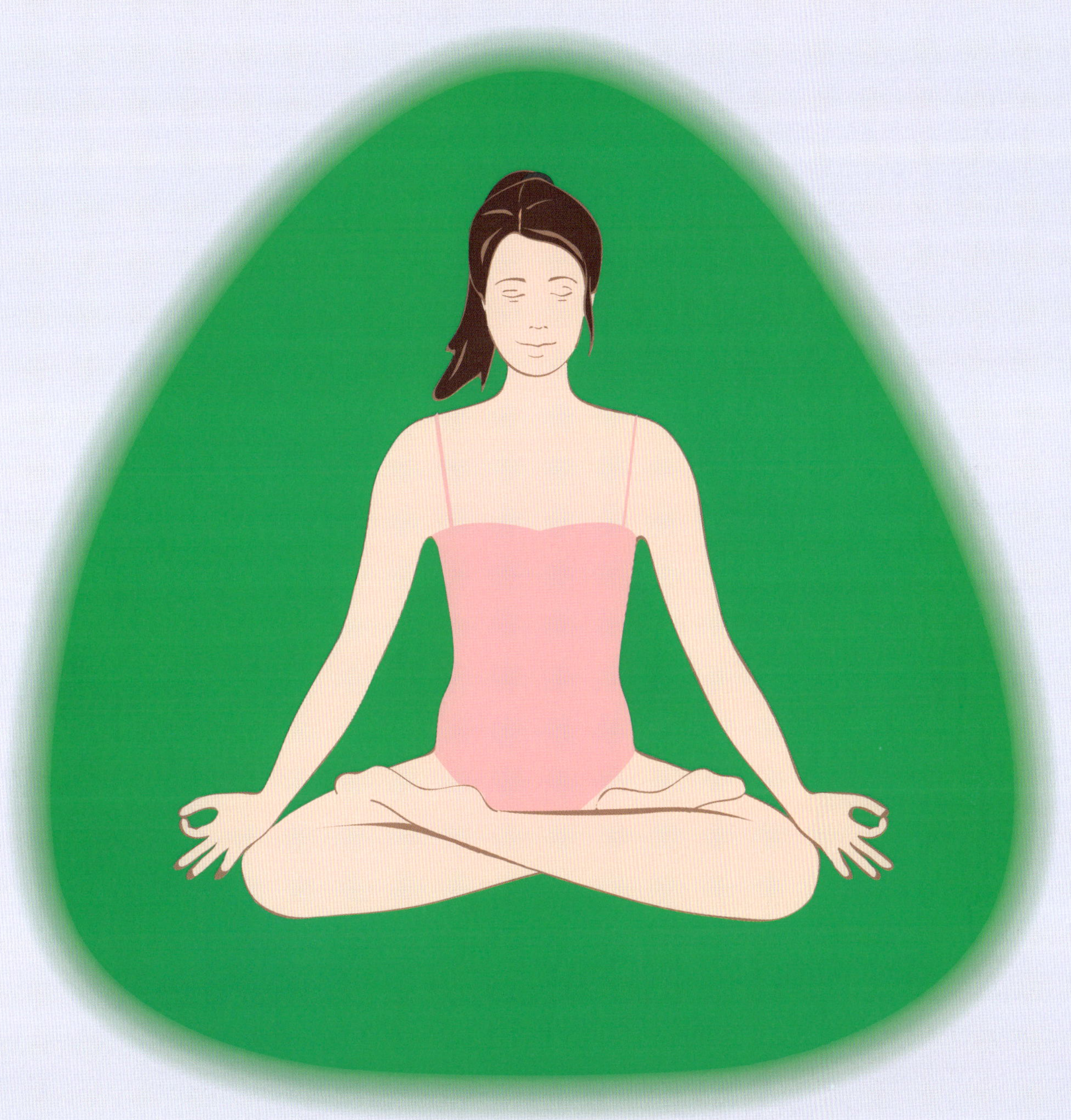

Vijnanamaya Kosha

Fünfte Auraschicht: Anandamaya Kosha

Die fünfte Ebene der Aura ist die »kausale Hülle«, die den Kausalleib begrenzt. Im Sanskrit wird die letzte sichtbare Hülle des Menschen *Anandamaya Kosha* genannt – was allerdings etwas ganz anderes als die westliche Bezeichnung bedeutet, nämlich »Körper der reinen Glückseligkeit«.

Beide Namen weisen auf unterschiedliche Aspekte dieser Ebene hin. »Kausalleib« oder »kausale Hülle« betont, dass hier die Verbindung zu den wahren Ursachen (Latein *causa*: Ursache) stattfindet. Die indische Bezeichnung als »Körper der reinen Glückseligkeit« bezieht sich dagegen auf die Gefühle der Freude und des überirdischen Glücks, die mit Erfahrungen auf dieser Ebene einhergehen.

Sehen wir etwas genauer hin, können wir erkennen, dass die beiden Namen doch nicht so verschieden sind, wie es auf den ersten Blick scheinen mag. Anandamaya Kosha ist der Grenzbereich, wo die irdische die göttliche Sphäre berührt. Dort ist der Quell der wahren Ursachen – und die Erkenntnis dieser wahren Ursachen ist untrennbar verbunden mit ekstatischen Glücksgefühlen.

Über den Kausalkörper werden also höhere Erkenntnisse vermittelt. Erste Erleuchtungserlebnisse sind Anzeichen dafür, dass der Kontakt zu Anandamaya Kosha hergestellt wurde. Solche Erlebnisse hat übrigens jeder Mensch. Wer verzückt Musik lauscht oder in völliger Selbstvergessenheit einen Sonnenuntergang betrachtet, ja auch ein Mathematiker, der einen kurzen Moment vollkommenen Glücks und ekstatischen Staunens erlebt, wenn er einen neuen Zusammenhang gefunden hat, berührt – wenn auch nur für einen Augenblick – mit seinem Bewusstsein die Sphäre der reinen Glückseligkeit. Bei Menschen auf dem spirituellen Weg werden diese Erlebnisse länger und häufiger. Das zeigt, dass sie immer mehr in Verbindung mit den höheren Energien gelangen.

Anandamaya Kosha bedarf keiner Behandlung. Für spirituelle Heiler ist diese Ebene jedoch von großer Bedeutung. Bei spirituell weit fortgeschrittenen Menschen kann sich die Kausalhülle meilenweit ausdehnen. Der Heiler kann dadurch auch die Aura von Menschen berühren und positiv beeinflussen, die sich nicht in seiner unmittelbaren Umgebung aufhalten. Fernheilungen und sogenannte übersinnliche Fähigkeiten hängen mit dieser Auraebene zusammen.

Die Kausalhülle wird nur dann als Schicht der Aura wahrgenommen, wenn sie bereits gut entwickelt ist – und auch das nur von spirituell fortgeschrittenen Menschen.

Anandamaya-Meditation

Die Anandamaya-Meditation entspricht bis auf Kleinigkeiten der Meditation für die vierte Aura-Schicht (siehe Seite 194). Auch hier sitzen wir, die Hände sind in der Dhyana Mudra.

- Alle Gedanken sind auf die Aura gerichtet. Beim Einatmen gehen Sie nun in Ihrer Vorstellung durch die ersten fünf Schichten der Aura. Beim Ausatmen verweilt die Vorstellung bei der fünften Aura-Schicht, Anandamaya-Kosha, die den Körper wie eine Sphäre umgibt – allerdings ist sie viel ausgedehnter.

Die Meditation dauert mindestens 20 Minuten.

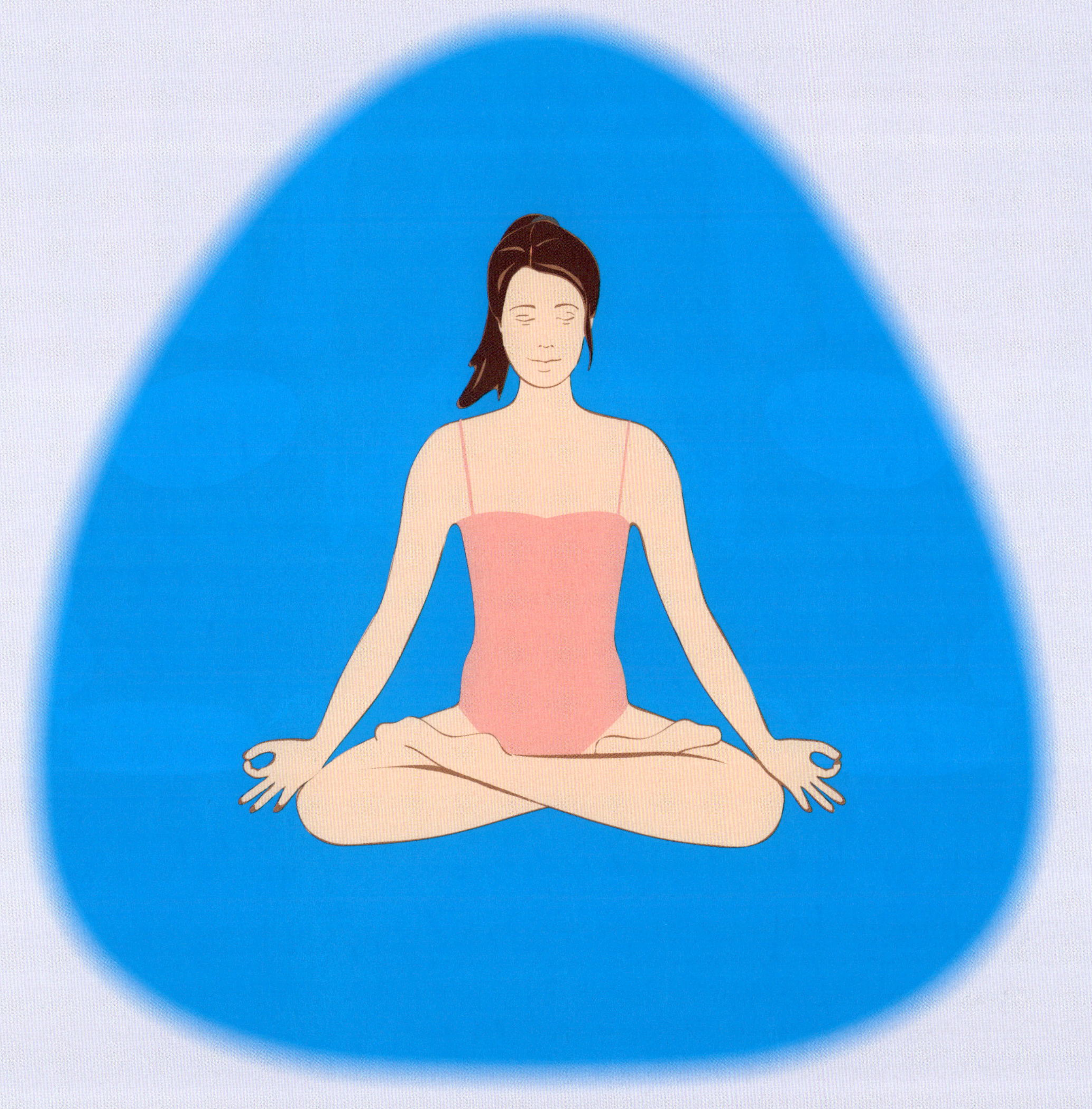

Anandamaya Kosha

Sechste Auraschicht: Jiva

Die sechste Ebene der Aura wird als die »Seelenhülle« bezeichnet. Im Sanskrit heißt sie *Jiva*, was »individuelle Seele« bedeutet.

Das bedarf wohl einer Erklärung, da in der westlichen Vorstellung die Seele immer eine individuelle Seele ist – eine Wesenheit, die der Träger der wahren, reinen Persönlichkeit eines Menschen ist und die höchste Form, oder die eigentliche Form, des Menschen darstellt. Diese Seele lebt fort und weilt nach dem Verlassen der irdischen Hülle in der jenseitigen Welt.

In der östlichen Philosophie und Religion wird das etwas anders gesehen. Jiva (im Hinduismus auch *atman*), die individuelle Seele, ist, wie im Westen, die Essenz der Persönlichkeit, in der jedoch noch die Unterschiede vorhanden sind, die jeden Menschen einmalig machen. Hierbei handelt es sich zwar nicht mehr um trennende Unterschiede wie auf den niedrigeren Ebenen. Jiva ist in der indischen Spiritualität aber noch nicht die höchste Manifestation der feinstofflichen Energie. Auf der höchsten Ebene sind alle Unterschiede verschwunden und die Seele ist eins mit Gott, dem Kosmos oder dem All-Einen.

Das Bewusstwerden von Jiva kennzeichnet spirituelle Lehrer, welche die Illusion der materiellen Welt nahezu überwunden haben.

Bei Jiva kann man nicht mehr von einer konkreten Ausdehnung sprechen. Für Jiva ist der Raum nur eine Illusion. Erleuchtete können die Seelenhülle in tiefer Meditation als inneres Licht oder kosmischen Urklang wahrnehmen. Diese Wahrnehmungen (Licht, Klang) sind wesensmäßig völlig verschieden von den entsprechenden physikalischen und selbst den niedrigeren feinstofflichen Erscheinungen, die als Licht oder Klang wahrgenommen werden. Sie durchdringen das gesamte Sein.

Menschen, die in stetiger Verbindung mit Jiva sind, beginnen zu »leuchten«. Die tieferen Schichten der Aura werden angeregt und beginnen so stark zu strahlen, dass mitunter sogar spirituell völlig unerfahrene Menschen dies (wenn oft auch nur unbewusst) wahrnehmen können.

Jiva-Meditation

Die Jiva- und Mahajiva-Meditationen sind nur für wirklich Fortgeschrittene. Das Denken kommt hier völlig zur Ruhe und die individuelle Seele, Atman, tritt hervor. Die Aura beginnt zu leuchten.

- Die Haltung bei der Jiva-Meditation ist der Lotos-Sitz, die rechte Hand wird als Abhaya Mudra auf Schulterhöhe gehoben. Dabei weist die Hand ganz einfach mit geschlossen ausgestreckten Fingern und der Handfläche nach vorne.

Der Geist durchdringt bei dieser Meditation die Welt und ein unaussprechliches Gefühl der Freude durchdringt das gesamte Wesen.

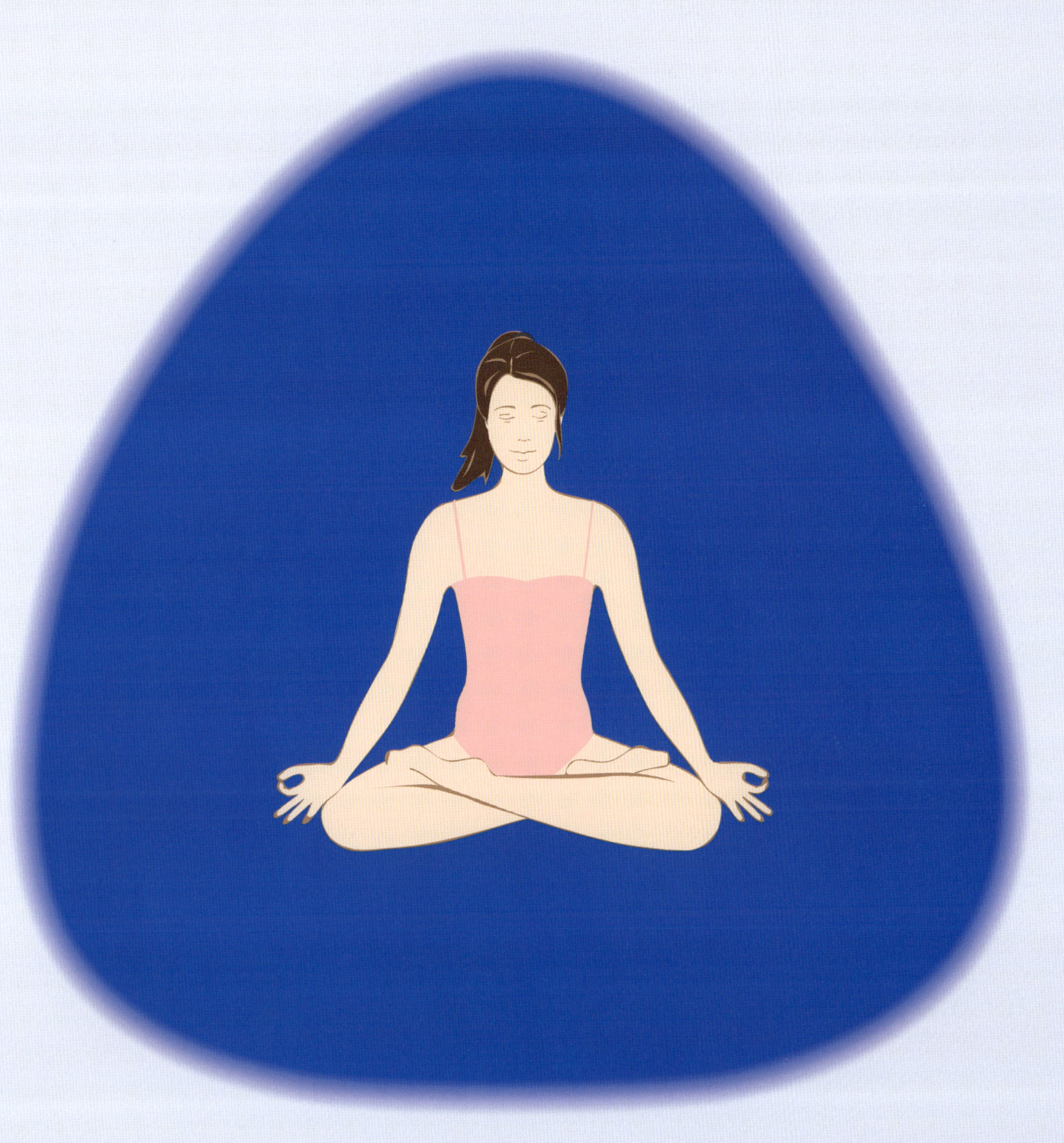

Jiva

Siebte Auraschicht: Maha-Jiva

Die höchste, siebte Ebene der Aura ist die Ebene des Kosmischen oder Göttlichen. Sie ist die Ebene des göttlichen Selbst. Ihre Qualität ist allgegenwärtiges Sein oder »Gott«. *Maha-Jiva* (im Hinduismus *brahman*) bedeutet »Große Seele«.

In Maha-Jiva sind alle Gegensätze aufgehoben. Zeit und Raum spielen keine Rolle mehr. Maha-Jiva ist allgegenwärtig und ewig.

Nur vollendete Erleuchtete und Heilige, wie Buddha oder Jesus Christus können diese Ebene direkt erfahren. Diese Erfahrung hebt sie über die Ebene des Menschlichen hinaus. Sie sind eins mit dem All-Einen. Auch vollkommen weltlich ausgerichtete, spirituell kaum entwickelte Menschen können das nahezu immer wahrnehmen: Die Verbindung mit Maha-Jiva durchdringt die gesamte Aura, alle Ebenen verschmelzen miteinander und werden eins. Die siebenschichtige Aura wird zu einem Lichtkörper. Ist das der Fall, wird die Aura (das heißt der daraus geborene Lichtkörper) auch für das grobstoffliche Auge sichtbar.

In der spirituellen Kunst aller Kulturen ist dieses Phänomen festgehalten: Heilige und Erleuchtete sind von einem deutlich sichtbaren Strahlenkranz umgeben. Die christlichen Heiligen, Jesus Christus, Buddha (siehe Abbildung rechts) sowie griechische und aztekische Gottheiten wurden mit einem solchen »Heiligenschein« dargestellt.

Der sichtbare Lichtleib manifestiert sich schon beim Kontakt zu Jiva. Zunächst beginnt der Bereich um das Sahasrara-Chakra (Kronenchakra) als Kranz (Nimbus) zu strahlen. Wird die Verbindung intensiver, wird der Strahlenkranz verdichtet – in der Kunst wird das meist als eine goldene Scheibe um den Kopf herum abgebildet (Aureole). Schließlich, bei erleuchteten Wesen, die in steter Verbindung zu Maha-Jiva stehen und die Verschmelzung der gesamten Aura erreicht haben, leuchtet der gesamte Körper (Gloriole).

Mahajiva-Mediation

Die Mahajiva-Meditation bedarf keiner Anleitung. Die, die bereit für diese höchste Form der Meditation sind, durchdringen Raum und Zeit. Ihre Aura wird in der Meditation zu einem strahlenden Lichtkörper.

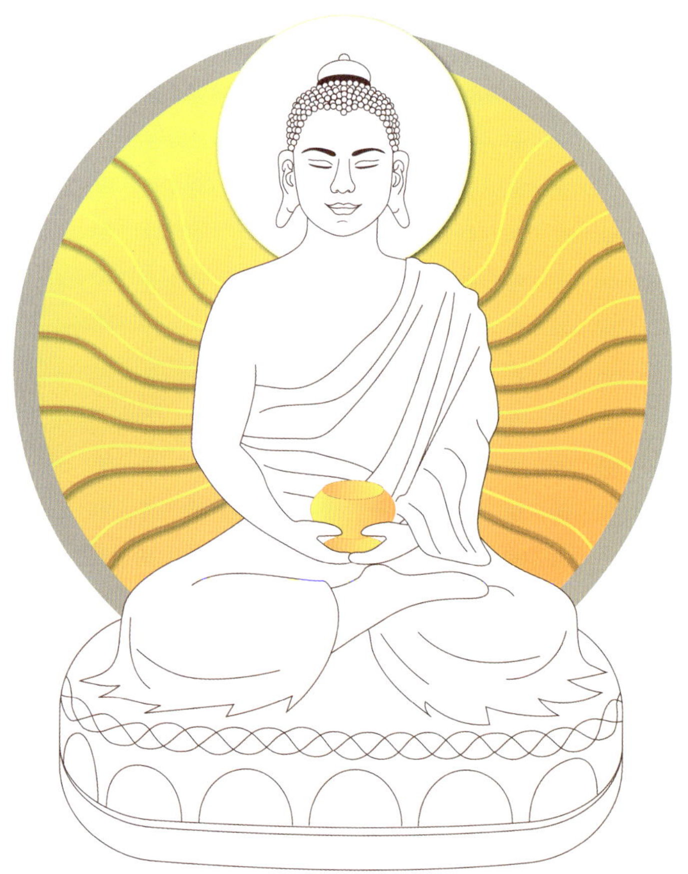

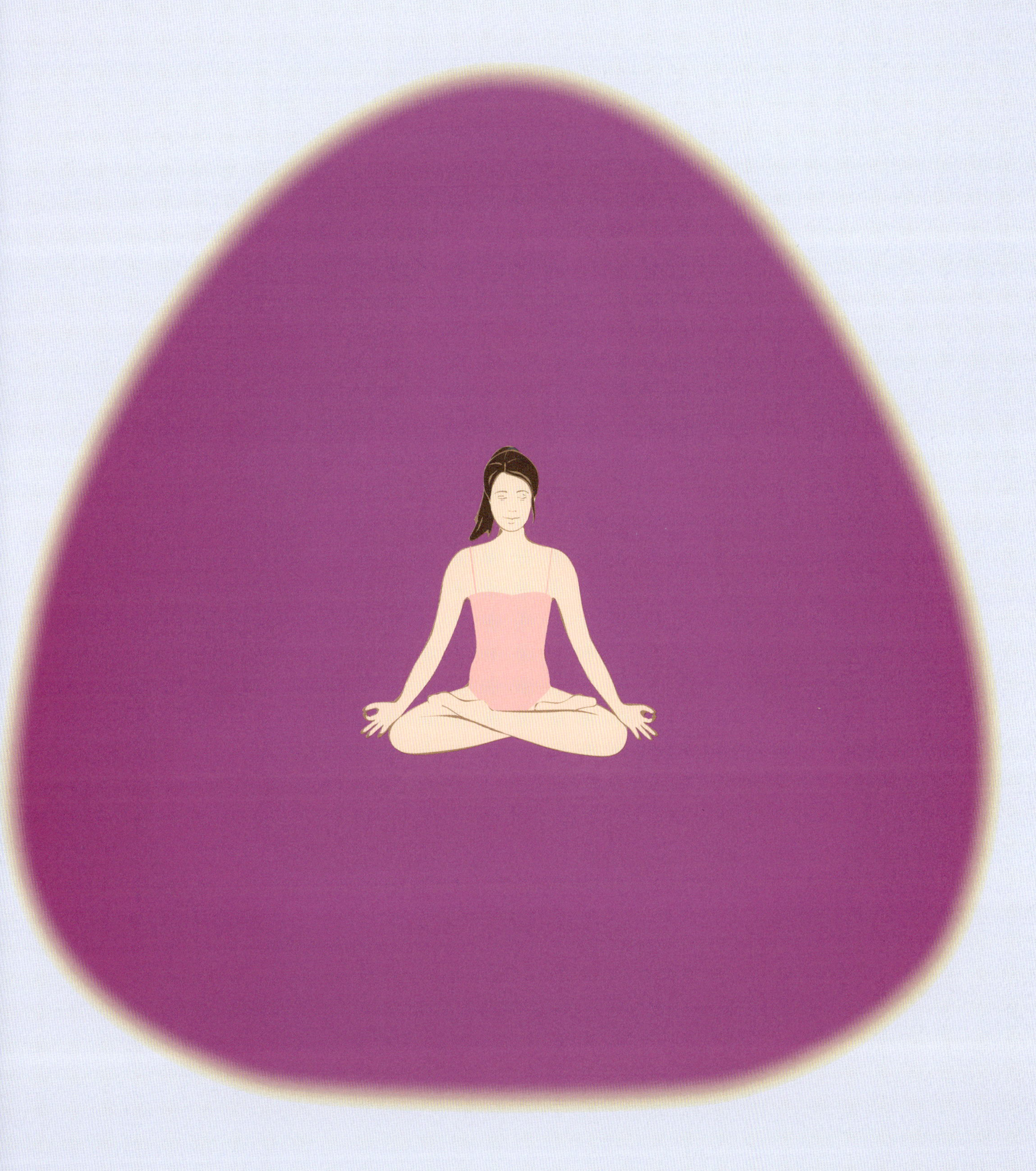

Maha Jiva

PRAXIS: Das Unsichtbare sehen – Die Aura wahrnehmen

Jeder Mensch hat eine Aura – und jeder Mensch kann sie wahrnehmen. Alle unsere Sinne können die Aura wahrnehmen. In Wirklichkeit nehmen wir die Aura anderer Wesen allerdings nicht mit unseren grobstofflichen Sinnen, sondern mit unserer eigenen Aura wahr. Für diese Wahrnehmungskategorie fehlen unserem Verstand jedoch die Worte – unser Gehirn »übersetzt« feinstoffliche Wahrnehmungen daher in sinnliche, die unserer alltäglichen Erfahrung näher stehen: Deshalb »sehen«, »hören«, »tasten« oder »fühlen« wir die Aura. Das ist auch der Grund dafür, dass es so viele unterschiedliche Vorstellungen über die Aura gibt und dass sich die Wahrnehmungen von Menschen, die die Aura »sehen«, oft stark unterscheiden.

Die Aura sehen

Das Sehen ist bei den allermeisten Menschen der wichtigste Sinn. Es heißt, dass das Auge der Spiegel der Seele ist: Das Sehen hat eine starke Verbindung zu den lichten Kräften. Die tiefste spirituelle Erfahrung heißt auch »Erleuchtung« – was ebenfalls darauf hinweist, wie wichtig das Sehen für uns ist.

Wenn man ernst nimmt, was Kinder erzählen, kann man erfahren, dass die Wahrnehmung der Aura eine ganz natürliche Fähigkeit ist. Kinder sehen sehr oft eine Aura. Die Fähigkeit, die viele Kinder noch haben, geht nie ganz verloren. Sie schläft nur. Auch Erwachsene sehen die Aura oft, ohne sie zu sehen: Das scheint paradox, aber es stimmt tatsächlich! So sehen viele Menschen beispielsweise Gutes oder Böses im Gesicht eines Menschen – wenn man sie dann aber fragt, was das denn genau ist, was sie da sehen, welche Merkmale das Gute oder Böse ausmachen, können sie es nicht benennen. Kein Wunder, denn in Wirklichkeit ist es die Aura, die sie unbewusst wahrnehmen!

Grundübung zum Sehen der Aura

In der folgenden Übung versuchen Sie, eine Aura an einem Lebewesen zu erkennen. Es ist am besten, dabei mit einer Pflanze zu beginnen – aus dem einfachen Grund, dass ein Haustier oder selbst ein guter Freund kaum die Geduld aufbringt, von Ihnen als Übungsobjekt eingesetzt zu werden.

Am vorteilhaftesten ist es, wenn Sie eine Zimmerpflanze nehmen, mit der Sie gut vertraut sind und die völlig gesund ist.

- Platzieren Sie die Pflanze so, dass Sie sie in einer entspannten Haltung betrachten können. Der Abstand sollte zwischen einem und drei Metern betragen.
- Machen Sie sich bewusst, dass die Pflanze ein Lebewesen ist und nicht ein Objekt.
- Sehen Sie die Pflanze an. Sie haben schon gelernt, zu fokussieren und zu defokussieren. Tun Sie das auch jetzt. Beobachten Sie entspannt, ob Sie einen Schimmer um die Blätter herum wahrnehmen. Versuchen Sie weder, diese Wahrnehmung zu erzwingen, wenn Sie nichts sehen, noch sie »nachzuprüfen«, indem Sie genau hinsehen, wenn Sie tatsächlich meinen, die Aura zu sehen.
- Wenn Sie eine Aura-Wahrnehmung haben, bleiben Sie eine Weile dabei und wecken das Gefühl der Dankbarkeit und Freude.

Üben Sie möglichst täglich 10 bis 30 Minuten lang. Bleiben Sie geduldig, wenn Sie bei den ersten Versuchen noch nichts erkennen!

Die Aura ertasten

Mit den Händen begreifen wir die Dinge – oft schneller als mit unserem Verstand. Heiler setzen fast immer ihre Hände zum Heilen ein. In den Linien der Hand, heißt es, zeigt sich das Leben. Wenn wir fein-fühlig sind, können wir die Aura mit den Händen sofort spüren. Vielen Menschen gelingt das ohne Vorbereitung. Sie fühlen ein Energiefeld, auch wenn sie sich nicht bewusst darüber sind, dass es sich um die Aura handelt, die sie fühlen. Im Gegensatz zu den Augen lassen sich unsere Hände nicht so leicht täuschen.

Grundübung zum Ertasten der Aura

Die Handchakras (siehe Abbildung unten) gehören zwar nicht zu den Haupt-Chakras, doch sie spielen eine große Rolle bei der Heilung und natürlich auch bei der Tastwahrnehmung der Aura. Die Chakras in den Händen sind kleine Bewusstseinszentren, in denen die Energie besonders konzentriert ist. Indem wir uns unserer Handchakras bewusst werden, beginnen wir bereits, heilende Kräfte zu entwickeln. Menschen, die die Fähigkeit haben, andere zu heilen, haben meist sehr gut entwickelte Handchakras. Damit Sie beginnen können, die Aura mit den Händen zu spüren, ist es nötig, das Gefühl für den Energiefluss in den Händen zu aktivieren.

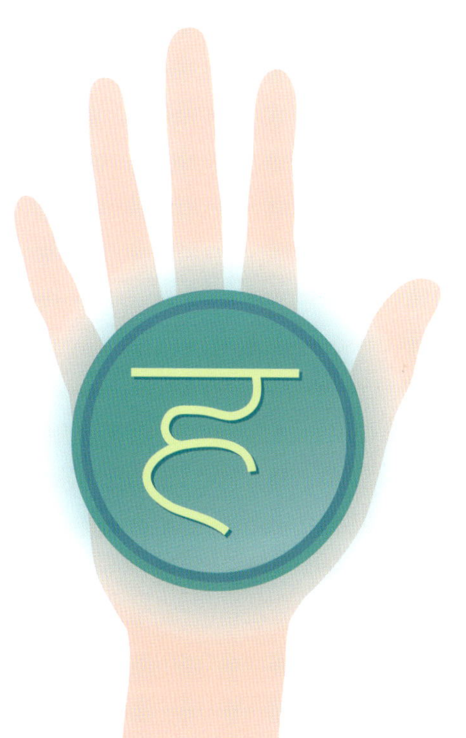

Sie sollten zu diesem Zeitpunkt noch nicht versuchen, die Aura eines anderen Menschen zu ertasten – das erfordert eine vorherige Schutzübung für die Aura (siehe Seite 204).

- Stellen Sie eine Pflanze so vor sich hin, dass Sie Ihre Hände über die Pflanze halten können, ohne die Arme zu strecken.
- Bewegen Sie Ihre Hände an der Pflanze entlang. Achten Sie genau auf Ihre Wahrnehmungen.
- Oft ist es anfangs leichter, wenn Sie die Augen schließen. Meist sind Sie dann eher in der Lage, die subtilen Schwingungen zu spüren.

Wenn Sie bereits bei einer Pflanze die Aura ertasten können, wird es Ihnen bei einem Tier und erst recht bei Menschen sicherlich gelingen. Denn die Energien sind stärker – und die menschliche Aura ist weiter ausgedehnt, als die einer Pflanze.

Es gibt einen guten Grund dafür, dass Sie nicht gleich damit beginnen sollten, das Aura-Ertasten bei Menschen zu üben: Der wechselseitige Energieaustausch kann, solange Sie nicht erfahren im Umgang mit den feinstofflichen Energien sind, Probleme mit sich bringen. Viele Menschen, die mit Massage behandeln, haben schon erfahren, wie sich bei einer Behandlung negative Energien auf sie übertragen haben. Und natürlich ist es auch

Eine einfache Schutzübung für die Aura

Diese Schutzübung blockiert den Energiefluss nicht, sondern filtert ihn nur, sodass keine negativen Energien versehentlich übertragen werden.

- Stellen Sie sich mit leicht gebeugten Knien und geradem Rücken hin.
- Strecken Sie die Arme seitlich aus, sodass die Arme parallel zum Boden sind. Die Handflächen weisen dabei nach oben (siehe Abbildung links unten).
- Atmen Sie ein und heben Sie die Arme wenige Zentimeter. Beim Ausatmen wenden Sie die Handflächen nach unten und senken die Arme mit einer schnellen Bewegung um einige Zentimeter (siehe Abbildung rechts unten). Beim Einatmen drehen Sie die Hände wieder nach oben und heben die Arme.
- Führen Sie diese Bewegung siebenmal aus.
- Führen Sie Ihre Hände zum Anahata-Chakra (Herzchakra) und lassen Sie sie dort für drei Atemzüge liegen. Konzentrieren Sie sich dabei auf die Kraft der universellen Liebe, die vom Herzchakra aus in Ihren ganzen Körper strömt.
- Wiederholen Sie die gesamte Übung dreimal.
- Ihre Aura ist nun gegen negative Einflüsse geschützt.

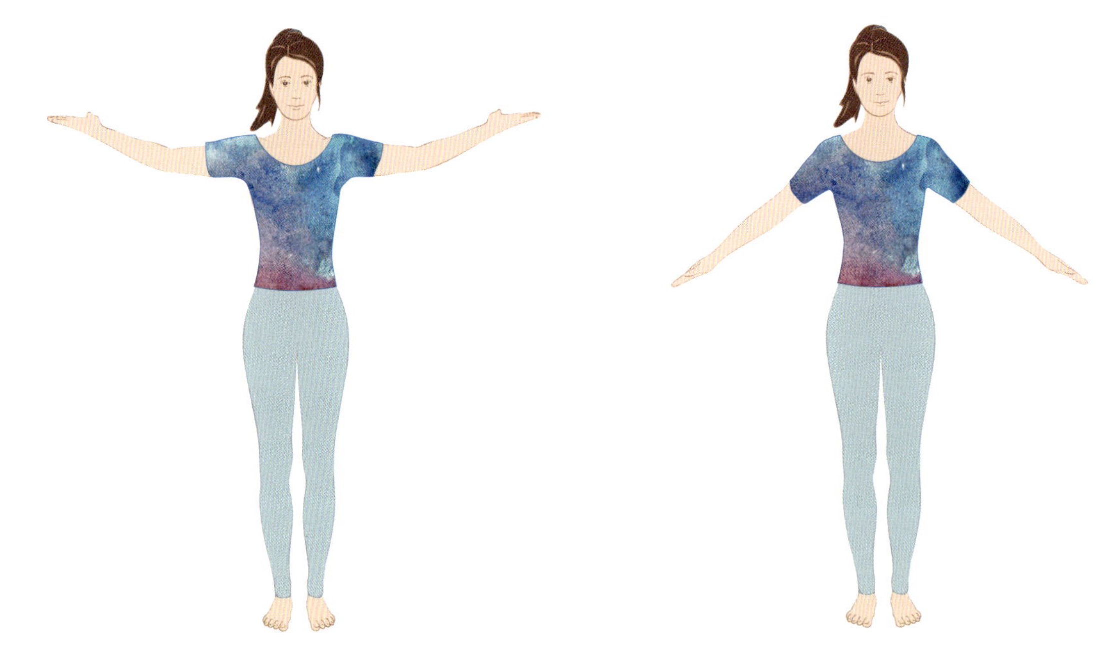

umgekehrt möglich, dass wenn Sie mit unbewältigten Problemen zu tun haben und sich schlecht fühlen, Sie jemand anderen mit negativen Energien überfluten. Deshalb möchten wir Ihnen eine einfache, aber effektive Aura-Schutzübung vorstellen.

Aura-Ertasten als Partnerübung

Diese Übung haben sie bereits mit einer Pflanze ausgeführt. Ihre Erfahrungen dabei werden sich jedoch deutlich unterscheiden: Die Aura eines Menschen ist viel interessanter und vielschichtiger.

- Ihr Partner liegt auf einer Decke oder einer Liege; Sie knien, sitzen oder stehen neben ihm, sodass Sie Ihre Hände über seinen Körper führen können, ohne sich zu verspannen.
- Bitten Sie Ihren Partner, die Augen zu schließen und sich zu entspannen. Schließen auch Sie die Augen und befreien Sie sich so weit wie möglich von Alltagsgedanken. Lassen Sie Ihren Geist ruhig und still werden. Konzentrieren Sie sich ganz auf Ihren Partner.
- Halten Sie Ihre Hände über die Körpermitte Ihres Partners und senken Sie sie langsam, bis Sie die Energie der Aura spüren.
- Bewegen Sie Ihre Hände aufmerksam über den Körper Ihres Partners. Bleiben Sie innerlich mit ihm in spiritueller Verbindung. Achten Sie genau auf Ihre Wahrnehmungen.
- Bitten Sie Ihren Partner, Ihnen seine Empfindungen mitzuteilen. In aller Regel wird das »Aura-Streicheln« als sehr angenehm empfunden.

Alle Sinne öffnen – Die Aura lesen

Jeder Mensch ist einzigartig. Auch seine Wahrnehmung ist ganz individuell.

Warum soll man sich überhaupt auf einen Sinn beschränken? Anfangs ist es für die meisten Menschen am einfachsten, sich auf ihren Leitsinn zu konzentrieren.

Auf Dauer ist das jedoch nicht nötig. Im Gegenteil: Je mehr Sinne Sie einsetzen können, um feinstoffliche Phänomene zu erfahren, desto besser. Je mehr Erfahrung Sie mit dem Wahrnehmen der Aura haben, desto eher werden diese Wahrnehmungen synästhetisch sein: Sie werden die Farben der Aura als Klänge hören, Sie werden die Aura ertasten und Farben sehen, Sie werden die Aura mit dem Herzen empfinden und alle Wahrnehmungen gleichzeitig haben. Lassen Sie sich nicht verwirren. Bleiben Sie einfach offen und genießen Sie das Wunder Ihrer neuen Fähigkeiten.

Nachdem wir uns mit der Wahrnehmung feinstofflicher Schwingungen beschäftigt haben, geht es nun um das Verstehen des Wahrgenommenen.

Dass Sie die Aura wahrnehmen können, ist natürlich Voraussetzung für das Verstehen. Der Intuition

Farbe	Aura-Ebene	Bedeutung, Thema, Problem
Rot	Anamaya Kosha	Lebenskraft, Ernährung, Verwurzelung
Orange	Pranamaya Kosha	Vitalfunktionen, wie Kreislauf und Atmung, Lebenswille
Gelb	Manomaya Kosha	Psyche, Ich, Gefühle, Denken, Sinneswahrnehmungen
Grün	Vijnanamaya Kosha	Kreativität, Intuition, Spiritualität
Hellblau	Anandamaya Kosha	Berührungsebene des Irdischen und des Göttlichen
Dunkelblau	Jiva	individuelle Seele
Violett	Maha-Jiva	göttliche Seele

zu folgen hat einige Vorteile. Unser Geist kann unsere Wahrnehmungen richtig interpretieren und ihre Bedeutungen ausmachen. Doch oft ist es leider auch so, dass uns unsere Intuition verwirrt, oder dass wir keinen guten Zugang zu ihr haben. Mit den »Wegweisern« in diesem Kapitel wird es hoffentlich etwas leichter für Sie, Ihre Aura-Wahrnehmungen einzuordnen.

Aura-Sehen

Wie wir bei den Porträts der sieben Auraschichten bereits gesehen haben, sind diese unterschiedlich gefärbt und diese Farbzuordnung ist nicht etwa zufällig. Die Farben werden ungefähr der Reihenfolge der Farben des sichtbaren Lichtspektrums entsprechen. Dabei wird eine niedrigere Schwingung der Aura in aller Regel auch als eine entsprechend niedrigere Schwingung des sichtbaren Lichtes wahrgenommen.

Sie werden im Folgenden etwas über die Bedeutung von Farben, von Bewegungen und Formen der Aura erfahren. Das alles sind jedoch nicht Bedeutungen, die wie aus einem Lexikon abgelesen werden können – es sind vielmehr Anhaltspunkte für Ihre Intuition.

Sie können – und Sie werden! – spüren, ob eine bestimmte Interpretation im Einzelfall zutreffend ist, oder nicht.

Farben

Je mehr Rot sie sehen, desto mehr geht es um die grundlegenden Vitalfunktionen, das Grobstoffliche, die Grundlagen des Lebens. Wenn Sie mehr Blau oder Weiß sehen, geht es um höhere spirituelle Bereiche.

Schwarz und Weiß

Eine ziemlich häufig anzutreffende Wahrnehmung beim Aura-Sehen sind schwarze oder/und weiße Stellen an bestimmten Stellen der Aura. Diese Orte sind wichtig, insbesondere für die Aura-Diagnose und -Heilung. Obwohl sie so wichtig sind, werden sie doch häufig falsch interpretiert.

Schwarz kann manchmal negativ sein. Seine eigentliche Bedeutung ist aber Ruhe, Stille, Inaktivität. So kann mitunter die Aura bei Meditierenden schwarze Stellen aufweisen – insbesondere die ersten beiden Schichten sind davon betroffen, wenn die ganze Energie auf höhere Schwingungsebenen eingestimmt wird.

Schwarz weist also auf inaktive Orte im Ätherleib hin. Inaktivität ist aber an sich noch nicht problematisch. Erst wenn die Inaktivität dominiert oder im Bereich eines Chakras zu finden ist, kann man davon ausgehen, dass ein Problem, eine Fehlentwicklung oder eine Blockade vorliegt.

Ähnliches gilt für die Wahrnehmung weißer Teile der Aura. Weiß kann manchmal positiv sein; die Aura strahlt bei Erleuchteten weiß oder golden.

	Schwarze Teile der Aura	Weiße Teile der Aura
Allgemein	Inaktivität, Ruhe	Aktivität, Bewegung
Körperliche Probleme	Unterfunktion, Tumor	Überfunktion, Entzündung
Seelische Probleme	Depression, Stillstand	Verwirrung, Hyperaktivität
Über Chakra	Blockade	Überbetonung
Energetisches Potenzial	Energiebedarf	Energieüberschuss
Dominierend	Krise	Erleuchtung

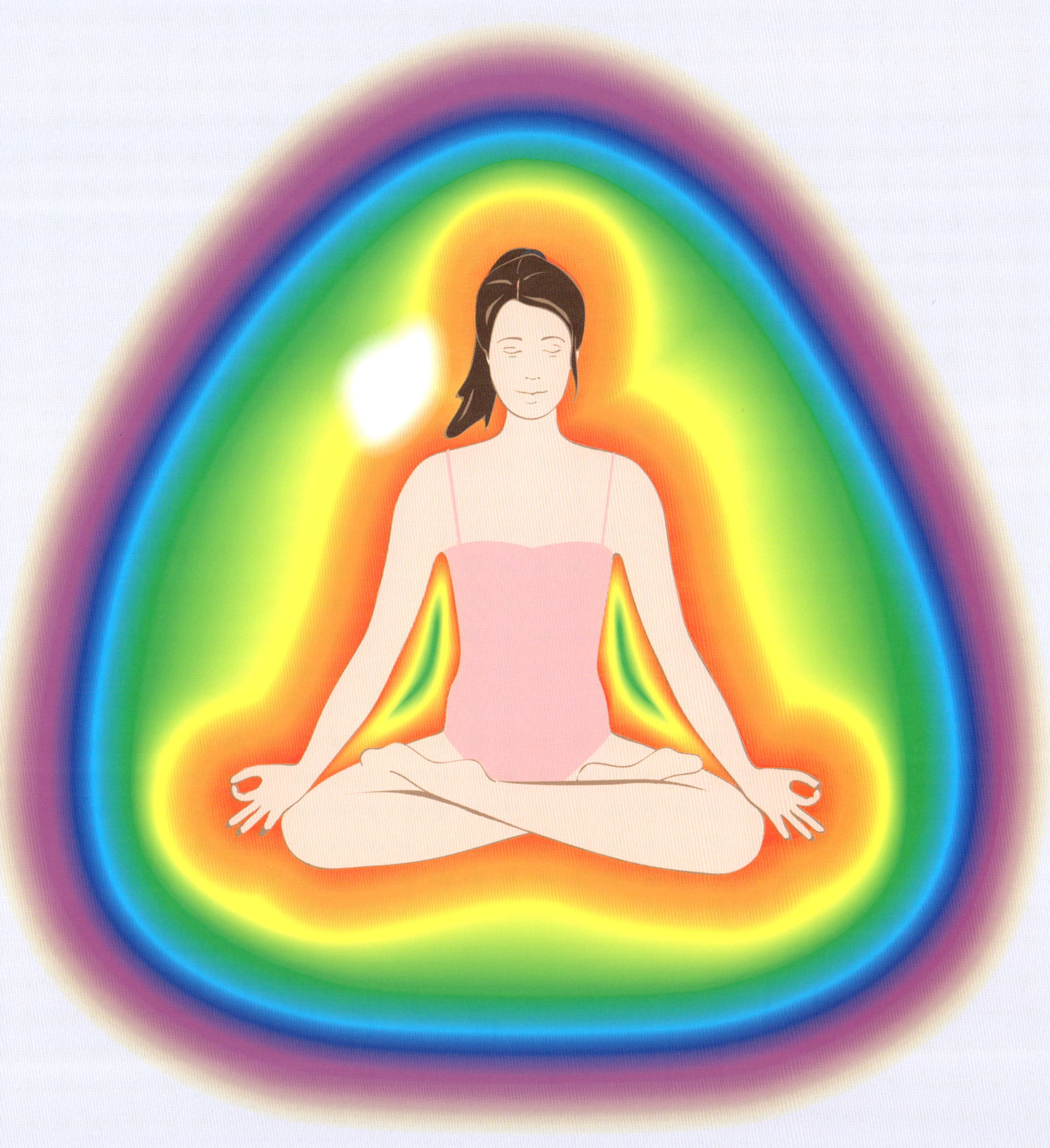

Die Aura kann, wie hier abgebildet, weiße aber auch schwarze Flecken aufweisen. Diese weisen auf einen Energieüberschuss (Weiß) oder Energiebedarf (Schwarz) hin.

Schichtübergang	Bedeutung
klar getrennte Schichten	spirituelle Klarheit
stufenloser Übergang	spiritueller Fortschritt
verschwommener Übergang	spirituelle Suche

Doch einzelne weiße Stellen bedeuten oft eher Aufruhr, hektische Aktivität, Durcheinander. In Krisenzeiten – seelischer wie körperlicher Art – ist die Energie an den betroffenen Stellen überaktiv.

Unreinheiten der Aura

Eine Aura, die als klar und rein wahrgenommen wird, stellt Sie vor keine Herausforderungen. Wenn Sie allerdings in der Lage sind, Einzelheiten der Aura zu erkennen, werden Sie häufig »Flecken« oder »Unreinheiten« erkennen können.

Wenn Menschen beginnen, die Aura zu sehen, sind sie meist von solchen Wahrnehmungen beunruhigt. Wir sollten aber immer im Auge behalten, dass eine vollkommene Aura so selten ist wie vollkommene Menschen.

Dennoch haben Verfärbungen und Flecken natürlich eine Bedeutung. Wenn Sie Farbflecken, schwarze oder weiße Stellen in der Aura sehen, bleiben Sie gelassen und folgen Sie Ihrer Intuition. Ihr Gefühl sagt Ihnen dann meist schnell, was Ihre Wahrnehmung bedeutet.

Ist Ihnen die Verfärbung unangenehm? Was löst die Wahrnehmung bei Ihnen aus? Und: Kommt das unangenehme Gefühl wirklich von der Aura des anderen Menschen oder hat es seine Wurzel in Ihnen selbst? Das sind wichtige Fragen, die das meiste klären.

Es gibt auch Fälle, bei denen es sich nicht um eine bloße »Unreinheit« handelt, sondern wo die Aura ein »schwarzes Loch« hat – eine Stelle, die Energie von anderen Menschen raubt. Meist ist diese Stelle von anderen, stark strahlenden Teilen der Aura überdeckt. Wenn Sie eine solche Aura mit sehr starken Strahlungsunterschieden erkennen, werden Sie wahrscheinlich eine unheimliche Anziehungskraft spüren, die von diesem Menschen ausgeht. Wenn Sie die Aura solcher Menschen wahrnehmen können, wird es Ihnen leichter fallen, sich vor solchen »Energievampiren« zu hüten.

Behalten Sie stets die *ganze* Aura, den *ganzen* Menschen im Auge, auch wenn Sie Einzelheiten beurteilen wollen.

Übergänge und Fluktuationen

Wenn Sie verschiedene Schichten wahrnehmen können, lohnt es sich, auf die Übergänge zwischen den Schichten zu achten. Es gibt drei Stufen:

1. Auf der ersten Stufe erscheinen die Übergänge zwischen den Schichten der Aura verschwommen. Es ist keine klare Grenze zwischen den Schichten festzustellen.
2. Wenn die Energien einigermaßen ungestört fließen, werden die Schichten des Ätherleibes deutlicher sichtbar.
3. Auf der dritten Stufe, wenn das Energiesystem frei von Blockaden und Störungen ist und ein Mensch auf dem spirituellen Weg voranschreitet, werden die Übergänge fließend, eine Ebene geht nahtlos in die andere über, wie die Farben des Regenbogens.

Es gehört zu einer Aura, dass sie lebt – und das bedeutet, dass sie ständig in Bewegung ist. Abweichungen weisen meist auf Probleme hin:

- Keine wahrnehmbare Bewegung innerhalb der Aura: bei schweren körperlichen Krankheiten, die alle Energien nach innen ziehen, sowie bei schweren Depressionen
- Starke Bewegung, die eine oder sogar mehrere Aura-Schichten umfasst: körperliche, seelische oder spirituelle Krisen
- Ein Pulsieren der Aura: meist kurz vor einer wichtigen seelischen Entwicklung

Alle diese Phänomene müssen nicht die ganze Aura betreffen, sondern können auch an bestimmten Stellen auftreten – was Ihnen wiederum einen Hinweis auf die tieferen Ursachen geben kann.

PRAXIS: Aura-Heilung

Sie können lernen, Schäden, die in der Aura sichtbar werden, durch Energie auszugleichen, die Energie zu verteilen, negative Energien abzuleiten und den Energiefluss anzuregen. Wenn Sie daran gehen, die Aura anderer Menschen positiv zu beeinflussen, setzt das voraus, dass Sie Ihre eigene Aura bis zu einem gewissen Grad entwickelt haben. Und es bedarf der Fähigkeit, die Aura deutlich wahrzunehmen. Ebenso wichtig aber ist, dass Sie immer mit Verantwortungsbewusstsein handeln.

Harmonisierende Aura-Massage

Diese traditionelle Methode hilft ihnen, die Aura Ihres Partners zu harmonisieren. Ohne dass Sie sich dabei allzu viele Gedanken machen sollten, folgen Sie einfach den unten beschriebenen Schritten. Durch die Aura-Massage führen Sie ganz von selbst an den Stellen Energie zu, die Energie brauchen und lösen Blockaden an Stellen, an denen sich Energien zu sehr verdichtet haben.

- Bitten Sie Ihren Partner, sich auf den Rücken zu legen. Bitten Sie ihn dann, die Augen zu schließen, entspannt zu atmen und alle Gedanken und Sorgen loszulassen.
- Legen Sie Ihre linke Hand auf Ihr Herzchakra, also in die Mitte Ihrer Brust. Halten Sie die rechte Handfläche über die Stirn Ihres Partners.

Während der ganzen Behandlung bleibt Ihre rechte, aktive Hand in einem kleinen Abstand zum Körper Ihres Partners. Sie berühren Ihren Partner also nicht körperlich. Die Entfernung zwischen Ihrer Handfläche und dem Körper Ihres Partners kann zwischen zwei und zwanzig Zentimeter betragen. Sie werden ganz von selbst spüren, an welchen Stellen Sie näher heran müssen und an welchen Sie den Abstand vergrößern können, ohne dass der Kontakt zur Aura verloren geht.

Sie streichen nun langsam und achtsam mit kreisenden Bewegungen über die Aura Ihres Partners – vom Kopf bis zu den Füßen.

Wenn Sie irgendwo Blockaden oder Energiemangel in der Aura spüren, streichen Sie dort mit Ihrer Handfläche einige Male kreisend auf und ab.

Aurareinigung durch das Mantra OM

Traditionell werden im Yoga Mantras – Urlaute mit heilenden Schwingungen – benutzt. Durch die Silbe OM können Sie Ihre eigene Aura oder die Ihres Partners am schnellsten von negativen Energien befreien. Setzen Sie sich in ein bis zwei Meter Entfernung zu Ihrem Partner. Beide sollten die Augen schließen und sich entspannen. Lassen Sie dann mit jedem Ausatmen ein weiches, lang gezogenes und eher leise gesungenes »OOOMMM« erklingen. Wiederholen Sie dies mindestens 14-mal. Stellen Sie sich dabei vor, wie Sie den »OM-Klang« direkt in die Aura Ihres Partners schicken und wie Energieblockaden dadurch sanft aufgelöst werden.

Aurabehandlung mit der Klangschale

Neben der eigenen Stimme können auch Klangschalen wertvolle Dienste leisten, um die Aura positiv zu beeinflussen. Die über dem Grundton schwingenden Obertöne können das Energiesystem tief greifend transformieren.

Klangschalen erzeugen lange, meditative Töne, die nur langsam verklingen und sich optimal für heilsame Klangmassagen eignen. Mit Klangschalen erzeugen Sie sanfte Vibrationen, die Muskeln, Gelenke und Organe anregen und die Aura reinigen.

Bitten Sie Ihren Partner, sich entspannt auf den Rücken zu legen und die Augen zu schließen. Stellen Sie die Klangschale auf Ihre linke Handfläche. Die Finger sollten ausgestreckt sein und nicht um die Schale greifen, da sich der Klang sonst nicht entfalten kann. Halten Sie die Schale mindestens einen Meter über den Körper Ihres Partners.

Um seine Aura zu reinigen, lassen Sie die Schale über fünf verschiedenen Körperstellen erklingen. Schlagen Sie sie mit dem Schlägel an und warten Sie nach dem Anschlagen etwa 30 Sekunden, bis der Ton vollkommen ausgeklungen ist und wiederholen Sie das über jeder Stelle dreimal.

- Über den Füßen
- Über den Knien
- Über dem Bauchnabel
- Über dem Herzen
- Über der Stirn – vergrößern Sie den Abstand auf mindestens eineinhalb Meter und schlagen Sie die Schale über dem Kopf deutlich leiser an.

Lassen Sie Ihrem Partner etwas Zeit, um den Wirkungen der Klangmassage auf seine Aura nachzuspüren. Der positive Nebeneffekt besteht bei dieser Technik darin, dass Sie auch Ihre eigene Aura reinigen. Beobachten Sie daher auch selbst, was sich bei Ihnen verändert hat.

Aura-Heilung im Alltag

Pflanzen

Schon bei den Grundübungen zur Aura-Wahrnehmung haben Sie mit Pflanzen gearbeitet (siehe Seite 202). Vertiefen Sie diese Übungen und »kommunizieren« Sie mit den Pflanzen in Ihrer Wohnung, Ihrem Garten oder in der freien Natur.

Sind Ihre Zimmerpflanzen kränklich und unterentwickelt? Vielleicht denken Sie, dass es ein Mangel an Licht oder Dünger ist. Möglicherweise haben Sie recht – testen Sie es! Beobachten Sie die Aura der Pflanzen, wenn Sie sie an einen anderen Ort bringen. Sehen Sie, was geschieht, wenn Sie Dünger in die Nähe der Pflanze bringen. Oder gehen Sie ganz direkt an die Sache heran und behandeln Sie die Aura einer kränklich wirkenden Pflanze – oft hilft das mehr als Dünger oder Ortswechsel! Am besten aber ist natürlich, wenn Sie sich für die Bedürfnisse der Pflanze ganz öffnen und genau das tun, was sie braucht …

Tiere

Die Aura eines Tieres ist meist deutlich aktiver als die einer Pflanze. Daher gelingt es viel leichter, sich in einen Hund einzufühlen als in eine Blume.

Die meisten Menschen haben eine gute Beziehung zu ihren Haustieren. Umso mehr sind sie dann ratlos und verzweifelt, wenn sich die Tiere auf eine unerwartete Art und Weise verhalten oder krank werden.

Nutzen Sie Ihre Fähigkeiten zum Aura-Lesen auch hier. Sehen Sie sich einmal die Aura an. Vielleicht werden Sie erkennen, was nicht stimmt.

Legen Sie beim Aura-Lesen Ihre linke Hand auf Ihr Nabelchakra, dann werden Sie noch deutlicher spüren können, welches Bedürfnis Ihr Tier hat. Und natürlich können Sie auch seine Aura direkt behandeln.

Wenn Sie ein Tier besitzen, haben Sie eine Verantwortung übernommen. Tun Sie alles, um dieser Verantwortung für ein anderes Lebewesen gerecht zu werden.

Babys

Eine noch viel größere Verantwortung haben Sie natürlich für Ihr Kind. Mütter sind in der Regel recht gut darin, die Bedürfnisse ihres Babys zu erkennen – sie nehmen seine Aura unbewusst wahr. Und schließlich haben sich die Auras ja auch schon einige Monate vor der Geburt gegenseitig durchdrungen.

Selbst der besten und liebevollsten Mutter passiert es jedoch manchmal, dass sie einfach nicht weiß, was ihrem Kind fehlt. Wenn es dann nicht die naheliegendsten Dinge sind, wie der Wunsch nach Zuwendung, Nahrung oder Wärme und auch nicht gerade die ersten Zähnchen kommen, kann schon einmal verzweifelte Ratlosigkeit aufkommen.

Wenn Sie regelmäßig auf die Aura Ihres Kindes achten, werden Sie kaum jemals ratlos bleiben. Sie können an der Aura Ihres Kindes ablesen, welche Bedürfnisse gerade am dringendsten sind und angemessen darauf eingehen.

Schon ganz kleine Babys haben oft mit seelischen Schwierigkeiten zu kämpfen – meist sind es Ängste. Angst tritt schnell auf, wenn die Mutter gerade nicht greifbar ist; und manchmal setzt sich eine solche Angst fest. Indem Sie die Aura Ihres Kindes regelmäßig behandeln, sorgen Sie für ein gesundes körperliches und seelisches Wachstum.

Ihr Unbewusstes

Ihre Aura kann Dinge wahrnehmen, die Ihrem Bewusstsein nur nach längerer Prüfung zugänglich sind. Machen Sie sich das zunutze. Setzen Sie Ihren »Aura-Sensor« ein, und finden Sie heraus, was Ihnen guttut:

- Halten Sie Ihre linke Hand vor das Herzchakra, sodass Sie Ihre Aura gerade noch spüren.
- Legen Sie dann Ihre rechte Hand auf die linke und atmen Sie tief aus und ein, während Sie sich auf das Gefühl in Ihrer linken Hand konzentrieren.
- Ihre Hände sind nun als »Aura-Sensor« aktiviert. Bewegen Sie Ihre rechte Hand auf das zu, was Sie prüfen wollen. Achten Sie darauf, was Ihre linke Hand spürt: Wenn das Gefühl, Ihre Aura zu spüren, schwächer wird, verlieren Sie Energie – wenn die Kraft zunimmt, bekommen Sie Energie.

Prüfen Sie beispielsweise:

- Nahrungsmittel: welche Nahrung gibt Ihnen Energie und welche tut Ihnen nicht gut
- Kleidung: welche Stoffe und Kleidungsstücke unterstützen Ihre Persönlichkeit, welche Materialien tun Ihnen nicht gut
- Medikamente: kann Ihnen ein bestimmtes Medikament wirklich helfen oder sollten Sie mit Ihrem Arzt über ein alternatives Präparat sprechen

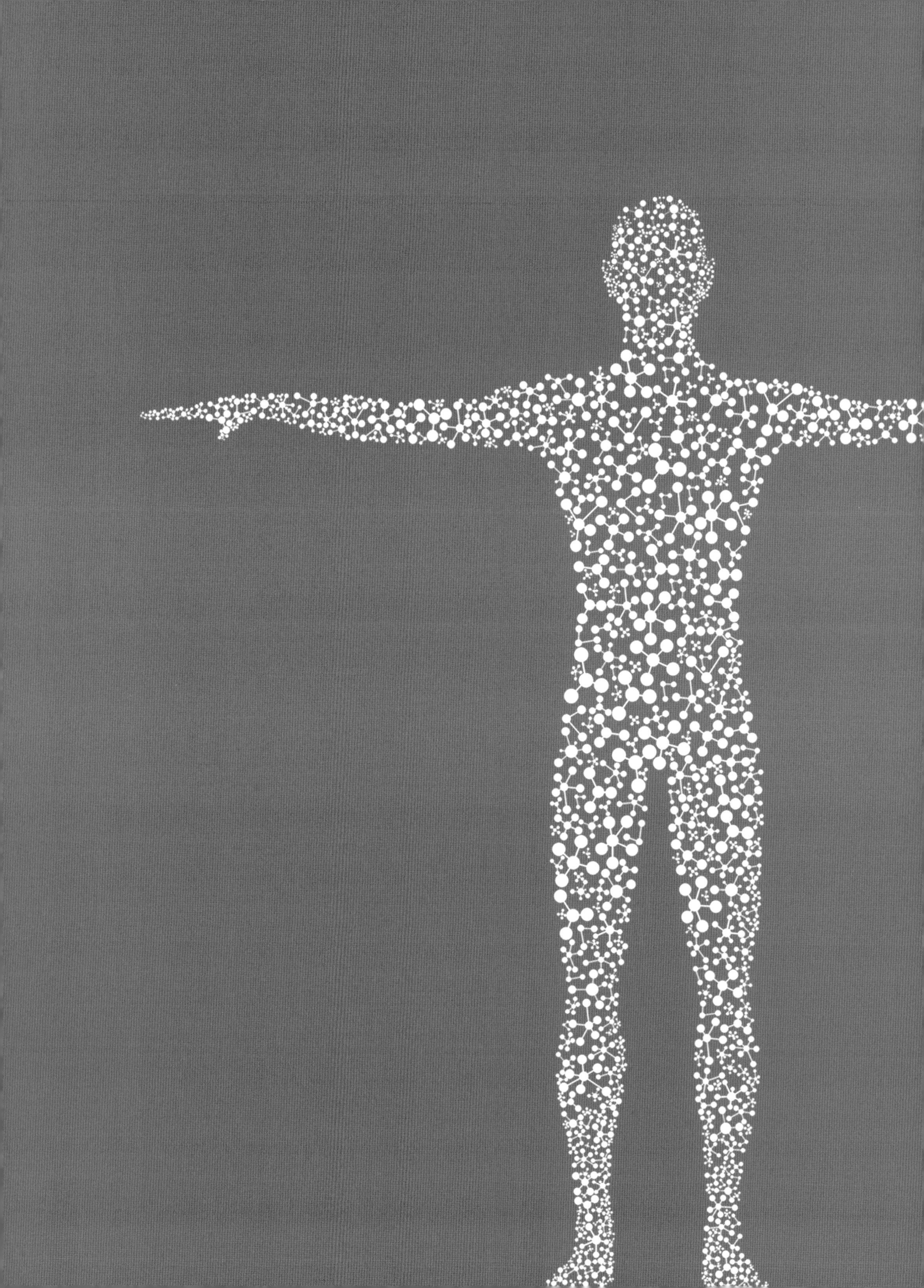

Pranaheilung – Energie durch Atem

Der Atem gilt in vielen spirituellen Traditionen als Brücke zwischen Körper und Geist, zwischen Mensch und Gott. Der Begriff »Atem« ist mit dem Sanskritwort »Atman« verwandt, das sowohl mit »Lebenshauch« als auch mit »Seele« übersetzt werden kann. Das lateinische »Spiritus« bezieht sich ebenfalls sowohl auf den leiblichen Atem als auch auf den Lebensgeist und findet sich auch in dem Wort »spirituell« wieder.

Vor allem in östlichen Weisheitsschulen wird der Atem seit jeher genutzt, um Einfluss auf die Lebensenergie zu nehmen und den Fluss der Energie zu harmonisieren. Wer Macht über seine Lebensenergie hat und weiß, wie er sie lenken kann, kann seine Gesundheit auf vielfältige Weise unterstützen, die Selbstheilung aktivieren und zu tiefer Gelassenheit und Seelenruhe finden.

Im Folgenden möchten wir Ihnen einfache Möglichkeiten zeigen, die universelle Lebensenergie zu speichern und gezielt für Ihr Wohlbefinden oder zu Heilzwecken einzusetzen. Dabei spielt die alte yogische Kunst der Energieatmung eine wichtige Rolle. Da Atem, Energie und Heilung eng miteinander verbunden sind, kann jedoch jeder Mensch seinen Atem nutzen, ganz unabhängig davon, ob er nun Yogaerfahrungen hat oder nicht. Alles was Sie brauchen, um die heilende Kraft Ihres Atems zu entdecken und zu kultivieren, ist ein wenig Konzentrationsvermögen und genug Disziplin, um regelmäßig zu üben.

Prana – Der Stoff, aus dem das Leben ist

Wenn wir in diesem Buch von »Energie« sprechen, dann ist damit keine physikalische Energie gemeint. Die Energie, die durch unsere Chakras, unsere Nadis und Meridiane und in unserer Aura strömt ist keine (derzeit) materiell nachweisbare Form der Energie; sie ist die Kraft, die uns lebendig sein, denken, fühlen und lieben lässt und die unter anderem auch unseren Abwehrkräften und den Reparaturmechanismen in den Zellen zugrunde liegt. Im alten Indien wurde diese kosmische Lebensenergie »Prana« genannt.

Der Sanskritbegriff »Prana« bezieht sich auf die Urkraft aller Naturerscheinungen. Prana ist die subtile Energie, die allem Leben zugrunde liegt. Der Yogaphilosophie zufolge ist Prana die ursprüngliche kosmische Energie, aus der das ganze Universum hervorgegangen ist – in Japan wird diese feinstoffliche Energie als »Ki«, in China als »Qi« bezeichnet.

Im Grunde ist alles Prana. Alle Lebewesen sind Tag und Nacht von dieser universellen Lebensenergie umgeben und durchdrungen. Prana ist das aktive Prinzip des Lebens – es ist die Energie der Erde, des Feuers, des Wassers und der Luft. Ob durch Nahrung, Licht, Sonne oder die Verbundenheit mit anderen Menschen – ständig nehmen wir alle Prana auf, auch wenn uns das nur selten bewusst ist.

Da Prana die Quelle unserer seelischen und geistigen Kräfte ist und auch sämtliche Zellen mit Energie versorgt, ist es außerordentlich wichtig, zu lernen, wie man sich ausreichend mit Prana versorgen, seine Lebensenergie sammeln und möglichst auch lenken kann. Indem wir unseren »Pranaspiegel« erhöhen, gewinnen wir an Vitalität, Lebensfreude und Gelassenheit. Wenn Prana frei durch unseren feinstofflichen Leib fließen kann, können wir viele Krankheiten besiegen, uns von Stress befreien und tiefe Ruhe und innere Klarheit gewinnen.

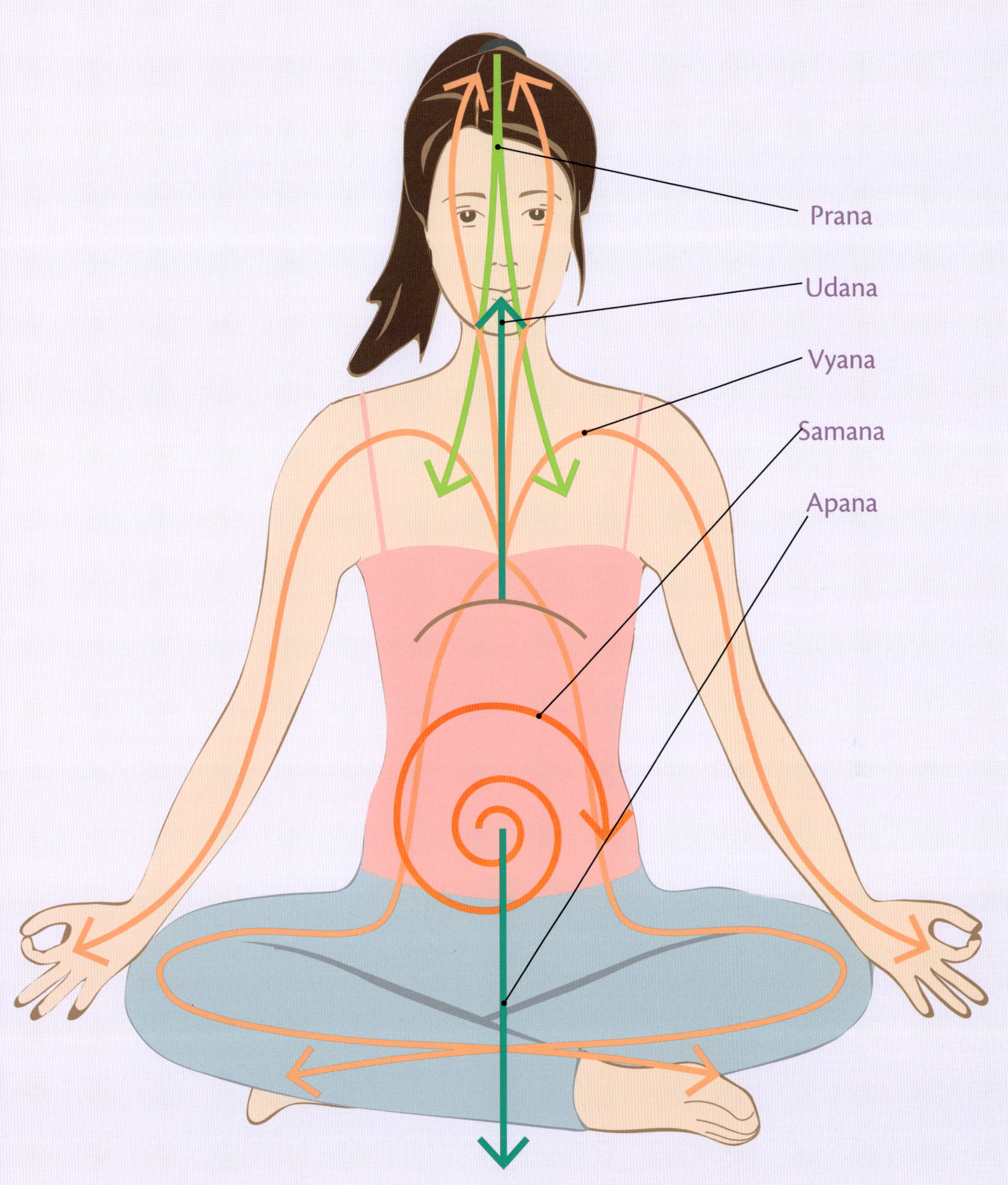

Die fünf Hauptpranas

Die fünf Hauptpranas

Je nachdem, in welche Richtung sich die Lebensenergie Prana bewegt (siehe Abbildung Seite 215), wird sie im Ayurveda in fünf unterschiedliche Hauptpranas, die auch als »Vayus« bezeichnet werden, eingeteilt:

1. Prana-Vayu kontrolliert den Atemtrakt und regelt damit die Einatmung und den Schluckreflex. Dieser Prana hängt auch mit dem Nervensystem zusammen. Er bewegt sich abwärts und hat seinen Sitz im Gehirn.
2. Udana-Vayu beeinflusst das Sprachvermögen und kontrolliert die Willenskraft und das Gedächtnis. Er steht mit dem Ausatmen in Zusammenhang und hat seinen Sitz im Halsbereich.
3. Vyana-Vayu reguliert den Kreislauf und wirkt sich auf den Energiestrom im ganzen Körper aus. Er kontrolliert den Bewegungsapparat und hat seinen Sitz im Herzbereich.
4. Samana-Vayu reguliert das Verdauungssystem und hat seinen Sitz im Dünndarm.
5. Apana-Vayu beeinflusst die nach unten gerichtete Energie, kontrolliert die Ausscheidung und hat seinen Sitz im Bauch- und Beckenraum.

Pranayama – Prinzipien und Techniken

Für die Praxis der Energieheilung ist die entscheidende Frage natürlich, wie man denn nun gezielt Lebensenergie aufnehmen kann. Wie erhöhen wir unser Energieniveau ganz konkret?

Obwohl es verschiedene Möglichkeiten dazu gibt, hat sich wohl keine spirituelle Tradition so sehr mit dieser Frage beschäftigt wie der Yoga. Schon vor Tausenden von Jahren haben Yogis Wege entdeckt, Prana aufzunehmen und zu lenken. Es gibt auch heute noch Yogis, die absolute Kontrolle über ihr Prana erreicht haben, wodurch sie sich beispielsweise vollkommen unempfindlich gegenüber Schmerzen, Kälte oder Hitze machen können oder sich selbst und andere zu heilen vermögen. Die Methode, durch die diese außerordentlichen Fähigkeiten möglich werden, heißt »Pranayama«.

Da die Atmung bei diesen Techniken eine wichtige Rolle spielt, wird »Pranayama« oft mit »Atemübungen« übersetzt – doch diese vereinfachende Umschreibung greift viel zu kurz. In seinen Yogasutras schreibt Patanjali, der als »Vater des Yoga« gilt: *»Nun folgt Pranayama – die Beherrschung der Lebensenergie über das Aus- und Einatmen und die Atempause.«* (Patanjali Yoga Sutra 2.49)

Der Begriff »Pranayama« setzt sich aus den Sanskritsilben »Prana« (»kosmische Urenergie«) und »yama« (»Kontrolle« oder »Ausweitung«) zusammen. Pranayama-Techniken sind also sehr viel mehr als »Atemgymnastik« – hier geht es nicht etwa um Sauerstoff, Lungenbläschen oder Atemvolumen, sondern vielmehr um eine geistige Schulung, um die achtsame Arbeit mit der Lebensenergie und darum, Körper und Geist zu entgiften und die Verbindung zwischen »Atem« und »Atman« im eigenen Üben zu erfahren. Auch Swami Sivananda hat schon darauf hingewiesen, als er schrieb: *»Durch Kontrolle des grobstofflichen Atems ist es möglich, das feinstoffliche Prana zu beherrschen. Beherrschung des Prana führt zur Beherrschung des Bewusstseins, das ohne Prana nicht wirken kann. Das subtile Prana ist eng mit dem Bewusstsein verbunden …«*

Die drei Schätze des Pranayama

Durch Atemgymnastik können Sie zwar schnell lernen, mehr Sauerstoff aufzunehmen, doch wenn Sie Ihre Lebensenergie vermehren und auf subtiler Ebene mit ihr arbeiten wollen, hilft Ihnen keine Gymnastik. Dann müssen Sie lernen, das Atmen von einem unbewussten in einen bewussten, heilsamen Prozess zu verwandeln. Der Schlüssel dafür liegt darin, Atemtechniken auf eine meditative Weise auszuführen. Und das wird Ihnen sehr viel leichter fallen, wenn Sie die folgenden drei Prinzipien – »die drei Schätze des Pranayama« – berücksichtigen und verinnerlichen:

1. Langsamer atmen: Das vielleicht wichtigste Prinzip für die Pranayama-Praxis lautet: Lassen Sie sich viel Zeit. Versuchen Sie Ihren Atem allmählich immer mehr zur Ruhe kommen zu lassen und zu entschleunigen. Die Wirkungen werden sofort körperlich und vor allem auch seelisch spürbar werden.

2. Tiefer atmen: Wenn der Atem langsamer wird, dann wird er zugleich auch von selbst immer tiefer werden. Auch das Vertiefen und die Intensivierung der Atmung ist ein grundlegendes Prinzip beim Pranayama.

3. Bewusster atmen: Bewusstheit und Achtsamkeit bilden die Grundlage für jede Pranayama-Technik. Langsamer und tiefer zu atmen hilft Ihnen, bewusster und achtsamer zu atmen. Umgekehrt hilft Ihr Bewusstsein Ihnen dabei, langsamer und tiefer atmen zu lernen.

Pranaarbeit ist Energielenkung

Inzwischen dürfte klar sein, dass Pranayama nichts mit Lungengymnastik zu tun hat. Wenn Sie Atemtechniken im Sinne des Yoga durchführen, begeben Sie sich auf einen spirituellen Weg, bei dem es nicht um Fitness geht, sondern darum, innerlich zu wachsen und wirkliches Glück zu erfahren. Durch Pranayama können Sie nicht nur Ihren Körper heilen, sondern auch Ihren Geist befreien, Ängste überwinden und sich mit der innersten Quelle Ihres Seins verbinden.

Die richtige Ausführung der Übungen ist gewährleistet, wenn Sie sich genau an die Übungsbeschreibungen halten. Viel wichtiger als jede Technik ist allerdings das geistige Prinzip, das hinter Pranayama steht: Vergessen Sie beim Üben nie, dass Sie letztlich mit Energien arbeiten. Um Energie aber effektiv aufnehmen und kontrollieren zu können, brauchen Sie vor allem zwei Fähigkeiten: Aufmerksamkeit und Vorstellungskraft.

Aufmerksamkeit scheint nichts Besonderes zu sein, doch das täuscht. Die Fähigkeit, Ihr Bewusstsein jederzeit gezielt auf bestimmte Objekte richten zu können, ermöglicht es Ihnen, Ihre Energien zu bündeln. Energie folgt der Aufmerksamkeit. Viele Menschen lassen sich immerzu von äußeren Reizen ablenken, ihre Energien sind zerstreut und sie haben nie gelernt, sich zu fokussieren. Indem wir unsere Aufmerksamkeit – oder man könnte hier auch sagen unsere Achtsamkeit – entwickeln, sammeln wir uns automatisch und lernen, die Zügel in unserem Leben wieder selbst in die Hand zu nehmen. Bei jeder Form von Konzentrations- oder Meditationstechnik besteht der erste Schritt immer darin, seine Aufmerksamkeit gezielt auszurichten – so auch beim Pranayama.

Visualisierung: Unser Geist ist in der Lage, Dinge zu visualisieren oder mit anderen Worten innere Bilder und damit ganze Wirklichkeiten zu erschaffen. Die Kraft unserer Vorstellung kann Berge versetzen und enorme Veränderungen in uns oder anderen bewirken. Schamanen, Yogis und Heilerinnen wissen schon seit Langem von den Heilwirkungen innerer Bilder, die inzwischen auch zunehmend in der Psychologie und Medizin eine Rolle spielen. Mit ein wenig Übung kann jeder Mensch lernen, wie man vor seinem inneren Auge farbige, lebendige Bilder entstehen lassen kann. Durch die Praxis des Visualisierens können Sie nicht nur sehr viel Prana aufnehmen, Sie können die Lebensenergie auch lenken und durch Ihren Körper leiten, um beispielsweise in bestimmten Körperbereichen Heilimpulse zu setzen.

Stabil sitzen – Die besten Sitzhaltungen

Die meisten Pranayama-Techniken werden im Sitzen geübt. Sie müssen nicht den Lotossitz beherrschen, bei dem die Füße auf den jeweils gegenüberliegenden Oberschenkeln ruhen. Er ist zwar die vorteilhafteste und günstigste Sitzposition, doch für viele Menschen ist er zu schwierig. Wichtig ist, dass Sie die Wirbelsäule aufrecht halten, ohne sich anzulehnen, und dass Sie nicht nur stabil, sondern auch entspannt sitzen. Nur so ist gewährleistet, dass die Energie optimal und ungehindert durch alle sieben Chakras, die Energiezentren an der Wirbelsäule, fließen kann. Ob Sie eine traditionelle Sitzform wählen oder lieber auf einem Stuhl sitzen, ist nicht so wichtig: Es geht nicht um Akrobatik, sondern um eine besondere Form der Meditation.

Im Yoga gibt es sehr viele Sitzvarianten – die folgenden drei eignen sich besonders gut als Grundstellung für Pranayama-Übungen, sofern Sie nicht lieber auf einem Stuhl üben wollen (ohne sich jedoch anzulehnen):

Der Fersensitz

Für die meisten Menschen ist der Fersensitz besonders leicht einzunehmen. Sie können den Sitz entweder auf dem Boden durchführen oder ein Meditationsbänkchen verwenden, was die Stellung sehr erleichtert und die Knie entlastet.

Knien Sie sich mit geschlossenen Beinen auf den Boden und setzen Sie sich auf Ihre Fersen (siehe Abbildung unten). Manchen fällt die Haltung leichter, wenn sie die Knie etwas öffnen, andere halten sie lieber geschlossen – probieren Sie selbst aus, welche Variante sich für Sie besser eignet. Die Füße sollten so nah nebeneinander auf dem Boden liegen, dass sich die großen Zehen berühren können.

Wenn Sie ohne Bänkchen üben, empfehle ich Ihnen, ein kleines Kissen zwischen Gesäß und Unterschenkel zu legen, um den Druck auf die Knie zu reduzieren. Natürlich sollten Sie außerdem darauf achten, auf einer weichen Unterlage wie einer Yogamatte oder dicken Decke zu sitzen. Die Handflächen legen Sie in dieser Stellung entspannt auf den Oberschenkeln ab.

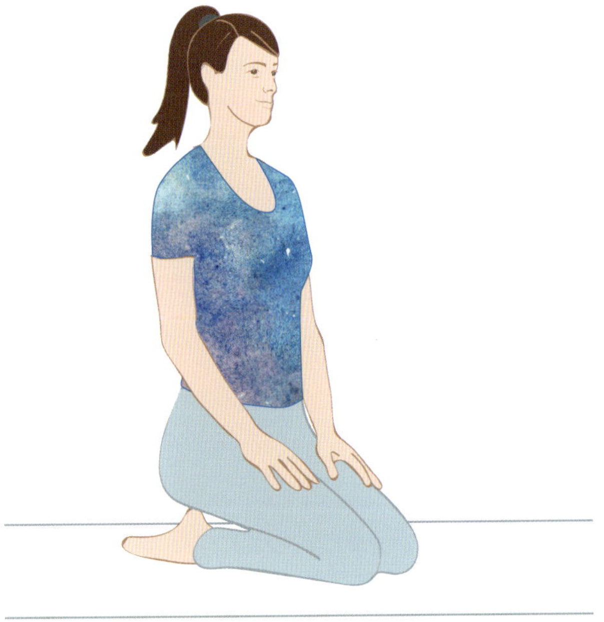

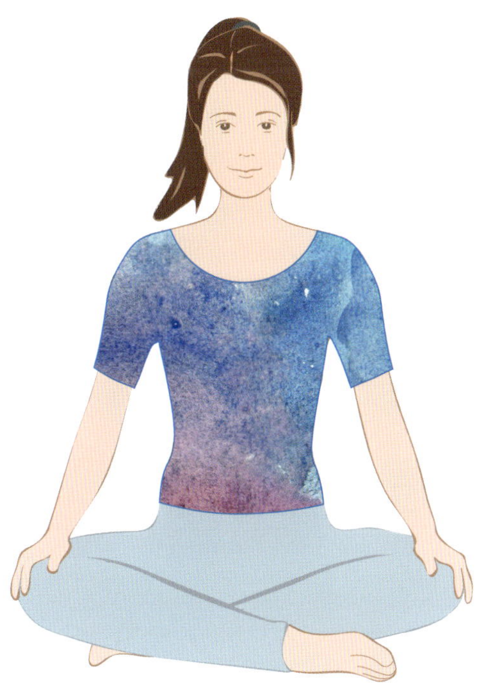

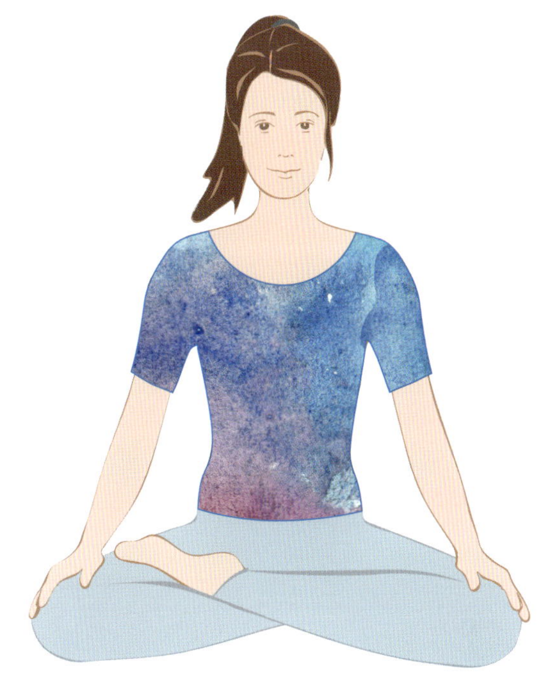

Der Schneidersitz

Wenn Sie mit überkreuzten Beinen sitzen möchten, ist der Schneidersitz der einfachste Sitz. Allerdings ist es nicht so einfach, im Schneidersitz wirklich aufrecht zu sitzen, da sich der untere Rücken beim Sitzen leicht beugt beziehungsweise einknickt; daher ist es wichtig, auf einem festen Meditationskissen und somit etwas erhöht zu sitzen. Im Schneidersitz sind die Beine gekreuzt und jeder Fuß stützt dabei das jeweils andere Knie (siehe Abbildung links oben). Sollten Sie in der Stellung ermüden, empfehle ich Ihnen, zwischendurch kurz die Beine auszustrecken und sich ein wenig zu lockern, bevor Sie weiterüben.

Der halbe Lotossitz

Obwohl der halbe Lotossitz genauso stabil ist, wie der volle Lotossitz, ist er wesentlich leichter einzunehmen. Setzen Sie sich auf ein Meditationskissen. Winkeln Sie das rechte Bein an und ziehen Sie den rechten Fuß behutsam möglichst nah an den Körper heran. Winkeln Sie anschließend das linke Bein an, und legen Sie Ihren linken Fußrücken möglichst hoch auf den rechten Oberschenkel (siehe Abbildung rechts oben). Achten Sie aber unbedingt auf Ihre Dehngrenze und übertreiben Sie nicht. Zwängen Sie sich keinesfalls in die Haltung!

Wenn es angenehmer für Sie ist, sollten Sie eine einfachere Variante wählen, den »Vollkommenen Sitz«. Dabei legen Sie den linken Fuß nicht auf dem rechten Oberschenkel, sondern nur auf dem rechten Unterschenkel ab. Idealerweise sollten beide Knie den Boden berühren – es ist jedoch gut möglich, dass Ihnen das erst nach einiger Übung gelingt. Natürlich können Sie die Beinstellung auch umkehren, wenn Ihnen das leichter fällt.

Die Handflächen werden entweder entspannt auf die Oberschenkel gelegt, oder Sie nehmen mit den Händen die Prana-Mudra ein, die weiter unten noch genau beschrieben wird.

Die volle Yogaatmung

Die Basis für alle Pranayama-Übungen bildet die volle Yogaatmung. Während die meisten Menschen nur oberflächlich atmen, beherrschen Yogis die Kunst, mit jedem Atemzug alle Atemräume mit Sauerstoff zu füllen und dabei sehr viel mehr Prana aufzunehmen, als dies bei der normalen Atmung der Fall ist. In der vollen Yogaatmung kombinieren Sie Bauch-, Flanken- und Brustatmung. Dabei fließt der Atem wie eine einzige, sanfte Welle nacheinander in den Bauch-, Flanken- und Brustbereich. Diese Atemweise erzeugt innere Ruhe, hilft gegen Ängste und Sorgen und kann auch Kreislaufbeschwerden und Schmerzen entgegenwirken.

Am einfachsten lässt sich die Vollatmung erlernen, wenn Sie sie mit einer Armbewegung kombinieren, die den Atem automatisch in die richtigen Bereiche lenkt. Ausgangsstellung ist die Rückenlage. Winkeln Sie die Beine an und stellen Sie die Füße auf. Die Arme sollen nahe neben dem Körper liegen und die Handflächen weisen zum Boden. Nehmen Sie sich etwas Zeit, um den Atem zunächst entspannt kommen und gehen zu lassen. Atmen Sie während der ganzen Übung ausschließlich durch die Nase ein und aus.

Atmen Sie jetzt tief aus. Begleiten Sie die nächste, langsame Einatmung mit einer Armbewegung, die aus drei Phasen besteht:

Heben Sie die gestreckten Arme senkrecht nach oben, bis die Fingerspitzen zur Decke zeigen (siehe Abbildung unten).

Öffnen Sie die Arme und lassen Sie sie langsam seitlich nach unten sinken. Legen Sie die Arme seitlich auf dem Boden ab, sodass sie waagrecht liegen – die Handflächen zeigen dabei nach oben (siehe Abbildung Seite 221 oben).

Während Sie immer noch weiter einatmen, führen Sie die gestreckten Arme in einem großen Halbkreis am Boden entlang nach oben. Sobald Sie so tief wie möglich eingeatmet haben, sollten die Arme über den Kopf gestreckt und möglichst nahe am Boden liegen (siehe Abbildung Seite 221 unten).

Gehen Sie gleich anschließend zur Ausatmung über. Dabei führen Sie die gleiche Armbewegung wie oben beschrieben aus – allerdings umgekehrt:

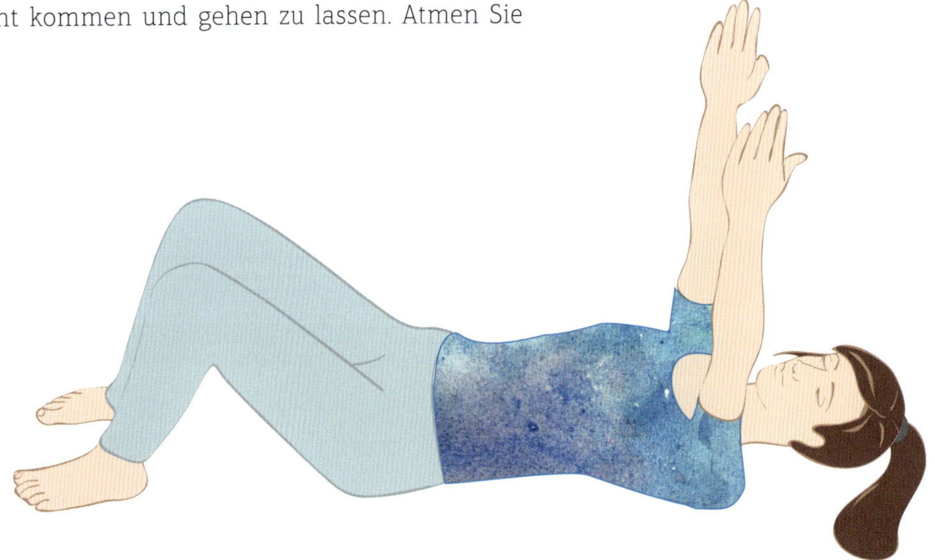

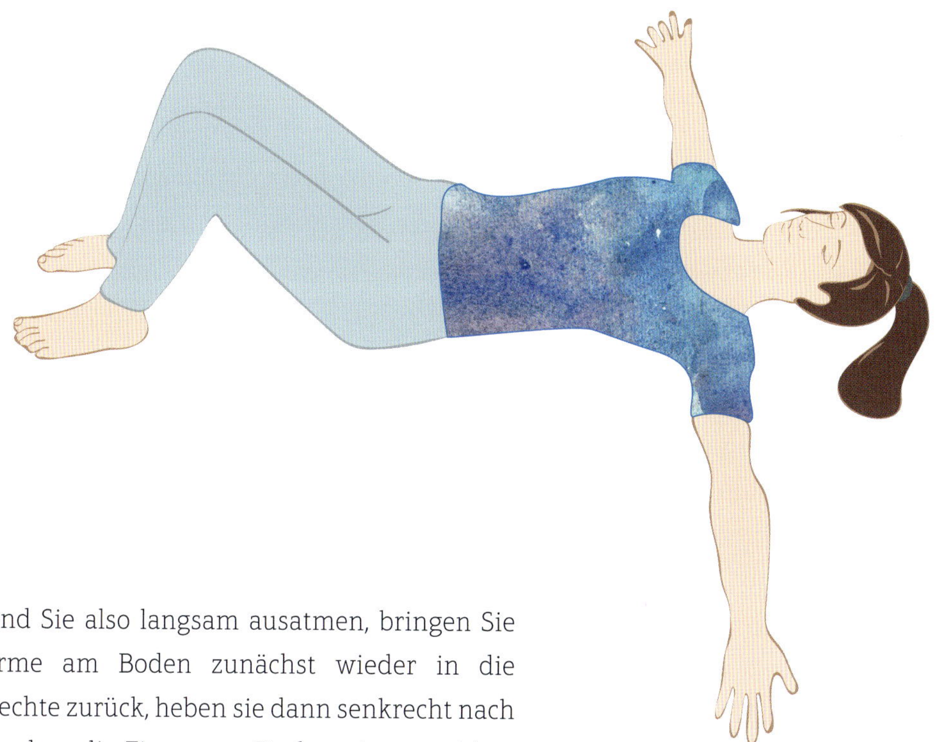

Während Sie also langsam ausatmen, bringen Sie die Arme am Boden zunächst wieder in die Waagrechte zurück, heben sie dann senkrecht nach oben, sodass die Finger zur Decke zeigen und lassen sie am Ende der Ausatmung nach unten neben die Beine sinken.

Mit der Zeit wird es Ihnen immer leichter fallen, Ihre Armbewegung genau mit dem Ein- und Ausatmen zu synchronisieren. Gerade anfangs sollten Sie Ihre Arme nicht zu langsam bewegen, da Ihnen sonst die Luft ausgeht oder die Lunge zu früh gefüllt ist. Bewegen Sie die Arme sanft und fließend und achten Sie darauf, ebenso sanft und fließend ein- und wieder auszuatmen. Die Arm- und Atembewegung sollten eine Einheit bilden und einander unterstützen.

Wiederholen Sie die volle Yogaatmung mindestens fünf- bis zehnmal, wenn Sie die Übung einzeln praktizieren.

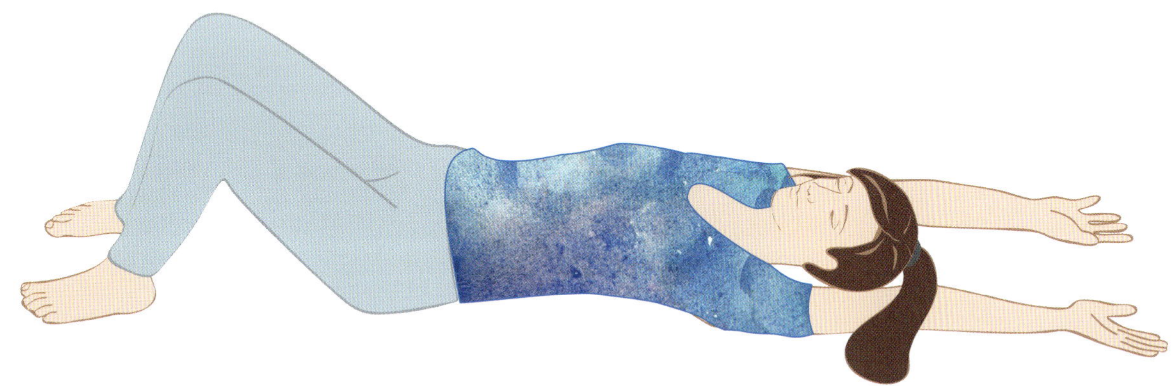

Die Wechselatmung – Nadi Shodhana

Die folgende Technik reinigt den Energiekörper, löst Blockaden und wirkt nicht nur auf geistiger, sondern auch auf körperlicher Ebene entgiftend und harmonisierend. Nadi Shodhana bedeutet wörtlich Reinigung der »Nadis«, also der feinstofflichen Kanäle (siehe Seite 248). Die Wechselatmung bring den männlichen Pol (im rechten Nasenloch) mit dem weiblichen (im linken Nasenloch) in Harmonie, führt zu innerer Klarheit, stärkt die Konzentration und befreit uns von chronischem Stress und seinen Folgen.

Sitzen Sie aufrecht und entspannt und schließen Sie die Augen. Während der ganzen Übung wird ausschließlich durch die Nase geatmet und der Mund bleibt geschlossen. Lassen Sie den Atem zunächst in seinem eigenen Rhythmus kommen und gehen und entspannen Sie sich so weit wie möglich. Nehmen Sie sich dafür ein wenig Zeit.

Heben Sie dann die rechte Hand zur Nase – die linke Hand lassen Sie entspannt auf dem linken Oberschenkel liegen. Beginnen Sie, indem Sie zuerst tief durch beide Nasenlöcher ausatmen. Verschließen Sie jetzt das rechte Nasenloch sanft mit dem rechten Daumen, während Ring und kleiner Finger abgespreizt werden. (Den Zeige- und Mittelfinger beugen Sie nach innen ab.) Atmen Sie durch das linke Nasenloch ein und zählen Sie innerlich langsam bis vier (siehe Abbildung links unten).

Am Ende der Einatmung verschließen Sie das linke Nasenloch mit kleinem Finger und Ringfinger – lösen Sie gleichzeitig den rechten Daumen und atmen durch das rechte Nasenloch aus, während Sie innerlich langsam bis »8« zählen.

Ohne zu pausieren atmen Sie gleich anschließend wieder durch dasselbe, also das rechte Nasenloch ein und zählen Sie innerlich bis vier.

Jetzt schließen Sie das rechte Nasenloch mit dem Daumen, öffnen das linke und atmen sanft aus, während Sie bis acht zählen (siebe Abbildung rechts unten).

Führen Sie diesen Zyklus vier- bis fünfmal aus.

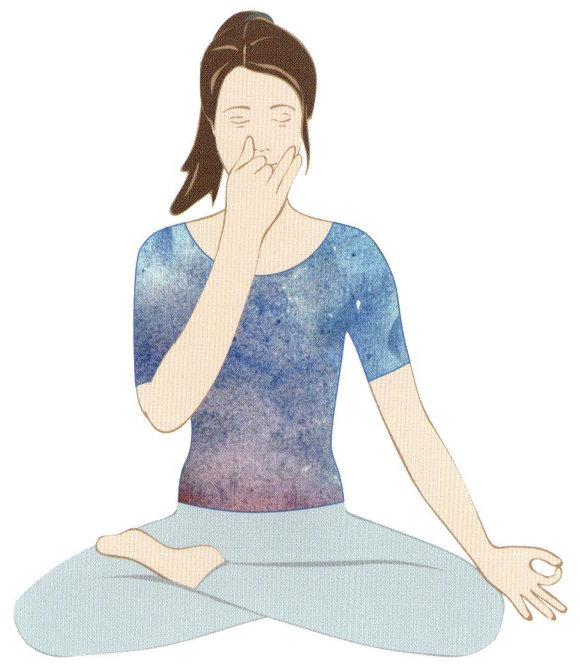

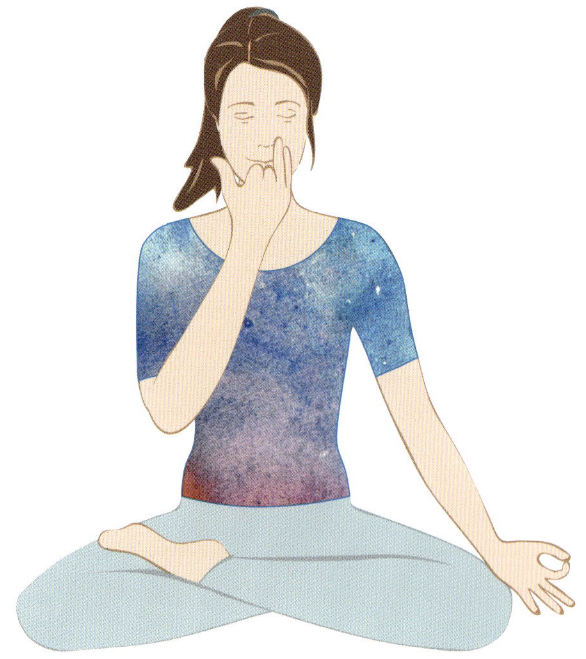

Die Wechselatmung im Überblick:

- vorbereitend tief ausatmen – rechtes Nasenloch schließen
- durch das linke Nasenloch einatmen (»vier«) – links schließen
- rechts ausatmen (»acht«) – rechts einatmen (»vier«) – rechts schließen
- links ausatmen (»acht«) – links einatmen (»vier«) links schließen (und so weiter)

Einatmend zählen Sie also immer bis »vier«, ausatmend immer bis »acht«.

Zum Abschluss legen Sie die rechte Hand wieder auf den rechten Oberschenkel und atmen noch einige Male entspannt durch beide Nasenlöcher weiter, ohne den Atem willentlich zu beeinflussen.

Die Prana-Energieatmung

Diese Atemtechnik verleiht Ihnen schnell neue Energie und hilft Ihnen, vermehrt Prana aufzunehmen. Sie aktiviert den ganzen Körper, hilft dabei, Gifte auszuscheiden und regt den Stoffwechsel an. Auf geistiger Ebene stärkt die Übung die Willens- und Konzentrationskraft, entwickelt das Selbstbewusstsein und führt zu innerer Ruhe und mehr Gelassenheit.

Die Übung wird im Stehen ausgeführt: Stellen Sie sich aufrecht hin – die Füße stehen etwa schulterbreit auseinander und die Arme hängen passiv und entspannt neben dem Körper. Achten Sie darauf, die Knie nicht steif durchzudrücken, sondern minimal gebeugt zu halten, um locker stehen zu können und nicht ins Hohlkreuz zu gehen. Der Rücken sollte aufrecht sein, der Nacken ist leicht gedehnt.

Lassen Sie den Atem zunächst in seinem Rhythmus kommen und gehen. Atmen Sie dann vorbereitend tief aus. Mit der nächsten Einatmung heben Sie Ihre gestreckten Arme langsam vor dem Körper, bis sie parallel zum Boden sind. Ihre Handflächen weisen dabei zueinander (siehe Abbildung links unten).

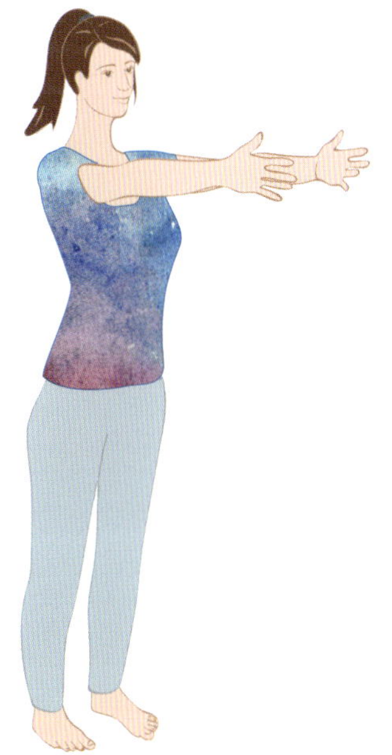

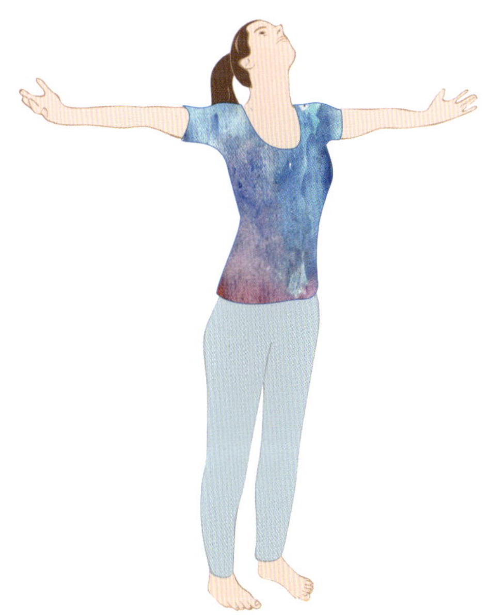

Stellen Sie sich vor, dass Sie mit der Einatmung heilende Energien oder heilendes Licht in sich aufnehmen.

Während Sie weiterhin einatmen, führen Sie Ihre Hände zur Seite bis in die Waagrechte, wodurch Ihre Brust sanft gedehnt wird; gleichzeitig heben Sie Ihren Kopf und schauen schräg nach oben (siehe Abbildung Seite 223 rechts). Am Ende der Einatmung halten Sie den Atem etwa sechs Sekunden lang an. Stellen Sie sich während des Atemverhaltens vor, dass das heilende Licht sich in Ihrem ganzen Körper verteilt.

Sobald der Impuls kommt, auszuatmen, atmen Sie langsam durch die Nase aus und lassen die Arme dabei seitlich sinken. Bringen Sie Ihren Kopf wieder in die aufrechte Haltung zurück. Geben Sie mit dem Ausatmen alles Belastende, »Schwere« nach außen ab.

Wiederholen Sie die Übung insgesamt dreimal, aber atmen Sie zwischen den einzelnen Runden jeweils einige Male entspannt durch.

Prana speichern – Kumbhaka

Die folgende Technik ermöglicht es Ihnen, nicht nur vermehrt Lebensenergie aufzunehmen, sondern diese auch in Ihrem feinstofflichen Leib zu speichern. Im übertragenen Sinne entspricht dies in etwa dem Vorgang, einen Akku aufzuladen. Im Alltag verlieren wir oft viel Energie, vor allem in Stresssituationen oder sobald Probleme oder Schwierigkeiten auftauchen. Bei der Entstehung von Krankheiten spielt Energieverlust eine große Rolle. Wenn wir ständig Energie verlieren, schwächt das die Abwehrkräfte, beschleunigt die Zellalterung und wirkt sich zudem negativ auf die Stimmung aus. Umgekehrt können wir Heilprozesse aber stark unterstützen, indem wir lernen, unsere Energie zu speichern, und schaffen so auch die besten Voraussetzungen, um inneren Frieden und heitere Gelassenheit auch inmitten einer lauten Welt zu entwickeln.

Nehmen Sie den Fersen-, Schneider- oder halben Lotossitz ein (siehe Seite 218f.). Schließen Sie die Augen und lassen Sie den Atem einige Male kommen und gehen, ohne ihn zu beeinflussen.

Nehmen Sie mit beiden Händen die Prana-Mudra ein (siehe Seite 71f.). Durch die Prana-Mudra kann sich die Lebensenergie harmonisch in den Nadis, Chakras und der Aura verteilen. Legen Sie dazu die Handrücken auf Ihre Knie oder Oberschenkel. Winkeln Sie Daumen, Ringfinger und kleinen Finger an, während Zeige- und Mittelfinger gestreckt bleiben. Die Fingerkuppen von Daumen, Ring- und kleinem Finger bilden einen Kreis und berühren sich sanft (siehe Abbildung unten). Lenken Sie die Achtsamkeit auf die Handhaltung und entspannen Sie Ihren ganzen Körper.

Beginnen Sie nun mit der eigentlichen Kumbhaka-Technik: Atmen Sie tief aus und dann mit einer vollen Yogaatmung langsam ein; dazu füllen Sie erst den Bauch, dann die Flanken und

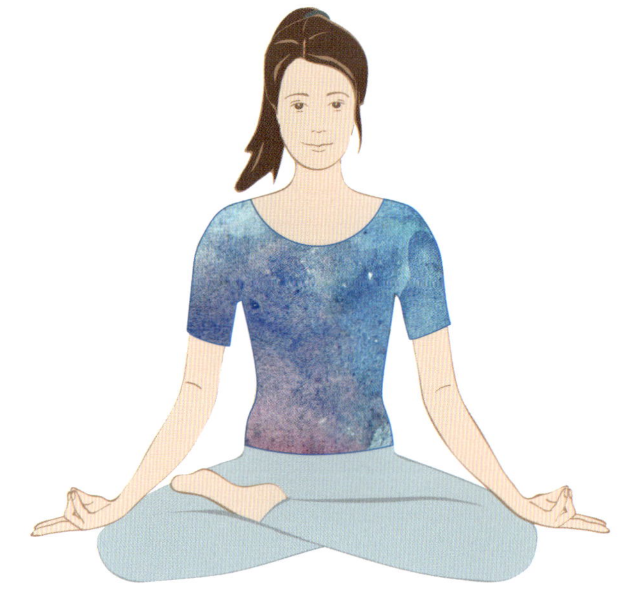

schließlich die Brust bis hinauf zu den Schlüsselbeinen mit Luft. Die ganze Einatmung sollte etwa acht Sekunden dauern.

Halten Sie am Ende der Einatmung für vier Sekunden den Atem an – gleichzeitig beugen Sie den Kopf nach vorne und drücken das Kinn kräftig gegen die Brust, sodass der Nacken möglichst lange wird. Drücken Sie außerdem mit der Zungenspitze kräftig gegen den Gaumen und spannen Sie die Muskeln im Hals an.

Konzentrieren Sie sich, während Sie den Atem anhalten, ganz auf Ihr Nabelchakra, das etwas oberhalb des Nabels im Bereich des Solarplexus liegt. Auf diese Weise können Sie besonders viel Prana speichern.

Heben Sie den Kopf dann wieder, lösen Sie die Kontraktionen im Hals- und Kehlbereich und atmen Sie entspannt durch die Nase aus, während Sie innerlich langsam bis acht zählen.

Atmen Sie einige Male entspannt aus und ein, bevor Sie die Übung noch ein zweites und drittes Mal wiederholen:

Im Überblick:

- Atmen Sie langsam und vollständig ein – zählen Sie innerlich bis acht
- Halten Sie den Atem an, zählen Sie bis vier und speichern Sie die aufgenommene Lebensenergie in Ihrem Nabelchakra
- Atmen Sie wieder entspannt aus und zählen Sie innerlich bis acht

(Atmen Sie ausschließlich durch die Nase.)

Prana lenken – Die Heilatmung

Wenn Sie an spezifischen körperlichen Beschwerden leiden, sollten Sie die Kraft der Visualisierung nutzen, um die ärztliche Behandlung zu unterstützen und die Selbstheilung zu beschleunigen.

Legen Sie sich bequem auf den Rücken – wenn Sie möchten, können Sie ein kleines Kissen unter den Nacken und/oder die Knie legen. Die Hände liegen flach auf dem Bauch – die rechte Hand unterhalb, die linke oberhalb des Nabels (siehe Abbildung unten).

Richten Sie Ihre Aufmerksamkeit zunächst auf das Gewicht der Hände und die Atembewegungen im Bauch. Lassen Sie Ihren Atem eine Zeit lang ganz natürlich kommen und gehen, ohne ihn zu beeinflussen.

Stellen Sie sich jetzt vor, dass Sie mit jeder Einatmung heilendes Licht aufnehmen. Mit jedem neuen Atemzug sammeln Sie dieses Licht in Ihrem

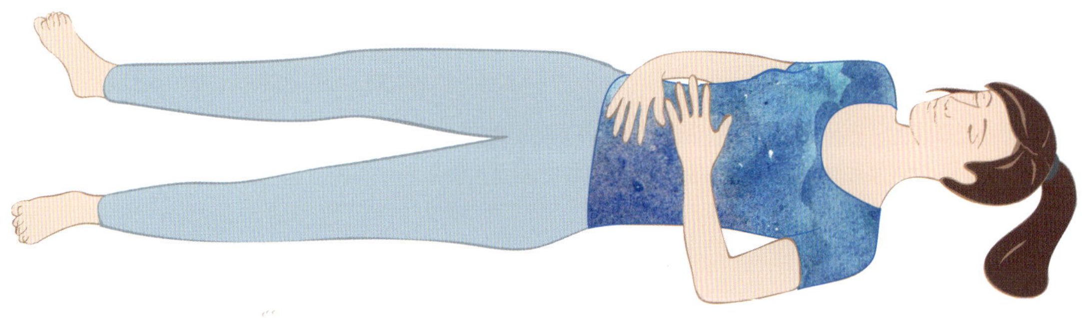

Bauch- und Beckenraum, dabei können Sie sich das heilende Licht als eine kleine, strahlende Sonne vorstellen, die mit jedem Einatmen immer größer und heller wird.

Nehmen Sie sich mindestens zehn Atemzüge Zeit, um diese Visualisierung zu intensivieren – dabei brauchen Sie jedoch keine Willenskraft, denn es geht hier nur darum, Ihre Fantasie und »Einbildungskraft« einzusetzen.

Im nächsten Schritt visualisieren Sie, wie sich die Heilkräfte von Ihrem Bauch aus harmonisch im ganzen Körper verteilen. Stellen Sie sich dazu vor, wie Prana in Form von Licht von Ihrem Bauch aus zunächst in die Beine und Füße und dann in den Oberkörper, die Hände und Arme und bis hinauf zum Kopf strahlt.

Nehmen Sie sich wieder mindestens zehn Atemzüge Zeit, um die feinstoffliche Energie mithilfe der Vorstellung im ganzen Körper und in allen Zellen zu verteilen.

An dieser Stelle können Sie die Prana-Heilatmung entweder beenden oder noch einen Schritt weiter gehen:

Wenn Sie unter Beschwerden leiden, die sich gut lokalisieren lassen, wie beispielsweise Entzündungen, Kopfschmerzen, Rückenbeschwerden oder Magenprobleme, können Sie nun damit beginnen, die Lebensenergie gezielt in den von den Beschwerden betroffenen Körperbereich zu lenken. Dazu visualisieren Sie einige Minuten lang, wie heilendes Licht mit jedem Einatmen in den erkrankten Bereich fließt.

Nehmen Sie einen guten Kontakt zu Ihrem Körper auf und lenken Sie Ihre Achtsamkeit zunächst in den entsprechenden Körperbereich. Einatmend lassen Sie die Lebensenergie in diesen Bereich fließen. Ausatmend stellen Sie sich vor, wie alles Belastende, Schädigende und Krankmachende mit dem Atem aus Ihrem Körper strömt.

Bleiben Sie einige Minuten lang bei dieser Visualisierung – bewahren Sie jedoch die Geduld, bleiben Sie entspannt und lassen Sie Ihre Erwartungen los. Ihr Körper hat die Fähigkeit, sich selbst zu heilen, doch dazu müssen Sie geduldig, entspannt und achtsam bleiben, denn es wäre nicht hilfreich, mit Ehrgeiz an die Sache heranzugehen.

Um die Übung zu beenden, lassen Sie Ihren Atem noch einmal ganz natürlich kommen und gehen. Abschließend lösen Sie die Hände langsam vom Bauch und legen sie auf dem Boden ab, bevor Sie die Augen wieder öffnen.

Das Prana-Energieheilungsprogramm

Wie bei allen Fähigkeiten und Künsten, so ist auch beim Pranayama das Üben der Schlüssel zum Erfolg. Nur wenn Sie sich regelmäßig, und zwar am besten täglich, einige Minuten Zeit für die Pranaarbeit reservieren, werden Sie die Wirkungen mit der Zeit deutlich spüren können.

Sie können sich von den oben vorgestellten Übungen einzelne heraussuchen und diese unabhängig voneinander üben. Wenn Sie etwas systematischer vorgehen wollen, ist es jedoch besser, die Übungen zu einem kurzen Programm zusammenzufassen. Im Folgenden finden Sie ein effektives Kurzprogramm für die Prana-Energieheilung, das Sie allerdings jederzeit Ihren Fortschritten und Bedürfnissen anpassen sollten:

1. **Yoga-Vollatmung im Liegen:** sieben Wiederholungen (siehe Seite 220f.)
2. **Wechselatmung (Nadi Shodhana):** vier bis fünf Runden (siehe Seite 222f.)
3. **Prana-Energieatmung:** drei Runden (siehe Seite 223f.)
4. **Prana speichern (Kumbhaka):** drei Runden (siehe Seite 224f.)
5. **Prana lenken (Heilatmung):** als Abschluss und Schlussentspannung (bei Beschwerden mit anschließender Energielenkung) (siehe Seite 225f.)

Täglich Prana speichern

Je mehr Prana Sie aufnehmen, desto besser ist das für Ihre Gesundheit und Ihr Wohlbefinden. Daher ist es wichtig, nicht nur beim Üben, sondern möglichst auch im Alltag genug Lebensenergie aufzunehmen. Auf diese Weise können Sie körperlichen Erkrankungen ebenso vorbeugen wie Ängsten, Sorgen, depressiven Stimmungen, Nervosität oder Erschöpfung. Jeden Tag gibt es viele Möglichkeiten, Prana zu sammeln. Kurz gesagt wird Ihnen umso mehr Lebensenergie zur Verfügung stehen, je besser Sie für sich sorgen und Ihre wirklichen Bedürfnisse stillen. Ersatzbefriedigungen wie Medienkonsum, übermäßiges Essen, Alkohol oder Drogen mögen Ihnen vielleicht kurzzeitig einen »Kick« verschaffen – auf Dauer sind sie jedoch Gift für Ihr körperliches und seelisches Gleichgewicht.

Im Folgenden finden Sie ein paar einfache Möglichkeiten, verstärkt Prana aufzunehmen:

- Achten Sie auf eine ausgewogene, leichte und vitalstoffreiche Ernährung und meiden Sie industriell hergestellte Nahrungsmittel und Süßigkeiten. Vermeiden Sie es außerdem, zu viel zu essen.
- Schlafen Sie ausreichend. Wenn möglich sollten Sie schon vor Mitternacht ins Bett gehen und bei Sonnenaufgang aufstehen.
- Schützen Sie Ihren Körper vor Kälte, Nässe und Zugluft. Halten Sie sich in der kalten Jahreszeit warm und sorgen Sie während der warmen Jahreszeit dafür, dass Sie sich nicht unnötig der Hitze aussetzen.
- Achten Sie darauf, sich regelmäßig zu bewegen. Machen Sie Spaziergänge, fahren Sie Rad oder gehen Sie zum Schwimmen, ohne sich jedoch zu verausgaben.
- Legen Sie kurze Entspannungspausen im Alltag ein. Tun Sie zwischendurch einmal gar nichts und genießen Sie den gegenwärtigen Augenblick.
- Nehmen Sie regelmäßig Licht- und Sonnenbäder. Bewahren Sie jedoch das richtige Maß – um sich mit Prana aufzuladen genügen schon sehr kurze Sonnenbäder; wenn Sie übertreiben, schaden Sie Ihrem Körper, wodurch wiederum Prana verloren geht.
- Meiden Sie Stress in jeder Form oder noch besser: Üben Sie sich in Meditation und Gelassenheit, um stressreiche Lebensphasen unbeschadet überstehen zu können.
- Nutzen Sie Ihre Achtsamkeit und Konzentration, um sich immer wieder zu sammeln. Ganz gleich, ob Sie essen, arbeiten, spazieren gehen, Yoga üben oder sich ausruhen – indem Sie das, was Sie tun, entspannt und mit ganzem Herzen tun, werden Sie dadurch automatisch seelisch genährt und mit Prana versorgt.

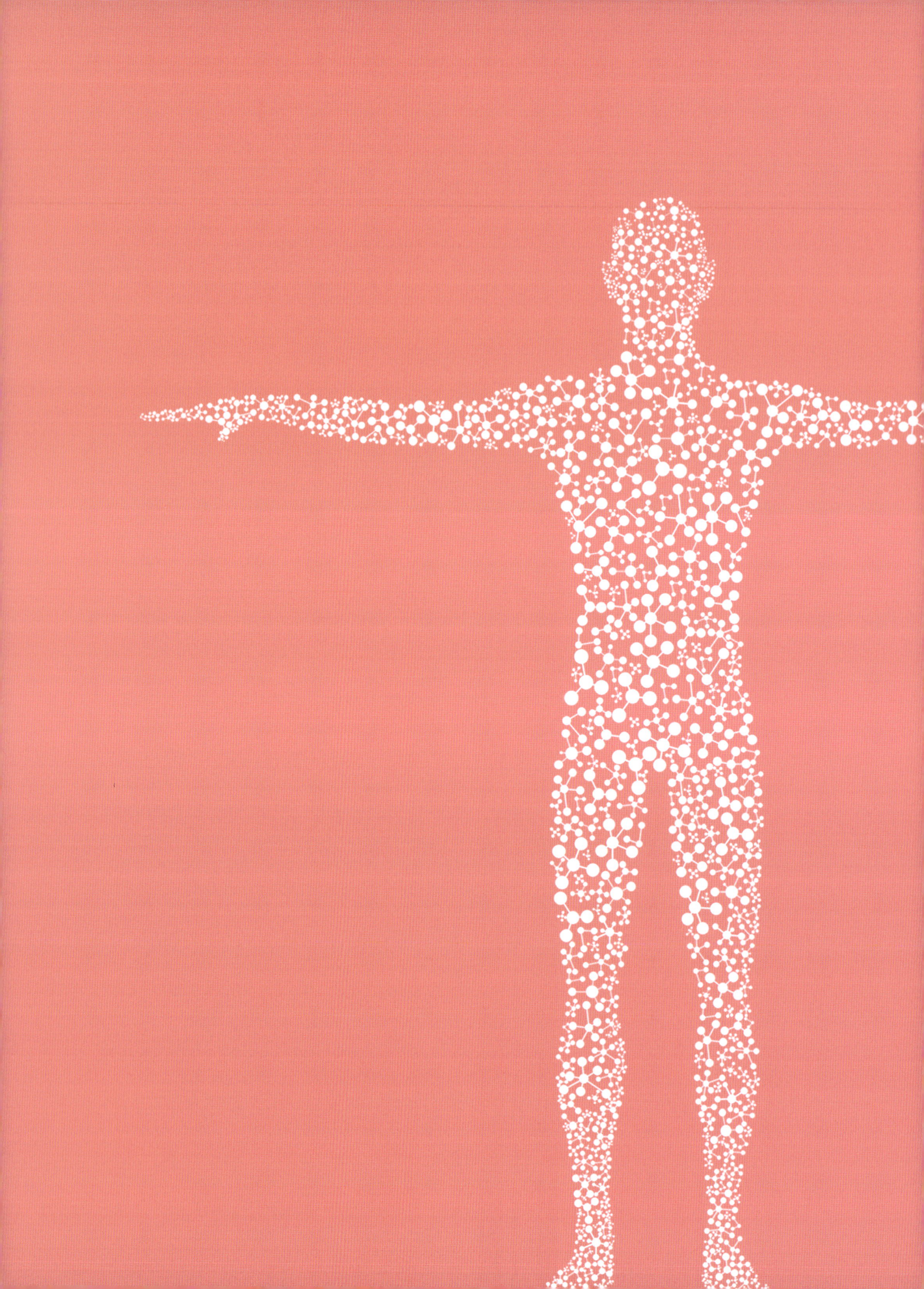

Energieheilung – Alternative Heilmittel

Die Möglichkeiten, die Selbstheilungskräfte auf energetischem Weg anzuregen und dadurch teils auch hartnäckige Probleme in den Griff zu bekommen, sind vielfältig: Yoga- und Atemübungen, durch die wir den Energiefluss in den Chakras und der Aura anregen können, sind hier ebenso hilfreich, wie etwa die Massage bestimmter Energiezonen oder Meridianpunkte. Darüber hinaus sollten wir jedoch nicht vergessen, dass oft auch etwas »Hilfe von außen« in Form von sanften Heilmitteln uns darin unterstützen kann, wichtige Heilimpulse zu setzen.

Die Wirkungen von alternativen Heilmitteln wie Aromaölen, Heilsteinen, Bachblüten oder homöopathischen Mitteln ist oft ganz erstaunlich. Seit Langem untersuchen Wissenschaftler in aller Welt, warum diese Mittel nun eigentlich einen so starken Einfluss auf Körper und Seele haben, denn auf physiologischer Ebene lässt sich das nicht erklären: Weder Aromaöle, noch Schüßler-Salze oder Heilsteine greifen direkt in den Hormonhaushalt oder den Stoffwechsel ein, weder wirken sie über die Blutbahn, noch auf organischem Wege. Stattdessen nutzen alternative Heilmittel einen »Umweg« – sie lösen Blockaden im Energiekörper, bringen den Pranafluss zum Strömen, stärken die Aura und die Chakras und setzen Heilimpulse auf der Quantenebene. Kurzum: Alle bewährten Alternativheilmittel wirken unmittelbar auf das menschliche Energiefeld ein, wenn auch auf etwas unterschiedliche Weise.

Im Folgenden möchten wir Ihnen einige wichtige Naturheilmittel vorstellen, die sich sehr gut für die Selbstbehandlung und die Harmonisierung des Energiekörpers eignen. Die Rede ist von Farben, ätherischen Ölen und Heilsteinen. Zu jedem dieser Heilmittel gibt es umfassende Literatur, und wir können hier nur einen kleinen Überblick geben.

Die Macht der Farben

Dass Farben eine außergewöhnliche Wirkung auf die menschliche Psyche haben, wurde schon in der Antike erkannt. Dabei wurden Patienten beispielsweise mit farbigen Pasten bestrichen, um die Heilung zu fördern. Im Alten Ägypten soll es Tempel gegeben haben, in denen sieben Räume mit jeweils sieben unterschiedlichen Farben gestrichen waren – die Erkrankten wurden dann je nach Beschwerden in die verschiedenen Räume oder in spezielle Farbbäder gelegt. Auch der Ayurveda betonte die Bedeutung der Farben bei der Behandlung von Energiestörungen schon vor rund 2000 Jahren.

In unserem Kulturkreis waren es vor allem Johann Wolfgang von Goethe und Rudolf Steiner, die sich intensiv mit Farben und deren Wirkungen auf den Menschen beschäftigt haben. In der anthroposophischen Medizin werden Maltherapien empfohlen, nicht nur wegen des kreativen Prozesses des Malens an sich, sondern auch wegen der Heilwirkung der Farben. Zunehmend werden Farben heute aber auch in Krankenhäusern, insbesondere in psychosomatischen Kliniken eingesetzt, um die Stimmungslage der Patienten zu verbessern.

Farbtherapeuten wissen längst, dass Farben heilsame Reaktionen in Körper und Seele hervorrufen. Jede einzelne Farbe besitzt eine typische Wellenlänge und überträgt sich energetisch auf den Körper. Und natürlich wissen wir im Grunde alle, dass Farben unsere Gefühle beeinflussen – dass rotes Licht sich beispielsweise wärmend und anregend

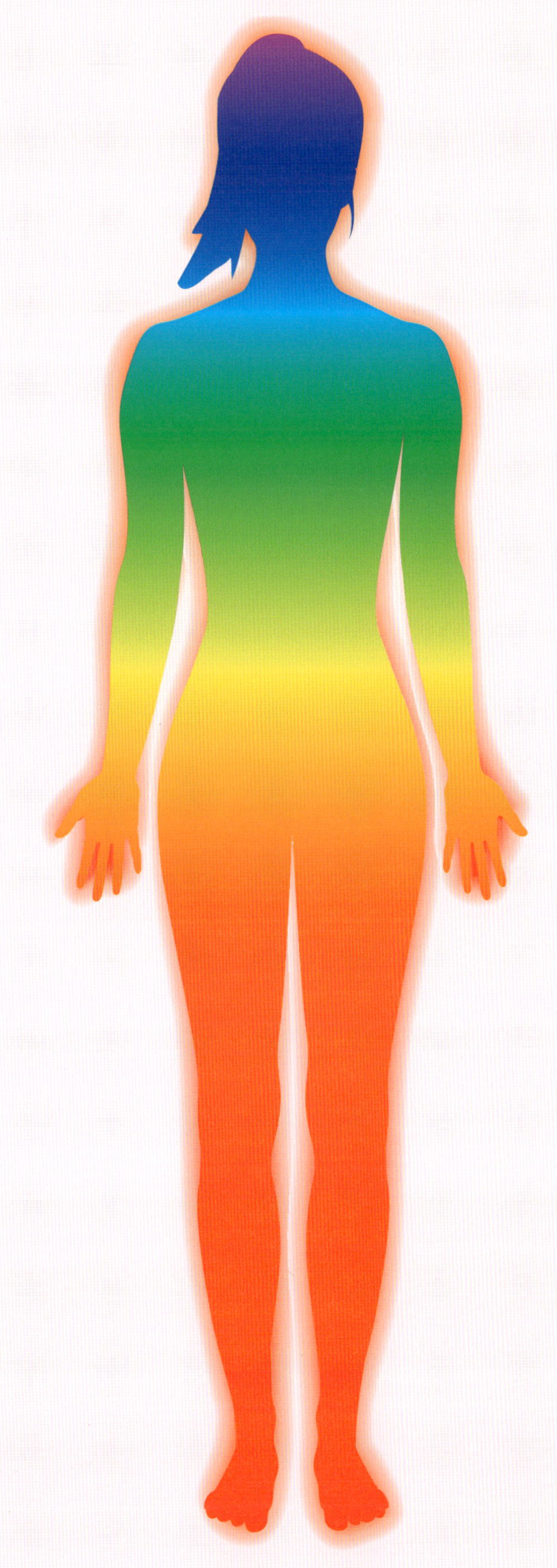

Farbzuordnung zum Körper

auf uns auswirkt, während wir helle Blautöne eher als beruhigend und kühlend empfinden.

So setzen Sie Farben ein

- Die einfachste Möglichkeit, die Kraft der Farben zu nutzen, besteht darin, dass Sie sich mit den entsprechenden Farben umgeben und beispielsweise Tücher, Kleidung, Decken, Kissen oder sogar Wandanstriche in einer Farbe wählen, die sich harmonisierend auf Sie auswirkt.
- Der Einsatz von Farbtafeln oder -tüchern, die Sie über längere Zeit intensiv betrachten, ist eine einfache Form der Farbtherapie für zu Hause.
- Eine weitere, beliebte Möglichkeit besteht darin, sich farbigem Licht auszusetzen. Dafür benötigen Sie lediglich eine farbige Lampe. Für die Farbbestrahlungen legen Sie sich einfach im Abstand von rund einem halben Meter unter die farbige Lichtquelle und lassen die Farbe auf sich wirken.
- Etwas mehr Konzentration erfordert die Farbvisualisierung, die Sie teilweise schon in den Kapiteln zum Thema »Chakras« kennengelernt haben. Dafür wirken Farben, die Sie vor Ihrem inneren Auge erscheinen lassen, besonders intensiv auf den feinstofflichen Leib. Eine einfache Möglichkeit besteht darin, sich entspannt hinzulegen und sich vorzustellen, wie Sie bei jedem Einatmen eine bestimmte Farbe – etwa in Form einer farbigen Sonne oder Wolke – aufnehmen und wie sich diese Farbe mit jedem Ausatmen im ganzen Körper verteilt. Damit Farbvisualisierungen allerdings ihre Wirkung zeigen können, sollten Sie sich mindestens zehn Minuten Zeit dafür nehmen.
- Nicht zuletzt können Sie Farben natürlich auch beim Malen auf sich wirken lassen. Dabei sollte der künstlerische Anspruch allerdings in den Hintergrund treten, denn es geht hier vor allem darum, mit der Farbe zu malen, deren Wellenlänge die erwünschten Wirkungen erzielt.

Farben und ihre Wirkung

Im Folgenden lernen Sie die wichtigsten Grundlagen der Farbtherapie kennen. Allerdings gibt es hier keine eisernen Gesetze: Je nach Schule wird die Wirkung der Farben ein wenig unterschiedlich interpretiert. Daher gilt auch für die Farbtherapie, dass Sie auf Ihre Intuition hören und Ihrem Bauchgefühl vertrauen sollten, wenn Sie Farben zu Heilzwecken einsetzen.

ROT ist die Farbe der erotischen Liebe und der Leidenschaft. Sie wirkt stark vitalisierend und steht für Energie und Wärme. Nach der Chakralehre regt Rot die Lebenskraft, die Ausdauer und die rhythmischen Kräfte an und schenkt Urvertrauen. Therapeutisch können Rottöne eingesetzt werden, um Kreislaufstörungen, Verdauungsproblemen oder Schmerzen im unteren Rücken entgegenzuwirken und den Stoffwechsel anzuregen. Die Farbe Rot wirkt auf seelischer Ebene gegen Ängste, Unsicherheit und Erschöpfung.

ORANGE gilt ebenso wie Rot als Farbe der Sinnlichkeit und Erotik, steht aber auch für Optimismus und Lebensfreude. Orangetöne sind als Stimmungsaufheller beliebt und sie fördern Kontaktfreude und Offenheit. Nach der Chakralehre regt die Farbe Orange nicht nur die Sinnlichkeit, sondern auch die Kreativität an – und sie stärkt das Selbstbewusstsein. Zu Heilzwecken kann Orange eingesetzt werden, um Beschwerden im Bauch und Unterleib zu lindern oder die Behandlung von Menstruationsbeschwerden, Prostataerkrankungen sowie Blasen- und Nierenerkrankungen zu ergänzen. Orange ist auch die ideale Farbe, um Kraftlosigkeit oder depressiven Verstimmungen entgegenzuwirken.

GELB ist die Farbe der Sonne und steht für Licht, Optimismus und Freude. Gelbe Farben helfen, den Körper zu entgiften und die Abwehrkräfte zu steigern. In der Chakralehre gilt Gelb als eine Farbe, die die Willenskraft entwickelt und dabei hilft, sich selbst zu spüren, seine Gefühle intensiv zu empfinden und auszudrücken. Therapeutisch können Gelbtöne eingesetzt werden, um die Heilung von Magenbeschwerden, Lebererkrankungen und Verdauungsstörungen zu fördern. Auch bei der Behandlung von Diabetes oder Übergewicht ist Gelb eine hilfreiche Farbe. Falls Sie oft gereizt sind, leicht wütend werden, schlecht schlafen oder an Ängsten leiden, sollten Sie ebenfalls daran denken, Gelb im Rahmen einer Farbtherapie einzusetzen.

GRÜN ist die Farbe der Natur, die allgemein beruhigend und harmonisierend wirkt und Selbstsicherheit verleiht. Innerhalb der Farbtherapie wird Grün bei Herzproblemen eingesetzt, was auch der Chakralehre entspricht, in der diese Farbe ebenfalls mit dem Herzen, darüber hinaus aber auch mit Mitgefühl und Geborgenheit assoziiert wird. Sie können Grün therapeutisch einsetzen, um Herzbeschwerden, zu hohen oder zu niedrigen Blutdruck oder auch Schwindel, Asthma und Lungenerkrankungen zu behandeln. Grüne Räume wirken beruhigend und vermitteln Sicherheit. Auf seelischer Ebene wirkt die Farbe gegen Einsamkeit, Isolation und damit verbundene Ängste und Unsicherheiten.

TÜRKIS ist eine erfrischende, kühlende Farbe, die unseren inneren Raum erweitert und uns Freiheit und Offenheit schenkt. In der Farbtherapie wird Türkis eingesetzt, um Infekte und Allergien zu behandeln und das Immunsystem zu stärken. Durch den Einsatz von Türkisfarben können wir neue Kräfte mobilisieren und positive Eigenschaften wie Geselligkeit und Humor stärken. Türkis symbolisiert Lebenslust und Frische und hilft, Schüchternheit und Hemmungen zu überwinden.

BLAU ist die Farbe des Himmels, die Weite, Offenheit und Ruhe repräsentiert. Nach der Chakralehre regt die Farbe Hellblau die Freude an der Kommunikation an und wirkt inspirierend. Helle Blautöne helfen dabei, Schilddrüsenleiden, Erkrankungen der Ohren und des Halses und Beschwerden im Bereich der Halswirbelsäule in den Griff zu bekommen. Auf seelischer Ebene wirken sie Unsicherheit, Schüchternheit und Verwirrung entgegen. In der Chakratherapie wird Dunkelblau hingegen eingesetzt, um Kopfschmerzen, Migräne, Augenerkrankungen und Erkrankungen des Nervensystems zu therapieren. Dunkelblau hilft auch, dem Gefühl der Sinnlosigkeit sowie geistiger Orientierungslosigkeit entgegenzuwirken und die Konzentration zu verbessern.

VIOLETT wird mit spirituellen Qualitäten assoziiert. Die Farbe steht für Würde, inneren Schutz und künstlerische Inspiration. In der Farbtherapie wird Violett eingesetzt, um Schmerzen zu lindern und den Körper von Giften zu befreien. Violett verbindet uns mit unserer geistigen Quelle und lenkt das Begehren von rein sinnlichen und sexuellen Gelüsten ab. Ebenso wie Gold wird Violett in der Chakralehre mit dem Kronenchakra, dem höchsten Chakra, in Verbindung gebracht. Dementsprechend wird die Farbe eingesetzt, um die Behandlung von chronischen Erkrankungen, Nervenleiden und

Krebserkrankungen zu unterstützen. Auf seelischer Ebene hilft Violett dabei, geistiger Erschöpfung und einem Mangel an Lebensfreude und Lebenskraft entgegenzuwirken.

GOLD wird mit der Kraft der Sonne in Verbindung gebracht und steht für Macht und Fülle. Gold wirkt inspirierend und allgemein kräftigend. Die Farbe hilft, Ängste, düstere Stimmungen und Verzweiflung entgegenzuwirken. Nach der Chakralehre entspricht die Wirkung von Gold weitgehend jener von Violett – daher werden Goldfarben hier ebenso in der Therapie von chronischen Erkrankungen, Nervenleiden und Krebserkrankungen oder zur Behandlung von geistiger Erschöpfung eingesetzt. Darüber hinaus ist Gold die Farbe der Spiritualität und fördert die Selbsterkenntnis ebenso wie die Selbstverwirklichung.

Ätherische Öle – Heilen mit Düften

Die Aromatherapie erfreut sich hierzulande bereits seit vielen Jahrzehnten großer Beliebtheit. Allerdings ist das Heilen mit Aromen sehr viel älter: Duftstoffe, die insbesondere durch Räucherungen freigesetzt werden, waren schon in alten Hochkulturen wie Ägypten und Mesopotamien bekannt und wurden zuvor schon bei Naturvölkern in Ritualen wie zu Heilzwecken eingesetzt.

Den Begriff »Aromatherapie« prägte ursprünglich der französische Chemiker René Maurice Gattefossé, als er ihn 1937 als Buchtitel verwendete. Insbesondere in Italien und Frankreich wurde die Aromatherapie anschließend weiterentwickelt, hat sich inzwischen jedoch auch im deutschsprachigen Raum durchgesetzt.

Aromatherapie – Eine sanfte Therapieform

Die Aromatherapie ist eine Form der Pflanzenheilkunde (Phytotherapie), die ihren festen Platz innerhalb der Alternativmedizin hat. Im Alltag werden Duftstoffe längst in der Kosmetik oder in Erkältungsbädern, Massageölen oder Duftlampen eingesetzt. So wohltuend angenehme Düfte im Alltagsgebrauch auch sind, so geht es bei der Aromatherapie natürlich um viel mehr: Die sanfte Therapieform folgt den Prinzipien der Naturheilkunde und zielt darauf ab, die Selbstheilungskräfte des Patienten zu aktivieren, das psychische Gleichgewicht wiederherzustellen und Beschwerden zu lindern. Dabei kann die Aromatherapie sehr vielfältig eingesetzt werden: Heilpraktiker nutzen diese Methode beispielsweise nicht nur, um Erkältungen, Entzündungen oder Verdauungsprobleme in den Griff zu bekommen, sondern vor allem auch, um seelischen Problemen wie Unruhe, Schlafstörungen oder Depressionen entgegenzuwirken. Und selbst bei der Behandlung schwerwiegender Erkrankungen kann die Macht der Düfte oft Erstaunliches leisten.

Im Mittelpunkt der Aromatherapie stehen die ätherischen Öle – die Duftstoffe der Pflanzen. Dabei handelt es sich um Kohlenwasserstoffverbindungen, die die Pflanze aus Licht, Wasser, Erde und Luft erzeugt und die sie beispielsweise benötigt, um Insekten anzulocken oder auch mit anderen Pflanzen zu kommunizieren. Ätherische Öle sind in Wurzeln, Blättern, Blüten oder Rinden in Form winziger

Öltröpfchen enthalten. Die ätherischen Öle sind gewissermaßen die »Crème-de-la-crème« der Pflanzen – hoch konzentrierte Essenzen, die nur unter großem Aufwand extrahiert werden können.

Wie wirken Aromaöle?

Gerüche haben eine starke Wirkung auf unsere Stimmungen. Wissenschaftliche Untersuchungen zeigen, dass der Geruchssinn im wahrsten Sinn des Wortes »das Tor zur Seele« ist und dass Düfte unsere Gefühle im Bruchteil einer Sekunde verändern können. Wir alle wissen, dass manche Düfte wie etwa die von Zitrone, Rose oder Lavendel schnell zu positiven Veränderungen in Körper und Seele führen können.

Das Ganze »funktioniert«, weil die Duftmoleküle beim Einatmen in Kontakt mit dem Riechfeld kommen, einem Teil der Nasenschleimhaut, der mit mehreren Millionen Riechnervenzellen ausgestattet ist. Diese Zellen geben bei Kontakt mit Duftmolekülen Nervenimpulse ab, die ans Gehirn weitergeleitet werden – genauer gesagt an das limbische System, wo die Beziehungen zwischen Bewusstseinsvorgängen, Gefühlen und körperlichen Reaktionen hergestellt werden.

Jede Sinneswahrnehmung, wie etwa der Geruchssinn, wirkt sich jedoch nicht nur auf physiologischer Ebene, sondern auch auf unseren Energiekörper aus. Ganz gleich, ob wir eine schöne Landschaft betrachten, eine Mozartsinfonie hören, Zeit mit einem geliebten Menschen verbringen oder den Duft von Zitronenmelisse einatmen – es geht dabei eben nicht nur um messbare, wissenschaftlich erfassbare, sondern auch um spirituelle Phänomene. Und ebenso wie das Geheimnis der Liebe oder das Geheimnis der Musik, können wir die Magie eines Duftes nie im Reagenzglas erfassen; die Instrumente, die wir dafür benötigen, sind sehr viel subtiler – sie heißen »Sensibilität«, »Offenheit« und »Achtsamkeit«.

Wir werden weiter unten jene ätherischen Öle auflisten, die direkt auf die Energie der Chakras einwirken. So hilfreich die Behandlung von Erkältungen oder anderen Alltagsbeschwerden durch ätherische Öle ist, so können diese Essenzen doch sehr viel mehr. Daher empfehlen wir Ihnen, bei der

Warnhinweise

- Dosieren Sie ätherische Öle nie zu hoch, da die Haut sonst gereizt wird.
- Führen Sie einen kurzen Allergietest durch, bevor Sie ein Öl großflächig auftragen. Geben Sie auf einen Teelöffel Basisöl ein bis zwei Tropfen des ätherischen Öls, das Sie verwenden wollen. Massieren Sie das Öl sanft in Ihre Ellenbeuge ein und warten Sie eine halbe Stunde. Wenn sich die Haut nicht rötet, können Sie die Mischung problemlos verwenden.
- Verwenden Sie ätherische Öle nie unverdünnt, sondern immer nur als Mischung mit einem Basisöl.
- Viele ätherische Öle reizen die Schleimhäute. Daher sollten Sie sie keinesfalls im Bereich der Augen anwenden.
- Schwangere dürfen ätherische Öle nur in Rücksprache mit ihrem Arzt oder ihrer Hebamme anwenden.
- Achten Sie darauf, dass die Fläschchen nicht in Kinderhände geraten.

Verwendung der Öle immer auf die ganzheitlichen Wirkungen zu achten – also nicht nur darauf, wie Ihr Körper auf sie reagiert, sondern auch darauf, wie sich Ihre Gefühle, Stimmungen und Gedanken verändern.

So setzen Sie ätherische Öle ein

Es gibt mehrere Möglichkeiten, ätherische Öle einzusetzen:

Riechen Sie einfach am Fläschchen und lassen Sie den Duft auf sich wirken. Oder träufeln Sie zwei bis drei Tropfen auf ein Stofftaschentuch, an dem Sie regelmäßig schnuppern.

Benutzen Sie eine Duftlampe, in die Sie etwas Wasser und zwei bis drei Tropfen ätherisches Öl geben, um den Raum zu aromatisieren.

Verwenden Sie die ätherischen Öle als Badezusatz. Vermischen Sie sechs bis acht Tropfen mit 250 ml süßer Sahne. Testen Sie zuvor jedoch unbedingt, dass Sie nicht allergisch auf das ätherische Öl reagieren (siehe »Warnhinweise« auf Seite 235).

Mischen Sie sich ein Massageöl. Als Basisöl sollten Sie hochwertiges, geruchsneutrales Pflanzenöl wie etwa Jojoba- oder Mandelöl verwenden. Geben Sie auf einen Esslöffel Basisöl nicht viel mehr als zwei bis drei Tropfen ätherisches Öl.

Ätherische Öle und die sieben Chakras

Das Angebot an ätherischen Ölen ist heute unüberschaubar. Wichtiger als die Fülle an verschiedenen Ölen ist es jedoch, mit einzelnen Ölen intensiv zu arbeiten. Schon einige wenige Öle genügen, um die hauseigene »Aromaapotheke« gut zu bestücken. Achten Sie beim Einkauf immer auf die Qualität der Öle und darauf, dass die Rohstoffe möglichst aus biologischem Anbau stammen. Im Folgenden finden Sie die wichtigsten Essenzen und ihre Zuordnung zu den sieben Chakras:

Nelke, Rosmarin und Vanille

Um das erste Chakra, das Wurzelchakra, zu aktivieren, eignen sich insbesondere die ätherischen Öle *Nelke* (Eugenia caryophyllata), *Rosmarin* (Rosmarinus officinalis) und *Vanille* (Vanilla planifolia). Sie können jedes dieser Öle entweder einzeln benutzen oder eine Mischung herstellen. Über die feinstofflichen Energien im Wurzelchakra regen die Öle die Lebenskraft und das Urvertrauen an, schenken neue Energie und verbinden Sie mit der Kraft der Erde.

Im Rahmen der Aromatherapie wird *Vanille* zudem genutzt, um Ängsten, Depressionen und Stress entgegenzuwirken. Vanilleöl hilft ferner gegen Schlafstörungen und unterstützt die Heilung bei Hauterkrankungen und Kopfschmerzen.

Rosmarin ist durchblutungsfördernd, schmerzlindernd und entgiftend. Er wird unter anderem gegen Lungenerkrankungen, Asthma, Schwindel, Gedächtnisschwäche und Konzentrationsstörungen eingesetzt.

Nelke ist ein besonders wirkungsvolles Energieheilmittel, das nicht nur über das erste Chakra wirkt. In der Aromatherapie wird Nelkenöl eingesetzt, um Verdauungsprobleme, Übelkeit, Erkältungen oder auch Hautprobleme in den Griff zu bekommen.

Bitterorange und Sandelholz

Um das zweite Chakra, das Sakralchakra, zu aktivieren, sind *Bitterorange* (Citrus aurantium) und *Sandelholz* (Santalum album) die richtigen Öle. Beide Mittel regen die Selbstheilungskräfte an, verbessern das Körperbewusstsein, wecken die Sinnlichkeit und schenken Lebensfreude, indem sie auf den Energiekörper einwirken. Sie können die Essenzen entweder einzeln benutzen oder eine Mischung herstellen.

Bitterorange wird in der Aromatherapie genutzt, um Entzündungen entgegenzuwirken, das Immunsystem zu stärken und Appetitlosigkeit zu bekämpfen. Dieses ätherische Öl wirkt zugleich beruhigend und stärkend.

Sandelholz wird sehr vielfältig eingesetzt – auf der körperlichen Ebene hilft esunter anderem bei Akne, Blähungen, Bronchitis und Harnwegserkrankungen, schenkt aber auch innere Ruhe und löst Anspannungen.

Lavendel, Zitrone und Anis

Um das dritte Chakra, das Nabelchakra, zu aktivieren, eignen sich insbesondere die ätherischen Öle *Lavendel* (Lavandula angustifolia oder Lavandula vera), *Zitrone* (Citrus limonum) und *Anis* (Pimpinella anisum). Sie können jedes dieser Öle entweder einzeln benutzen oder eine Mischung herstellen. Über den Energiefluss in den Chakras regen diese Öle positive Gefühle wie Freude, Mitgefühl und Begeisterung an, sie fördern die Spontaneität und stärken die Willenskraft.

In der Aromatherapie wird *Lavendelöl* auch eingesetzt, um Unausgeglichenheit, Reizbarkeit und depressiven Verstimmungen entgegenzuwirken, aber auch um Migräne, Krämpfe oder Erkältungskrankheiten zu behandeln.

Das ätherische Öl der *Zitrone* wird vor allem angewendet, um Bluthochdruck, Konzentrationsstörungen und rheumatische Beschwerden zu bekämpfen oder um Müdigkeit zu vertreiben und die Stimmung aufzuhellen.

Anis gehört zu den ältesten Heilpflanzen überhaupt. Das ätherische Öl wird traditionell gegen Magen- und Darmkrämpfe, Erbrechen, Menstruationsprobleme und Bronchitis eingesetzt. Die Essenz wirkt aber auch sehr gut gegen Schlafstörungen oder Nervosität.

Rose, Jasmin und Estragon

Um das vierte Chakra, das Herzchakra, zu aktivieren, sind *Rose* (Rosa centifolia und Rosa damascena), *Jasmin* (Jasminum grandiflorum) und *Estragon* (Artemisia dracunculus) die idealen Essenzen. Alle drei Mittel helfen dabei, Liebe und Mitgefühl zu entwickeln und sein Herz für andere Wesen zu öffnen. Über das Herzchakra wirken die Essenzen außerdem Verbitterung und Einsamkeit entgegen. Sie können die Essenzen entweder einzeln benutzen oder eine Mischung herstellen – folgen Sie einfach Ihrer Intuition: Gerade wenn es um Düfte geht, können Sie sich hundertprozentig auf Ihr Bauchgefühl verlassen.

In der Aromatherapie wird Rosenöl auch zur Geburtsvorbereitung eingesetzt. Die Essenz hilft gegen Depressionen, Kummer und nervöse Herzbeschwerden, kann aber auch die Behandlung von Hautentzündungen und Menstruationsbeschwerden ergänzen.

Jasmin hat einen festen Platz in der Hautpflege und wird in vielen kosmetischen Produkten eingesetzt. Die Essenz lindert Schmerzen, löst Hemmungen und vertreibt Ängste und negative Gedanken.

Schon die alten Griechen kannten die Heilwirkungen von *Estragon*. Das Öl hat eine stark krampflösende Wirkung, es hilft bei Husten und Muskelkrämpfen und gilt als beruhigend und entspannend.

Eukalyptus und Kampfer

Um das fünfte Chakra, das Halschakra, anzuregen, sind *Eukalyptus* (Eukalyptus globulus) und *Kampfer* (Cinnamomum camphora) die besten ätherischen Öle. Beide Mittel helfen dabei, seine Gedanken und Gefühle klarer zum Ausdruck zu bringen und besser mit anderen zu kommunizieren. Sie wirken inspirierend, lösen Hemmungen und stärken die Authentizität und den Mut, zu seiner eigenen Meinung zu stehen. Die Essenzen können entweder einzeln oder in einer Mischung verwendet werden.

In der Aromatherapie wird *Eukalyptus* gerne eingesetzt, um Atemwegserkrankungen, Fieber oder Harnwegsinfektionen zu behandeln. Ferner ist es ein gutes Mittel gegen Antriebslosigkeit – es wirkt stark aktivierend und hilft, Stimmungstiefs zu überwinden.

Ebenso wie Eukalyptus hilft auch *Kampfer* gegen Erkältungen und Fieber. Es wirkt ferner blutdrucksteigernd, herzstärkend und wird bei vielen psychosomatischen Leiden verschrieben. Allerdings sollten Sie mit Kampfer vorsichtig umgehen, denn das Mittel wirkt hautreizend.

Lemongrass und Veilchen

Um das sechste Chakra, das Stirnchakra, zu aktivieren, sind *Lemongrass* (Cymbopogon citratus) und *Veilchen* (Viola odorata) besonders effektive Essenzen. Die beiden ätherischen Öle regen über die Chakraenergie die Intuition und Fantasie an. Das Selbstbewusstsein wird durch die Öle gestärkt, Konzentrations- und Lernschwäche wird entgegengewirkt und Ängstlichkeit gelindert. Lemongrass und Veilchen tragen ferner dazu bei, heilende Energien im ganzen Körper freizusetzen.

Seit alters wird *Lemongrass* auch gegen fieberhafte Infekte, Verdauungsstörungen und Schmerzen eingesetzt. Der erfrischende Zitrusduft wirkt insbesondere auf die linke Gehirnhälfte ein, wodurch Konzentration und innere Klarheit gefördert werden. Doch Vorsicht – bei äußeren Anwendungen kann Lemongrass zu Reizungen führen.

Das *Veilchen* stammt ursprünglich aus der Mittelmeerregion. Sein intensiver Duft wird gerne in Parfums verwendet – schon wenige Tropfen genügen, um das Aroma über eine Duftlampe schnell im Zimmer zu verteilen. Äußerlich wird Veilchenöl traditionell in Form von Kompressen gegen Hautleiden eingesetzt. Im Vordergrund stehen aber die psychischen Wirkungen – so wirkt die Essenz nervenstärkend und angstlösend. Das Veilchen kann von energetischen Blockaden befreien und seelische Wunden heilen.

Weihrauch und Rosenholz

Um das siebte Chakra, das Kronenchakra, zu aktivieren, sind *Weihrauch* (Boswellia sacra) und *Rosenholz* (Aniba rosaeodora) die richtigen Öle. Weihrauch und Rosenholz sind sehr »spirituelle Essenzen«, die über den Energiekreislauf in den Chakras dazu beitragen, einen guten Zugang zur eigenen Spiritualität zu finden, sich selbst auf einer höheren Stufe zu verwirklichen und sich seiner Verbundenheit mit dem Universum bewusst zu werden. Die Mittel wirken gegen Aberglauben, Verwirrung und Realitätsflucht und können Heilungsprozesse bei chronischen und auch schwerwiegenden Erkrankungen in Gang bringen.

Im Orient wurde *Weihrauch* schon vor vielen Tausend Jahren in Form von Räucherungen in Tempeln eingesetzt. In der Aromatherapie ist das Öl sehr beliebt, da es Entzündungen und Atemwegserkrankungen entgegenwirkt, das Immunsystem stärkt und sogar der Entstehung von Krebserkrankungen vorbeugen soll. Weihrauchöl stärkt zudem den Willen, hebt die Stimmung, wirkt entspannend und reduziert Stress.

Rosenholz stammt ursprünglich aus dem Amazonasgebiet. Das Öl ist sehr kostbar und hat einen exquisiten Duft. Rosenholz hilft gegen Depressionen, lindert Kopfschmerzen und Verdauungsbeschwerden und senkt den Blutdruck. Darüber hinaus wird es gerne verwendet, um das emotionale Gleichgewicht wiederherzustellen und Ängste oder andere seelische Anspannungen zu lösen.

Heilende Edelsteine

Schon sehr früh tauchen Edelsteine in der Menschheitsgeschichte als Talismane, Zaubermittel und Amulette auf. Die alten Ägypter verwendeten viele Edelsteine, wie etwa den Jaspis, den Smaragd oder den Chrysopras, für kultische Zwecke – und das schloss Heilanwendungen mit ein. Die Griechen und Römer kannten nachgewiesenermaßen schon Edelsteine als Heilmittel. Aristoteles beschrieb die Wirkung von Mineralien bereits vor nahezu 2500 Jahren, und im Mittelalter verwendete die Mystikerin Hildegard von Bingen Edelsteine, um verschiedene Erkrankungen zu heilen.

Das Heilen mit Steinen ist also uralt. Das ist kein Wunder, denn Edelsteine wirken über Farben, Energie- und Schwingungsmuster auf das menschliche Energiefeld, die Chakras und die Aura.

So setzen Sie Heilsteine ein

Heilsteine sind sehr vielfältig einsetzbar:

- Sie heilen durch Hautkontakt
- Sie können Quellwasser mit spezifischer Energie aufladen
- Sie können Wein in ein Tonikum verwandeln
- Sie entfalten energetische Wirkungen auf das Umfeld in einer Edelsteingruppe

Die einfachste Möglichkeit, Steine zu Heilzwecken einzusetzen, besteht darin, sie direkt auf der Haut zu tragen. Ob Sie Rohsteine oder geschliffene Steine (Trommelsteine) verwenden, spielt keine entscheidende Rolle. Legen Sie die Steine entweder auf die betroffenen Körperbereiche oder benutzen Sie sie als Handschmeichler, denn so wird die Energie der Edelsteine über die Handchakras aufgenommen und verteilt.

Tragen Sie den Edelstein Ihrer Wahl an einer Kette um den Hals oder ums Handgelenk. Die Kette sollte entweder aus Stoff oder aus reinem Gold bestehen.

Vor allem bei seelischen Belastungen ist es hilfreich, Edelsteinwasser zu verwenden. Legen Sie den Stein dazu über Nacht in ein großes Glas mit Quellwasser oder hochwertigem Leitungswasser. Für die innere Anwendung trinken Sie dann über den Tag verteilt kleine Schlucke. Äußerlich können Sie das Wasser für Umschläge oder Wickel verwenden oder es direkt auf betroffene Bereiche träufeln.

Legen Sie den Stein über Nacht in ein Glas Wein – und Sie erhalten ein Edelsteinelixier, das insbesondere bei Schwächezuständen helfen kann.

Schließlich kann man mit Edelsteinen eine gesundheitsfördernde Atmosphäre schaffen, indem man eine Edelsteingruppe, beispielsweise aus Bergkristallen, im Zimmer aufstellt. Um die Energie eines Raumes heilsam und angenehm zu gestalten, ist so eine Edelsteingruppe immer sinnvoll – insbesondere aber im Schlafzimmer und im Wohnbereich kann die Edelsteinenergie sehr positive Wirkungen entfalten und Beschwerden vorbeugen. Selbstverständlich gilt das noch in stärkerem Maße für ein Krankenzimmer.

Mit Heilsteinen gegen Beschwerden

Im Folgenden möchten wir Ihnen einen kurzen Überblick über die Anwendung der Heilsteine in Form einer einfachen Tabelle geben (siehe Seite 240). Doch besser als jede Tabelle ist Ihre Intuition: Wenn Sie sich zu einem Stein besonders hingezogen fühlen, ist er der richtige. Die Tabelle ist also nur ein erster Anhaltspunkt dafür, welcher Stein in welcher Situation am besten zu Ihnen passt:

BESCHWERDEN	HEILSTEINE
Abwehrschwäche	Aquamarin, Citrin, Diamant, Jade
Allergien	Aquamarin, Topas
Ängste	Chalcedon, Opal, Saphir, Türkis
Augenprobleme	Chrysoberyll, Lapislazuli, Onyx
Blutdruck, zu hoch	Chrysopras, Spinell
Blutdruck, zu niedrig	Amethyst, Koralle, Smaragd
Bronchitis	Malachit, Türkis
Darmerkrankungen	Jaspis, Opal, Turmalin
Depressionen	Citrin, Granat, Hyazinth, Tigerauge
Erkältung	Jade, Jaspis, Lapislazuli
Halsschmerzen, Heiserkeit	Blauer Topas, Chalcedon, Malachit
Hautleiden	Amethyst, Bernstein, Rosenquarz
Konzentrationsstörungen	Malachit, Citrin, Sarder
Kopfschmerzen	Amethyst, Rubin, Lapislazuli
Krebserkrankungen	Obsidian, Rosenquarz, Sarder
Magenbeschwerden	Bernstein, Opal
Menstruationsbeschwerden	Mondstein, Türkis
Nervosität, innere Unruhe	Aquamarin, Smaragd, Amethyst
Ohrenbeschwerden	Sarder
Rheuma	Magnetit, Rauchquarz, Saphir
Rückenschmerzen	Tigerauge, Rauchquarz, Chrysoberyll
Schlafstörungen	Amethyst
Schwindel, Kreislaufprobleme	Koralle, Sarder, Smaragd
Sexuelle Probleme	Granat, Rosenquarz, Rubin
Übergewicht, Essstörungen	Jaspis, Malachit, Opal, Turmalin
Verdauungsbeschwerden	Citrin, Hyazinth, Jaspis, Opal
Verwirrung	Aquamarin, Hyazinth, Saphir
Wunden	Bergkristall, Hämatit, Jade

Weitere Energieheilmittel

Es würde den Rahmen dieses Buches sprengen, im Detail auf weitere alternative Heilmittel einzugehen. Wir möchten hier zum Schluss ein paar dieser Mittel kurz vorstellen, ohne näher auf sie einzugehen: Es gibt sehr viele sanfte Mittel, die über den Energiekörper wirken. Einige dieser Mittel sind vor allem bei seelischen Leiden empfehlenswert, während andere dazu beitragen können, körperliche Beschwerden zu lindern oder Erkrankungen im besten Fall sogar ganz zu beseitigen.

Zu diesen Mitteln, die über das menschliche Energiesystem und sehr subtil wirken, gehören beispielsweise:

- homöopathische Mittel
- Bachblüten
- Schüßler-Salze
- Aura-Soma-Essenzen

Bitte wenden Sie diese Mittel nicht auf eigene Faust an oder versuchen gar, sie »auf gut Glück« miteinander zu kombinieren. Hinter all diesen Möglichkeiten stecken komplexe Systeme. Wir möchten Ihnen in jedem Fall empfehlen, eine Heilpraktikerin oder einen Arzt zurate zu ziehen, die/der sich intensiv mit den Mitteln befasst hat und idealerweise über mehrere Jahre Erfahrung verfügt.

Zum Abschluss haben wir Ihnen noch eine kleine Tabelle zusammengestellt, in der Sie sehen, welche Gewürze, Heilkräuter, Bachblüten und Mondphasen mit den verschiedenen Chakras, den Energiezentren des Menschen, in Verbindung stehen.

Chakra	Gewürze	Heilkräuter	Bachblüten	Mondphasen
7. Chakra	–	–	Wild Rose, Wild Chestnut	Neumond
6. Chakra	Kurkuma, Lorbeer	Johanniskraut, Fichte, Augentrost	Crab Apple, Vine, Walnut	Abnehmender Mond
5. Chakra	Sternanis, Gewürznelke	Pfefferminze, Salbei, Huflattich	Agrimony, Cerato, Mimulus	Abnehmender Mond
4. Chakra	Safran	Weißdorn, Thymian, Melisse	Red Chestnut, Willow, Chicory	Neumond, Vollmond
3. Chakra	Kardamom, Anis	Fenchel, Kamille Wacholder	Impatiens, Scleranthus, Hornbeam	Zunehmender Mond
2. Chakra	Vanille, Pfeffer	Brennnessel, Schafgarbe, Petersilie	Oak, Olive, Pine	Zunehmender Mond
1. Chakra	Ingwer, Kalmus	Baldrian, Lindenblüten, Holunder	Clematis, Sweet Chestnut, Rock Rose	Vollmond

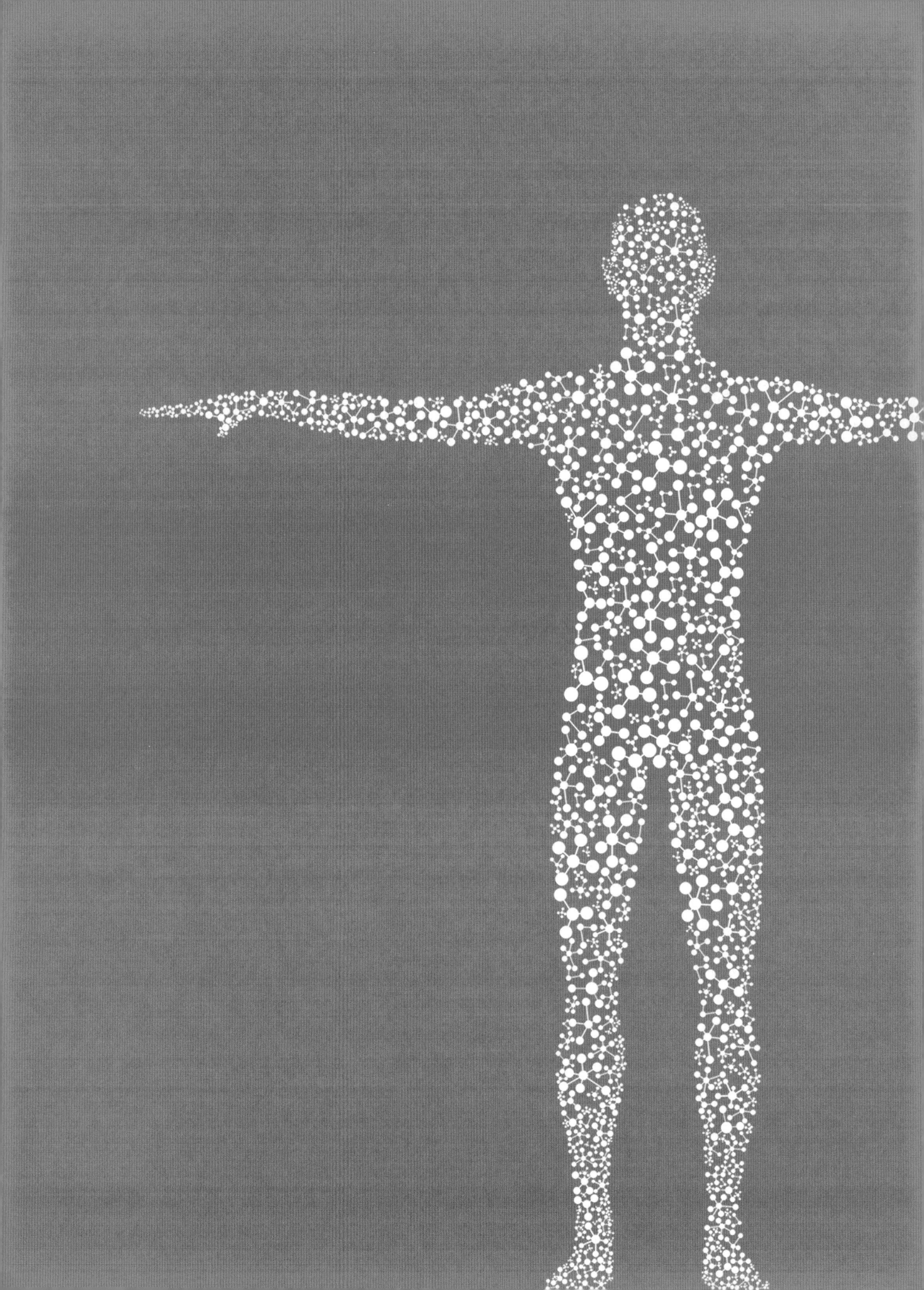

Die Kundalini-Energie

Wer sich eingehend mit der Praxis der Energiearbeit beschäftigt, sollte sich auch mit dem Thema »Kundalini« auseinandersetzen. Kundalini bedeutet »Schlangenkraft«. Der Sanskritbegriff *Kundalini* ist ein gutes Beispiel dafür, wie Symbole und bilderreiche Begriffe im Alten Indien benutzt wurden, um komplizierte Zusammenhänge zu erklären. Durch langjährige Praxis entdeckten Yogis und Yoginis in tiefer Meditation, dass an der Basis der Wirbelsäule – im Wurzelchakra – eine starke und besonders potente Energie schlummert. Diese bildet die energetische Grundlage für unsere geistige Entwicklung bis hin zur Erfahrung von Erleuchtung und absoluter Freiheit. Yogis beschrieben diese Kraft als »Kundalini-Energie«, die in Form einer zusammengerollten Schlange (siehe Abbildung unten) im untersten Chakra »schläft« und darauf wartet, »ent-wickelt« zu werden.

Das Ziel bestimmter Yogatechniken und spiritueller Methoden ist es, die schlummernde Schlange, die die schöpferische Energie symbolisiert, in Bewegung zu setzen, damit sie sich entfalten kann. Sobald die Kundalini erweckt wird, beginnt sie, entlang der Wirbelsäule vom Wurzelchakra aus im sogenannten Sushumna-Kanal aufwärts zu steigen, wodurch nach und nach alle Chakras aktiviert und miteinander verbunden werden (siehe Abbildung Seite 245). Hat die Kundalini schließlich das oberste Chakra, das Kronenchakra erreicht, so ist sie an ihrem Ziel angelangt.

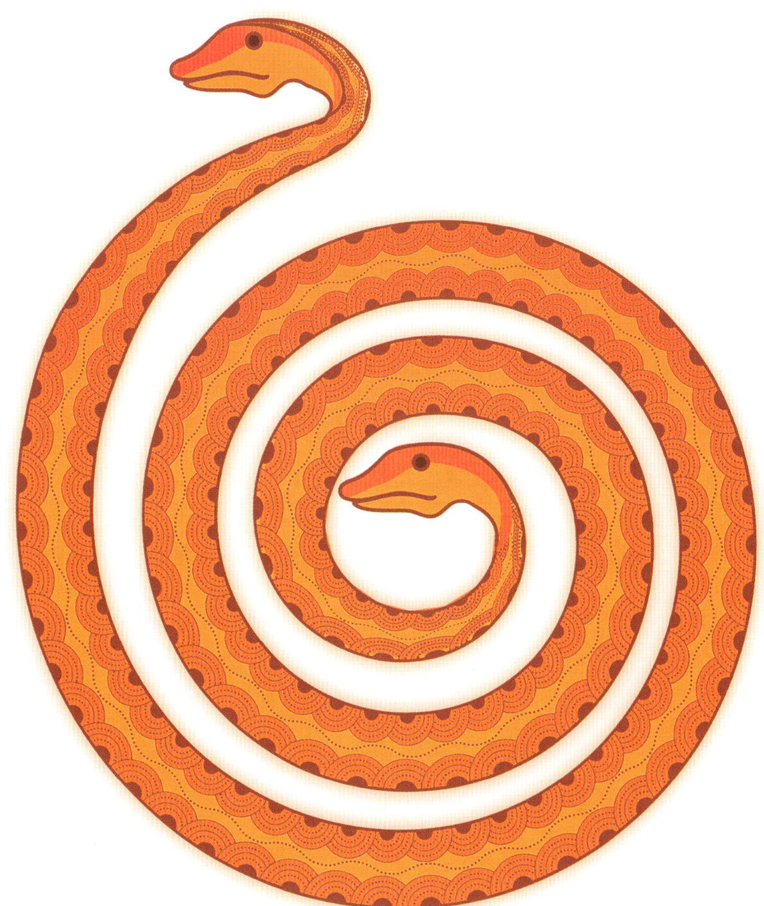

Die zusammengerollte Kundalini-Schlange ist ein Symbol für die Energie und das Potenzial, das in uns schlummert.

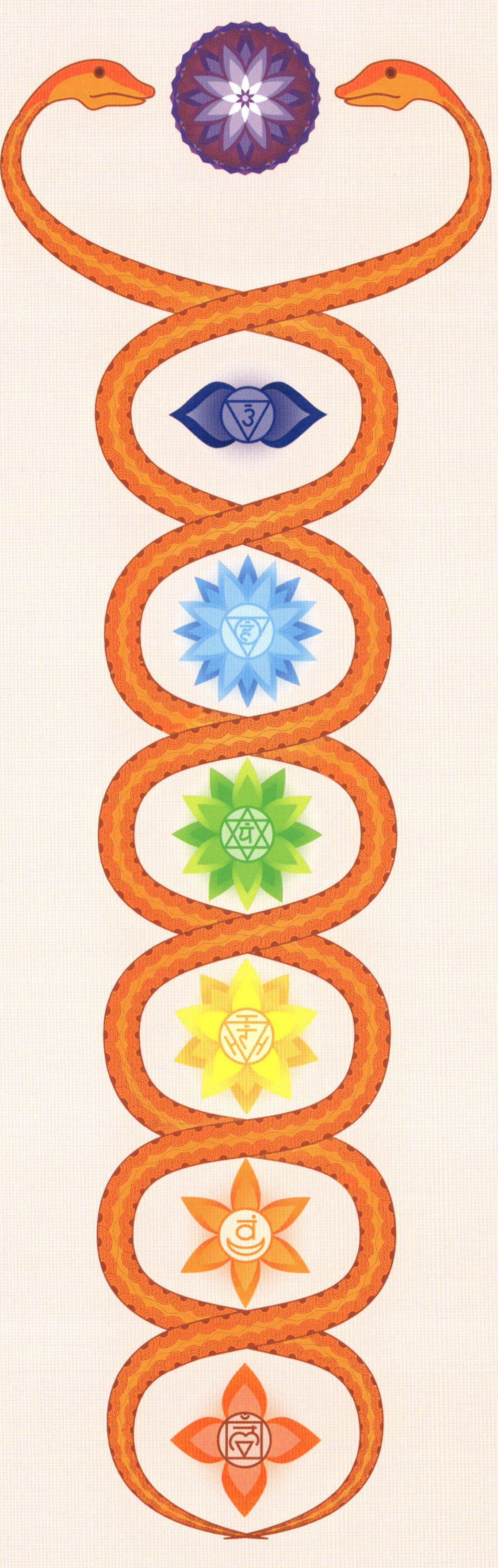

Kundalini und Chakras

Nur wenn das Erwecken der Kundalini auf sanfte, behutsame Weise erfolgt, ist der Prozess der spirituellen Entfaltung mit Gefühlen tiefer Ruhe, inneren Friedens und außergewöhnlicher geistiger Klarheit verbunden. Menschen, die über mehrere Jahre regelmäßig meditieren, regen die Kundalini-Energie übrigens ganz automatisch an, wenngleich sie die beglückenden Erfahrungen, die sie in der Meditation machen, selten mit dem Phänomen der Kundalini in Verbindung bringen.

Durch Yoga- und Atemübungen können wir die Voraussetzungen schaffen, dass die Kundalini-Energie ungehindert durch das Sushumna-Nadi in der Mitte der Wirbelsäule fließen kann, wodurch auch die Haupt-Nadis Ida und Pingala (siehe Abbildung Seite 249) aktiviert werden. Die Folge ist eine gute Gesundheit sowie starke Abwehr- und Selbstheilungskräfte. Letztlich geht es in der Kundalini-Arbeit jedoch nicht so sehr um Gesundheit oder Wohlbefinden, sondern darum, die schöpferische Lebenskraft in uns anzuregen und uns mit dem kosmischen Bewusstsein zu verbinden. Wenn sich das individuelle Selbst des Menschen mit dem göttlichen Selbst beziehungsweise der Weisheit des Universums vereint, so wird dies im Yoga als »Samadhi« bezeichnet.

Die männliche und weibliche Energie – Shiva und Shakti

Das Bild der zusammengerollten Schlange, die erweckt wird und durch die Chakras von unten nach oben wandert, will uns daran erinnern, dass es für jeden Menschen prinzipiell möglich ist, aus der »irdischen, materiellen« Welt in die »geistige, spirituelle« Welt zu wachsen. Die Vereinigung der männlichen und weiblichen Urenergie in sich selbst herzustellen – das ist das eigentliche Geheimnis, um das es in der Kundalini-Philosophie geht.

Um über sich selbst hinauswachsen und zu seiner göttlichen Quelle zurückreisen zu können, müssen beide Pole in Harmonie gebracht werden – der weibliche und der männliche. Diese beiden Pole werden in der indischen Mythologie durch die hinduistischen Gottheiten Shiva und Shakti repräsentiert:

Shiva (»Der Gnädige«), der allmächtige Herrscher der Welt, steht im übertragenen Sinne für das kosmische Bewusstsein und das Prinzip des Erwachens, das seinen Sitz im höchsten Chakra, dem Kronenchakra hat.

Shakti (»Die Kraft«) steht für das Prinzip der Lebenskraft, die alle Materie belebt und die Natur erschafft. Shakti ist die Mutter aller Dinge, die dank ihrer schöpferischen Kräfte das ganze sichtbare Universum und die fünf Elemente erschaffen hat. Nach dem Schöpfungsprozess hat die göttliche Urmutter sich in Form der Kundalini-Shakti im Wurzelchakra zusammengerollt.

Während Shakti also den weiblichen Pol repräsentiert, steht Shiva für den männlichen Pol. Shiva wird mit reinem Bewusstsein, Licht und Unendlichkeit assoziiert, während Shakti die schöpferische, aktive Kraft repräsentiert. Gemäß der Kundalini-Lehre ruht in jedem von uns der Keim dieser Kraft, die die Schöpfung hervorgebracht hat. Indem wir die weibliche Urenergie in uns aktivieren und aufwärts steigen lassen, können wir die ursprüngliche Einheit mit unserer spirituellen Quelle wiederherstellen und vollkommene Glückseligkeit erlangen.

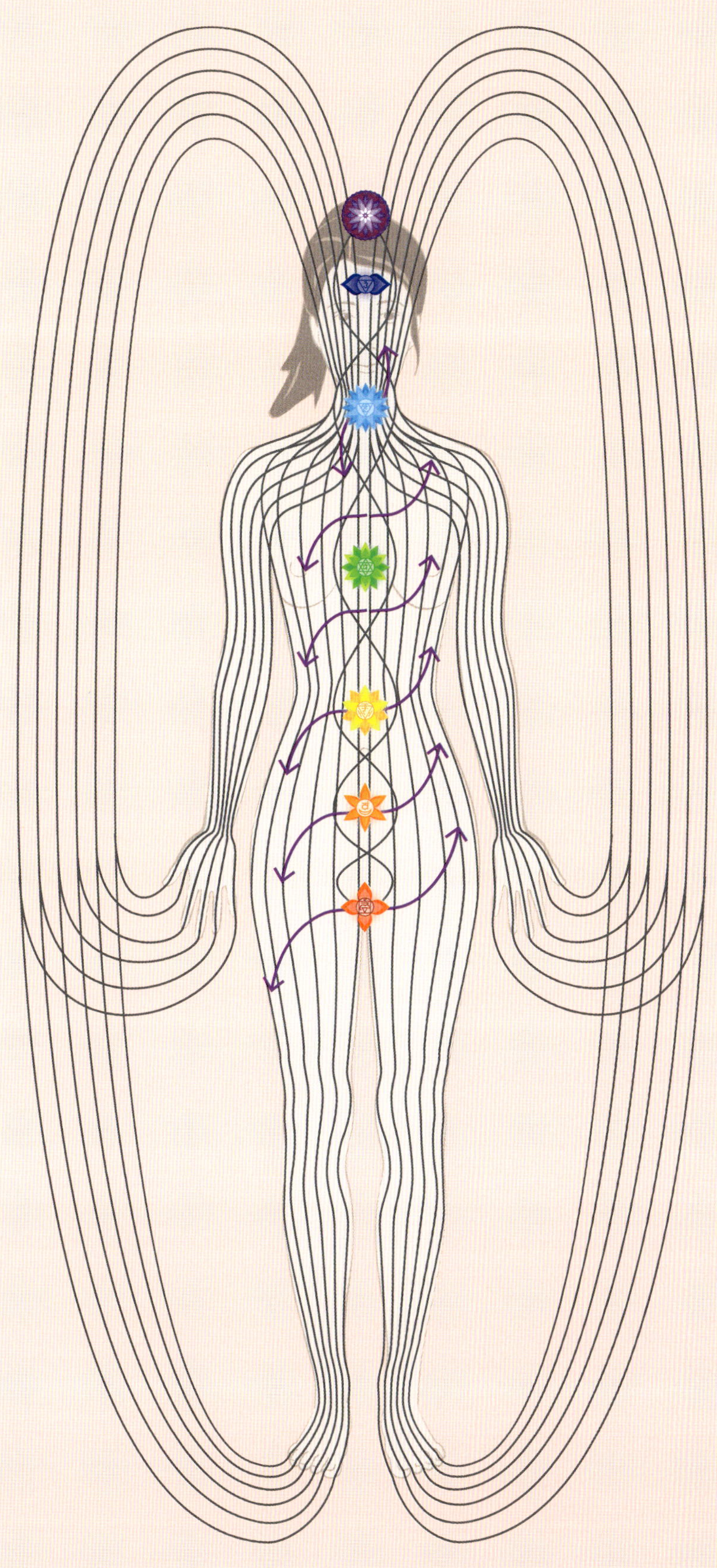

Die Nadis

Die Nadis – Feinste Energiebahnen

Um das Wirken der Energien und der Kundalinikraft im Körper besser verstehen zu können, ist es hilfreich, zu wissen, was die Nadis sind. Sämtliche esoterischen Traditionen haben ja darauf hingewiesen, dass der Mensch nicht nur ein körperliches, sondern vor allem ein energetisches Wesen ist. Und wie Sie inzwischen wissen, wird die Lebensenergie, die Körper, Seele und Geist nährt, im Yoga als »Prana« bezeichnet. Nach der Yogalehre strömt Prana nun in feinsten Energiekanälen durch den ganzen Leib (siehe Abbildung Seite 247). Diese Energiekanäle werden als »Nadis« bezeichnet – im Sanskrit bedeutet *nad* »fließen« oder »strömen«.

Im Yoga – und insbesondere im Chakra- und Kundaliniyoga – sind viele Techniken darauf angelegt, den Energiefluss in den Nadis auf harmonische Weise anzuregen. Alten Schriften zufolge soll es mindestens 72 000 Nadis geben, die ein feines, komplexes Energienetz bilden, das den ganzen Körper durchzieht.

Durch Yogatechniken kann die kosmische Lebensenergie durch die einzelnen Chakras nach oben gelenkt werden, wobei vor allem die drei Verbindungsströme zwischen den Chakras – die Haupt-Nadis »Sushumna«, »Ida« und »Pingala« (siehe Abbildung Seite 249) – eine wichtige Rolle spielen.

Pingala ist der positiv geladene Energiestrom, der der Sonnenenergie und dem männlichen Aspekt zugeordnet ist; er beginnt an der Basis der Wirbelsäule und endet im rechten Nasenloch.

Ida stellt den negativ geladenen, der Mondenergie und dem weiblichen Aspekt zugehörigen Pol dar. Er hat seinen Ausgangspunkt ebenfalls in der unteren Wirbelsäule, endet jedoch im linken Nasenloch.

Ida und Pingala kreuzen sich im Bereich der Chakras und umkreisen den Hauptkanal **Sushumna**, der auf physischer Ebene dem Rückenmark entspricht und direkt durch die Wirbelsäule strömt. Sobald das Prana frei und ungehindert durch die Nadis strömen kann, kommen Körper und Seele in Harmonie und die Lebenskraft (Shakti) kann sich mit dem kosmischen Bewusstsein (Shiva) verbinden – ein spiritueller Prozess, der von außergewöhnlichen Glücksgefühlen begleitet ist.

Die Kundalini-Energie auf sanfte Weise wecken

Das Hauptthema, um das es in jeder Kundalini-Praxis geht, ist Ent-Wicklung. Allerdings ist es riskant, auf eigene Faust esoterische Techniken auszuführen, die die geistige Entwicklung forcieren; nicht umsonst durften diese Methoden in der Yogatradition erst nach sehr langer Vorbereitungszeit praktiziert werden. Was für Yogaübungen allgemein gilt, gilt erst recht für energetische Techniken: Mit Geduld, Achtsamkeit und Visualisierung wird man gute Fortschritte machen, während Ehrgeiz und Willenskraft nicht nur hinderlich, sondern schädlich sind.

Grundsätzlich gibt es drei Möglichkeiten, die Kundalini zu erwecken. Einmal durch allgemeine langjährige Yogapraxis oder Meditation, wobei es ganz von alleine zur harmonischen Entwicklung der inneren Kräfte kommt. Zum zweiten durch spezielle Kundaliniyoga-Praktiken, die jedoch aus-

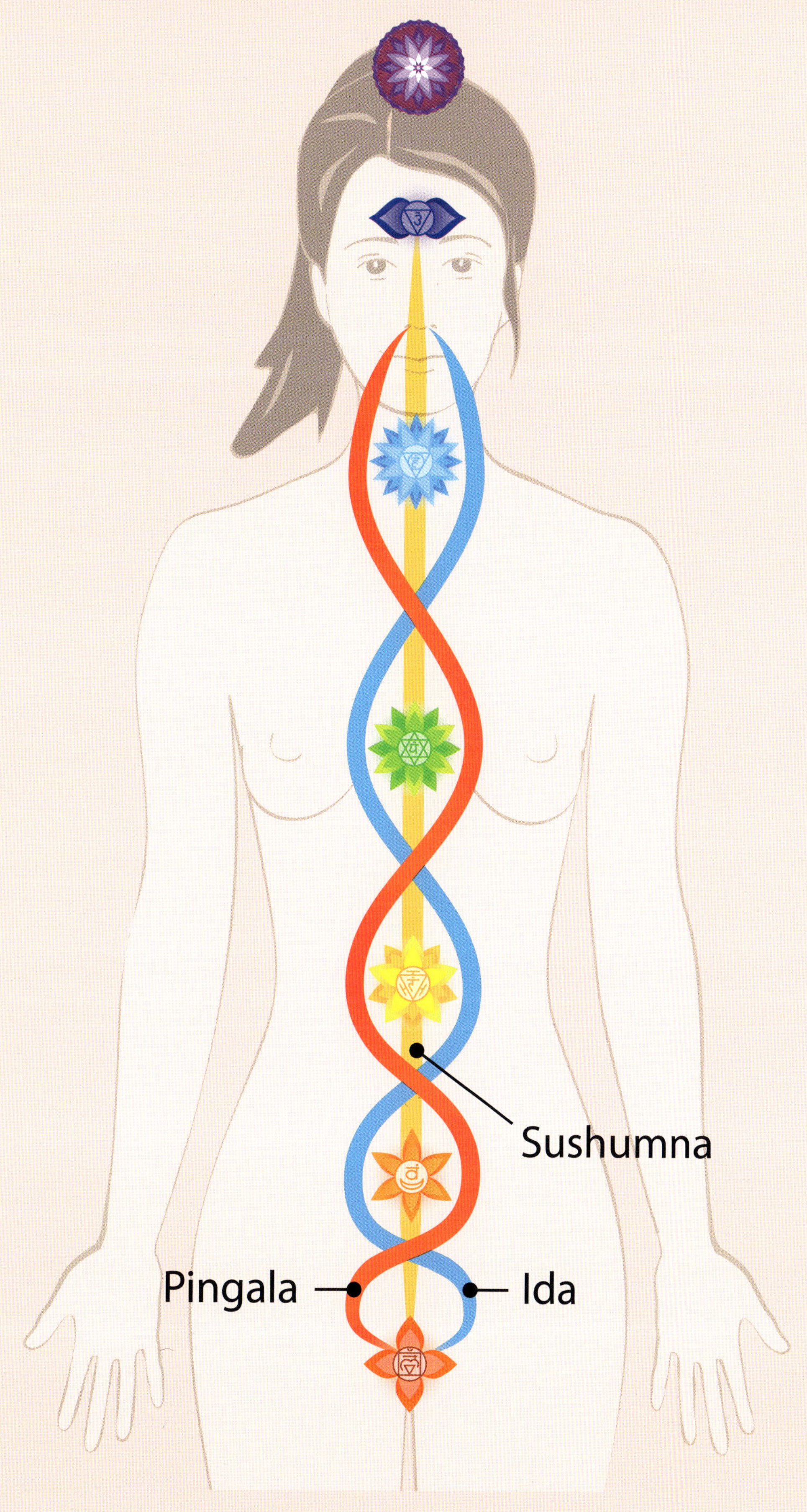

Die drei Haupt-Nadis

schließlich unter fachkundiger Anleitung durchgeführt werden dürfen. Und drittens durch die regelmäßige Ausführung einer dynamischen Yoga-Übungsfolge, bei der zu unserem Zweck besonders auf die geistige Ausrichtung geachtet werden muss – dem »Sonnengebet«.

Das Sonnengebet

Der Yogaphilosophie zufolge ist es wichtig, dass während des Übens »innere Hitze« oder Energie erzeugt wird, um die Nadis von Giften zu befreien und die Kundalini-Kraft zu wecken. Die Übung, die sich dazu am besten eignet, ist das Sonnengebet, das auch als »Gruß an die Sonne« bekannt ist.

Das Sonnengebet besteht aus zwölf Asanas, also Yogastellungen, die in einer einzigen fließenden Bewegung ausgeführt werden. Leider wird diese Grundtechnik heute vor allem als Kreislauf- und Fitnessübung eingesetzt, was dem ursprünglichen Geist keinesfalls gerecht wird. Im alten Indien galt das Sonnengebet als eine der effektivsten Methoden, um Prana anzuregen, die Nadis zu reinigen und den Kundalini-Fluss zu unterstützen. Die Flexibilität und Kraft der Wirbelsäule gilt im Yoga seit jeher als Voraussetzung für die geistige Entwicklung, da die Chakras, die eng mit der spirituellen Entwicklung zusammenhängen, entlang der Wirbelsäule liegen. Durch das Sonnengebet wird der ganze Körper nicht nur auf physikalischer, sondern auch auf energetischer Ebene aktiviert, die Wirbelsäule wird gekräftigt und beweglich gehalten und der Energiestrom durch alle Chakras kann wieder frei fließen.

Im Folgenden möchten wir Ihnen das Sonnengebet Schritt für Schritt beschreiben. Es ist hilfreich, die Stellungen zunächst einzeln zu üben und eine Zeit lang in ihnen zu verharren. Erst wenn Sie die zwölf Grundstellungen wirklich beherrschen, sollten Sie damit beginnen, sie in einer fließenden Bewegung zu einem Zyklus zusammenzuführen. Wenn Sie möchten, können Sie sich die Übung von einer Yogalehrerin zeigen lassen. Lassen Sie sich jedoch nicht verwirren, denn es gibt verschiedene Varianten der Übung.

1. Schritt: Sie stehen mit geschlossenen Beinen aufrecht. Legen Sie die Handflächen wie zum Gebet vor der Brust zusammen, die Fingerspitzen zeigen nach oben. Achten Sie darauf, dass Sie Ihren Rücken aufrecht halten und Ihr Gewicht gleichmäßig auf beiden Füßen verteilt ist. Die Schultern bleiben entspannt.

2. Schritt: Mit dem nächsten Einatmen strecken Sie die geschlossenen Arme über den Kopf und beugen sich aus der Taille nach hinten. Beachten Sie Ihre Dehngrenze und lassen Sie den Kopf entspannt.

3. Schritt: Ausatmend beugen Sie den Oberkörper nach vorne bis die Fingerspitzen oder, wenn Sie sehr flexibel sind, die Handflächen den Boden berühren. Diese Stellung ist als »Hand-Fuß-Haltung« bekannt. Anfangs ist es sehr hilfreich, die Knie etwas zu beugen – keinesfalls sollten Sie sich in die Stellung zwingen. Falls Sie mit den Händen nicht bis zum Boden kommen, genügt es auch, wenn Sie Ihre Fußknöchel oder Schienbeine umfassen. Der Kopf bleibt entspannt hängen.

4. Schritt: Atmen Sie ein und strecken Sie gleichzeitig das rechte Bein nach hinten in die »halbe Kobra«; das Knie berührt dabei den Boden. Richten Sie den Blick nach oben und halten Sie beide Handflächen in gutem Kontakt zum Boden.

5. Schritt: Während Sie den Atem jetzt kurz anhalten, strecken Sie auch das linke Bein nach hinten.

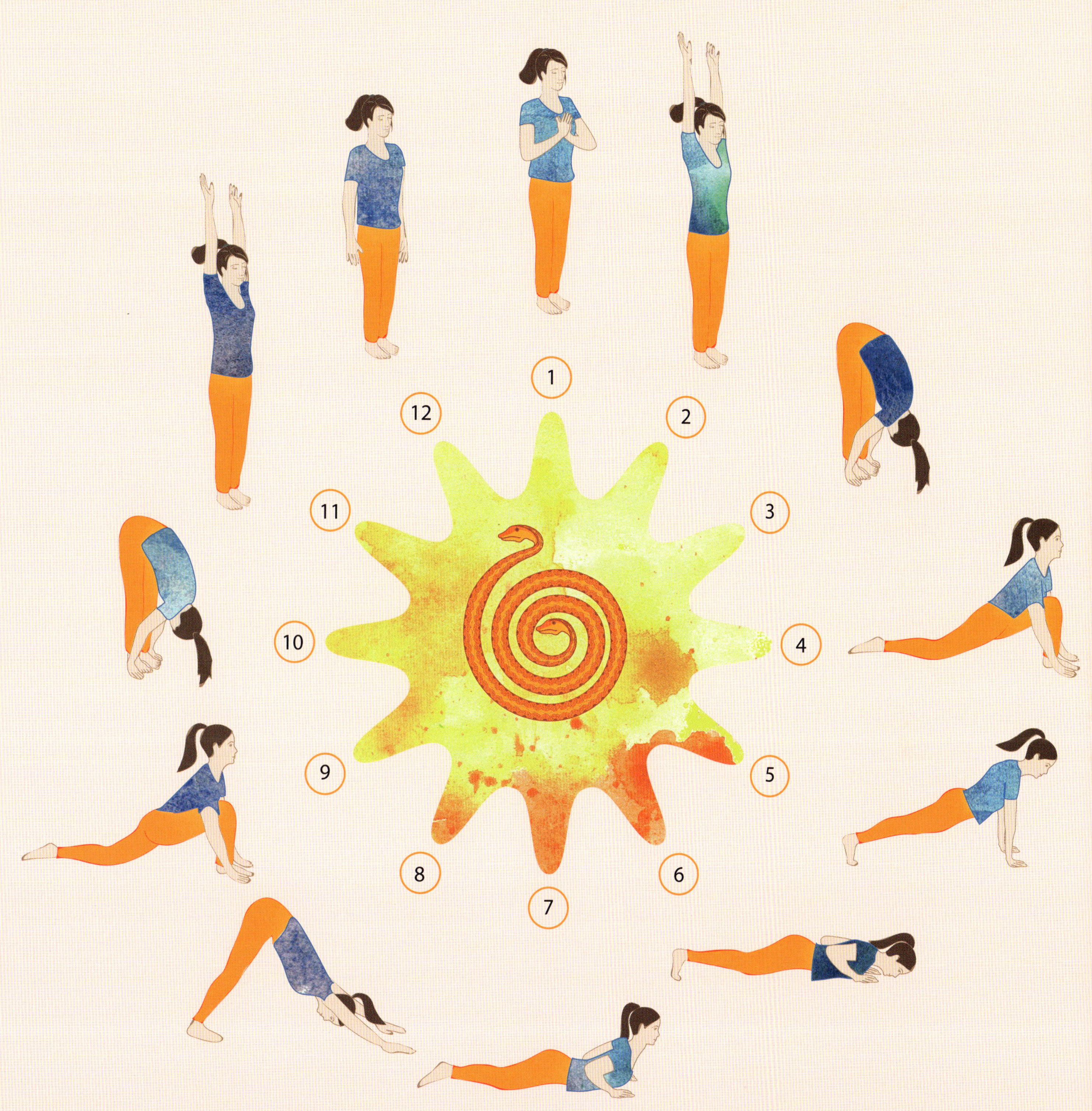

Das Sonnengebet

Kopf, Rücken und Beine bilden jetzt eine gerade Linie und Sie stützen den Körper nur auf den Händen und Zehen wie in der Liegestützposition. Der Blick geht nach unten zum Boden.

6. Schritt: Atmen Sie aus, beugen Sie die Arme und senken Sie Stirn, Brust und Knie in Richtung Boden, während das Becken angehoben bleibt. Die Zehen werden nach innen gezogen.

7. Schritt: Mit dem nächsten Einatmen senken Sie die Hüften, legen die Beine flach auf den Boden, strecken die Zehen nach hinten aus und beugen den Oberkörper zurück in die »Kobrastellung«. Die Beine bleiben geschlossen, der Blick geht in Richtung Decke und die Ellbogen bleiben eng am Körper angelegt. Achten Sie wieder darauf, Ihre Dehngrenze nicht zu überschreiten.

8. Schritt: Ausatmend lassen Sie die Stirn sinken, heben die Hüften und schieben Ihren Körper nach hinten und oben in die »Stellung des Hundes« – der Körper bildet dabei ein umgekehrtes »V«, die Fersen werden möglichst nah an den Boden gebracht und die Schultern nach hinten gezogen. Halten Sie den Kopf zwischen den Oberarmen.

9. Schritt: Mit dem nächsten Einatmen bringen Sie den rechten Fuß nach vorne zwischen die Hände, das nach hinten gestreckte linke Bein bleibt ausgestreckt und das linke Knie berührt den Boden. Richten Sie den Blick in der »halben Kobra« nach vorne und halten Sie beide Handflächen in gutem Kontakt zum Boden.

10. Schritt: Ausatmend stellen Sie das linke Bein nach vorne neben das rechte, die Füße sind geschlossen. Der Oberkörper ist nach vorne gebeugt, und je nach Flexibilität berühren die Fingerspitzen oder Handflächen den Boden oder auch nur die Unterschenkel. Vorsichtshalber sollten Sie dabei die Knie etwas beugen, damit der Druck auf die Lendenwirbelsäule nicht zu stark wird.

11. Schritt: Einatmend richten Sie den Oberkörper in den Stand auf und führen die Hände in einem großen Bogen aus der Taille heraus weiter nach hinten wie in Position 2.

12. Schritt: Mit dem Ausatmen lassen Sie die Arme sinken und kommen in die entspannte, aufrechte Haltung zurück – die Arme hängen passiv neben dem Körper. Damit ist ein Zyklus des Sonnengebets beendet.

Hinweise für die richtige Ausführung

- Führen Sie sieben Sonnengebet-Runden aus – möglicherweise müssen Sie sich einige Wochen darauf vorbereiten, da Sie anfangs vielleicht nur ein oder zwei Runden ausführen können, bis Sie sich dann allmählich steigern.
- Üben Sie das Sonnengebet langsam und meditativ. Es gibt einige Varianten, in denen der Ablauf sehr schnell durchgeführt wird, was meist zulasten der korrekten Technik geht. Für unsere Zwecke – das Erwecken der Kundalini – ist es jedoch wichtig, die Übungsfolge langsam fließend durchzuführen.
- Sobald Sie ein wenig Übung haben und sich über den Ablauf keine Gedanken mehr machen müssen, sollten Sie dazu übergehen, das Sonnengebet mit einer Visualisierung zu verbinden:

1. Runde: Visualisieren Sie die Farbe Rot. Stellen Sie sich vor, wie sich eine rote Lichtkugel von Ihrem Wurzelchakra aus im ganzen Körper verbreitet.

2. Runde: Visualisieren Sie die Farbe Orange. Stellen Sie sich vor, wie sich eine orangefarbene Lichtkugel von Ihrem Sakralchakra aus im ganzen Körper verbreitet.

3. Runde: Visualisieren Sie die Farbe Gelb. Stellen Sie sich vor, wie sich eine gelbe Lichtkugel von Ihrem Nabelchakra aus im ganzen Körper verbreitet.

4. Runde: Visualisieren Sie die Farbe Grün. Stellen Sie sich vor, wie sich eine grüne Lichtkugel von Ihrem Herzchakra aus im ganzen Körper verbreitet.
5. Runde: Visualisieren Sie die Farbe Hellblau. Stellen Sie sich vor, wie sich eine hellblaue Lichtkugel von Ihrem Halschakra aus im ganzen Körper verbreitet.
6. Runde: Visualisieren Sie die Farbe Dunkelblau. Stellen Sie sich vor, wie sich eine dunkelblaue Lichtkugel von Ihrem Stirnchakra aus im ganzen Körper verbreitet.
7. Runde: Visualisieren Sie die Farbe Gold. Stellen Sie sich vor, wie sich eine goldene Lichtkugel von Ihrem Kronenchakra aus im ganzen Körper verbreitet.

Nehmen Sie sich nach dem Sonnengebet unbedingt ein wenig Zeit, um wieder zur Ruhe zu kommen. Legen Sie sich dazu auf den Rücken, schließen Sie die Augen, und lassen Sie den Atem entspannt kommen und gehen. Spüren Sie die Schwere Ihres Körpers und den Kontakt zum Boden. Beobachten Sie die Wirkungen, die die Übung auf Ihren Körper, Ihre Gefühle und Ihren Geist hat.

»Der ist ein Arzt,
der das Unsichtbare weiß,
das keinen Namen hat,
keine Materie
und doch seine Wirkung.«

(Paracelsus)

Register

Impressum

Die Informationen in diesem Buch sind von Autoren und Verlag sorgfältig erwogen und geprüft, dennoch kann eine Garantie nicht übernommen werden. Eine Haftung der Autoren bzw. des Verlags und seiner Beauftragten für Personen-, Sach- und Vermögensschäden ist ausgeschlossen.

Bildnachweis

alle Illustrationen: Sabine Timmann
(außer S. 68–72 und S. 194: Bettina Kammerer)

3. Auflage 2024

Projektleitung: Sven Beier
Bildredaktion: Bele Engels
Satz: Dr. Alex Klubertanz, Garmisch-Partenkirchen
Umschlaggestaltung: Geviert, Grafik & Typografie
Druck und Bindung: DZS Grafik d.o.o.

Printed in Slovenia

ISBN: 978-3-424-15342-2

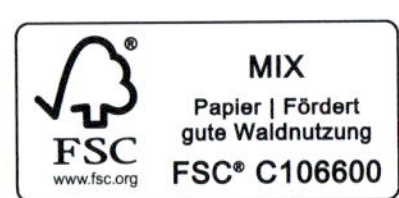

Penguin Random House Verlagsgruppe FSC®
N001967